中国居民营养与健康状况监测报告之二：2010—2013 年

居民体质与营养状况

主　　编　朴建华　霍军生
副主编　陈　竞　黄　建
主　　审　孙　静
编写人员　(以姓氏笔画为序)：
王　鸥　　王　睿　　王丽娟　　云春凤　　毛德倩
朴　玮　　朴建华　　孙　静　　孙宇舟　　李　敏
李　瑾　　杨丽琛　　陈　竞　　陈　顿　　胡贻椿
夏　煜　　殷继永　　高　洁　　唐艳斌　　黄　建
霍军生

人民卫生出版社

图书在版编目（CIP）数据

中国居民营养与健康状况监测报告之二：2010—
2013年居民体质与营养状况/朴建华，霍军生主编. —
北京：人民卫生出版社，2019
ISBN 978-7-117-28484-4

Ⅰ. ①中…　Ⅱ. ①朴…②霍…　Ⅲ. ①居民－合理营
养－调查报告－中国－2010-2013②居民－健康状况－调查
报告－中国－2010-2013③居民－体质－调查报告－中国
－2010-2013　Ⅳ. ①R151.4②R194.3③R195.2

中国版本图书馆CIP数据核字（2019）第092171号

人卫智网	www.ipmph.com	医学教育、学术、考试、健康、
		购书智慧智能综合服务平台
人卫官网	www.pmph.com	人卫官方资讯发布平台

中国居民营养与健康状况监测报告之二：2010—2013年
居民体质与营养状况

主　　编：朴建华　霍军生
出版发行：人民卫生出版社（中继线010-59780011）
地　　址：北京市朝阳区潘家园南里19号
邮　　编：100021
E - mail：pmph @ pmph.com
购书热线：010-59787592　010-59787584　010-65264830
印　　刷：中农印务有限公司
经　　销：新华书店
开　　本：787×1092　1/16　印张：23
字　　数：560千字
版　　次：2019年7月第1版　2019年7月第1版第1次印刷
标准书号：ISBN 978-7-117-28484-4
定　　价：95.00元

打击盗版举报电话：010-59787491　E-mail：WQ @ pmph.com
（凡属印装质量问题请与本社市场营销中心联系退换）

国民营养与健康状况是反映国家经济与社会发展、卫生保健水平和人口素质的重要指标，也是制定国家公共卫生及疾病预防控制政策不可或缺的信息基础。定期开展具有全国代表性的人群营养健康状况监测，收集国民食物消费和营养素摄入状况、身体指数等信息，是分析国民营养与健康状况的重要手段，对提高全民族健康素养、推进健康中国建设具有重要意义。

近年来，我国社会经济快速发展，国民营养健康水平有所改善，对营养健康的需求也越来越高。但与此同时，工业化、城镇化、人口老龄化进程加快，以及生态环境、生活方式、膳食结构等的不断变化，也对居民营养与健康状况造成一系列新的影响。为及时获取这一关键时期中我国居民膳食模式信息，全面掌握我国城乡居民营养健康水平和营养相关慢性疾病的现况及变化规律，2010年原卫生部疾控局将过去10年开展一次的中国居民营养与健康状况调查变换为常规性的营养监测，于2010—2013年，由中国疾病预防控制中心营养与健康所在全国组织实施。

"2010—2013年中国居民营养与健康状况监测"覆盖全国31个省（自治区、直辖市）约25万人群，涵盖居民膳食与营养、体格发育状况、主要营养相关慢性病患病情况等。结果显示，近十年来我国营养素需要量基本得到满足，膳食质量有所提高，人群营养状况得到进一步改善。但居民膳食结构仍然不尽合理，微量营养素缺乏和营养失衡并存的现象依然存在，超重肥胖问题凸显，高血压、糖尿病等营养相关慢性病患病率持续增加。

当前，国民营养及健康状况日益受到政府相关部门及公众关注，《"健康中国2030"规划纲要》指出，推进健康中国建设，是全面建成小康社会、基本实现社会主义现代化的重要基础，是全面提升中华民族健康素质、实现人民健康与经济社会协调发展的国家战略，是积极参与全球健康治理、履行2030年可持续发展议程国际承诺的重大举措。为全力推进健康中国建设，我们要进一步加强国民营养工作，对不同地区、不同人群进行有针对性的营养干预，不断改善国民营养素养，为实现中华民族伟大复兴的中国梦和推动人类文明进步做出更大贡献。

原卫生部副部长
中华预防医学会会长
中国工程院院士

2018年8月

前　言

　　本书是"中国居民营养与健康状况监测"数据结果的一部分，内容包括监测总体方案、居民体质状况及变化趋势、居民营养不良状况及变化趋势、血红蛋白水平和贫血患病率、血清视黄醇水平、血清维生素 D 水平以及部分地区居民铁营养状况。本书基于监测项目全体人员的努力，本书编写人员参加了监测工作的设计、现场或检验工作。

　　体质和营养状况数据指标可以分为人体测量、样本检验检测、临床诊断、行为以及膳食调查等类别。本书整理、归纳并分析身高、体重以及血红蛋白、维生素 A、维生素 D、铁蛋白、转铁蛋白及 C- 反应蛋白的监测结果，并进一步计算体质指数及 Z 评分，根据我国或国际判断标准，分析我国居民超重率、肥胖率和低体重率；6 岁以下儿童低体重率、生长迟缓率和消瘦率；提出贫血患病率以及维生素 A、维生素 D 和铁的缺乏率。本书所列出的数据结果和分析结论可以从总体上反映我国居民的体质和营养状况，从我国居民体质与营养状况总体变迁过程中观察本书数据，可归纳出一定的结论和趋势，首先，营养缺乏和过剩造成的营养失衡问题普遍存在，并且会长期存在；第二，由营养摄入不足导致的营养缺乏问题在过去的 10 年间显著改善，但呈现较为明显的地区差异；第三，超重和肥胖率显著而持续地普遍性上升，构成我国居民突出的营养问题。针对这些共性营养问题和变迁趋势，需要发展专门且适宜的预防控制方法和策略。本书的数据和分析结果将为我国营养健康策略、法规及标准提供依据，为医疗、公共卫生、食品、农业和经济等领域的发展规划提供科学基础。

　　在此书即将付印之际，特别感谢国家卫生健康委员会疾病预防控制局对营养监测工作的支持！感谢所有参加"中国居民营养与慢性病监测"项目的疾控工作人员，向工作在基层的同事们致敬！感谢中国疾病预防控制中心营养与健康所组织本系列图书的编写和出版。

　　本书难免存在不当或错误，还望尊敬的读者指正！

朴建华　霍军生

2018 年 8 月

监测现场工作组成员

丁钢强　于文涛　于冬梅　马冠生　王　寻　王　杰　王　睿　王志宏　王丽娟
王京钟　王惠君　毛德倩　田　园　付　萍　朴建华　刘开泰　刘爱玲　许晓丽
孙　静　苏　畅　杜文雯　李　敏　李　婕　李卫东　李文仙　李丽祥　杨丽琛
杨艳华　杨振宇　杨晓光　何　丽　何宇纳　宋鹏坤　张　伋　张　宇　张　坚
张　兵　张　倩　张继国　陈　竞　庞学红　房红芸　孟丽萍　赵　彤　赵文华
赵丽云　胡小琪　胡贻椿　荫士安　段一凡　贾凤梅　贾珊珊　徐海泉　郭齐雅
黄　建　黄振武　赖建强　满青青　霍军生

目　录

第一章
中国居民营养与健康状况监测总体方案

一、调查背景和目的

（一）调查背景

国民体质是评价健康状况的一项重要指标，它从一个侧面反映了一个国家或地区的社会经济发展水平、医疗卫生保障水平和人口的基本素质。世界上许多国家，尤其是发达国家非常重视国民体质状况的改善，定期开展国民营养与体质状况的调查研究，及时公布调查结果，为国家制定政策及国民经济发展提供重要的科学依据。政府部门据此制定和评价相应的社会发展政策，及时采取有效措施改善国民体质和营养状况，促进社会经济协调发展。

我国曾于 1959 年、1982 年、1992 年和 2002 年分别进行过四次全国营养调查，取得了大量关于国民体质和营养状况、膳食方面的基础性资料。这些工作对及时了解我国城乡居民体质和营养状况的特点及变化趋势、了解我国城乡居民膳食结构和营养水平及其相关慢性疾病的流行病学特点及变化规律；评价我国城乡居民营养与健康状况；制定国民经济发展规划、调整医疗卫生等相关政策、促进全国特别是贫困地区居民健康状况的改善起了积极作用。近 10 年来，我国社会经济得到了飞速发展，为消除营养不良和改善居民健康状况提供了良好的物质基础；同时，居民的膳食结构、生活方式、工作方式和疾病谱也发生了很大的改变，处于快速变迁时期。同时，国民基本解决温饱问题，开始步入小康社会，肥胖、三高、糖尿病、心脑血管病以及肿瘤等慢性病开始占据疾病谱和死亡谱主因，国民的膳食模式也发生很大改变。在这个膳食模式变化非常敏感和关键的时期，如果能够做好营养改善工作，必将对国民体质产生重大影响。每隔 10 年开展一次的全国营养调查所提供的信息，难以及时反映居民的营养与健康状况问题，难以及时采取有效的措施扼制慢性疾病的大幅上升势头。同时，营养调查间隔时间过长也不利于全国疾病预防控制机构从事营养工作的队伍的稳定发展。为此，通过多方面专家对营养与健康调查方式的系统论证，一致认为应该缩短调查的时间间隔，以更好地反映我国居民在膳食模式变迁和疾病谱改变关键时期的营养与健康状况变化。2009 年在中央财政转移支付经费的支持下，在 8 个省（自治区、直辖市）开展了居民营养与健康状况监测的试点工作，获得了相关的监测工作经验。2010 年由卫生部疾控局决定将 10 年开展一次的中国居民营养与健康状况调查转换为常规性的营养监测，每 5 年完成一个周期的全国营养与健康监测工作，在 5 年期间按监测计划分层完成抽样人群的监测任务，达到 5 年形成一个完整的、具有全国代表性的营养监测报告的目标。

为及时了解我国居民目前的体质与营养状况及其变化趋势，为国民经济发展制定相关政策、引导农业及食品产业合理发展、倡导健康生活方式提供科学依据。2010—2013 年，在原卫生部的领导下，由卫生部疾控局组织各省、自治区、直辖市和新疆建设兵团相关部门在全国范围内开展"中国居民营养与健康状况监测"。与以往由不同专业分别进行营养与各种慢性病，在一年之内完成的横断面调查不同，这是我国首次进行的营养与健康状况监测，根据不同地区和人群，监测分为 4 年完成。其总体方案设计为，2010 年在全国 31 个省、自治区和直辖市开展 34 个大城市点和 16 个中小城市点居民营养与健康状况监测，2011 年开展 26 个中小城市点和 29 个贫困农村点居民营养与健康状况监测，2012—2013 年开展 45 个农村点和婴幼儿乳母的专项监测工作，最后形成 1 个约 20 万样本人群的、具有全国代表性的膳食营养与健康数据库。它将居民体质、营养状况与主要慢性病等专项调查进行有机整合、增加了新的相关指标和内容，能够更加全面地了解全国居民体质和营养状况，以及与多种慢性疾病的关系。此次监测在经过充分论证的基础上，科学设计、统一组织实施，充分体现了多部门、多学科合作的优势，节约了大量的人力、物力资源，避免了调查内容和指标的重复。

本次监测覆盖面更广，结果更加全面、准确地反映了目前我国居民的体质与营养状况，获取了大量具有全国代表性的数据，为建立中国居民营养与健康状况数据库做好了准备，为不同学科进行的理论和应用研究奠定了良好的基础，并且为国家和各级政府部门制定适应现在社会的相关政策提供了重要的数据和科学依据。

（二）调查目的

为及时了解和掌握我国城乡居民膳食营养与健康状况的现状、变化趋势及其影响因素，为国家制订和评价相关政策和国民经济发展规划提供及时、准确、可靠的信息，改善我国居民的营养状况，提高健康水平。本次监测的总目标是：开展覆盖全国城乡居民营养与健康的监测工作，定期收集居民的营养与健康状况信息，了解我国居民食物与营养素摄入量、膳食结构、体格发育状况及营养性疾病的流行情况，分析和发现存在的营养与健康问题及相关危险因素，建立我国居民营养与健康状况监测体系和信息数据库，为政府部门制定营养与健康相关政策提供基础信息。进一步贯彻落实《营养工作规范》，加强和提高各级疾病预防控制机构专业技术人员的营养工作能力。

具体目标如下：

1. 了解我国城乡及不同地区成年人的体质和营养状况及其差异与变化趋势；

2. 了解我国城乡及不同地区儿童、青少年体质和营养状况及其差异与变化趋势；

3. 了解我国育龄期妇女、特别是孕妇、乳母的体质和营养状况；

4. 了解我国老年人的体质和营养状况；

5. 分析影响我国居民体质和营养状况的主要因素，提出可行的改善措施和政策建议。

二、监测内容和方法

（一）调查对象

中国居民营养与健康状况监测对象是在全国 31 个省（自治区、直辖市），不含香港特别行政区、澳门特别行政区和台湾省的 150 个监测点（34 个大城市、41 个中小城市、45 个普通

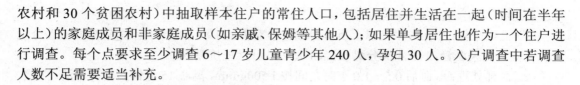

农村和 30 个贫困农村）中抽取样本住户的常住人口，包括居住并生活在一起（时间在半年以上）的家庭成员和非家庭成员（如亲戚、保姆等其他人）；如果单身居住也作为一个住户进行调查。每个点要求至少调查 6～17 岁儿童青少年 240 人，孕妇 30 人。入户调查中若调查人数不足需要适当补充。

（二）抽样设计

中国居民营养与健康状况监测采用分层多阶段与人口成比例的整群随机抽样的方法（PPS），通过样本估计总体。由国家统计局应用 2009 年人口普查数据，在我国城市和农村抽样框中，直接完成了样本县（市、区）和村（居）委会的抽样工作。再由县（区）级疾病预防控制中心（CDC）项目工作组按照国家项目组制定的统一抽样原则完成样本户的抽样。抽取的样本具有全国代表性，并具有大城市、中小城市、普通农村和贫困农村四层代表性。同时，以等容和等比为基本条件，2010—2012 年每个监测点抽取 6 个居（村）委会的 450 户约 1 000 人作为监测点的最小样本量进行调查。

县（区）级行政单位分层级抽样框建立方法：

中国居民营养与健康状况监测将全国所有县（区）级行政单位（包括县、县级市、区）分为 4 层：大城市、中小城市、普通农村和贫困农村。各层的定义如下：

大城市：直辖市、计划单列市、城区人口 100 万以上的省会城市共计 32 个大城市的中心城区。本层含 146 个区。

中小城市：上述大城市中心城区之外的所有区、地级市城区和县级市。本层共 1 079 个区或县级市。

贫困农村：国家确定的扶贫开发重点县。本层在《2001—2010 年国家农村扶贫开发纲要》中确定的 592 个县中去掉县级市或区，共 559 个贫困农村。

普通农村：贫困农村以外的县，共 1 074 个县。

分层后，按照国家标准地址码排队建立县（区）级行政单位抽样框。

（三）调查内容

调查内容包括询问调查、医学体检、实验室检测和膳食调查 4 个部分。现场监测工作实施前通过了中国疾病预防控制中心营养与健康所伦理委员会评审，并在抽取的被调查对象签署知情同意书后方可进行监测工作。

1. 询问调查　询问调查包括以下两方面内容。

（1）派调查员按调查表的要求，通过查阅资料、走访当地统计、卫生等部门，抄录和询问调查样本地区人口、经济、社会及医疗卫生保健方面的基本信息。

（2）派培训合格的调查员进入调查住户，开展家庭询问调查。

家庭询问调查的内容包括家庭成员基本情况、经济收入、调查对象一般情况（年龄、民族、婚姻状况、教育、职业等）；婴幼儿喂养方式及辅食添加情况、孕妇营养与健康状况等。

2. 现场调查工作日程安排见表 1-1、表 1-2。

3. 医学体检　医学体检以统一设备、统一方法为原则，使用国家项目组指定的经过计量认证认可的测量仪（身高计、杠杆称、腰围尺和汞柱式血压计），以调查村或居委会为单位集中进行体检，对抽样人群及补充的 6～17 岁儿童青少年测量身高、体重、腰围和血压。

4.血样采集、制备、运输与储存

(1)血样采集：采集6岁及以上所有参加体检对象的10～14小时空腹静脉血6ml，分别放入2支真空采血管，1管4ml分离胶管，1管2ml肝素锂抗凝管。

(2)血样处理：取血后0.5～1.0小时之间按1 500g/min，离心15分钟后分离血清、血浆、白细胞层。将分离后的血清、血浆、白细胞层分别移入8个专用冻存管，即1管全血、4管血清、1管糖耐量测定后的血清、1管血浆、1管白细胞层。贴上与真空离心管一致的采血编码。血液分装的过程中保持避光。

(3)血样保存：将冻存管分别装入1～8号冻存盒。现场分装后及时放入冷藏箱。核对编码无误后，在每盒内附记录纸一张，写明取血地点所在市、区（县）、乡（村）、血样类型、起始号、终止号、缺号、冻存条件、血样号数，并注明日期，最后由负责人签字。另外，在冷冻盒面写明血样种类、起始号和终止号，放入−70～−20℃冰箱保存。

(4)样品运输：每个点的全部现场取血工作结束时，由专人负责将血样运送至各省中心实验室，交专人接受，做好血样储存运送记录表的交接工作，交接时请填写调查点血样交接单。于−70℃保存，样品采用干冰或1:1的冰排运输，以确保运输途中不化冻。冻存盒存于省级项目实验室后集中送交给国家实验室，运输条件同上。

表1-1 现场调查工作日程安排

		膳食调查户 （30户）	食物频率调查户 （25户）	即食食品调查户 （20户）
周三	白天	调查前动员 现场实验室准备 体检设备及场所准备 调查员分组		
	晚上	（调查组5组10人） 入户填写知情同意书，填写A1表 调味品结存称重	（调查组2组4人） 入户填写知情同意书，填写A1表 通知第2天体检	（调查组2组4人） 入户填写知情同意书，填写A1表 通知第2天体检
周四	白天	补齐未完成问卷	上午体检	上午体检
	晚上	入户膳食调查（D、E表）	10户B、C、F1、F2、J表	10户B、C、G表
周五	白天	15户B、C表	上午体检	上午体检
	晚上	入户膳食调查（D、E表）	15户B、C、F1、F2、J表	10户B、C、G表
周六	白天	15户B、C表	上午体检	上午体检
	晚上	入户膳食调查（D、E表） 调查品结存量称重		
周日	白天	上午体检	补齐未完成问卷	补齐未完成问卷
	晚上	问卷核查		
周一	白天	上午体检	问卷核查	问卷核查
	晚上	填写食物编码		
周二	白天	总结	总结	总结
	晚上			

表 1-2 现场实验室工作程序

时间	主要工作内容
周三	进入现场： 1. 调试、校准仪器设备、准备采血、生化测定所需材料。 2. 配制测血红蛋白、血糖工作液。 3. 测定质控样品和盲样，熟悉检测程序。 4. 向国家项目组实验室负责人员上报盲样测定结果；在被确认结果合格后，开始第二天的实验工作。 5. 准备第二天所需材料（编码、试管等）；加好第二天要用的血红蛋白试剂（配好的工作液应存放 4℃冰箱中）。
周四 至 周二	1. 早晨取空腹 10～14 小时静脉血。 2. 取全血测血红蛋白。 3. 取血后 0.5～1.0 小时之间分离血浆。 4. 分离血清/血浆后 3 小时内完成血糖测定。 城市 18 岁以上居民：测定空腹血糖后 5 分钟内服用溶解于 300ml 温白开水中的 75g 葡萄糖；服葡萄糖后记录时间，2 小时后取血（±3 分钟）测血糖。 **注意：应提前配好口服葡萄糖液。** 5. 将血液样品分装并放入冰箱冷冻保存，并做记录。 6. 整理血红蛋白、血糖测定记录（包括质控样品和盲样）、血液样品登记记录。 准备第二天使用的试剂、试管。 7. 对前一天没有取血的受调查者进行生化检测；工作程序同。 8. 补测血红蛋白。 9. 整理血红蛋白、血糖测定记录（包括质控样品和盲样）、血液样品登记记录。 10. 整理血红蛋白、血糖测定结果（包括质控样品、盲样、受调查对象结果）、冷冻保存血液样品记录。 11. 反馈"医学体检结果通知书"。 重复以上流程

注：膳食调查数据和血糖检验结果不在本册列出，读者可在其他本系列其他书目中查阅数据结果

（四）调查方法

1. **身高** 测量以厘米（cm）为单位，精确度为 0.1cm，测量 1 次。

测量前身高计校正：保证立柱与踏板垂直，靠墙置于平整地面上。滑测板应与立柱垂直，滑动自如。

测量时，要求被测者脱去鞋、帽子、外衣。取立正姿势，站在踏板上，挺胸收腹，双臂自然下垂，脚跟并拢，脚尖分开约 60°，双膝并拢挺直，两眼平视正前方，眼眶下缘与耳廓上缘保持在同一水平。脚跟、臀部和两肩胛角间三个点同时接触立柱，头部保持正立位置。

测量者手扶滑测板轻轻向下滑动，直到底面与颅顶点相接触。此时观察被测者姿势是否正确，确认姿势正确后读取滑测板底面立柱上所示数字，以厘米（cm）为单位，记录到小数点后一位；注意测量者的眼睛与滑测板在同一个水平面上。

2. **体重** 测量以千克（kg）为单位，精确度为 0.1kg，测量 1 次。

测量前体重秤的校正：将体重秤放在平整的地面上，确定踏板下的挂钩连接完好。检

查零点：把游锤放到"0"刻度上，观察杠杆是否水平居中；若不居中（偏高或偏低）可调节杠杆侧端螺丝。当体重秤改变位置时，应重新检查"0"点。仪器校准：以 10L 水为参考物校准体重秤，应在每次移动体重秤后进行校准，误差不得超过 ±0.1kg。

测量前，要求被测者脱去鞋、帽子和外衣，仅穿背心（或短袖衬衫）、短裤。测量时，被测者平静站于踏板上。首先将体重秤上下面的粗游码置于接近被测者体重的整数刻度位置上；再调节上面的细游码直至杠杆呈正中水平位置。读取两游码读数，应读取两个缺口指针之间的数值，两数相加，即为被测者体重，精确到 0.1kg。测量完毕后将两游码归零。

3. 腰围　测量以厘米（cm）为单位，精确度为 0.1cm，测量位置为腋中线肋弓下缘和髂嵴连线中点的水平位置。测量 2 次并分别记录结果。

要求调查对象身体直立，腹部放松，双臂自然下垂，双足并拢（两腿均匀负重）。测量者立于被测者正前方，以腋中线肋弓下缘和髂嵴连线中点的水平位置为测量点，在双侧测量点做标记，重复测两遍，记录平均值，确保两次测量误差小于 2cm。注意测量时测量尺紧贴皮肤测量，将皮尺轻轻贴住皮肤，经过双侧测量点标记处，勿压入软组织，应在调查对象平静呼气时读数。

4. 血压　参考 2010 年版《中国高血压防治指南》推荐的方法测量血压。使用国家项目组指定的标准汞柱式血压计（刻度范围 0～300mmHg）测量 6 岁及以上调查对象的血压，精确度为 2mmHg，收缩压和舒张压根据 Korotkoff 音来确定。每人测量 3 次，每次测量完毕后，断开血压计与袖带连接的管道，使袖带中的气体全部放掉，等待 30 秒左右再进行下一次测量。

医学体检由经过国家级或省级技术培训合格的调查员采用标准方法集中进行。

5. 实验室检测　在医学体检的同时，采集 6 岁及以上所有参加体检对象的 10～14 小时空腹静脉血 6ml，由调查队按统一方法于调查当日在现场实验室测定血红蛋白和血糖，18 岁及以上调查对象均测定空腹血糖及糖耐量（已确诊为糖尿病患者及孕妇只测定空腹血糖），6～17 岁调查对象只测定空腹血糖。血清视黄醇、维生素 D 由国家中心实验室统一进行检测。

（1）血红蛋白测定方法：采用氰化高铁法。

1）原理：血红蛋白与铁氰化钾作用生成高铁血红蛋白，与氰化钾作用生成氰化高铁血红蛋白，此化合物呈红色，极为稳定。在 540nm 波长下，测其光密度值，以测得的光密度值与标准品的光密度值比较而得出样品血红蛋白含量。

2）使用仪器：721 型分光光度比色计（或 722 型、723 型分光光度比色计），光径 1.0cm 比色杯，10μl 微量毛细管，一次性 5ml 塑料试管，移液管。

3）试剂：统一配发文齐氏液（Hb 试剂）的 50 倍浓缩贮备液。使用时稀释 50 倍。如：配制 500ml 工作液时，取贮备液 10ml，加蒸馏水至 500ml 混匀。

统一提供氰化高铁血红蛋白标准液，每支标准约 10ml，可用 3 次，打开安瓿用后，应尽快封好，放入冰箱以备下次再用。

质控样品和现场考核盲样由国家中心实验室统一提供。

4）测定步骤：用血红蛋白专用微量毛细管取抗凝全血测定血红蛋白，用卫生纸擦干净管壁外面余血，置于盛有 2.5ml 试剂的 5ml 软管中，混匀，放置至少 15 分钟后比色（注意避免太阳光直射）。

于540nm波长下，以试剂调零点，先测定标准管光密度值，作为该次测量的工作标准。然后依次测定质控样品、考核盲样以及样品管的光密度值。

计算：

$$样品\,Hb(g/L) = \frac{样品光密度值}{标准品光密度值} \times 标准品浓度(g/L)$$

5）原始记录及结果报告：应填写完整实验原始记录表，并由实验室负责人签字。样品测定结果应填写在医学体检表上，及时将实验原始记录表和质控图复印件送回国家中心实验室。

注意事项：

A. 虽然将血样加入试剂中形成的氰化高铁血红蛋白极为稳定，但最好在当天完成样品测定。

B. 样品测定过程中，每个样品要求双样测定，每天测定开始时应先测定一次质控系列（包括标准液、质控样品及盲样）。每测定20～30个样品做一套质控系列样品，包括标准液、质控品和盲样。每天测定过程中至少要进行3次质控系列测定。

C. 为确保现场检测工作的准确性，调查开始前对血红蛋白测定人员进行盲样考核，考核合格后方可进行现场检测工作。进入第一个工作现场前，测定血红蛋白的质控品及盲样，向国家工作队及时反馈盲样结果，在确认合格后，方可进入现场工作。检测所用仪器均通过计量部门校准合格后方可使用。

（2）维生素A的测定方法：采用高效液相色谱（HPLC）方法。

1）使用仪器：高压液相色谱仪；C18反相色谱柱；氮气风干仪；高速离心机；高纯氮气。

2）试剂：无水乙醇（重蒸，不含有醛类物质），甲醇（色谱纯或分析纯，重蒸后使用），重蒸水（蒸馏水中加入少量高锰酸钾重蒸后使用），视黄醇乙酸酯，视黄醇。

3）测定步骤：①内标配制：精密称取视黄醇乙酸酯，用乙醇定容；②标准曲线制备：精密称取适量视黄醇，用乙醇定容；③视黄醇标定：取一定量的视黄醇，稀释至5ml乙醇中，按给定波长325nm测定视黄醇的吸光值。用比吸光系数计算出该视黄醇的浓度。

浓度计算按以下公式：

标准	比吸光系数 E, 1%cm	波长 λ, nm
视黄醇	1 835	325

浓度计算：

$$X1 = A/E \times 1/100 \times 10.00/S \times 10^{-3}$$

式中：X1：视黄醇浓度，mg/ml；

　　A：维生素的平均紫外吸光值；

　　S：加入标准的量，μl；

　　E：视黄醇，1%cm比吸光度系数；

　　$10.00/S \times 10^{-3}$：标准液稀释倍数。

　　标准曲线的配制：采用内标定量法。

样品前处理：样品应保存于−70℃，血清样品100μl（测定前后请离心取样），100μl血清＋100μl内标（视黄醇乙酸酯）震荡30秒，混匀，加入1ml正己烷萃取，震荡1分钟，取上清液

800μl 离心 400 转 5 分钟，N2 吹干，200μl 乙醇溶解，震荡离心，HPLC 测定。

色谱条件选择：仪器所需参数

预柱：ODS 10μm，4mm×4.5cm

分析柱：ODS 5μm，4.6mm×25cm

流动相：甲醇：水＝98：2，混匀，临用前脱气。

紫外检测器波长：325nm

进样量：20μl 进样定量环

流速：1.0ml/min

测定时间：6～10 分钟 / 个

计算公式：$X = C/m \times V \times 100$

X：视黄醇含量（μg/100ml）

C：由标准曲线上查到某种维生素含量（μg/ml）

V：样品浓缩定容体积（ml）

m：样品质量（ml）

注意事项：①视黄醇极易被破坏，实验操作应在微弱光线下进行，或用棕色玻璃仪器；②用高纯氮吹干时，氮气不能开得太大，避免样品吹出瓶外结果偏低；③测定视黄醇抽样原则，每个监测点测定 240 人，由各省疾控中心负责，见表 1-3。

表 1-3 血清视黄醇测定抽样原则

年龄	抽样人数	负责单位
6～17 岁	各年龄 10 人，男女各半，共 120 人	省疾控实验室
18～44 岁	40 人，男女各半	省疾控实验室
45～59 岁	40 人，男女各半	省疾控实验室
60 岁及以上	40 人，男女各半	省疾控实验室

（3）血清维生素 D 的测定方法：试剂盒方法。

试剂盒生产厂家：25-OH-VitD 检测试剂盒为美国 DiaSorin 公司产品：www.diasorin.com
1951 Northwestern Avenue Stillwater MN 55082-0285-USA

1）原理：用乙腈提取样品中的 25-OH-VitD，采用放射免疫法测定样品。抗 25-OH-VitD 的特异性抗体和标记物在 20～25℃孵育 90 分钟，加入抗体沉淀复合物使其分离，加入缓冲液以减少非特异性结合（表 1-4）。

2）试剂盒组成：所有试剂保存于 2～8℃，有效期 60 天。

NSB 缓冲液，1 瓶，70ml；

0 标准品，1 瓶，1ml；

标准品，5 瓶。浓度范围 5～100pg/ml，5 瓶 1ml；

抗 25-OH-VitD 血清，2 瓶 52ml；

125I-25-OH-VitD，2 瓶 3ml；

25-OH-VitD 质控品，2 瓶 1ml；

乙腈，2 瓶 15ml；

驴抗羊沉淀复合物：使用前充分混匀，2 瓶 30ml。

3）测定步骤

样品准备：样品应保存于 −70℃，血清 50μl。

样品提取：标记每个标准品，质控和样品在 12cm×0.75cm 玻璃试管上。加入 500μl 乙腈到每个试管中，缓慢地把 50μl 标准品、质控和样品加入到试管中，振摇 10 秒，在 20～25℃离心 2000r/min 离心 10 分钟，仔细吸取 25μl 上清液到已标记的试管中。

样品测定：取样品、质控和标准品上清 25μl，加入 50μl 标记物和 1ml 25-OH-VitD 抗体，20～25℃孵育 90 分钟；加入 DAG 沉淀复合物，20～25℃放置 20～25 分钟；加入 NSB 缓冲液，20～25℃放置 20～25 分钟；1 800g/min 离心 20 分钟，弃上清，测定各管沉淀的放射性计数。

表 1-4　血清维生素 D 测定试剂配制

	对照管	NSB 空白管	标准管	质控管	样品管
	—	25μl	25μl	25μl	25μl
125I-25-OH-VD	50μl	50μl	50μl	50μl	50μl
NSB 缓冲液	1.0ml	1.0ml	—	—	—
25-OH-D 抗体	—	—	1.0ml	1.0ml	1.0ml

注意事项：

A：提供不同浓度的血清质控。

B：技术考核及格者才能参加本项目测定，如不及格，必须查找原因，再次考核，直至达到及格以上。测定过程中每次要求测定盲样和质控样品。质控品的浓度范围应在允许范围内。

C：5% 双样测定。

D：抽样原则：与视黄醇为同一人，即该人血样既测视黄醇，也测维生素 D。每个监测点测定 240 人。由各省疾控中心负责，见表 1-5。

表 1-5　血清维生素 D 测定抽样原则

年龄	抽样人数	负责单位
6～17 岁	各年龄 10 人，男女各半，共 120 人	省疾控实验室
18～44 岁	40 人，男女各半	省疾控实验室
45～59 岁	40 人，男女各半	省疾控实验室
60 岁及以上	40 人，男女各半	省疾控实验室

三、调查时间和进度

1. 现场调查　2010—2012 年，北方 8 月至 10 月进行，南方 8 月至 12 月进行。

2. 实验室检测和数据录入　2013 年 1 月至 2014 年 1 月

3. 数据清理与数据库建立　2013 年 3 月至 2014 年 5 月

4. 数据分析与结果报告　2014 年 6 月至 2014 年 8 月。

四、调查的质量控制与评价

（一）质量控制的组织和技术措施

1. 加强质量控制工作的组织领导　为了加强监测的组织领导和保证调查质量，在卫计委和中国疾病预防控制中心的领导下，营养与健康所成立了技术执行组和专家组，全面负责组织、协调、落实项目有关工作，从组织上保证调查方案的实施。

2. 组成专门质量控制队伍　由中国疾病预防控制中心营养与健康所组成国家质量控制队伍，负责确定调查的质量控制方法，统一调查方法和调查表格，组织各省（市）成立本省（市）调查工作队开展培训、进行现场调查技术指导及调查全过程的质量控制。各省（市）成立本省（市）质量控制工作队，按抽样、询问调查、医学体检、实验室检测、膳食调查、数据管理项目设立省级质控员，按项目质量控制工作规范及方法，负责并配合国家质量控制工作队完成本省（市）调查全过程的质量控制。调查点设立专人负责质量控制工作，并在省（市）质量控制工作组的领导下做好调查点的质量控制工作。

3. 统一方法　在抽样、询问调查、医学体检、实验室检测、膳食调查、数据清理等各环节、各阶段确定质量控制方法。为了保证项目的顺利进行和调查的质量，技术执行组和专家组对调查方案反复论证，于2010年3月确定了2010—2013年中国居民营养与健康状况监测的总体方案。

为保证调查质量，本轮调查实行了五个"统一"：统一提供全部调查表格及调查手册；统一提供专用条形码标记，标识所有调查对象，并要求每个数据录入点统一购置了条形码识别器；统一提供符合计量标准的体重秤、身高计、血压计和腰围尺；要求到国家技术执行组指定的厂家统一购置现场调查所需全部试剂、标准的采血针和注射器、进口的负压抗凝离心管、血液样品储存管等；为每个监测点统一提供直接影响测定精确度的关键器材，如10μl毛细管及20μl定量取样器。

4. 调查人员的培训　项目组制订了统一的培训计划和培训手册，2010年、2011年和2012年分别在全国举办了4期、3期和3期国家级培训班，3年共培训来自全国31个省（自治区、直辖市）150个监测点的1 500余名省级和县（区）级技术骨干人员。国家级培训班直接培训省级和各调查点的技术负责人和骨干。通过培训，要求每个调查员必须明确调查意义，了解设计原则，熟悉调查表内容，掌握调查询问方法与实际操作技能，调查人员熟练掌握调查技术者达到95%以上。省级CDC和监测点（县区级）实验室的200多名相关人员参加了国家级血糖、血红蛋白测定的培训，血糖测定考核一次考核优良率为64.3%～90.0%，血红蛋白测定考核一次考核优良率为73.3%～86.4%。所有实验室人员通过学习和操作，最终都通过实习考核。培训后考核合格者作为师资力量再回到当地培训所有调查员。所有参加调查的调查员必须参加统一培训，通过统一考试。

（二）质量控制的内容和结果评价

对现场调查、实验室检测、数据录入及分析等各个过程的质量检查记表及其他质量控制（简称"质控"）结果进行分析，结果评价如下：

1. 询问调查质量控制　2010—2013 年分年度 4 次现场调查中,询问调查的质量控制分为省级和国家级两部分。4 年内省级质量控制工作队共对 72 638 份问卷质量进行检查,漏项问卷占 9.6%,逻辑错误问卷占 6.0%,填写不清问卷占 4.1%。4 年内国家级质量控制工作队共对 1 575 份问卷质量进行检查,漏项问卷占 6.9%,逻辑错误问卷占 7.1%,填写不清问卷占 5.0%。国家级和省级分年度问卷质控结果见表 1-6。

表 1-6　2010—2013 年调查表填写质量控制检查结果

调查年	质量控制队	监测点数	调查表份数	漏项 /%	逻辑错误 /%	填写不清 /%
合计	省级	186	72 638	9.6	6.0	4.1
	国家级	106	1 575	6.9	7.1	5.0
2010 年	省级	33	14 739	9.4	6.5	4.8
	国家级	27	356	5.9	5.6	3.9
2011 年	省级	54	36 188	7.7	3.6	3.3
	国家级	29	449	5.6	8.5	4.5
2012 年	省级	44	11 609	16.5	10.0	5.5
	国家级	27	430	8.8	7.1	5.8
2013 年	省级	55	10 102	9.1	9.2	4.5
	国家级	23	340	7.1	6.8	5.9

2. 医学体检项目的质量控制

（1）身高、体重、腰围:2010—2013 年分年度 4 次现场调查中,医学体检的质量控制分为省级和国家级两部分。省级和国家级质量控制队均到调查现场对调查员的部分测量结果进行复核,复核结果见表 1-7 身高测量以厘米（cm）为单位,使用国家项目组指定的经过计量认证认可的身高测量计,精确度为 0.1cm,测量 1 次。体重测量以千克（kg）为单位,使用国家项目组指定的经过计量认证认可的体重秤,精确度为 0.1kg,测量 1 次。腰围测量以厘米（cm）为单位,使用国家项目组指定的经过计量认证认可的软尺,精确度为 0.1cm,测量位置为腋中线肋弓下缘和髂嵴连线中点的水平位置,测量两次并分别记录结果,计算平均值。

4 年合计结果显示,省级质控员共现场复测身高 5 381 人,与原测结果比较,有 4 881 人（90.7%）误差不超过 ±1cm;复测体重 6 044 人,结果有 4 896 人（81.0%）误差不超过 ±0.2kg;复测腰围 5 239 人,结果有 4 883 人（93.2%）误差不超过 ±2cm。无论省级或国家级,三项指标分年度的复核合格率均高于 70%,最高达到 100%,见表 1-7。

（2）血压:在 2010—2012 年国家级的省级质控员对监测点的质控中,现场调查员测量的血压与国家级和省级质量控制队测量结果的符合率如表 1-8 所示。可以看到,无论是收缩压还是舒张压,3 年中参与质控的监测点的现场血压测量员与国家级和省级质控员血压测量的符合率均在 91% 以上,最高达到 96.9%。

（3）实验室检测质量控制:各监测点实验室对国家实验室送出的考核样品进行了 3 次以上的测定,求出平均值并上报国家实验室。国家实验室采用偏离指数（DI）法进行评分。规定的偏离尺度为靶值的 5%,即当偏离靶值 5% 时,DI = 1.0。考核标准为:DI≤0.5 为优秀,0.5≤DI<1.0 为良好,1.0≤DI≤1.6 为及格,DI>1.6 为不及格。

表 1-7　2010—2013 年身高、体重及腰围质量控制符合情况

调查年	质控队	n	身高符合率 /%	n	体重符合率 /%	n	腰围符合率 /%
合计	省级	4 881	90.7	4 896	81.0	4 883	93.2
	国家级	936	94.4	917	81.6	609	95.5
2010 年	省级	1 896	90.3	1 896	73.6	1 896	92.3
	国家级	366	94.0	255	87.0	150	96.4
2011 年	省级	1 492	95.9	1 492	82.2	1 489	95.3
	国家级	252	98.9	282	72.0	172	97.1
2012 年	省级	1 378	83.7	1 378	89.8	1 378	100.0
	国家级	263	96.0	280	77.8	207	88.2
2013 年	省级	115	91.1	130	98.9	120	89.0
	国家级	55	97.1	100	100.0	80	80.7

表 1-8　2010—2012 年血压质量控制符合率

调查年	质量控制队	n（抽查样本）	收缩压符合率 /%	舒张压符合率 /%
合计	省级	8 370	95.0	92.7
	国家级	546	95.3	96.9
2010 年	省级	3 156	92.7	92.8
	国家级	189	95.5	97.3
2011 年	省级	2 790	97.1	91.9
	国家级	192	93.0	96.9
2012 年	省级	2 424	95.7	93.6
	国家级	165	97.6	96.6

1）血红蛋白检测质控：142 个调查点实验室共计完成 7 261 份质控样品的测定，通过 DI 评分，优良率为 78.4%，合格率为 90.0%，见表 1-9。

34 个大城市调查点实验室共计完成 1 927 份质控样品的测定，DI 评分的优良率为 68.7%，合格率为 85.0%。41 个中小城市调查点实验室共计完成 2 251 份质控样品的测定，DI 评分的优良率为 75.6%，合格率为 85.7%。42 个普通农村调查点实验室共计完成 1 864 份质控样品的测定，DI 评分的优良率为 93.6%，合格率为 99.0%。25 个贫困农村调查点实验室共计完成 1 219 份质控样品的测定，DI 评分的优良率为 76.0%，合格率 92.1%。

根据各调查点质控的合格情况，将不合格质控对应的样本剔除，共计剔除 2 266 人，占总数的 1.5%。

表 1-9　2010—2013 年血红蛋白测定质控结果

	n	合格率 /%	优良率 /%
合计	7 261	90.0	78.4
大城市	1 927	85.0	68.7
中小城市	2 251	85.7	75.6
普通农村	1 864	99.0	93.6
贫困农村	1 219	92.1	76.0

2）血糖检测质控：大城市、中小城市及农村的血糖质控结果见表1-10、表1-11。

34个大城市调查点实验室共计完成2 630份定值葡萄糖液的测定，平均偏离度为2.6%，DI评分的合格率为97.8%。完成质控血清冻干粉测试2 564次，平均偏离度为3.8%，DI评分的合格率为90.0%。现场血糖检测中共有3个水平的盲样，其中检测低葡萄糖浓度水平盲样804份，平均偏离度为4.8%，DI评分的合格率为92.1%，中葡萄糖浓度水平盲样809份，平均偏离度为3.3%，DI评分的合格率为91.9%；高葡萄糖浓度水平盲样787份，平均偏离度为3.4%，DI评分的合格率为93.2%。完成平行样测定7 876份，平均偏离度为0.9%，DI评分的合格率为99.8%。

具有质控结果的中小城市调查点有40个，共计完成定值葡萄糖液的测定3 272份，平均偏离度为1.8%，DI评分的合格率为99.4%。完成质控血清冻干粉测试3 296份，平均偏离度为2.1%；DI评分的合格率为98.4%。现场血糖检测3个水平的盲样，其中检测低葡萄糖浓度水平盲样1 130份，平均偏离度为3.3%，DI评分的合格率为93.1%；中葡萄糖浓度水平盲样1 178份，平均偏离度为2.8%，DI评分的合格率为95.9%；高葡萄糖浓度水平盲样964份，平均偏离度为3.1%，DI评分的合格率为95.2%。完成平行样测定11 428份，平均偏离度为1.0%，DI评分的合格率为99.7%。

表1-10　2010—2011年现场血糖测定质控结果

	大城市			中小城市		
	n	偏离度/%	合格率/%	n	偏离度/%	合格率/%
定值葡萄糖液	2 630	2.6	97.8	3 272	1.8	99.4
质控血清冻干粉	2 564	3.8	90.0	3 296	2.1	98.4
盲样						
盲样1	804	4.8	92.1	1 130	3.3	93.1
盲样2	809	3.3	91.9	1 178	2.8	95.9
盲样3	787	3.4	93.2	964	3.1	95.2
平行样	7 876	0.9	99.8	11 428	1.0	99.7

注：DI评分合格包括DI优秀、良好和及格。

偏离度：指实际数据和目标数据相差的绝对值与目标数据的比值

表1-11　2011—2012年现场血糖测定质控结果

	普通农村			贫困农村		
	n	偏离度/%	合格率/%	n	偏离度/%	合格率/%
定值葡萄糖液	3 201	2.0	99.0	1 935	2.9	94.9
质控血清冻干粉	3 121	3.3	91.4	1 944	4.0	86.9
盲样						
盲样1	904	5.3	89.5	803	4.6	84.1
盲样2	991	3.3	90.0	665	5.1	81.0
盲样3	1 189	3.5	91.8	557	5.3	87.6
平行样	14 028	1.1	99.7	11 428	2.4	98.6

注：DI评分合格包括DI优秀、良好和及格。

偏离度：指实际数据和目标数据相差的绝对值与目标数据的比值

具有质控结果的普通农村调查点有 42 个，共计完成定值葡萄糖液的测定 3 201 份，平均偏离度为 2.0%，DI 评分的合格率为 99.0%。完成质控血清冻干粉测试 3 121 份，平均偏离度为 3.3%，DI 评分的合格率为 91.4%。现场检测 3 个水平的血糖盲样，其中检测低葡萄糖浓度水平盲样 904 份，平均偏离度为 5.3%，DI 评分的合格率为 89.5%；中葡萄糖浓度水平盲样 991 份，平均偏离度为 3.5%，DI 评分的合格率为 90.0%，高葡萄糖浓度水平盲样 1 189 份，平均偏离度为 3.5%，DI 评分的合格率为 91.8%。完成平行样测定 14 028 份，平均偏离度为 1.1%，DI 评分的合格率为 99.7%。

　　具有质控结果的贫困农村调查点有 27 个，共计完成定值葡萄糖液的测定 1 935 份，平均偏离度为 2.9%，DI 评分的合格率为 94.9%。完成质控血清冻干粉测试 1 944 份，平均偏离度为 4.0%；DI 评分的合格率为 86.9%。现场血糖检测 3 个水平的盲样，其中检测低葡萄糖浓度水平盲样 803 份，平均偏离度为 4.6%，DI 评分的合格率为 84.1%；中葡萄糖浓度水平盲样 665 份，平均偏离度为 5.1%，DI 评分的合格率为 81.0%；高葡萄糖浓度水平盲样 557 份，平均偏离度为 5.3%，DI 评分的合格率为 87.6%。完成平行样测定 9 128 份，平均偏离度为 2.4%，DI 评分的合格率为 98.6%。

　　3）血清视黄醇检测的质量控制：血清视黄醇在国家中心实验室进行测定。在正式开始分析样品前，接受了实验室外部质控，质控样品由美国疾病预防控制中心营养实验室提供。在测定过程中，每日测量质控血清样品进行内部质量控制。质控品的浓度范围应在允许值范围之内；测定 5% 的双样。

　　4）血清 25-OH-VitD 检测的质量控制：由国家项目组提供不同浓度的血清质控品；技术考核合格者方能参加本项目测定，如不及格，必须查找原因，再次考核，直至达到及格以上。测定过程中每次测定要求测定盲样和质控样品。质控品的浓度范围应在允许值范围之内；测定 5% 的双样。

五、数据整理与统计方法

（一）统计软件和结果描述

1. 数据录入　采用统一编制的"中国居民营养与健康状况监测系统平台"进行录入。

2. 上报数据为 ACCESS 格式，统一转换为 SAS 格式进行清理。

3. 数据清理一般原则

（1）检验变量间的逻辑关系；

（2）分析变量的频数分布；

（3）查找变量的异常值和极值，将数据中连续变量的 1%～5% 的数值作为极值加以检验；

（4）确定变量的取值范围（考虑年龄、性别差异）。

4. 清理后，对异常值返回原抽样点进行核查，进行进一步修正，建立最终标准数据库。

（二）统计分析方法

1. 均值和率的计算都进行复杂抽样加权处理，使用 2009 年国家统计局公布的人口数据。

（1）基础抽样权重计算：由于本次监测采用了不等概率抽样，因此需要根据抽样设计对样本进行抽样加权。按照本次监测的抽样设计，样本个体各阶段抽样权重如下，这里用 i 表示某一样本个体。

第一阶段：每个省的大城市抽取 1～2 个中心城区作为监测点，中小城市抽取 1～3 个区 / 县级市作为监测点，普通农村和贫困农村抽取 1～3 个县作为监测点。W_{si1} 为样本监测点的抽样权重，其计算公式如下：

$$大城市\ W_{si1} = \frac{所在大城市中心城区数}{样本个体所在大城市样本区数}$$

$$中小城市\ W_{si1} = \frac{所在省非中心城区数和县级市数}{样本个体所在省样本区数和县级市数}$$

$$普通农村\ W_{si1} = \frac{所在省非贫困县数}{样本个体所在省样本县数}$$

$$贫困农村\ W_{si1} = \frac{所在省贫困县数}{样本个体所在省样本县数}$$

第二阶段：每个县（区）采用 PPS 方法抽取 6 个居（村）委会。W_{si2} 为样本居（村）委会的抽样权重，其计算公式如下：

$$W_{si2} = \frac{样本个体所在区 / 市常住人口数}{6 × 样本个体所在居（村）委会人口数}$$

第三阶段：每个居（村）委会随机抽取调查户（75 户）。W_{si3} 为样本户的抽样权重，其计算公式如下：

$$W_{si3} = \frac{所在居（村）委会总户数}{所在居（村）委会调查户数}$$

第四阶段：抽中调查户中的所有 6 岁及以上家庭成员为调查对象。在本报告分析中，只有 18 岁及以上人群考虑抽样权重，而在家庭中所有 18 岁及以上家庭成员均为调查对象，所以 $W_{si4} = 1$。

$$个体 i 的基础抽样权重\ W_{si} = W_{si1} × W_{si2} × W_{si3} × W_{si4}$$

（2）事后分层权重：为了调整由于抽样造成的某些重要指标在样本与总体分布上的偏差，需要进行事后分层调整。调整的方法是通过对每一样本个体赋予事后分层权重，使这些指标按照权重计算的样本分布与总体分布是一致的。因本次调查中 6～17 岁人群和 18 岁及以上人群的抽样方法不同，所以权重计算方法不同。

事后分层加权率与标化率的结果一致。

1）关于总体和样本的定义：总体为 2009 年全国 6 岁及以上人口，资料来源于 2009 年国家统计局发布的数据；样本为经过抽样加权调整后的样本人口。

2）分层指标的选择：根据本次监测产出的需要，同时考虑分层过细可能导致的最小分层样本量不足的问题，需选择主要指标作为分层指标（表 1-12）。由这些指标相互交叉得到的最细分层为最小分层，最小分层共计 192 层。

表 1-12　分层指标及其层数

分层指标	层数	分层标准
性别	2	男性、女性
年龄	24	6～17 岁每 1 岁一组,共 12 层 18 岁及以上按照 5 岁一组进行划分,共 12 层,即 18～24、25～29、30～34、 35～39、40～44、45～49、50～54、55～59、60～64、65～69、70～74、75 +
地区	4	大城市、中小城市、普通农村、贫困农村

事后分层权重的计算方法:

18 岁及以上人群:

$$W_{pk} = \frac{总体在第\,k\,层的人口数}{样本在第\,k\,层的权重之和}$$

6～17 岁人群:

$$W_{pk} = \frac{总体在第\,k\,层的人口数}{样本在第\,k\,层的人数之和}$$

上式中的权重为抽样权重和无应答权重的乘积。

如果将第 k 层的样本权重按照上式求和,其结果为第 k 层的总体人口数,这表明通过上述加权方法,将指标在样本和总体上的分布调整为一致。

(3)最终权重:18 岁及以上个体 i(其所在事后分层为 k),最终权重为以上基础抽样权重和事后分层权重的乘积:

$$w_{finali} = w_{si} \times w_{pk}$$

6～17 岁个体来自于抽样人群和补充人群,在分析计算分年龄组、性别的结果时,只考虑事后分层权重。

$$w_{finali} = w_{pk}$$

2. 采用 SAS9.2 进行统计分析,加权估计不同地区、不同年龄人群某疾病的患病率和 95% 置信区间采用 SURVEYFREQ 过程实现,均值标准误的估计使用 SURVEYMEANS 过程实现。

(三)指标评价标准

1. 营养不良判断标准

(1)0～5 岁儿童营养不良采用世界卫生组织(WHO)2006 年的生长发育标准。生长迟缓(身高不足)是指年龄别身高(长)低于标准身高(长)中位数两个标准差,通常反映儿童慢性营养不良;低体重(体重不足)是指年龄别体重低于标准体重中位数两个标准差,是判断儿童营养不良的常用指标;消瘦是指身高(长)别体重低于标准中位数两个标准差,通常反映儿童近期急性营养不良。生长发育评价方法为计算 Z 评分,其中年龄别体重 Z 评分(WAZ)<−2 为低体重,年龄别身高(长)Z 评分(HAZ)<−2 为生长迟缓,身高(长)别体重 Z 评分(WHZ)<−2 为消瘦(http://www.who.int/childgrowth/standards/en/)。

(2)6～17 岁儿童青少年生长迟缓和消瘦按照中华人民共和国卫生行业标准《学龄儿童青少年营养不良筛查》(WS/T 456-2014)进行评价。生长迟缓是指身高低于筛查标准的年龄别身高界值范围。消瘦指 BMI 低于筛查标准的年龄别 BMI 界值。

（3）18 岁及以上成年居民低体重营养不良采用中华人民共和国卫生行业标准《成人体重判定》（WS/T 428-2013），按中国成人 BMI 分类参考值评价，BMI<18.5kg/m² 者为低体重营养不良。

2. 超重和肥胖判断标准 采用目前国际、国内通用的 BMI 来评价调查对象的超重和肥胖程度。判定的具体标准如下：

（1）6 岁儿童：采用 WHO 2007 年推荐的分年龄、性别 BMI 超重和肥胖判定标准进行判定。通常使用 BMI Z 评分（BMIZ）来进行评价，1<BMIZ≤2 为超重，BMIZ>2 为肥胖（http://www.who.int/childgrowth/standards/en/）。

（2）7～17 岁儿童青少年：采用《中国学龄儿童少年超重和肥胖与控制指南》中分年龄、性别的 BMI 超重和肥胖判定标准进行判定（中华人民共和国卫生部疾病预防控制局. 中国学龄儿童少年超重和肥胖预防与控制指南（试用）. 北京：人民卫生出版社，2008：10-12）。

（3）18 岁及以上成年人：采用中华人民共和国卫生行业标准的《成人体重判定》（WS/T 428-2013），以 24kg/m²≤BMI<28kg/m² 为超重，BMI≥28kg/m² 为肥胖。为便于与国际资料比较，同时按照 WHO 推荐的标准计算超重和肥胖率，以 25kg/m²≤BMI<30kg/m² 为超重，BMI≥30kg/m² 为肥胖。

3. 贫血判断标准 见表 1-13。

鉴于海拔对人类血红蛋白含量有明显影响，对血红蛋白的结果依照样本地区所处海拔高度进行校正，校正公式如下：

校正后的贫血诊断标准＝原诊断标准×[1＋4%×该调查点海拔高度（米）/1 000]

表 1-13 2010—2012 年中国居民营养与健康状况监测贫血标准判断

分组	血红蛋白/(g·L⁻¹)
6～59 月龄	<110
5～11 岁	<115
12～14 岁	<120
妇女（非孕妇，≥15 岁）	<120
孕妇	<110
男性（≥15 岁）	<130

4. 维生素 A 缺乏判断标准 WHO 推荐，血清（浆）视黄醇浓度<0.70μmol/L（20μg/dl）为维生素 A 缺乏，当<0.35μmol/L（10μg/dl）一般就会表现出眼部的临床症状 0.70～1.05μmol/L（20～30 μg/dl）为边缘性维生素 A 缺乏。

5. 维生素 D 缺乏判断标准 目前我国和国际都尚无统一判断标准。2010 年美国国家科学院医学研究所（Institute of Medicine，IOM）推荐标准：血清 25（OH）D 浓度<12ng/ml（30nmol/L），缺乏；血清 25（OH）D 浓度介于 12～20ng/ml（30～50nmol/L），不足；血清 25（OH）D 浓度≥20ng/ml（50nmol/L），正常；血清 25（OH）D 浓度>50ng/ml（125nmol/L），具有风险。2011 年美国内分泌协会（Endocrine Society）推荐标准：血清 25（OH）D 浓度<20ng/ml（50nmol/L），缺乏；血清 25（OH）D 浓度介于 20～30ng/ml（50～75nmol/L），不足；血清 25（OH）D 浓度≥30ng/ml（75nmol/L），正常。

第二章
中国居民的体质状况及其变化趋势

身高、体重、腰围是评价人体营养状况的重要指标。随着我国经济的发展和人群膳食构成的变化，人们的营养健康状况也正处于一个迅速变迁的时期，及时了解我国居民的身高、体重、腰围及其变化趋势，可以为国家制定相关政策及发展规划提供及时、准确、可靠的科学依据。

一、身高

（一）样本特征

本次调查身高、体重、体质指数（BMI）指标有效数据 189 498 人，其中城市 94 636 人（男性 42 827 人，女性 51 809 人），农村 94 862 人（男性 44 816 人，女性 50 046 人）。

3 岁以下婴幼儿 18 992 人，其中男童 9 795 人，女童 9 197 人。3～17 岁少年儿童 49 925 人，其中男性 25 256 人，女性 24 669 人；大城市 10 964 人，中小城市 13 874 人，普通农村 15 859 人，贫困农村 9 228 人。

18 岁以上成人有效数据为 120 581 人；城市 60 350 人（男性 25 539 人，女性 34 811 人），农村 60 231 人（男性 27 053 人，女性 33 178 人）。其中大城市 27 035 人，中小城市 33 315 人，普通农村 37 393 人，贫困农村 22 838 人；大城市男性 11 161 人，中小城市男性 14 378 人，大城市女性 15 874 人，中小城市女性 18 937 人；普通农村男性 16 734 人，贫困农村男性 10 319 人，普通农村女性 20 659 人，贫困农村女性 12 519 人。中国城乡居民不同年龄、性别和地域人群的身高、体重和 Z 评分、BMI 样本特点见表 2-1 至表 2-4。

表 2-1　中国城乡婴幼儿身长（高）、体重及 Z 评分样本特征

年龄/月	合计			男童			女童		
	全国	城市	农村	全国	城市	农村	全国	城市	农村
0～	96	34	62	46	16	30	50	18	32
1～	631	297	334	323	144	179	308	153	155
2～	722	331	391	367	176	191	355	155	200
3～	955	544	411	485	261	224	470	283	187
4～	955	543	412	476	267	209	479	276	203
5～	887	493	394	477	280	197	410	213	197
6～	1 408	757	651	744	389	355	664	368	296

续表

年龄/月	合计			男童			女童		
	全国	城市	农村	全国	城市	农村	全国	城市	农村
8～	1 537	824	713	771	406	365	766	418	348
10～	1 570	725	845	788	360	428	782	365	417
12～	1 666	805	861	867	413	454	799	392	407
15～	1 210	549	661	634	279	355	576	270	306
18～	1 283	702	581	660	345	315	623	357	266
21～	1 353	562	791	713	277	436	640	285	355
24～	2 441	1 159	1 282	1 261	605	656	1 180	554	626
30～35.9	2 278	1 123	1 155	1 183	561	622	1 095	562	533
合计	18 992	9 448	9 544	9 795	4 779	5 016	9 197	4 669	4 528

表2-2　中国城乡居民不同性别年龄别身高、体重及BMI样本特征

年龄/岁	合计			男性			女性		
	全国	城市	农村	全国	城市	农村	全国	城市	农村
3～	4 947	2 422	2 525	2 532	1 228	1 304	2 415	1 194	1 221
4～	4 900	2 394	2 506	2 494	1 232	1 262	2 406	1 162	1 244
5～	4 022	2 038	1 984	2 059	1 048	1 011	1 963	990	973
6～	2 634	1 276	1 358	1 330	635	695	1 304	641	663
7～	3 018	1 511	1 507	1 519	753	766	1 499	758	741
8～	3 059	1 536	1 523	1 566	791	775	1 493	745	748
9～	3 002	1 558	1 444	1 497	765	732	1 505	793	712
10～	3 187	1 618	1 569	1 596	782	814	1 591	836	755
11～	3 258	1 696	1 562	1 655	844	811	1 603	852	751
12～	3 179	1 529	1 650	1 597	778	819	1 582	751	831
13～	3 249	1 577	1 672	1 649	792	857	1 600	785	815
14～	3 194	1 546	1 648	1 600	787	813	1 594	759	835
15～	2 995	1 467	1 528	1 535	762	773	1 460	705	755
16～	2 781	1 399	1 382	1 370	687	683	1 411	712	699
17～	2 500	1 271	1 229	1 257	625	632	1 243	646	597
18～	933	396	537	447	202	245	486	194	292
20～	3 827	1 718	2 109	1 630	721	909	2 197	997	1 200
25～	5 177	2 472	2 705	2 049	965	1 084	3 128	1 507	1 621
30～	6 694	3 314	3 380	2 697	1 293	1 404	3 997	2 021	1 976
35～	9 491	4 622	4 869	3 957	1 859	2 098	5 534	2 763	2 771
40～	12 702	5 506	7 196	5 291	2 217	3 074	7 411	3 289	4 122
45～	15 173	6 810	8 363	6 258	2 698	3 560	8 915	4 112	4 803
50～	13 140	6 998	6 142	5 645	2 865	2 780	7 495	4 133	3 362
55～	16 625	8 608	8 017	7 157	3 536	3 621	9 468	5 072	4 396
60～	13 762	7 114	6 648	6 320	3 183	3 137	7 442	3 931	3 511

续表

年龄/岁	合计			男性			女性		
	全国	城市	农村	全国	城市	农村	全国	城市	农村
65～	9 672	5 132	4 540	4 551	2 297	2 254	5 121	2 835	2 286
70～	7 029	3 999	3 030	3 470	1 919	1 551	3 559	2 080	1 479
75～	4 179	2 414	1 765	2 149	1 229	920	2 030	1 185	845
80～	2 177	1 247	930	971	555	416	1 206	692	514
合计	170 506	85 188	85 318	77 848	38 048	39 800	92 658	47 140	45 518

表 2-3　中国 4 类地区居民年龄别身高、体重及 BMI 样本特征

年龄/岁	大城市	中小城市	普通农村	贫困农村
3～	1 060	1 362	1 615	910
4～	1 023	1 371	1 577	929
5～	939	1 099	1 319	665
6～	577	699	881	477
7～	681	830	980	527
8～	720	816	984	539
9～	689	869	932	512
10～	722	896	994	575
11～	710	986	997	565
12～	662	867	1 018	632
13～	668	909	998	674
14～	670	876	989	659
15～	659	808	893	635
16～	643	756	883	499
17～	541	730	799	430
18～	186	210	310	227
20～	802	916	1 126	983
25～	1 222	1 250	1 520	1 185
30～	1 512	1 802	1 904	1 476
35～	1 897	2 725	2 724	2 145
40～	2 074	3 432	4 353	2 843
45～	2 581	4 229	5 260	3 103
50～	3 323	3 675	3 936	2 206
55～	3 913	4 695	5 295	2 722
60～	3 350	3 764	4 391	2 257
65～	2 327	2 805	2 867	1 673
70～	1 974	2 025	1 921	1 109
75～	1 223	1 191	1 170	595
80～	651	596	616	314
合计	37 999	47 189	53 252	32 066

表2-4　中国4类地区居民不同性别年龄别身高、体重及BMI样本特征

年龄/岁	男性				女性			
	大城市	中小城市	普通农村	贫困农村	大城市	中小城市	普通农村	贫困农村
3～	550	678	817	487	510	684	798	423
4～	517	715	793	469	506	656	784	460
5～	487	561	671	340	452	538	648	325
6～	294	341	452	243	283	358	429	234
7～	341	412	479	287	340	418	501	240
8～	379	412	502	273	341	404	482	266
9～	337	428	479	253	352	441	453	259
10～	354	428	512	302	368	468	482	273
11～	352	492	506	305	358	494	491	260
12～	332	446	531	288	330	421	487	344
13～	334	458	510	347	334	451	488	327
14～	335	452	492	321	335	424	497	338
15～	341	421	460	313	318	387	433	322
16～	304	383	433	250	339	373	450	249
17～	265	360	404	228	276	370	395	202
18～	97	105	139	106	89	105	171	121
20～	323	398	490	419	479	518	636	564
25～	467	498	592	492	755	752	928	693
30～	593	700	747	657	919	1 102	1 157	819
35～	773	1 086	1 169	929	1 124	1 639	1 555	1 216
40～	809	1 408	1 855	1 219	1 265	2 024	2 498	1 624
45～	1 009	1 689	2 214	1 346	1 572	2 540	3 046	1 757
50～	1 322	1 543	1 765	1 015	2 001	2 132	2 171	1 191
55～	1 552	1 984	2 393	1 228	2 361	2 711	2 902	1 494
60～	1 457	1 726	2 071	1 066	1 893	2 038	2 320	1 191
65～	1 010	1 287	1 405	849	1 317	1 518	1 462	824
70～	883	1 036	1 003	548	1 091	989	918	561
75～	581	648	615	305	642	543	555	290
80～	285	270	276	140	366	326	340	174
合计	16 683	21 365	24 775	15 025	21 316	25 824	28 477	17 041

根据家庭年平均收入划分,3岁以上居民家庭中,有16 210人选择不回答收入情况,其中男性7 464人,女性8 746人;102人未选择答案,其中男性47人,女性55人。

参照《中国居民营养与健康状况监测——2010—2013年综合报告》,3岁以上居民低收入家庭(<1万元)78 584人,中等水平收入家庭(1万~2.499 9万元)57 693人,高水平收入家庭(2.5万元以上)的17 917人。其中男性居民低收入家庭35 767人,中等水平收入家庭26 273人,高水平收入家庭8 297人,女性居民低收入家庭42 817人,中等水平收入家庭31 420人,高水平收入家庭9 620人,见表2-5。

表 2-5 中国低中高收入居民不同性别年龄别身高、体重及 BMI 样本特征

年龄/岁	合计			男性			女性		
	低收入	中等收入	高收入	低收入	中等收入	高收入	低收入	中等收入	高收入
3~	1 818	1 664	970	937	841	504	881	823	466
4~	1 808	1 633	917	925	822	463	883	811	454
5~	1 287	1 455	806	682	724	423	605	731	383
6~	1 103	825	239	567	421	125	536	404	114
7~	1 223	897	295	610	471	133	613	426	162
8~	1 193	966	325	616	491	170	577	475	155
9~	1 157	931	285	607	465	139	550	466	146
10~	1 266	942	331	631	490	152	635	452	179
11~	1 253	1 000	352	634	537	168	619	463	184
12~	1 238	903	334	625	456	169	613	447	165
13~	1 238	914	316	615	473	167	623	441	149
14~	1 211	945	313	600	479	153	611	466	160
15~	1 181	830	254	598	420	144	583	410	110
16~	1 065	839	229	515	429	121	550	410	108
17~	962	717	207	496	369	98	466	348	109
18~	477	290	68	220	139	33	257	151	35
20~	1 852	1 358	395	766	611	157	1 086	747	238
25~	2 410	1 811	624	972	715	240	1 438	1 096	384
30~	3 022	2 395	856	1 214	951	364	1 808	1 444	492
35~	4 645	3 257	1 014	1 906	1 357	456	2 739	1 900	558
40~	6 328	4 527	1 136	2 618	1 907	493	3 710	2 620	643
45~	7 504	5 471	1 392	3 060	2 280	600	4 444	3 191	792
50~	6 178	4 878	1 341	2 740	2 033	566	3 438	2 845	775
55~	8 122	6 055	1 546	3 539	2 605	637	4 583	3 450	909
60~	7 073	4 665	1 256	3 240	2 173	568	3 833	2 492	688
65~	5 058	3 181	864	2 393	1 504	415	2 665	1 677	449
70~	3 602	2 290	687	1 814	1 120	333	1 788	1 170	354
75~	2 194	1 342	367	1 147	666	198	1 047	676	169
80~	1 116	712	198	480	324	108	636	388	90
合计	78 584	57 693	17 917	35 767	26 273	8 297	42 817	31 420	9 620

3 岁以上城市居民中,低收入家庭 26 917 人,中等水平收入家庭 33 883 人,高水平收入家庭 13 966 人。其中男性居民低收入家庭 11 872 人,中等水平收入家庭 15 020 人,高水平收入家庭 6 402 人;女性居民低收入家庭 15 045 人,中等水平收入家庭 18 863 人,高水平收入家庭 7 564 人,见表 2-6。

表 2-6 中国城市低中高收入居民不同性别年龄别身高、体重及 BMI 样本特征

年龄 / 岁	合计			男性			女性		
	低收入	中等收入	高收入	低收入	中等收入	高收入	低收入	中等收入	高收入
3～	553	704	769	292	340	394	261	364	375
4～	529	706	724	284	359	362	245	347	362
5～	385	644	656	207	323	347	178	321	309
6～	366	473	170	186	226	93	180	247	77
7～	442	496	234	215	258	112	227	238	122
8～	407	526	237	220	271	123	187	255	114
9～	405	561	215	227	272	104	178	289	111
10～	471	527	257	214	267	120	257	260	137
11～	456	598	264	223	316	127	233	282	137
12～	451	479	235	234	235	123	217	244	112
13～	447	492	229	214	249	119	233	243	110
14～	431	494	222	213	243	115	218	251	107
15～	437	445	185	226	226	103	211	219	82
16～	356	498	154	171	254	81	185	244	73
17～	346	391	154	171	191	70	175	200	84
18～	133	147	47	67	71	24	66	76	23
20～	548	725	295	218	325	111	330	400	184
25～	718	1 011	518	287	398	198	431	613	320
30～	977	1 344	698	359	530	291	618	814	407
35～	1 619	1 855	747	625	752	326	994	1 103	421
40～	2 003	2 236	769	786	916	325	1 217	1 320	444
45～	2 474	2 859	949	947	1 133	409	1 527	1 726	540
50～	2 334	3 089	1 050	1 006	1 224	422	1 328	1 865	628
55～	2 876	3 834	1 262	1 188	1 588	503	1 688	2 246	759
60～	2 385	3 137	1 070	1 057	1 420	475	1 328	1 717	595
65～	1 756	2 267	745	779	1 009	359	977	1 258	386
70～	1 317	1 767	605	649	851	288	668	916	317
75～	851	1 048	328	426	531	181	425	517	147
80～	444	530	178	181	242	97	263	288	81
合计	26 917	33 883	13 966	11 872	15 020	6 402	15 045	18 863	7 564

3 岁以上的农村居民低收入家庭 51 667 人，中等水平收入家庭 23 810 人，高收入水平家庭 3 951 人。其中男性居民低收入家庭 23 895 人，中等水平收入家庭 11 253 人，高收入水平家庭 1 895 人；女性居民低收入家庭 27 772 人，中等水平收入家庭 12 557 人，高收入水平家庭 2 056 人。中国居民不同经济状况人群的身高、体重和 BMI 状况见表 2-7。

表2-7　中国农村低中高收入居民不同性别年龄别身高、体重及 BMI 样本特征

年龄/岁	合计			男性			女性		
	低收入	中等收入	高收入	低收入	中等收入	高收入	低收入	中等收入	高收入
3～	1 265	960	201	645	501	110	620	459	91
4～	1 279	927	193	641	463	101	638	464	92
5～	902	811	150	475	401	76	427	410	74
6～	737	352	69	381	195	32	356	157	37
7～	781	401	61	395	213	21	386	188	40
8～	786	440	88	396	220	47	390	220	41
9～	752	370	70	380	193	35	372	177	35
10～	795	415	74	417	223	32	378	192	42
11～	797	402	88	411	221	41	386	181	47
12～	787	424	99	391	221	46	396	203	53
13～	791	422	87	401	224	48	390	198	39
14～	780	451	91	387	236	38	393	215	53
15～	744	385	69	372	194	41	372	191	28
16～	709	341	75	344	175	40	365	166	35
17～	616	326	53	325	178	28	291	148	25
18～	344	143	21	153	68	9	191	75	12
20～	1 304	633	100	548	286	46	756	347	54
25～	1 692	800	106	685	317	42	1 007	483	64
30～	2 045	1 051	158	855	421	73	1 190	630	85
35～	3 026	1 402	267	1 281	605	130	1 745	797	137
40～	4 325	2 291	367	1 832	991	168	2 493	1 300	199
45～	5 030	2 612	443	2 113	1 147	191	2 917	1 465	252
50～	3 844	1 789	291	1 734	809	144	2 110	980	147
55～	5 246	2 221	284	2 351	1 017	134	2 895	1 204	150
60～	4 688	1 528	186	2 183	753	93	2 505	775	93
65～	3 302	914	119	1 614	495	56	1 688	419	63
70～	2 285	523	82	1 165	269	45	1 120	254	37
75～	1 343	294	39	721	135	17	622	159	22
80～	672	182	20	299	82	11	373	100	9
合计	51 667	23 810	3 951	23 895	11 253	1 895	27 772	12 557	2 056

（二）平均身高

　　3 岁以上城市男童和女童平均身高在各年龄段均高于农村，10 岁以前男童平均身高略高于女童，10～12 岁男女童身高无明显差异，13 岁以后男性平均身高均高于同年龄组女性。见表 2-8 和表 2-9，图 2-1 和图 2-2。

　　18 岁以上成人男性和女性平均身高分别是 167.1cm 和 155.8cm，其中城市成年男性和女性平均身高分别为 168.0cm 和 156.7cm，农村成年男性和女性平均身高分别为 166.2cm 和 154.9cm，城市成年男性和女性平均身高在各年龄段均不同程度高于农村，见表 2-9，图 2-3 和图 2-4。我国 18～44 岁、45～59 岁和 60 岁及以上男性居民平均身高分别为 168.5cm、166.1cm 和 163.5cm，18～44 岁、45～59 岁和 60 岁及以上女性居民平均身高分别为 155.8cm、155.4cm 和 152.0cm，见表 2-10。

表 2-8　中国城乡婴幼儿年龄别平均身长 /cm

年龄 / 月	全国		城市		农村	
	男性	女性	男性	女性	男性	女性
0～	55.4	53.1	52.8	53.8	56.1	52.7
1～	57.1	55.9	57.4	55.4	57.0	56.2
2～	61.0	59.6	60.7	59.7	61.3	59.5
3～	63.5	62.3	63.7	62.6	63.3	61.9
4～	65.4	64.1	65.5	64.5	65.4	63.8
5～	67.8	66.3	68.2	66.5	67.4	66.1
6～	69.9	68.5	70.1	68.8	69.8	68.2
8～	72.4	71.2	72.7	71.3	72.1	71.2
10～	74.7	73.5	75.4	73.7	74.3	73.3
12～	77.1	75.9	77.5	75.9	76.8	76.0
15～	79.7	78.9	80.3	79.5	79.3	78.4
18～	82.5	81.6	83.2	82.0	81.8	81.2
21～	85.3	84.2	85.7	84.6	85.1	83.9
24～	88.2	87.6	89.6	88.7	87.3	86.7
29～35.9	93.0	91.6	94.0	92.6	92.1	90.6

表 2-9　中国城乡居民平均身高 /cm

年龄 / 岁	全国		城市		农村	
	男性	女性	男性	女性	男性	女性
3～	98.5	97.7	99.7	98.6	97.5	96.9
4～	105.7	104.8	106.8	105.7	104.9	104.2
5～	112.0	110.8	113.7	112.5	110.7	109.3
6～	120.1	119.0	122.1	120.6	119.2	117.5
7～	124.9	123.4	126.0	124.4	124.5	122.6
8～	130.0	129.2	131.4	130.5	129.1	128.0
9～	134.6	134.5	136.1	136.0	134.7	133.1
10～	140.0	140.3	141.7	141.4	139.5	139.2
11～	145.7	146.5	147.5	148.5	145.3	144.4

续表

年龄/岁	全国		城市		农村	
	男性	女性	男性	女性	男性	女性
12~	151.4	151.3	153.3	152.8	150.5	149.8
13~	157.9	155.1	160.0	156.6	157.6	153.5
14~	163.4	157.3	165.6	158.6	163.2	156.0
15~	166.3	157.7	167.7	158.8	166.7	156.9
16~	168.3	158.5	170.1	159.6	168.2	157.5
17~	169.5	158.7	171.0	159.3	169.2	158.1
18~	168.8	158.8	170.3	160.9	167.6	157.0
20~	170.0	158.1	170.8	159.1	169.4	157.3
25~	169.2	157.7	170.6	158.4	167.8	157.0
30~	168.5	157.0	169.4	157.5	167.7	156.5
35~	167.5	156.4	168.4	157.3	166.6	155.5
40~	167.1	156.3	167.9	157.1	166.3	155.5
45~	166.8	156.2	167.6	157.0	165.9	155.2
50~	166.0	155.4	166.9	156.3	164.8	154.4
55~	165.6	154.5	166.7	155.5	164.2	153.2
60~	164.6	153.6	165.5	154.6	163.6	152.5
65~	163.6	152.5	164.7	153.5	162.5	151.5
70~	163.2	151.6	164.4	152.9	162.0	150.2
75~	162.1	150.3	162.8	151.2	161.3	149.3
80~	160.7	148.8	162.5	149.5	158.7	147.9

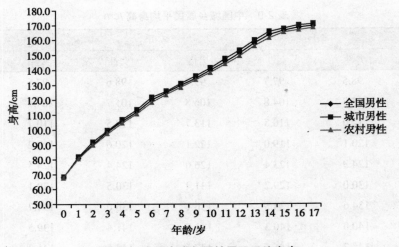

图2-1 中国未成年男性居民平均身高

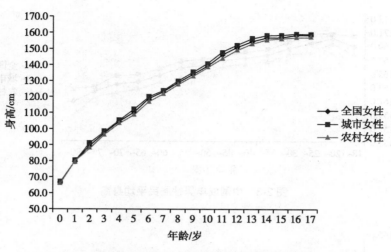

图 2-2　中国未成年女性居民平均身高

表 2-10　中国不同地区青年、中年、老年人平均身高 /cm

	合计		城市小计		农村小计		大城市		中小城市		普通农村		贫困农村	
	$\overline{X}$	SE	$\overline{X}$	SE	$\overline{X}$	SE	$\overline{X}$	SE	$\overline{X}$	SE	$\overline{X}$	SE	$\overline{X}$	SE
合计	161.6	0.0	162.4	0.0	160.8	0.0	163.1	0.1	162.3	0.1	160.9	0.0	160.5	0.1
男性	167.1	0.1	168.0	0.1	166.2	0.1	168.7	0.1	167.8	0.1	166.4	0.1	165.6	0.1
女性	155.8	0.1	156.7	0.1	154.9	0.1	157.2	0.1	156.6	0.1	154.9	0.1	154.9	0.1
青年（18～44 岁）														
小计	163.1	0.0	163.9	0.1	162.3	0.1	164.5	0.1	163.8	0.1	162.4	0.1	161.9	0.1
男性	168.5	0.1	169.4	0.1	167.6	0.1	169.9	0.1	169.3	0.1	167.9	0.1	166.8	0.1
女性	157.2	0.0	158.0	0.1	156.4	0.1	158.5	0.1	158.0	0.1	156.4	0.1	156.3	0.1
中年（45～59 岁）														
小计	160.9	0.0	161.8	0.1	159.8	0.1	162.8	0.1	161.6	0.1	159.9	0.1	159.6	0.1
男性	166.1	0.1	167.1	0.1	165.0	0.1	168.3	0.1	166.8	0.1	165.2	0.1	164.6	0.1
女性	155.4	0.0	156.3	0.1	154.3	0.1	157.2	0.1	156.1	0.1	154.3	0.1	154.3	0.1
老年（60 岁及以上）														
小计	157.6	0.0	158.6	0.1	156.5	0.1	159.8	0.1	158.3	0.1	156.6	0.1	156.4	0.1
男性	163.5	0.1	164.5	0.1	162.4	0.1	166.1	0.1	164.2	0.1	162.5	0.1	162.1	0.1
女性	152.0	0.0	153.0	0.1	150.9	0.1	154.2	0.1	152.8	0.1	151.0	0.1	150.7	0.1

　　3 岁以下 4 类地区的婴幼儿平均身高无明显差异，见表 2-11 和表 2-13。3 岁以上 4 类地区大城市男性、女性各年龄段平均身高最高，其次为中小城市、普通农村，贫困农村男性、女性平均身高最低，见表 2-12 和表 2-14，图 2-5 至图 2-8。

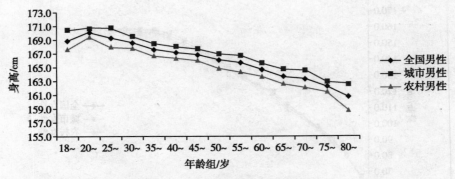

图 2-3　中国成年男性居民平均身高

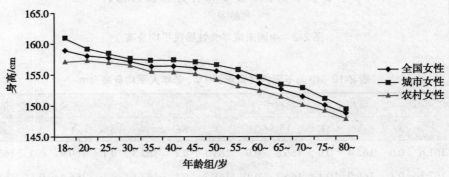

图 2-4　中国成年女性居民平均身高均值

表 2-11　中国 4 类地区男童年龄别平均身高 /cm

年龄 / 月	大城市		中小城市		普通农村		贫困农村	
	$\overline{X}$	SE	$\overline{X}$	SE	$\overline{X}$	SE	$\overline{X}$	SE
0～	54.4	1.2	52.5	0.5	55.6	0.7	57.1	1.0
1～	56.3	0.4	57.5	0.3	57.2	0.3	56.6	0.4
2～	60.7	0.3	60.7	0.3	61.5	0.3	60.9	0.4
3～	63.6	0.3	63.7	0.2	63.5	0.3	62.7	0.4
4～	66.3	0.3	65.3	0.3	65.7	0.3	64.8	0.3
5～	68.4	0.3	68.2	0.2	67.4	0.3	67.1	0.4
6～	70.5	0.2	70.0	0.2	69.8	0.2	69.8	0.3
8～	73.2	0.2	72.7	0.2	72.3	0.2	71.7	0.4
10～	75.3	0.3	75.4	0.2	74.4	0.2	74.1	0.4
12～	77.8	0.3	77.4	0.2	77.1	0.3	76.1	0.3
15～	81.4	0.4	80.2	0.3	79.9	0.3	78.3	0.3
18～	84.5	0.3	83.0	0.3	82.6	0.3	80.2	0.3
21～	86.0	0.5	85.6	0.3	85.8	0.3	83.0	0.4
24～	90.6	0.3	89.5	0.2	87.8	0.2	85.9	0.3
29～35.9	93.7	0.3	94.0	0.2	93.1	0.2	90.3	0.4

表 2-12　中国 4 类地区男性居民年龄别平均身高 /cm

年龄 / 岁	大城市		中小城市		普通农村		贫困农村	
	$\overline{X}$	SE	$\overline{X}$	SE	$\overline{X}$	SE	$\overline{X}$	SE
3～	100.5	0.2	99.5	0.2	98.5	0.2	95.5	0.2
4～	107.8	0.2	106.7	0.2	106.2	0.2	102.1	0.3
5～	114.2	0.3	113.7	0.2	112.0	0.2	107.9	0.4
6～	122.2	0.4	121.9	0.3	119.0	0.3	116.6	0.5
7～	126.0	0.3	125.9	0.3	124.6	0.3	122.4	0.5
8～	132.0	0.4	131.3	0.3	129.1	0.3	128.0	0.4
9～	136.7	0.4	136.3	0.4	134.6	0.3	132.4	0.7
10～	142.1	0.4	141.6	0.4	139.4	0.3	136.5	0.5
11～	147.7	0.5	147.4	0.4	145.2	0.4	141.6	0.5
12～	154.7	0.5	153.0	0.5	150.6	0.4	148.0	0.6
13～	161.1	0.5	159.8	0.4	157.7	0.4	152.9	0.5
14～	167.1	0.4	165.4	0.4	163.2	0.4	158.2	0.5
15～	169.8	0.4	167.4	0.4	166.8	0.4	162.2	0.5
16～	171.4	0.4	169.8	0.4	168.3	0.4	163.3	0.5
17～	171.7	0.5	170.7	0.3	169.2	0.4	166.5	0.5
18～	170.5	0.7	170.3	0.8	167.8	0.6	167.1	0.8
20～	171.3	0.4	170.7	0.3	169.8	0.3	168.4	0.4
25～	171.0	0.3	170.5	0.3	168.2	0.3	166.9	0.3
30～	170.5	0.3	169.2	0.3	168.3	0.3	166.4	0.3
35～	168.2	0.3	168.5	0.2	166.8	0.2	166.2	0.2
40～	168.7	0.3	167.8	0.2	166.5	0.1	165.8	0.2
45～	168.2	0.2	167.5	0.2	166.1	0.1	165.4	0.2
50～	168.6	0.2	166.6	0.2	165.1	0.2	164.1	0.2
55～	168.0	0.2	166.5	0.1	164.3	0.1	164.1	0.2
60～	167.0	0.2	165.2	0.1	163.6	0.1	163.5	0.2
65～	166.6	0.2	164.4	0.2	162.6	0.2	162.2	0.2
70～	166.0	0.2	164.1	0.2	162.1	0.2	161.9	0.3
75～	164.8	0.3	162.4	0.3	161.5	0.3	160.6	0.4
80～	163.6	0.4	162.3	0.4	158.7	0.4	158.6	0.6

表 2-13　中国 4 类地区女童年龄别平均身高 /cm

年龄 / 月	大城市		中小城市		普通农村		贫困农村	
	$\overline{X}$	SE	$\overline{X}$	SE	$\overline{X}$	SE	$\overline{X}$	SE
0～	52.9	0.8	53.8	0.7	52.6	0.9	52.8	0.6
1～	56.4	0.3	55.2	0.3	56.1	0.3	56.5	0.6
2～	59.2	0.4	59.8	0.3	60.0	0.4	58.6	0.5
3～	62.1	0.2	62.7	0.3	62.4	0.3	60.6	0.5

续表

年龄/月	大城市		中小城市		普通农村		贫困农村	
	$\overline{X}$	SE	$\overline{X}$	SE	$\overline{X}$	SE	$\overline{X}$	SE
4～	64.1	0.2	64.6	0.2	63.7	0.3	64.0	0.4
5～	66.6	0.3	66.5	0.3	66.2	0.3	65.7	0.5
6～	69.4	0.2	68.7	0.2	68.7	0.3	67.2	0.4
8～	71.2	0.2	71.3	0.2	71.5	0.2	70.6	0.3
10～	73.9	0.2	73.7	0.2	73.5	0.2	73.0	0.3
12～	76.4	0.3	75.8	0.3	76.3	0.3	75.4	0.4
15～	80.6	0.3	79.4	0.3	78.8	0.3	77.4	0.4
18～	82.3	0.3	81.9	0.3	81.8	0.3	80.0	0.4
21～	86.2	0.4	84.4	0.3	84.9	0.3	81.2	0.5
24～	89.2	0.3	88.6	0.3	87.8	0.3	84.5	0.4
29～35.9	93.8	0.3	92.5	0.3	91.3	0.2	89.1	0.3

表2-14　中国4类地区女性居民年龄别平均身高/cm

年龄/岁	大城市		中小城市		普通农村		贫困农村	
	$\overline{X}$	SE	$\overline{X}$	SE	$\overline{X}$	SE	$\overline{X}$	SE
3～	99.7	0.2	98.5	0.2	97.8	0.2	95.0	0.3
4～	106.6	0.2	105.5	0.2	105.9	0.2	100.8	0.3
5～	113.5	0.3	112.4	0.3	110.7	0.3	106.6	0.4
6～	120.8	0.4	120.3	0.3	117.8	0.3	116.5	0.5
7～	124.8	0.3	124.2	0.3	123.1	0.3	121.0	0.5
8～	131.0	0.3	130.4	0.3	128.5	0.3	126.7	0.5
9～	137.6	0.4	135.7	0.3	133.7	0.4	132.2	0.5
10～	141.5	0.4	141.3	0.4	140.0	0.4	137.6	0.5
11～	148.5	0.4	148.5	0.4	146.0	0.4	141.6	0.5
12～	153.7	0.4	152.8	0.4	151.2	0.4	147.1	0.4
13～	157.0	0.4	156.5	0.3	154.9	0.3	150.9	0.4
14～	159.3	0.3	158.4	0.3	157.0	0.3	154.3	0.4
15～	160.0	0.3	158.6	0.3	157.7	0.3	155.4	0.3
16～	160.4	0.3	159.5	0.3	158.2	0.3	156.6	0.4
17～	160.6	0.4	159.2	0.3	158.5	0.3	157.4	0.5
18～	159.7	0.7	161.0	0.7	157.5	0.4	155.9	0.6
20～	159.4	0.3	159.1	0.2	157.5	0.2	156.7	0.3
25～	158.5	0.2	158.3	0.2	157.1	0.2	156.8	0.2
30～	158.5	0.2	157.4	0.2	156.5	0.2	156.6	0.2
35～	158.4	0.2	157.1	0.1	155.4	0.2	155.9	0.2
40～	157.6	0.2	157.1	0.1	155.3	0.1	156.0	0.1

年龄 / 岁	大城市		中小城市		普通农村		贫困农村	
	$\overline{X}$	SE	$\overline{X}$	SE	$\overline{X}$	SE	$\overline{X}$	SE
45～	157.7	0.1	156.9	0.1	155.3	0.1	155.1	0.1
50～	157.3	0.1	156.0	0.1	154.4	0.1	154.3	0.2
55～	156.6	0.1	155.3	0.1	153.2	0.1	153.2	0.1
60～	155.2	0.1	154.4	0.1	152.4	0.1	152.6	0.2
65～	154.7	0.2	153.2	0.1	151.6	0.2	151.2	0.2
70～	154.2	0.2	152.6	0.2	150.3	0.2	149.9	0.3
75～	152.6	0.2	150.9	0.3	149.4	0.3	148.8	0.4
80～	151.4	0.3	149.1	0.3	148.1	0.4	147.5	0.5

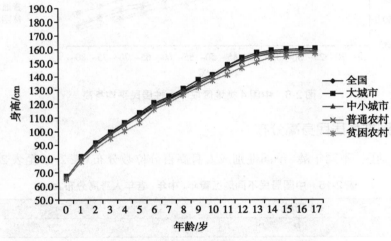

图 2-5　中国 4 类地区未成年男性居民平均身高

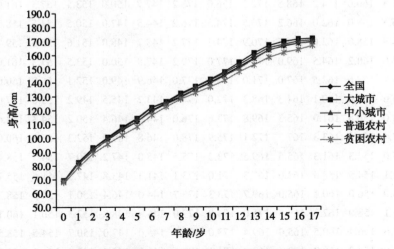

图 2-6　中国 4 类地区未成年女性居民平均身高

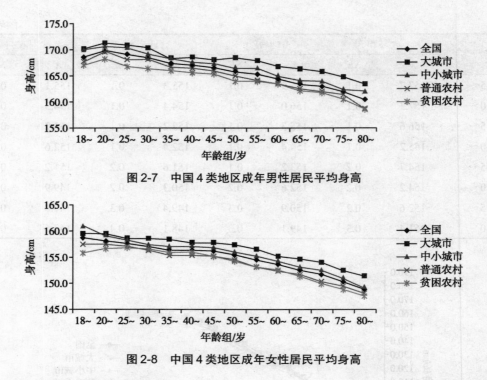

图 2-7 中国 4 类地区成年男性居民平均身高

图 2-8 中国 4 类地区成年女性居民平均身高

（三）中国城乡居民身高分布

中国不同地区、不同年龄、不同性别成人身高百分位数分布（表 2-15 至表 2-29）。

表 2-15 中国居民不同地区青年、中年、老年人身高分布 /cm

	男性							女性						
	P_5	P_{10}	P_{25}	P_{50}	P_{75}	P_{90}	P_{95}	P_5	P_{10}	P_{25}	P_{50}	P_{75}	P_{90}	P_{95}
大城市	156.6	159.4	163.5	168.1	172.4	176.0	178.4	146.5	149.0	152.7	156.9	160.5	164.4	166.5
青年	158.3	161.0	165.4	170.0	174.5	178.1	180.4	149.0	151.1	154.7	158.6	162.3	166.0	168.2
中年	157.3	160.0	164.2	168.5	172.5	176.0	178.2	147.7	150.0	153.5	157.5	161.0	164.6	166.5
老年	155.5	158.0	162.0	166.2	170.5	174.5	176.2	144.5	147.0	150.5	154.5	158.3	161.7	163.8
中小城市	155.3	158.0	162.0	166.5	170.9	174.7	177.2	145.7	148.0	151.6	155.6	159.7	163.3	165.5
青年	158.0	160.2	164.5	169.0	173.0	177.0	179.2	147.8	150.0	153.5	157.3	161.0	164.9	167.0
中年	156.1	158.6	162.5	167.0	171.0	174.5	177.0	146.9	149.0	152.1	156.0	160.0	163.4	165.5
老年	153.6	156.0	160.1	164.3	168.3	172.0	174.5	143.2	145.5	149.2	153.0	157.0	160.5	162.7
普通农村	154.0	156.8	161.0	165.3	169.8	173.6	176.0	144.0	146.4	150.2	154.3	158.4	162.1	164.5
青年	157.4	159.5	163.3	167.7	172.1	175.9	178.0	146.8	149.0	152.3	156.3	160.0	163.5	166.0
中年	155.0	157.3	161.3	165.5	169.5	173.3	175.5	145.0	147.2	150.7	154.5	158.4	162.1	164.0
老年	152.1	154.5	158.5	163.0	167.3	171.0	173.1	141.3	143.8	147.5	151.6	155.7	159.4	161.6
贫困农村	153.0	156.0	160.1	165.0	169.7	173.3	175.7	144.0	146.4	150.1	154.5	158.7	162.4	165.0
青年	155.1	158.0	162.3	166.8	171.0	174.8	177.0	146.8	148.8	152.3	156.1	160.1	163.8	166.0
中年	153.6	156.4	160.5	165.0	169.4	173.0	175.3	145.0	147.0	150.7	154.5	158.5	162.0	164.2
老年	151.0	153.9	158.0	162.4	167.0	171.1	173.6	141.0	143.2	147.0	151.3	155.5	159.1	161.5

表2-16　中国3岁以下居民不同性别年龄别身长分布 /cm

年龄/月	男性										女性										
	人数	P_5	P_{10}	P_{25}	P_{50}	P_{75}	P_{90}	P_{95}			人数	P_5	P_{10}	P_{25}	P_{50}	P_{75}	P_{90}	P_{95}		
0～	46	50.3	51.0	52.0	53.7	57.0	59.7	60.3			50	47.9	49.0	50.8	53.0	55.0	56.0	56.6		
1～	323	52.0	53.0	54.5	57.0	58.7	60.2	61.9			308	51.2	52.0	53.5	55.5	58.0	60.0	60.8		
2～	367	55.8	57.0	59.0	60.7	62.6	64.3	66.1			355	53.9	55.0	57.0	59.0	61.0	64.0	66.0		
3～	484	58.0	59.6	61.7	63.5	65.0	67.0	67.7			469	57.0	58.4	60.0	62.0	64.0	65.8	67.0		
4～	476	60.5	61.8	63.3	65.3	67.2	69.5	70.5			478	58.5	60.0	62.2	64.0	66.0	68.0	69.0		
5～	476	62.3	64.0	66.0	68.0	70.0	72.0	72.8			410	61.1	62.3	64.1	66.0	68.5	70.0	72.0		
6～	744	65.0	66.8	68.0	70.0	72.0	74.0	75.0			663	63.8	65.0	66.5	68.8	71.0	73.0	74.0		
8～	771	67.0	68.4	70.2	72.5	75.0	76.5	78.0			766	66.0	67.5	69.1	71.0	73.0	75.0	76.7		
10～	788	69.5	71.0	72.5	75.0	77.0	80.0	81.0			782	68.4	70.0	71.5	73.4	75.6	78.0	79.6		
12～	867	71.0	72.3	75.0	77.0	80.0	82.0	84.0			798	70.0	71.4	73.5	76.0	78.2	81.0	83.0		
15～	634	74.0	75.0	77.3	80.0	82.5	85.0	86.9			576	72.6	74.7	77.0	79.2	81.9	84.4	86.0		
18～	659	76.5	78.0	80.7	83.0	86.0	88.0	90.0			623	75.5	77.3	79.5	82.0	84.0	87.0	88.5		
21～	713	78.0	80.1	83.0	85.2	88.0	90.1	92.2			640	77.0	79.0	82.0	84.4	87.0	90.0	92.0		
24～	1086	81.0	83.0	85.8	89.0	91.7	95.0	97.0			984	80.9	82.1	85.0	88.0	90.8	94.0	95.5		
29～35.9	1357	85.3	87.0	90.5	93.3	96.0	99.0	101.0			1290	84.0	86.0	89.0	92.0	95.0	98.0	100.0		

表2-17　中国3岁以上居民不同性别年龄别身高分布 /cm

年龄/岁	男性								女性							
	人数	P_5	P_{10}	P_{25}	P_{50}	P_{75}	P_{90}	P_{95}	人数	P_5	P_{10}	P_{25}	P_{50}	P_{75}	P_{90}	P_{95}
3～	2 496	90.0	92.0	95.2	99.0	102.5	106.0	108.0	2 381	89.2	91.0	94.6	98.0	101.5	105.0	107.0
4～	2 471	96.8	99.0	102.5	106.0	110.0	113.1	115.0	2 372	96.0	98.0	101.4	105.0	108.7	112.0	114.8
5～	2 075	102.0	104.6	108.4	112.7	116.7	120.0	122.0	1 971	100.5	103.0	107.2	111.4	115.5	120.0	122.0
6～	1 354	108.2	110.7	115.1	120.0	124.5	129.0	132.0	1 330	107.6	110.0	114.0	118.6	122.8	127.5	131.0
7～	1 539	114.0	116.4	120.3	124.5	129.0	133.1	136.3	1 515	112.0	115.0	119.0	123.4	128.0	132.0	134.8
8～	1 566	119.0	121.8	125.5	130.0	134.5	139.2	141.9	1 493	117.2	120.1	124.5	129.0	133.7	138.8	141.0
9～	1 497	121.8	125.1	130.0	135.1	140.0	145.0	148.9	1 505	122.4	125.2	129.8	134.3	140.0	145.0	148.5
10～	1 596	127.2	130.4	135.0	140.0	145.0	150.3	153.0	1 591	127.3	130.1	135.0	140.0	145.5	151.0	154.0
11～	1 655	132.1	135.0	140.0	145.5	151.0	157.0	160.6	1 603	132.5	136.0	141.0	147.0	152.4	157.0	159.9
12～	1 597	136.0	139.4	145.0	151.4	158.0	164.2	168.0	1 582	136.8	141.1	146.5	152.0	157.0	161.0	163.0
13～	1 649	141.2	145.1	151.0	158.4	165.1	170.4	173.5	1 600	142.1	145.6	150.5	155.5	160.0	163.6	165.8
14～	1 600	148.0	152.0	158.2	164.2	169.7	174.5	177.0	1 594	146.5	149.1	153.3	157.5	161.5	165.3	167.9
15～	1 535	152.2	156.7	162.0	167.5	172.0	176.2	179.0	1 460	148.0	150.5	154.0	158.2	162.0	165.5	167.8
16～	1 370	156.0	159.0	164.1	169.1	173.8	178.0	180.7	1 411	149.0	151.1	154.7	159.0	162.7	166.5	168.6
17～	1 257	157.0	160.8	165.3	170.0	174.4	178.7	180.6	1 243	148.9	151.4	155.0	159.0	163.0	166.5	168.7
18～	447	159.5	161.2	166.0	170.5	175.0	179.0	181.7	486	147.9	150.6	154.3	158.2	162.6	166.9	169.0
20～	1 630	157.7	160.8	165.6	170.1	174.1	178.0	180.3	2 197	148.3	150.4	154.0	158.0	162.0	166.0	168.5
25～	2 049	157.5	160.3	165.0	169.6	174.0	178.0	180.2	3 128	147.7	150.3	154.0	158.0	161.9	165.5	167.5
30～	2 697	158.0	160.1	164.0	168.9	173.0	176.5	179.0	3 997	147.8	150.0	153.2	157.1	161.0	164.9	167.0
35～	3 957	156.6	159.3	163.4	167.8	172.0	175.6	178.0	5 534	147.2	149.3	152.8	156.8	160.5	164.1	166.3
40～	5 291	156.6	159.0	162.9	167.2	171.5	175.0	177.8	7 411	147.0	149.0	152.6	156.4	160.2	163.6	165.9
45～	6 258	155.9	158.5	162.2	167.0	171.0	175.0	177.0	8 915	146.9	148.9	152.3	156.2	160.0	163.6	165.7
50～	5 645	155.2	157.9	162.0	166.5	171.0	174.5	176.8	7 495	146.0	148.3	152.0	155.9	160.0	163.1	165.2
55～	7 157	155.0	157.6	161.5	166.0	170.0	174.0	176.0	9 468	145.1	147.3	151.0	155.0	158.9	162.4	164.7
60～	6 320	154.1	156.6	160.8	165.0	169.4	173.0	175.3	7 442	144.4	146.5	150.1	154.0	158.0	161.2	163.3
65～	4 551	153.1	155.5	160.0	164.0	168.4	172.0	174.5	5 121	143.1	145.3	149.0	153.0	157.0	160.5	163.0
70～	3 470	153.0	155.1	159.2	163.6	168.2	172.1	174.4	3 559	142.2	144.3	148.0	152.1	156.2	160.0	161.9
75～	2 149	151.0	154.0	158.3	162.7	167.1	171.2	173.4	2 030	140.6	143.0	146.7	150.8	155.5	159.0	161.0
80～	971	149.0	152.1	157.0	161.1	166.0	170.3	173.0	1 206	138.2	141.0	145.0	149.0	153.6	158.0	160.2

表 2-18　中国城市 3 岁以下居民不同性别年龄别身长分布 /cm

年龄 / 月	男性									人数	女性								
	人数	P_5	P_{10}	P_{25}	P_{50}	P_{75}	P_{90}	P_{95}			P_5	P_{10}	P_{25}	P_{50}	P_{75}	P_{90}	P_{95}		
0～	16	50.0	50.0	51.0	52.8	54.8	58.3	—		18	49.3	49.9	51.4	53.8	55.4	56.3	—		
1～	144	52.0	53.0	54.4	57.0	58.5	59.6	61.4		153	52.0	52.3	53.7	55.5	57.2	59.1	60.0		
2～	176	55.5	57.0	58.6	60.6	62.0	63.9	64.8		155	54.0	55.8	57.5	59.0	61.3	63.7	65.3		
3～	261	59.4	60.1	62.0	64.0	65.0	67.0	68.0		283	57.4	59.0	60.3	62.0	64.0	65.9	67.0		
4～	267	61.0	62.0	64.0	65.7	67.8	70.0	71.0		276	59.5	61.0	62.5	64.5	66.2	68.0	69.0		
5～	280	63.0	65.0	66.3	68.0	70.3	72.0	73.0		213	62.0	63.0	64.5	66.5	68.5	70.0	72.0		
6～	389	65.6	67.0	68.4	70.0	72.0	74.0	75.0		367	64.0	65.0	67.0	69.0	71.0	73.0	73.9		
8～	406	68.0	69.2	71.0	73.0	75.0	77.0	78.0		418	66.6	68.0	69.5	71.0	73.0	75.0	76.0		
10～	360	71.0	72.0	73.0	75.0	77.0	79.6	81.0		365	69.1	70.0	72.0	73.5	75.6	78.0	79.6		
12～	413	72.0	73.0	75.4	77.5	80.0	82.0	83.2		392	70.1	72.0	74.0	76.1	78.0	80.2	81.6		
15～	279	75.0	76.0	78.0	80.5	83.0	85.2	86.7		270	75.0	76.0	77.2	80.0	82.0	85.0	86.7		
18～	345	78.0	79.6	81.3	84.0	86.3	88.1	90.0		357	76.0	78.0	80.0	82.3	84.5	87.0	88.2		
21～	277	78.2	81.0	83.5	86.0	89.0	91.0	92.5		285	79.0	81.0	83.0	85.0	87.4	90.0	91.4		
24～	516	83.0	84.4	87.2	90.0	93.0	95.5	97.8		471	82.2	84.0	86.0	88.6	91.2	94.0	95.8		
29～35.9	649	87.2	89.0	91.4	94.0	96.4	99.6	101.0		645	85.0	87.5	90.0	93.0	96.0	98.5	100.0		

表2-19　中国城市3岁以上居民不同性别年龄别身高分布 /cm

年龄/岁	男性								女性							
	人数	P_5	P_{10}	P_{25}	P_{50}	P_{75}	P_{90}	P_{95}	人数	P_5	P_{10}	P_{25}	P_{50}	P_{75}	P_{90}	P_{95}
3~	1 205	91.4	93.1	97.0	100.0	103.5	107.0	109.0	1 179	91.0	93.0	95.8	99.0	102.1	105.2	107.9
4~	1 223	99.0	100.6	104.0	107.0	110.6	114.0	116.0	1 148	97.6	100.0	102.7	106.0	110.0	113.0	115.0
5~	1 059	104.0	106.1	110.0	114.0	118.0	121.0	123.0	991	103.0	105.0	109.0	113.0	117.0	120.7	123.0
6~	644	110.7	113.4	117.7	122.0	126.0	130.1	133.4	652	110.0	112.1	116.1	120.1	124.5	128.5	131.7
7~	765	115.8	117.7	122.0	126.0	130.0	134.0	136.5	770	114.1	116.5	120.0	124.2	128.7	132.7	135.4
8~	791	121.0	123.1	127.4	131.5	135.8	140.0	142.4	745	120.0	122.5	126.5	130.5	134.6	139.2	141.5
9~	765	124.6	127.4	131.7	136.1	141.0	145.6	149.0	793	124.4	127.3	131.0	136.0	141.6	146.2	150.0
10~	782	130.4	132.5	136.4	141.5	147.0	152.0	155.4	836	129.1	131.5	136.1	141.0	146.5	151.7	155.6
11~	844	134.0	136.7	141.7	147.2	152.6	158.9	162.0	852	135.6	138.0	143.4	149.0	153.6	158.2	161.0
12~	778	138.5	141.1	147.1	153.2	160.2	166.5	170.3	751	140.9	144.4	149.1	153.7	158.2	161.5	164.0
13~	792	145.0	147.5	153.8	161.0	167.2	171.9	174.9	785	145.2	148.2	153.0	157.1	161.2	164.6	167.2
14~	787	152.0	155.5	161.2	167.0	171.5	175.8	178.4	759	148.9	151.5	155.0	158.5	162.5	167.0	169.1
15~	762	156.5	160.0	164.4	168.5	173.5	177.3	180.2	705	149.9	152.0	155.8	159.6	163.0	166.5	169.0
16~	687	158.3	161.3	166.3	170.5	175.1	179.8	182.0	712	150.1	152.3	156.0	160.1	164.0	167.5	169.4
17~	625	159.3	162.3	167.1	171.0	175.5	180.0	182.3	646	150.1	152.4	156.0	159.8	163.4	167.2	169.0
18~	202	160.1	162.0	167.7	171.1	176.0	180.0	182.8	194	149.3	151.7	156.7	160.7	165.0	168.9	171.1
20~	721	158.2	162.0	167.3	171.5	175.1	179.8	181.5	997	150.0	152.0	155.2	159.1	163.2	167.5	170.0
25~	965	159.1	161.9	166.5	171.0	175.1	179.4	181.5	1 507	148.8	151.2	154.7	159.0	162.5	166.0	168.0
30~	1 293	159.1	161.1	165.2	170.0	174.0	177.5	179.7	2 021	148.5	150.6	154.0	158.0	161.8	165.0	167.5
35~	1 859	157.5	160.1	164.5	168.8	173.0	176.2	178.5	2 763	147.9	150.0	153.8	157.5	161.3	165.0	167.0
40~	2 217	157.3	159.8	163.7	168.1	172.3	176.0	178.6	3 289	147.7	150.0	153.5	157.2	161.0	164.5	166.6
45~	2 698	157.0	159.5	163.3	168.0	172.0	175.7	177.9	4 112	148.0	150.0	153.4	157.2	161.0	164.6	166.5
50~	2 865	156.8	159.2	163.3	167.8	172.0	175.4	178.0	4 133	147.3	149.4	152.9	156.8	160.6	164.0	166.0
55~	3 536	156.2	158.7	163.0	167.4	171.2	175.0	177.1	5 072	146.5	148.9	152.0	156.0	160.0	163.2	165.3
60~	3 183	155.2	158.0	162.0	166.1	170.2	174.1	176.1	3 931	145.6	147.7	151.2	155.0	159.0	162.0	164.0
65~	2 297	155.0	157.3	161.4	165.2	169.5	173.1	175.5	2 835	144.5	146.5	150.0	154.0	158.0	161.1	163.0
70~	1 919	154.2	156.4	160.8	165.0	169.3	173.0	175.3	2 080	143.8	146.0	149.6	153.3	157.1	160.4	162.4
75~	1 229	152.2	155.0	159.8	163.8	168.0	172.0	174.5	1 185	142.1	144.5	148.0	151.9	156.0	160.0	161.5
80~	555	151.0	154.3	158.0	162.0	167.0	172.0	174.1	692	140.0	142.0	146.0	150.3	154.3	158.5	161.7

表2-20　中国农村3岁以下居民不同性别年龄别身长分布 /cm

年龄/月	男性								女性							
	人数	P_5	P_{10}	P_{25}	P_{50}	P_{75}	P_{90}	P_{95}	人数	P_5	P_{10}	P_{25}	P_{50}	P_{75}	P_{90}	P_{95}
0~	30	51.0	51.1	52.0	54.1	57.3	59.8	60.2	32	47.1	48.7	50.4	52.0	54.2	55.0	57.8
1~	179	52.0	52.6	54.7	57.0	59.5	61.0	62.0	155	50.7	51.9	53.0	55.9	58.0	60.0	62.0
2~	191	55.8	56.5	59.0	60.7	63.0	65.1	66.5	200	53.0	54.5	56.5	59.0	61.0	64.0	66.0
3~	223	57.0	58.1	61.0	63.0	65.0	66.8	67.7	186	56.2	58.0	59.9	61.2	63.5	65.9	67.3
4~	209	60.0	61.0	63.0	65.0	67.0	69.0	70.0	202	58.0	59.0	62.0	63.6	66.0	68.0	69.5
5~	196	61.7	62.9	65.0	67.0	69.3	71.0	72.0	197	60.0	61.6	64.0	65.5	68.2	71.0	72.5
6~	355	64.2	66.0	68.0	70.0	72.0	74.1	75.2	296	62.9	64.0	66.0	68.0	70.5	72.9	74.0
8~	365	66.5	67.8	70.0	72.0	74.1	76.3	78.5	348	66.0	67.1	69.0	71.0	73.0	76.0	77.4
10~	428	68.2	70.0	72.0	74.5	76.8	80.0	81.3	417	68.0	69.8	71.0	73.2	75.7	78.0	79.7
12~	454	70.5	72.0	74.2	77.0	79.5	82.3	85.0	406	70.0	71.0	73.0	75.1	78.9	81.0	84.0
15~	355	73.4	74.4	77.0	79.6	82.0	85.0	87.0	306	71.0	73.3	76.0	79.0	81.1	84.0	85.9
18~	314	76.0	77.0	79.8	82.1	85.0	88.0	90.0	266	75.0	77.0	78.9	81.0	83.7	86.0	89.0
21~	436	78.0	80.0	82.5	85.0	88.0	90.0	92.1	355	76.0	78.0	80.6	84.0	86.6	90.0	93.0
24~	570	80.4	82.0	84.4	87.7	90.2	94.0	96.0	513	80.0	81.0	84.0	87.0	90.0	93.0	95.0
29~35.9	708	85.0	86.0	89.5	92.5	96.0	98.6	101.0	645	83.0	85.0	88.0	91.2	94.4	97.6	99.6

表2-21 中国农村3岁以上居民不同性别年龄别身高分布 /cm

年龄/岁	男性								女性							
	人数	P5	P10	P25	P50	P75	P90	P95	人数	P5	P10	P25	P50	P75	P90	P95
3~	1291	89.1	91.2	94.5	98.0	101.4	104.8	107.0	1202	87.9	90.0	93.4	97.0	100.5	104.0	106.0
4~	1248	95.1	97.5	101.0	104.9	108.7	112.1	114.0	1224	95.0	96.6	100.0	104.0	107.5	111.5	113.7
5~	1016	101.0	103.0	107.0	111.0	115.0	118.6	120.1	980	100.0	101.5	105.6	110.0	114.0	117.6	120.2
6~	710	107.0	109.5	113.0	118.0	122.2	127.0	129.9	678	106.3	108.8	112.4	116.8	121.0	126.2	130.0
7~	774	112.5	115.3	119.2	123.4	127.9	132.1	136.1	745	110.2	113.3	117.5	122.2	126.8	131.3	134.5
8~	775	118.0	120.5	124.0	128.2	133.0	137.7	141.0	748	115.9	119.0	123.0	127.4	132.4	138.0	141.0
9~	732	120.0	123.0	128.6	133.7	138.7	144.0	147.9	712	121.0	123.8	128.0	132.6	138.0	142.4	147.0
10~	814	125.6	128.4	133.4	138.4	143.0	148.2	151.5	755	126.2	129.3	133.8	139.0	144.7	150.0	152.6
11~	811	130.1	133.2	138.0	143.4	149.5	154.9	158.9	751	130.7	134.5	139.0	144.6	150.0	155.0	158.0
12~	819	134.5	137.6	143.0	149.6	156.2	162.0	165.0	831	134.3	138.6	144.0	150.1	155.0	159.9	162.1
13~	857	139.9	143.0	149.0	156.0	162.6	169.0	171.6	815	140.0	144.0	148.7	154.0	158.4	162.1	164.3
14~	813	144.6	149.5	155.4	162.0	167.3	172.0	175.1	835	144.9	147.5	152.0	156.0	160.2	164.0	165.8
15~	773	150.0	154.0	160.0	166.0	171.0	175.0	178.0	755	147.0	150.0	153.0	156.9	160.6	164.0	166.1
16~	683	152.2	157.3	162.5	167.5	172.2	176.0	178.4	699	148.0	150.0	153.7	157.6	161.5	165.0	167.5
17~	632	155.0	159.0	164.2	169.2	173.0	176.5	179.0	597	148.0	150.2	154.0	158.0	162.1	165.8	168.2
18~	245	159.0	160.7	165.0	170.0	174.1	178.0	180.5	292	146.6	150.0	153.2	156.9	160.9	165.0	167.1
20~	909	157.1	160.0	164.6	169.0	173.3	177.0	178.9	1200	148.0	149.6	153.0	157.0	160.9	165.1	167.0
25~	1084	156.5	159.3	163.5	168.0	172.4	176.3	178.9	1621	147.1	149.5	153.1	157.0	161.2	165.0	166.9
30~	1404	156.1	159.4	163.2	168.0	172.0	175.8	178.0	1976	147.0	149.1	152.4	156.5	160.4	164.1	166.1
35~	2098	156.2	158.6	162.6	166.7	171.1	174.8	177.1	2771	146.7	148.7	152.0	156.0	159.8	163.2	165.5
40~	3074	156.1	158.5	162.3	166.5	170.9	174.3	176.5	4122	146.3	148.3	152.0	156.0	159.6	162.9	165.0
45~	3560	155.0	158.0	161.6	166.0	170.1	174.0	176.2	4803	146.0	148.0	151.5	155.4	159.2	162.9	165.0
50~	2780	154.0	156.9	161.0	165.3	169.5	173.2	175.4	3362	145.0	147.3	151.0	154.6	158.4	162.0	164.0
55~	3621	154.1	156.5	160.5	164.7	168.8	172.4	175.0	4396	144.1	146.1	149.8	153.6	157.5	161.2	163.3
60~	3137	153.2	155.9	159.5	163.8	168.2	171.8	174.1	3511	143.2	145.4	149.0	153.0	156.6	160.0	162.1
65~	2254	152.0	154.2	158.4	162.7	167.1	171.0	173.2	2286	142.0	144.1	147.8	151.8	155.7	159.7	162.1
70~	1551	151.5	153.8	157.8	162.0	166.9	171.0	173.0	1479	140.5	143.0	146.1	150.0	154.3	158.1	160.1
75~	920	150.0	152.6	157.1	161.5	165.8	170.0	172.1	845	139.1	141.2	145.0	149.0	153.4	157.0	159.5
80~	416	147.9	150.0	154.5	160.0	165.0	168.3	170.4	514	136.9	139.9	143.5	147.5	152.6	157.0	159.1

表2-22 中国大城市3岁以下居民不同性别年龄别身长分布/cm

年龄/月	男性								女性							
	人数	P_5	P_{10}	P_{25}	P_{50}	P_{75}	P_{90}	P_{95}	人数	P_5	P_{10}	P_{25}	P_{50}	P_{75}	P_{90}	P_{95}
0~	8	50.0	50.0	51.1	54.2	56.8	—	—	7	50.0	50.0	50.6	53.5	55.3	—	—
1~	64	51.9	52.0	54.0	56.0	58.0	59.5	61.1	80	52.0	52.6	54.0	56.0	57.9	59.1	60.0
2~	73	55.0	56.7	59.0	61.0	62.2	63.0	64.0	64	54.0	54.5	57.1	58.9	60.9	63.4	65.0
3~	117	59.0	60.0	62.0	64.0	65.0	67.0	67.6	143	57.0	59.0	60.0	62.0	64.0	65.0	67.0
4~	118	61.5	62.6	64.5	66.1	68.0	70.0	71.1	128	59.7	61.0	62.5	64.0	66.0	67.0	68.0
5~	136	63.6	65.0	66.5	68.0	70.9	72.0	73.0	103	62.4	63.0	65.0	67.0	68.5	69.7	70.0
6~	207	66.0	67.0	68.5	70.0	72.5	74.0	75.0	168	64.0	65.0	67.0	69.1	71.0	73.2	75.0
8~	189	68.1	69.5	71.2	73.0	75.0	76.5	77.8	216	66.0	68.0	69.5	71.4	73.0	75.0	76.0
10~	131	71.5	72.0	73.0	75.0	77.0	79.0	81.0	148	70.0	70.0	72.0	73.5	75.5	78.0	79.8
12~	191	71.8	73.1	76.0	78.0	80.0	82.0	83.5	179	71.0	72.5	74.3	76.4	78.5	81.0	82.0
15~	89	76.0	77.0	78.9	81.6	83.5	85.0	86.0	111	76.0	77.0	79.0	80.3	83.0	85.0	87.0
18~	163	78.6	80.0	82.5	84.2	87.0	89.0	90.4	169	75.7	78.0	80.0	82.5	85.0	87.1	89.0
21~	96	76.2	81.7	84.0	87.0	89.5	91.2	92.8	105	80.2	82.0	83.0	86.0	88.8	91.1	93.7
24~	256	84.2	85.9	88.0	90.7	93.1	97.0	98.0	231	83.0	84.2	86.0	89.0	91.5	95.0	97.0
29~35.9	255	86.4	89.2	91.5	94.0	96.5	99.0	100.5	266	87.1	88.5	91.0	93.6	96.0	98.3	100.0

表2-23 中国大城市3岁以上居民不同性别年龄别身高分布 /cm

年龄/岁	男性								女性							
	人数	P_5	P_{10}	P_{25}	P_{50}	P_{75}	P_{90}	P_{95}	人数	P_5	P_{10}	P_{25}	P_{50}	P_{75}	P_{90}	P_{95}
3~	543	92.5	94.1	97.2	100.0	104.0	107.4	110.0	505	92.0	94.0	96.1	99.5	103.1	106.1	109.0
4~	515	100.0	102.0	105.0	107.7	111.0	114.6	117.0	503	99.0	100.5	103.0	106.0	110.0	114.0	115.7
5~	488	105.0	107.0	110.4	114.3	118.5	121.0	123.5	450	104.0	106.0	110.0	113.5	118.0	121.7	124.0
6~	295	110.5	113.5	117.4	122.0	126.4	131.0	135.0	286	110.0	112.0	116.5	120.2	125.3	130.0	133.3
7~	348	116.0	117.2	122.0	126.0	130.0	133.8	136.9	346	113.4	116.9	120.2	124.3	129.3	133.1	135.0
8~	379	121.1	123.5	127.5	131.8	136.3	140.0	143.4	341	121.7	123.7	127.0	130.5	134.7	140.0	141.8
9~	337	124.5	126.5	132.0	136.2	141.4	145.8	150.0	352	124.3	127.3	132.0	137.5	142.4	148.0	151.2
10~	354	129.9	132.1	136.5	141.6	147.1	152.2	156.2	368	129.8	131.5	136.0	141.0	146.0	152.0	156.5
11~	352	134.0	136.9	141.3	147.3	153.2	160.1	166.8	358	136.0	138.8	143.1	149.0	154.0	158.4	160.8
12~	332	138.6	140.9	149.0	155.0	161.4	166.9	170.5	330	141.3	145.0	149.5	154.5	158.8	161.9	164.4
13~	334	146.0	148.3	155.2	161.5	167.2	172.7	175.7	334	146.0	149.0	153.2	157.5	161.0	164.4	167.3
14~	335	154.8	157.5	163.0	168.0	171.6	175.3	177.4	335	149.4	152.1	155.3	159.0	164.0	167.8	169.4
15~	341	158.9	160.8	165.5	170.0	174.5	178.2	181.5	318	150.3	152.5	156.3	160.5	163.6	166.7	169.5
16~	304	160.0	161.7	167.1	171.5	175.5	180.5	182.3	339	151.0	152.6	156.5	160.6	164.3	167.9	169.5
17~	265	158.5	162.9	167.3	172.0	177.2	180.5	182.9	276	150.3	152.6	156.5	160.5	164.3	168.0	171.8
18~	97	160.6	162.6	169.5	172.0	176.5	180.6	183.2	89	150.9	152.0	156.6	161.3	165.5	168.2	171.0
20~	323	159.0	162.9	167.6	172.0	176.0	180.0	182.1	479	150.4	152.2	155.5	160.0	163.5	168.6	170.5
25~	467	160.0	163.4	167.0	171.9	175.8	180.0	182.1	755	149.3	151.7	155.0	159.5	163.0	166.0	168.2
30~	593	159.5	161.8	165.9	170.3	174.5	178.0	180.1	919	149.7	151.6	154.8	158.3	162.0	165.6	168.1
35~	773	157.1	160.0	164.5	169.0	174.0	177.2	180.0	1 124	148.6	150.8	154.5	158.3	162.0	165.6	167.9
40~	809	157.4	160.0	164.1	169.1	173.1	177.0	180.0	1 265	148.0	150.5	154.0	158.0	162.0	165.0	167.5
45~	1 009	157.5	160.0	163.8	169.0	173.0	176.3	178.4	1 572	148.1	150.5	154.1	158.0	161.6	165.0	167.3
50~	1 322	158.0	160.4	164.5	169.0	173.0	176.8	178.9	2 001	147.7	150.0	153.7	157.5	161.1	165.0	167.0
55~	1 552	156.7	160.0	164.0	168.1	172.1	175.2	178.0	2 361	147.2	150.0	153.0	156.9	160.4	164.0	166.0
60~	1 457	156.3	159.6	163.0	167.2	171.3	175.0	176.5	1 893	146.4	148.5	152.0	156.0	159.5	162.6	165.0
65~	1 010	156.3	159.0	162.4	166.5	170.5	174.5	176.7	1 317	145.1	147.6	150.9	154.8	158.4	162.0	163.8
70~	883	155.2	158.0	162.0	166.0	170.4	174.1	176.0	1 091	144.8	147.0	150.3	154.0	158.0	160.7	162.5
75~	581	154.6	156.9	160.5	164.8	169.9	173.1	175.5	642	143.2	145.5	149.2	153.0	156.4	160.0	162.0
80~	285	153.0	155.2	158.4	162.1	168.0	172.0	175.0	366	140.4	142.7	146.1	151.2	155.4	160.0	162.2

表2-24 中国中小城市3岁以下居民不同性别年龄别身长分布/cm

年龄/月	男性 人数	P5	P10	P25	P50	P75	P90	P95	女性 人数	P5	P10	P25	P50	P75	P90	P95
0~	8	50.0	50.0	51.0	52.3	53.8	—	—	11	49.3	49.5	53.0	54.2	55.5	56.8	—
1~	80	52.5	53.3	55.2	57.4	58.5	60.0	62.4	73	52.0	52.0	53.2	54.3	57.0	59.6	60.7
2~	103	56.4	57.2	58.5	60.2	62.0	64.2	65.4	91	54.6	56.0	57.5	59.5	62.0	63.9	66.4
3~	144	59.5	60.4	62.0	64.0	65.0	67.1	68.8	140	57.6	59.0	60.5	62.5	64.3	66.2	67.5
4~	149	60.4	61.9	63.3	65.2	67.0	69.6	70.9	148	59.4	60.9	62.4	64.5	66.5	68.1	70.0
5~	144	62.6	64.4	66.2	68.1	70.0	72.1	73.0	110	61.5	62.3	64.0	66.5	69.0	71.0	72.0
6~	182	65.4	67.0	68.2	70.0	72.0	74.0	75.0	199	64.0	65.0	66.5	68.2	70.5	72.5	73.2
8~	217	67.0	69.0	70.5	72.7	75.0	77.0	78.2	202	67.0	68.0	69.3	71.0	72.5	75.0	76.0
10~	229	70.7	71.8	73.1	75.0	77.5	80.0	81.5	217	68.4	70.0	71.6	73.5	75.7	77.9	79.6
12~	222	72.0	73.0	75.2	77.2	80.0	81.9	83.2	213	69.6	72.0	73.5	76.0	78.0	80.0	81.3
15~	190	75.0	76.0	77.6	80.1	82.8	85.6	87.0	159	73.6	75.0	77.0	79.2	81.6	85.0	86.5
18~	182	77.2	79.1	81.0	83.0	86.0	87.8	88.2	188	76.0	77.2	79.7	82.2	84.2	87.0	88.1
21~	181	78.6	80.8	83.0	85.6	89.0	90.9	92.5	180	77.3	81.0	82.8	85.0	87.2	89.2	90.6
24~	260	82.4	84.0	86.1	89.1	92.1	95.0	96.3	240	82.0	83.0	85.5	88.4	91.2	93.5	95.1
29~35.9	394	87.2	88.6	91.3	94.0	96.3	99.9	101.3	379	84.2	86.5	89.5	92.5	96.0	98.6	101.2

表2-25 中国中小城市3岁以上居民不同性别年龄别身高分布/cm

年龄/岁	男性								女性							
	人数	P_5	P_{10}	P_{25}	P_{50}	P_{75}	P_{90}	P_{95}	人数	P_5	P_{10}	P_{25}	P_{50}	P_{75}	P_{90}	P_{95}
3~	662	91.0	92.4	96.0	99.9	103.0	106.0	108.5	674	90.0	92.3	95.0	98.5	101.5	105.0	106.7
4~	708	98.0	100.0	103.4	106.7	110.5	113.7	115.1	645	96.7	99.0	102.0	106.0	109.3	111.9	114.1
5~	571	103.5	105.9	110.0	113.8	117.4	121.0	123.0	541	102.3	105.0	108.5	112.5	116.3	119.9	122.0
6~	349	110.8	113.2	118.2	121.9	125.5	129.0	132.1	366	109.7	112.4	115.9	120.1	124.0	127.4	129.8
7~	417	115.7	118.1	121.9	125.5	129.4	134.0	136.3	424	114.5	116.1	120.0	124.1	128.2	132.4	135.4
8~	412	120.9	122.9	127.2	131.2	135.4	139.6	141.8	404	118.6	121.1	126.1	130.5	134.5	139.0	141.5
9~	428	125.1	127.5	131.4	136.0	140.7	145.3	148.8	441	124.3	127.3	130.9	135.0	140.8	145.0	148.1
10~	428	131.0	133.2	136.2	141.5	146.5	151.3	154.2	468	128.3	131.5	136.3	141.0	146.8	151.0	155.0
11~	492	133.9	136.5	142.2	147.1	152.5	157.5	160.5	494	135.0	137.7	144.0	149.1	153.5	158.1	161.1
12~	446	138.5	141.2	146.5	152.2	159.2	166.5	170.3	421	138.9	143.8	148.8	153.1	157.8	161.5	164.0
13~	458	144.6	147.0	153.0	160.7	167.1	171.4	174.1	451	145.1	147.4	152.3	157.0	161.3	165.1	167.2
14~	452	149.9	154.4	160.1	165.8	171.3	176.3	178.9	424	148.5	150.7	154.7	158.0	162.2	166.3	168.9
15~	421	155.6	159.0	163.0	168.0	172.0	176.7	178.7	387	149.0	151.2	155.0	159.0	162.5	166.5	168.6
16~	383	157.2	160.7	165.6	169.8	175.0	179.0	181.2	373	149.6	151.9	155.3	159.5	163.2	166.3	169.4
17~	360	159.4	162.0	167.0	170.5	174.3	180.0	181.8	370	149.3	152.3	155.5	159.5	162.9	166.1	168.3
18~	105	159.0	161.4	166.6	170.3	175.1	179.5	180.9	105	149.1	151.1	156.5	160.5	164.0	169.3	172.2
20~	398	157.6	161.4	166.8	170.6	174.6	179.0	181.0	518	150.0	151.4	154.8	158.5	163.0	167.0	168.5
25~	498	158.7	161.0	166.0	170.0	175.0	178.6	181.0	752	148.3	151.0	154.3	158.2	162.0	166.0	167.4
30~	700	158.9	161.0	164.8	169.1	173.2	177.1	179.3	1 102	148.0	150.0	153.4	157.0	161.1	164.9	166.7
35~	1 086	157.7	160.3	164.5	168.7	172.4	175.7	178.0	1 639	147.5	149.5	153.2	157.0	160.9	164.1	166.2
40~	1 408	157.3	159.4	163.3	167.9	171.8	175.7	178.2	2 024	147.4	149.8	153.1	157.0	160.5	164.0	166.1
45~	1 689	156.7	159.3	163.0	167.8	171.6	175.1	177.0	2 540	148.0	149.5	153.0	156.6	160.5	164.3	166.0
50~	1 543	156.0	158.5	162.4	166.9	171.0	174.5	176.8	2 132	147.1	149.0	152.2	156.0	160.0	163.5	165.4
55~	1 984	156.0	158.2	162.1	166.5	170.5	174.0	176.6	2 711	146.0	148.1	151.5	155.0	159.0	162.5	165.0
60~	1 726	154.7	157.1	161.0	165.1	169.2	173.0	175.5	2 038	145.0	147.1	150.9	154.5	158.2	161.5	163.3
65~	1 287	154.3	156.6	160.5	164.4	168.4	172.0	174.0	1 518	143.7	146.0	149.5	153.0	157.1	160.1	162.5
70~	1 036	153.6	155.7	160.0	164.0	168.2	171.8	174.0	989	143.0	145.0	148.5	152.5	156.2	160.0	162.1
75~	648	151.1	153.7	158.5	162.7	166.7	170.6	173.1	543	141.1	143.5	147.0	151.0	155.0	159.1	160.6
80~	270	149.8	153.1	157.4	161.9	166.5	170.5	173.2	326	138.4	141.2	145.8	149.1	152.9	156.4	159.6

表2-26 中国普通农村3岁以下居民不同性别年龄别身长分布/cm

年龄/月	男性								女性							
	人数	P_5	P_{10}	P_{25}	P_{50}	P_{75}	P_{90}	P_{95}	人数	P_5	P_{10}	P_{25}	P_{50}	P_{75}	P_{90}	P_{95}
0~	22	51.0	51.2	52.0	53.7	55.5	59.7	60.4	20	47.1	48.6	49.7	52.0	54.2	55.9	60.8
1~	116	52.0	53.0	55.0	57.0	60.0	61.2	63.2	112	50.9	52.0	53.4	55.9	58.0	60.0	61.5
2~	126	56.1	57.0	59.0	60.5	63.0	66.0	66.3	128	53.1	55.0	56.7	59.1	61.0	64.5	66.3
3~	145	58.0	59.5	61.6	63.5	65.1	66.4	67.4	128	57.7	58.5	60.3	62.0	64.0	66.0	67.3
4~	124	60.8	61.9	63.2	65.1	67.4	69.5	71.5	128	58.0	60.0	62.0	64.0	66.4	68.0	69.8
5~	137	62.0	63.5	65.6	67.0	69.2	71.4	72.4	145	61.7	63.0	64.3	66.0	68.6	71.5	72.4
6~	242	64.2	66.0	68.0	70.0	72.0	74.0	75.4	192	64.0	65.0	66.5	68.8	71.1	73.0	74.0
8~	251	66.1	67.8	70.0	72.0	74.4	76.3	78.0	228	66.8	67.7	69.2	71.0	73.0	75.3	77.4
10~	278	68.2	70.5	72.0	74.5	76.6	80.0	81.0	275	68.0	69.7	71.2	73.5	76.0	77.8	79.8
12~	277	71.0	72.9	75.1	77.1	80.0	82.1	85.0	249	70.2	71.1	73.5	75.3	79.0	81.0	83.8
15~	203	74.0	75.1	77.8	80.0	82.5	85.0	87.0	203	72.0	74.1	76.7	79.0	81.9	84.0	85.4
18~	196	76.0	77.0	81.0	83.0	86.0	89.1	90.5	165	75.4	77.4	79.4	82.0	84.1	86.3	89.0
21~	292	80.0	80.7	83.0	85.3	88.1	90.4	92.9	238	78.1	80.0	81.9	84.3	86.9	90.0	93.0
24~	376	81.4	82.3	85.0	88.0	90.9	94.4	95.8	344	81.0	82.5	84.7	87.5	90.2	93.0	95.0
29~35.9	443	86.0	87.4	90.5	93.0	96.0	99.0	101.6	440	83.6	86.3	89.0	91.9	95.0	98.0	99.2

表 2-27 中国普通农村 3 岁以上居民不同性别年龄别身高分布 /cm

年龄/岁	男性								女性							
	人数	P_5	P_{10}	P_{25}	P_{50}	P_{75}	P_{90}	P_{95}	人数	P_5	P_{10}	P_{25}	P_{50}	P_{75}	P_{90}	P_{95}
3~	810	90.3	92.5	95.0	98.9	102.2	105.4	107.8	785	89.0	91.0	94.4	98.0	101.5	104.3	106.5
4~	785	97.2	99.0	102.2	106.0	110.0	113.0	115.0	772	96.8	98.5	101.6	105.2	108.9	112.2	114.3
5~	671	102.4	104.5	108.1	112.0	116.0	119.1	121.2	652	101.0	103.2	107.0	111.0	114.5	118.6	121.1
6~	461	107.6	111.0	115.2	119.0	123.0	127.4	130.5	436	107.2	109.4	113.0	117.2	122.0	126.6	130.0
7~	485	114.5	116.8	120.4	124.1	128.5	132.2	135.6	503	111.9	114.4	118.6	123.1	127.0	131.5	134.4
8~	502	118.5	121.5	124.6	128.6	133.1	138.4	140.8	482	118.1	120.0	123.4	128.0	132.9	137.9	141.0
9~	479	123.0	125.6	130.0	134.6	139.2	144.2	146.4	453	121.4	124.7	128.7	133.2	138.5	143.0	147.4
10~	512	127.3	130.4	135.0	139.5	144.0	149.5	152.3	482	127.4	130.2	135.0	139.7	145.1	151.2	153.6
11~	506	131.6	134.7	139.2	145.2	150.2	156.2	160.8	491	133.0	135.8	140.8	146.0	151.2	156.0	158.8
12~	531	135.9	138.9	144.3	150.2	157.0	162.4	166.0	487	135.8	141.3	146.7	152.0	156.8	161.2	162.9
13~	510	140.2	145.0	150.5	158.2	165.2	170.7	173.4	488	143.5	146.0	150.8	155.6	159.5	163.0	164.8
14~	492	148.9	152.0	158.4	163.8	168.6	174.0	176.2	497	147.0	149.0	152.7	157.0	161.2	164.7	166.1
15~	460	152.0	156.8	162.1	167.8	172.0	176.1	179.7	433	148.0	150.1	153.8	158.0	161.6	165.1	167.3
16~	433	154.4	158.4	164.0	169.2	173.4	177.2	179.6	450	148.6	151.0	154.1	158.2	161.8	165.5	167.9
17~	404	156.4	159.5	165.4	170.0	174.0	177.4	179.4	395	148.9	151.1	154.5	158.6	162.3	166.0	167.3
18~	139	160.7	162.3	166.2	170.0	174.8	178.5	182.0	171	148.1	151.2	155.0	157.7	161.5	165.5	167.1
20~	490	158.6	161.4	165.4	170.0	174.0	177.2	179.6	636	148.3	150.1	153.5	157.4	161.0	165.5	168.0
25~	592	157.4	160.3	164.0	168.7	173.1	176.7	179.3	928	147.0	150.1	153.6	157.1	161.4	165.1	167.0
30~	747	157.7	160.1	164.2	169.0	172.6	176.3	178.2	1 157	147.1	149.4	152.4	156.5	160.4	164.1	166.0
35~	1 169	156.7	159.0	163.0	166.8	171.7	175.2	178.0	1 555	146.7	148.3	151.8	155.5	159.5	163.1	165.4
40~	1 855	157.2	159.1	162.7	166.7	171.1	174.5	176.9	2 498	146.2	148.3	152.0	155.8	159.3	162.5	164.9
45~	2 214	155.5	158.3	161.9	166.0	170.3	174.0	176.4	3 046	146.0	148.2	151.7	155.5	159.1	162.8	164.8
50~	1 765	154.7	157.2	161.4	165.6	169.7	173.5	175.4	2 171	145.0	147.4	151.0	154.5	158.4	162.0	164.0
55~	2 393	154.4	156.8	160.8	164.9	168.7	172.4	174.7	2 902	144.0	146.1	149.8	153.6	157.5	161.4	163.5
60~	2 071	153.3	156.0	159.6	163.8	168.2	171.6	174.0	2 320	143.2	145.4	149.1	153.0	156.6	160.0	162.2
65~	1 405	152.1	154.5	158.5	162.7	167.3	171.0	173.2	1 462	142.0	144.4	148.0	151.6	155.7	159.9	162.4
70~	1 003	151.9	154.0	158.0	162.3	167.0	170.8	173.0	918	140.8	142.8	146.1	150.2	154.3	158.4	160.1
75~	615	150.5	153.8	157.6	162.0	166.0	169.9	172.1	555	139.6	141.9	145.6	149.4	153.6	157.0	160.0
80~	276	148.2	150.6	154.5	160.5	165.4	168.4	170.1	340	136.5	139.6	143.5	147.6	153.0	157.5	159.0

表2-28　中国贫困农村3岁以下居民不同性别年龄别身长分布 /cm

年龄/月	男性								女性							
	人数	P_5	P_{10}	P_{25}	P_{50}	P_{75}	P_{90}	P_{95}	人数	P_5	P_{10}	P_{25}	P_{50}	P_{75}	P_{90}	P_{95}
0~	8	51.0	51.0	52.9	57.5	58.8	—	—	12	47.2	48.3	51.0	53.0	54.4	55.0	—
1~	63	52.0	52.2	54.0	56.5	58.4	60.0	61.2	43	48.3	51.3	53.0	55.4	60.0	60.4	64.0
2~	65	54.2	55.8	58.0	61.0	63.1	65.0	67.7	72	52.0	53.2	56.0	58.0	60.0	62.0	65.7
3~	78	55.0	56.9	59.9	62.0	65.0	67.0	71.0	58	55.0	55.9	58.0	60.0	62.1	65.0	68.1
4~	85	59.0	60.0	63.0	64.2	66.2	69.0	70.0	74	57.8	58.5	60.0	63.0	65.4	68.0	69.3
5~	59	60.0	62.0	64.0	66.3	70.0	71.0	72.0	52	59.3	60.0	61.7	65.0	67.9	69.6	73.0
6~	113	64.4	65.6	68.0	69.0	71.7	75.0	75.3	104	62.0	63.3	65.0	67.6	70.0	72.1	74.0
8~	114	66.6	67.4	70.0	71.0	74.0	76.5	80.3	120	65.2	66.0	68.0	71.6	73.0	76.0	78.0
10~	150	68.1	70.0	72.0	74.3	77.0	80.0	82.5	142	67.6	69.9	70.3	73.0	75.0	78.0	79.9
12~	177	70.0	71.0	73.1	76.0	79.0	83.0	85.0	157	69.5	70.1	73.0	75.0	78.9	82.1	84.2
15~	152	72.7	74.0	76.0	79.0	81.0	84.0	86.4	103	71.0	72.3	75.0	78.0	80.5	83.4	86.0
18~	118	75.0	76.0	78.0	80.9	84.0	86.0	88.0	101	71.6	76.1	78.4	80.0	82.0	86.0	87.9
21~	144	76.3	78.0	81.0	84.0	86.0	89.0	90.8	117	73.8	76.2	79.0	81.2	85.5	89.6	93.2
24~	194	79.4	81.0	84.0	86.5	90.0	92.5	96.0	169	77.0	79.1	82.0	86.0	89.0	93.3	96.0
29~35.9	265	82.7	85.0	87.0	91.0	95.0	98.0	100.7	205	82.0	84.0	86.6	90.0	93.9	97.0	100.0

表2-29　中国贫困农村3岁以上居民不同性别年龄别身高分布/cm

年龄/岁	男性								女性							
	人数	P_5	P_{10}	P_{25}	P_{50}	P_{75}	P_{90}	P_{95}	人数	P_5	P_{10}	P_{25}	P_{50}	P_{75}	P_{90}	P_{95}
3~	481	88.0	90.0	93.0	96.5	99.0	102.5	105.0	417	87.0	88.0	91.4	95.7	99.0	102.5	105.0
4~	463	94.0	96.0	99.0	103.0	106.0	110.0	112.0	452	93.0	95.0	98.0	101.9	105.5	109.0	111.8
5~	345	98.7	101.0	105.0	109.0	113.0	117.0	119.1	328	97.8	100.0	103.0	107.8	112.0	116.0	118.8
6~	249	105.7	107.7	111.0	115.9	121.1	126.4	129.0	242	104.7	107.3	111.1	116.0	120.0	125.7	131.7
7~	289	111.4	113.0	117.9	121.8	126.2	131.4	138.0	242	109.9	111.0	115.7	120.2	126.0	130.5	135.0
8~	273	117.1	118.5	123.0	127.4	132.2	137.2	141.7	266	114.1	115.9	121.5	126.1	132.0	138.3	141.0
9~	253	118.0	120.0	125.5	131.0	138.0	143.4	156.5	259	121.0	123.0	126.5	131.8	137.0	142.0	145.0
10~	302	125.2	126.7	131.2	136.0	141.0	146.4	150.0	273	125.2	127.0	132.0	137.0	143.9	149.1	151.0
11~	305	129.2	132.3	135.8	141.4	146.6	152.4	156.2	260	128.9	131.0	136.0	141.3	148.0	152.3	155.2
12~	288	132.2	135.7	140.9	147.4	155.1	160.1	164.1	344	132.9	137.0	142.0	147.5	152.8	157.0	160.0
13~	347	138.9	141.3	146.2	153.0	159.2	164.0	166.8	327	137.1	140.2	146.2	151.2	156.0	160.0	162.9
14~	321	141.2	145.0	152.4	158.6	164.9	169.9	173.3	338	141.8	145.3	150.2	155.0	158.5	162.0	164.0
15~	313	147.3	151.6	157.6	162.6	168.2	172.3	175.0	322	145.6	148.3	152.0	155.5	159.2	162.5	164.3
16~	250	146.8	155.1	160.0	164.7	169.9	173.2	174.9	249	145.8	149.0	152.0	156.9	160.6	164.0	167.1
17~	228	153.1	157.1	162.4	167.1	171.3	175.0	177.1	202	146.2	149.2	153.2	156.9	161.2	165.5	170.0
18~	106	154.6	159.0	163.9	168.8	172.7	176.8	179.7	121	145.1	148.0	152.0	155.3	160.0	163.3	167.9
20~	419	155.4	159.0	163.5	168.0	172.1	176.2	178.5	564	147.0	149.0	152.3	156.3	160.3	164.4	167.0
25~	492	155.2	158.3	163.0	167.0	171.5	175.9	178.3	693	147.2	149.0	152.6	156.7	161.0	164.8	166.2
30~	657	155.5	158.5	162.0	166.2	171.0	174.7	177.0	819	146.8	149.0	152.5	156.2	160.5	164.1	166.8
35~	929	155.5	158.0	162.5	166.5	170.5	174.0	176.0	1216	146.6	149.0	152.1	156.1	160.0	163.5	165.7
40~	1219	154.8	157.3	161.9	166.1	170.3	174.0	176.2	1624	146.5	148.2	152.1	156.0	160.0	163.0	165.6
45~	1346	154.0	157.0	161.2	165.7	170.0	173.9	176.0	1757	146.0	148.0	151.3	155.2	159.3	163.0	165.0
50~	1015	152.3	156.0	160.0	165.0	169.1	172.8	175.0	1191	144.8	147.0	151.0	154.9	158.5	162.0	164.1
55~	1228	154.0	156.0	160.0	164.4	169.0	172.8	175.0	1494	144.3	146.1	149.6	153.7	157.6	161.0	163.0
60~	1066	153.0	155.4	159.2	163.8	168.0	172.0	175.0	1191	143.1	145.2	148.7	152.7	156.5	160.0	162.0
65~	849	151.1	154.0	158.0	162.6	167.0	170.8	173.2	824	141.5	143.5	147.3	152.0	155.5	159.2	162.0
70~	548	150.5	153.0	157.5	161.6	166.5	171.0	173.2	561	140.0	143.0	146.1	150.0	154.5	158.0	160.0
75~	305	149.5	151.0	156.0	160.7	165.5	170.0	172.2	290	137.7	140.0	144.1	148.9	153.0	157.0	159.1
80~	140	147.0	148.8	154.1	160.0	163.0	168.2	173.0	174	136.9	140.1	143.3	147.0	152.0	155.7	159.5

（四）不同经济水平居民身高

不同经济水平居民身高及其分布见表 2-30 至表 2-35，图 2-9 至图 2-11。

表 2-30　中国 3 岁以下不同经济水平居民平均身长 /cm

年龄 / 月	男性						女性					
	低收入		中等收入		高收入		低收入		中等收入		高收入	
	$\overline{X}$	SE	$\overline{X}$	SE	$\overline{X}$	SE	$\overline{X}$	SE	$\overline{X}$	SE	$\overline{X}$	SE
0～	55.9	0.9	55.2	0.7	54.4	0.9	53.4	0.6	52.7	0.7	55.1	0.9
1～	56.7	0.3	57.7	0.3	57.0	0.4	56.5	0.3	54.7	0.3	56.6	0.4
2～	60.5	0.3	61.5	0.3	61.5	0.3	60.2	0.4	59.2	0.3	59.3	0.4
3～	63.2	0.2	63.5	0.2	64.0	0.3	62.3	0.3	62.3	0.2	62.5	0.3
4～	65.0	0.3	65.7	0.3	65.6	0.2	64.1	0.2	64.0	0.3	64.5	0.3
5～	67.4	0.3	67.7	0.3	68.6	0.3	65.9	0.3	66.3	0.2	67.8	0.4
6～	69.2	0.2	70.5	0.2	71.2	0.2	68.6	0.2	68.0	0.2	68.8	0.3
8～	72.2	0.2	72.4	0.2	73.3	0.2	70.8	0.2	71.5	0.2	71.7	0.3
10～	74.4	0.2	74.9	0.2	75.5	0.3	73.5	0.2	73.4	0.2	73.7	0.2
12～	76.2	0.2	78.0	0.2	77.9	0.3	75.5	0.2	76.5	0.2	76.3	0.3
15～	78.9	0.2	80.3	0.2	81.3	0.4	78.4	0.3	79.1	0.3	80.4	0.5
18～	81.9	0.3	82.9	0.3	83.2	0.3	80.9	0.3	81.8	0.3	83.1	0.3
21～	84.8	0.3	85.6	0.2	85.9	0.4	83.9	0.2	83.7	0.3	85.7	0.4
24～	87.8	0.2	88.3	0.2	89.7	0.3	87.0	0.3	88.0	0.2	88.9	0.4
29～35.9	92.0	0.2	93.6	0.2	94.1	0.3	90.2	0.3	92.3	0.3	93.3	0.3

表 2-31　中国 3 岁以上不同经济水平居民平均身高 /cm

年龄 / 岁	男性						女性					
	低收入		中等收入		高收入		低收入		中等收入		高收入	
	$\overline{X}$	SE	$\overline{X}$	SE	$\overline{X}$	SE	$\overline{X}$	SE	$\overline{X}$	SE	$\overline{X}$	SE
3～	97.8	0.2	99.1	0.2	99.3	0.2	97.0	0.2	98.0	0.2	98.6	0.2
4～	105.2	0.2	106.1	0.2	106.3	0.3	104.5	0.2	105.3	0.2	104.8	0.3
5～	110.7	0.2	112.8	0.2	113.6	0.3	109.5	0.3	111.4	0.3	112.7	0.3
6～	119.1	0.3	120.1	0.3	121.1	0.6	118.0	0.3	119.5	0.4	118.8	0.7
7～	123.9	0.3	125.6	0.3	126.4	0.5	122.6	0.3	123.7	0.3	124.5	0.5
8～	129.0	0.3	130.5	0.3	131.1	0.4	128.1	0.3	129.6	0.3	131.3	0.5
9～	134.0	0.3	135.8	0.4	136.5	0.6	133.0	0.3	134.9	0.4	137.1	0.5
10～	138.7	0.3	140.9	0.4	142.5	0.6	139.3	0.3	140.1	0.4	142.0	0.5
11～	143.9	0.4	146.5	0.4	148.3	0.6	144.9	0.3	147.2	0.4	149.1	0.6
12～	149.4	0.4	153.0	0.4	154.9	0.7	150.7	0.3	151.1	0.4	154.4	0.5
13～	156.1	0.4	159.1	0.4	162.3	0.8	154.1	0.3	156.0	0.3	157.8	0.5
14～	161.5	0.4	164.8	0.4	165.4	0.8	156.6	0.2	157.4	0.3	159.9	0.5
15～	165.0	0.4	167.1	0.4	168.8	0.7	157.0	0.3	158.7	0.3	158.6	0.6

续表

年龄/岁	男性						女性					
	低收入		中等收入		高收入		低收入		中等收入		高收入	
	$\bar{X}$	SE	$\bar{X}$	SE	$\bar{X}$	SE	$\bar{X}$	SE	$\bar{X}$	SE	$\bar{X}$	SE
16～	166.8	0.4	168.9	0.4	170.5	0.6	157.7	0.3	159.2	0.3	159.2	0.6
17～	168.6	0.3	169.7	0.4	171.9	0.7	157.9	0.3	159.2	0.3	159.7	0.5
18～	168.6	0.5	168.7	0.7	170.8	1.2	159.2	0.4	157.7	0.5	159.9	1.1
20～	169.4	0.2	170.6	0.3	170.8	0.6	157.6	0.2	158.7	0.2	159.4	0.3
25～	168.6	0.2	169.6	0.3	170.8	0.4	157.6	0.1	157.7	0.2	158.3	0.3
30～	168.1	0.2	168.7	0.2	170.0	0.3	156.6	0.1	157.3	0.2	158.1	0.3
35～	167.2	0.1	167.8	0.2	168.2	0.3	155.9	0.1	156.9	0.1	157.6	0.2
40～	166.5	0.1	167.4	0.1	169.2	0.3	155.9	0.1	156.7	0.1	157.3	0.2
45～	166.4	0.1	166.8	0.1	168.6	0.3	155.6	0.1	156.6	0.1	157.8	0.2
50～	165.4	0.1	166.5	0.1	167.8	0.3	154.8	0.1	156.0	0.1	156.7	0.2
55～	164.9	0.1	166.3	0.1	167.3	0.2	153.9	0.1	155.0	0.1	156.3	0.1
60～	164.1	0.1	165.1	0.1	166.1	0.2	153.2	0.1	154.1	0.1	154.8	0.2
65～	163.1	0.1	164.1	0.1	165.9	0.3	152.0	0.1	153.2	0.1	154.4	0.3
70～	162.7	0.1	163.9	0.2	165.3	0.4	151.1	0.1	152.5	0.2	152.9	0.3
75～	161.7	0.2	162.8	0.3	163.8	0.5	150.0	0.2	150.7	0.2	151.7	0.4
80～	159.9	0.3	161.8	0.4	162.9	0.6	148.0	0.3	150.0	0.3	151.3	0.6

表 2-32　中国城市 3 岁以下不同经济水平居民平均身长 /cm

年龄/月	男性						女性					
	低收入		中等收入		高收入		低收入		中等收入		高收入	
	$\bar{X}$	SE	$\bar{X}$	SE	$\bar{X}$	SE	$\bar{X}$	SE	$\bar{X}$	SE	$\bar{X}$	SE
0～	52.5	0.2	52.9	0.7	52.7	1.4	54.3	0.7	53.3	1.1	55.1	0.7
1～	57.7	0.8	57.1	0.3	57.9	0.4	55.4	0.5	55.0	0.4	55.6	0.4
2～	60.4	0.5	60.8	0.3	61.1	0.4	60.2	0.5	59.6	0.5	59.5	0.3
3～	63.1	0.4	64.0	0.3	63.9	0.3	63.0	0.4	62.8	0.3	62.4	0.3
4～	64.7	0.5	65.7	0.4	65.8	0.3	64.3	0.3	64.7	0.3	64.7	0.3
5～	67.9	0.3	67.8	0.3	68.9	0.3	65.5	0.4	66.7	0.3	67.6	0.5
6～	69.2	0.3	70.8	0.3	71.0	0.2	69.2	0.3	68.0	0.3	69.1	0.3
8～	72.1	0.3	73.1	0.3	73.5	0.3	70.9	0.3	71.4	0.3	72.1	0.3
10～	75.1	0.4	75.3	0.3	76.0	0.4	73.6	0.4	73.8	0.3	74.0	0.3
12～	76.9	0.3	77.9	0.3	77.7	0.3	74.6	0.5	76.9	0.3	76.3	0.3
15～	79.3	0.5	80.2	0.4	81.8	0.5	78.6	0.5	79.5	0.3	81.0	0.5
18～	82.4	0.4	83.3	0.4	84.0	0.3	81.0	0.4	82.0	0.4	83.5	0.3
21～	85.1	0.5	85.6	0.4	86.4	0.4	83.7	0.4	84.9	0.4	85.5	0.4
24～	89.3	0.4	89.9	0.3	90.4	0.4	88.1	0.4	89.0	0.3	90.0	0.3
29～35.9	93.1	0.4	94.1	0.3	94.8	0.3	90.8	0.4	93.1	0.4	94.0	0.3

表 2-33　中国城市 3 岁以上不同经济水平居民平均身高 /cm

年龄/岁	男性						女性					
	低收入		中等收入		高收入		低收入		中等收入		高收入	
	$\overline{X}$	SE	$\overline{X}$	SE	$\overline{X}$	SE	$\overline{X}$	SE	$\overline{X}$	SE	$\overline{X}$	SE
3～	98.6	0.3	100.3	0.3	100.7	0.3	97.8	0.3	98.8	0.3	99.4	0.3
4～	105.9	0.3	107.2	0.3	107.4	0.3	105.1	0.3	106.0	0.3	105.9	0.3
5～	112.3	0.4	114.1	0.4	114.8	0.3	111.4	0.5	112.5	0.4	113.8	0.3
6～	121.7	0.5	121.1	0.5	121.7	0.6	119.3	0.5	121.1	0.4	120.7	0.7
7～	124.8	0.4	125.7	0.4	126.8	0.6	123.3	0.4	124.3	0.4	125.2	0.5
8～	130.8	0.5	131.3	0.4	132.1	0.4	129.1	0.5	130.4	0.4	131.6	0.6
9～	134.9	0.5	136.9	0.5	136.9	0.6	134.3	0.5	135.9	0.5	137.4	0.6
10～	140.6	0.5	142.4	0.4	142.5	0.7	140.1	0.5	141.3	0.5	142.3	0.6
11～	145.4	0.6	147.6	0.4	148.8	0.7	147.2	0.5	148.3	0.4	150.2	0.7
12～	150.9	0.6	153.9	0.6	155.7	0.9	152.2	0.5	151.5	0.4	154.5	0.7
13～	159.0	0.6	159.2	0.6	163.9	0.9	155.5	0.5	156.8	0.4	158.2	0.6
14～	164.0	0.5	166.0	0.5	166.0	0.9	157.5	0.4	158.0	0.4	160.5	0.7
15～	165.5	0.6	167.9	0.4	170.3	0.7	157.7	0.5	159.4	0.4	159.0	0.7
16～	169.3	0.5	169.6	0.5	170.3	0.6	158.6	0.4	160.0	0.4	158.9	0.7
17～	170.1	0.5	171.1	0.5	172.3	1.0	159.2	0.4	159.1	0.4	159.8	0.6
18～	168.4	0.8	171.8	0.8	173.1	1.2	162.7	0.6	158.4	0.8	161.0	1.2
20～	170.0	0.4	171.3	0.4	170.9	0.8	158.7	0.3	159.4	0.3	159.5	0.4
25～	170.3	0.4	170.5	0.4	171.4	0.4	158.1	0.2	158.6	0.2	158.5	0.3
30～	168.9	0.3	169.4	0.3	170.3	0.3	156.8	0.2	157.8	0.2	158.8	0.3
35～	168.2	0.2	168.6	0.2	168.8	0.3	156.6	0.2	157.7	0.2	158.3	0.3
40～	167.2	0.2	168.0	0.2	169.8	0.3	156.7	0.2	157.5	0.2	157.8	0.3
45～	167.0	0.2	167.7	0.2	169.0	0.3	156.4	0.1	157.3	0.1	158.5	0.2
50～	166.3	0.2	167.2	0.2	168.2	0.3	155.3	0.1	156.9	0.1	157.1	0.2
55～	165.9	0.2	167.2	0.2	167.9	0.3	154.8	0.1	155.9	0.1	156.7	0.2
60～	164.8	0.2	166.1	0.2	166.3	0.3	154.1	0.1	154.9	0.1	155.2	0.2
65～	164.0	0.2	165.0	0.2	166.3	0.3	152.7	0.2	154.0	0.2	154.8	0.3
70～	163.5	0.2	165.2	0.2	165.6	0.4	152.5	0.2	153.3	0.2	153.4	0.3
75～	162.1	0.3	163.5	0.3	164.2	0.5	150.7	0.3	151.9	0.3	151.8	0.4
80～	162.1	0.5	162.9	0.4	163.2	0.6	148.5	0.4	150.8	0.3	151.2	0.7

表 2-34　中国农村 3 岁以下不同经济水平居民平均身长 /cm

年龄 / 月	男性						女性					
	低收入		中等收入		高收入		低收入		中等收入		高收入	
	$\overline{X}$	SE	$\overline{X}$	SE	$\overline{X}$	SE	$\overline{X}$	SE	$\overline{X}$	SE	$\overline{X}$	SE
0～	56.4	1.1	56.0	0.8	54.9	1.2	51.9	0.9	52.6	0.9	55.0	1.4
1～	56.3	0.4	57.9	0.4	56.1	0.7	57.1	0.5	54.5	0.4	57.3	0.8
2～	60.5	0.4	61.9	0.4	61.9	0.6	60.2	0.5	58.9	0.4	58.9	1.2
3～	63.3	0.3	63.0	0.3	64.6	0.8	61.9	0.4	61.8	0.3	62.8	1.1
4～	65.1	0.3	65.8	0.4	65.3	0.5	64.0	0.3	63.4	0.4	64.2	0.6
5～	67.0	0.4	67.7	0.4	66.5	0.8	66.0	0.4	66.0	0.4	68.3	1.3
6～	69.3	0.3	70.3	0.3	71.8	0.8	68.3	0.3	67.9	0.3	67.9	1.0
8～	72.2	0.3	71.9	0.3	72.5	0.8	70.8	0.3	71.6	0.2	71.1	0.7
10～	74.2	0.3	74.6	0.3	74.2	0.6	73.4	0.3	73.2	0.3	73.0	0.6
12～	75.9	0.3	78.0	0.3	78.5	0.7	75.9	0.3	76.0	0.3	76.2	0.8
15～	78.7	0.3	80.4	0.3	79.3	0.7	78.3	0.3	78.8	0.4	78.8	1.1
18～	81.6	0.3	82.5	0.3	81.1	0.9	80.8	0.3	81.5	0.4	82.0	0.9
21～	84.7	0.3	85.7	0.3	83.7	0.7	84.0	0.5	83.0	0.3	86.1	0.9
24～	87.1	0.3	87.5	0.3	87.8	0.6	86.6	0.3	87.2	0.4	86.2	1.0
29～35.9	91.5	0.3	93.1	0.3	91.9	0.6	89.9	0.3	91.7	0.4	90.7	0.6

表 2-35　中国农村 3 岁以上不同经济水平居民平均身高 /cm

年龄 / 岁	男性						女性					
	低收入		中等收入		高收入		低收入		中等收入		高收入	
	$\overline{X}$	SE	$\overline{X}$	SE	$\overline{X}$	SE	$\overline{X}$	SE	$\overline{X}$	SE	$\overline{X}$	SE
3～	97.3	0.2	98.3	0.2	95.7	0.5	96.6	0.2	97.4	0.3	96.4	0.5
4～	104.9	0.3	105.3	0.3	103.6	0.6	104.2	0.3	104.7	0.3	101.8	0.6
5～	109.9	0.3	111.8	0.3	110.1	0.8	108.6	0.3	110.6	0.4	109.2	0.8
6～	117.7	0.4	119.0	0.5	119.8	1.3	117.2	0.4	117.3	0.6	116.2	1.2
7～	123.4	0.4	125.3	0.5	124.2	1.5	122.1	0.4	123.1	0.5	122.1	0.9
8～	128.0	0.4	129.7	0.4	129.2	0.9	127.6	0.4	128.7	0.5	130.3	1.2
9～	133.5	0.5	134.5	0.7	135.4	1.6	132.3	0.4	133.2	0.6	136.2	1.0
10～	137.5	0.4	139.2	0.6	142.2	1.3	138.8	0.4	138.7	0.6	140.9	1.1
11～	143.1	0.4	145.1	0.6	146.8	1.3	143.5	0.4	145.6	0.6	146.4	1.0
12～	148.3	0.5	151.9	0.6	152.8	1.3	149.1	0.4	150.6	0.6	154.1	0.9
13～	154.4	0.5	159.1	0.6	158.9	1.4	153.1	0.4	154.9	0.5	156.8	1.0
14～	160.1	0.5	163.6	0.5	163.8	1.4	156.0	0.4	156.6	0.4	158.5	0.9
15～	164.7	0.5	166.2	0.6	166.0	1.2	156.6	0.3	157.9	0.4	157.8	1.1
16～	165.7	0.5	167.9	0.6	170.7	1.2	157.4	0.5	158.0	0.5	159.6	0.8
17～	167.9	0.4	168.4	0.6	171.3	0.9	157.3	0.4	159.2	0.5	159.3	0.8

续表

年龄/岁	男性						女性					
	低收入		中等收入		高收入		低收入		中等收入		高收入	
	$\overline{X}$	SE	$\overline{X}$	SE	$\overline{X}$	SE	$\overline{X}$	SE	$\overline{X}$	SE	$\overline{X}$	SE
18~	168.8	0.5	166.0	0.9	163.6	1.9	157.1	0.4	156.9	0.6	156.4	2.2
20~	169.1	0.3	169.6	0.4	170.8	0.9	156.9	0.2	157.7	0.3	159.1	0.7
25~	167.6	0.3	168.1	0.3	168.3	1.0	157.3	0.2	156.4	0.3	157.7	0.7
30~	167.6	0.2	167.8	0.3	169.0	0.6	156.4	0.2	156.8	0.2	155.8	0.7
35~	166.5	0.2	166.8	0.2	167.0	0.5	155.4	0.1	155.9	0.2	155.8	0.5
40~	166.0	0.1	166.5	0.2	168.0	0.4	155.3	0.1	155.8	0.2	156.2	0.4
45~	165.9	0.1	165.6	0.2	167.3	0.4	155.1	0.1	155.4	0.1	155.9	0.3
50~	164.6	0.2	165.0	0.2	166.4	0.5	154.4	0.1	154.1	0.2	154.5	0.4
55~	164.1	0.1	164.4	0.2	164.7	0.5	153.1	0.1	153.4	0.2	154.2	0.4
60~	163.6	0.1	163.2	0.2	165.1	0.7	152.5	0.1	152.3	0.2	152.5	0.6
65~	162.4	0.2	162.5	0.3	163.8	0.8	151.5	0.1	151.3	0.3	151.9	0.7
70~	162.2	0.2	161.1	0.3	163.2	1.1	150.5	—	150.0	0.4	149.6	1.4
75~	161.4	0.2	160.8	0.6	160.6	2.0	149.5	0.3	148.4	0.5	150.9	1.4
80~	158.5	0.4	159.2	0.7	161.5	1.8	147.6	0.4	148.6	0.6	151.7	2.2

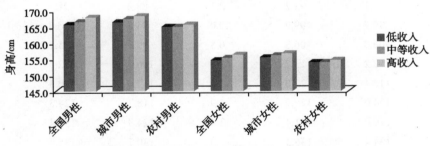

图2-9　中国城乡不同经济水平居民平均身高

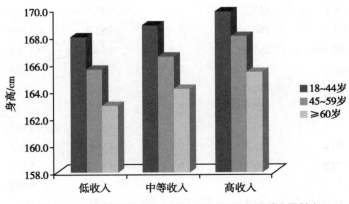

图2-10　各年龄组不同经济水平居民平均身高（男性）

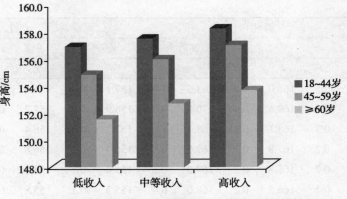

图 2-11 各年龄组不同经济水平居民平均身高（女性）

（五）十年间身高变化趋势

与 2002 年比，我国 18 岁以下城乡男童和女童平均身高均显著增加。城市成年男性和女性平均身高没有显著性变化，农村成年男性和女性平均身高有所增加，见表 2-36 和表 2-37。

表 2-36　2002 年与 2012 年中国城市居民平均身高的变化 /cm

年龄 / 岁	男性			女性		
	2002 年	2012 年	变化	2002 年	2012 年	变化
2～	90.1	92.2	2.1	88.2	91.1	2.9
3～	99.7	99.7	0.0	94.5	98.6	4.1
4～	106.0	106.8	0.8	99.9	105.7	5.8
5～	112.2	113.7	1.5	106.6	112.5	5.9
6～	118.4	122.0	3.6	112.6	120.3	7.7
7～	124.0	125.9	1.9	118.7	124.3	5.6
8～	129.0	131.4	2.4	124.9	130.4	5.5
9～	134.4	136.3	1.9	130.7	135.9	5.2
10～	139.6	141.7	2.1	135.7	141.3	5.6
11～	144.9	147.4	2.5	141.9	148.5	6.6
12～	149.5	153.3	3.8	147.9	152.9	5.0
13～	156.6	160.0	3.4	152.0	156.6	4.6
14～	162.0	165.6	3.6	154.9	158.6	3.7
15～	167.6	167.7	0.1	156.5	158.8	2.3
16～	168.4	170.0	1.6	156.7	159.6	2.9
17～	170.2	170.9	0.7	157.2	159.3	2.1
18～	170.8	169.4	−1.4	158.8	159.9	1.1
19～	170.4	171.3	0.9	159.6	161.8	2.2
20～	170.7	170.8	0.1	159.3	159.1	−0.2
25～	169.9	170.6	0.7	158.3	158.4	0.1
30～	168.9	169.4	0.5	157.5	157.5	0.0

续表

年龄/岁	男性			女性		
	2002 年	2012 年	变化	2002 年	2012 年	变化
35～	168.6	168.4	−0.2	157.6	157.3	−0.3
40～	168.0	167.9	−0.1	157.0	157.1	0.1
45～	167.6	167.6	0.0	156.4	157.0	0.6
50～	167.0	166.9	−0.1	155.4	156.3	0.9
55～	165.8	166.7	0.9	154.5	155.5	1.0
60～	165.9	165.5	−0.4	154.2	154.6	0.4
65～	165.1	164.7	−0.4	152.8	153.5	0.7
70～	164.0	164.4	0.4	151.2	152.9	1.7
75～	162.6	162.8	0.2	149.1	151.2	2.1
80～	161.4	162.5	1.1	148.5	149.5	1.0

表 2-37 2002 年与 2012 年中国农村居民平均身高的变化 /cm

年龄/岁	男性			女性		
	2002 年	2012 年	变化	2002 年	2012 年	变化
2～	85.5	89.8	4.3	86.2	88.8	2.6
3～	92.0	97.5	5.5	94.2	96.9	2.7
4～	98.5	104.9	6.4	101.0	104.2	3.2
5～	104.9	110.7	5.8	107.4	109.3	1.9
6～	110.2	118.3	8.1	112.9	117.4	4.5
7～	116.1	123.9	7.8	118.2	122.5	4.3
8～	121.3	128.7	7.4	123.8	128.0	4.2
9～	126.0	133.9	7.9	128.8	133.2	4.4
10～	130.9	138.4	7.5	134.3	139.2	4.9
11～	135.1	144.0	8.9	140.0	144.5	4.5
12～	140.4	149.7	9.3	145.4	149.8	4.4
13～	147.6	156.0	8.4	150.1	153.5	3.4
14～	152.9	161.4	8.5	153.2	156.0	2.8
15～	158.1	165.3	7.2	154.8	156.9	2.1
16～	161.4	166.8	5.4	156.0	157.7	1.7
17～	163.4	168.3	4.9	157.0	158.1	1.1
18～	167.2	167.9	0.7	157.5	157.2	−0.3
19～	168.3	167.2	−1.1	157.0	156.9	−0.1
20～	167.9	169.4	1.5	156.8	157.3	0.5
25～	167.6	167.8	0.2	156.2	157.0	0.8
30～	166.9	167.7	0.8	155.5	156.5	1.0
35～	166.4	166.6	0.2	155.5	155.5	0.0
40～	165.8	166.3	0.5	154.9	155.5	0.6
45～	165.1	165.9	0.8	154.2	155.2	1.0

续表

年龄/岁	男性			女性		
	2002年	2012年	变化	2002年	2012年	变化
50～	164.5	164.8	0.3	153.6	154.4	0.8
55～	163.5	164.2	0.7	152.5	153.2	0.7
60～	163.0	163.6	0.6	151.4	152.5	1.1
65～	162.3	162.5	0.2	150.0	151.5	1.5
70～	161.5	162.0	0.5	149.2	150.2	1.0
75～	159.9	161.3	1.4	148.0	149.3	1.3
80～	159.8	158.7	−1.1	146.6	147.9	1.3

二、体重

(一) 平均体重

男童的平均体重显著高于女童,3岁以下婴幼儿体重城乡差异不显著,3岁以上城市居民各年龄组平均体重均高于农村,见表2-38和表2-39。

18岁以上成年男性平均体重66.2kg、女性平均体重57.3kg,男性城乡平均体重差别大于女性,见表2-39,图2-12至图2-15。18～44岁、45～59岁和60岁及以上男性居民平均体重分别为67.0kg、66.6kg和62.4kg,18～44岁、45～59岁和60岁及以上女性居民平均体重分别为56.7kg、59.5kg和55.6kg,见表2-40。

表2-38　中国城乡婴幼儿年龄别平均体重/kg

年龄/月	全国		城市		农村	
	男性	女性	男性	女性	男性	女性
0～	4.8	4.5	4.4	4.5	5.0	4.6
1～	5.7	5.2	5.8	5.2	5.7	5.3
2～	6.6	6.1	6.7	6.3	6.6	6.0
3～	7.5	6.8	7.6	6.9	7.4	6.8
4～	7.9	7.5	8.1	7.6	7.7	7.3
5～	8.6	7.8	8.7	8.0	8.5	7.8
6～	9.0	8.4	9.2	8.5	8.9	8.3
8～	9.6	9.0	9.9	9.1	9.4	9.0
10～	10.1	9.4	10.4	9.5	9.9	9.4
12～	10.6	10.0	10.8	9.9	10.5	10.0
15～	11.0	10.6	11.4	10.7	10.8	10.5
18～	11.7	11.1	11.8	11.3	11.5	10.9
21～	12.4	11.6	12.6	11.7	12.3	11.5
24～	13.1	12.6	13.4	13.0	12.8	12.4
29～35.9	14.3	13.6	14.4	13.8	14.2	13.4

表2-39 中国城乡居民平均体重/kg

年龄/岁	全国		城市		农村	
	男性	女性	男性	女性	男性	女性
3～	15.8	15.2	16.1	15.5	15.4	15.0
4～	17.9	17.2	18.3	17.6	17.5	16.9
5～	20.1	19.3	20.8	20.0	19.5	18.8
6～	23.4	22.4	24.6	23.3	22.4	21.6
7～	25.5	24.1	26.2	24.5	24.9	23.7
8～	28.5	27.3	29.7	28.0	27.4	26.6
9～	31.9	30.2	33.1	31.4	30.8	29.0
10～	35.6	33.8	37.3	34.5	34.0	33.1
11～	39.8	38.2	41.8	40.1	37.8	36.3
12～	43.5	42.5	45.2	43.9	41.8	41.0
13～	48.4	46.2	50.6	47.5	46.3	44.8
14～	53.4	49.1	56.2	50.5	50.7	47.7
15～	55.7	50.7	57.7	51.5	54.0	50.0
16～	58.1	51.8	60.4	52.9	56.3	50.8
17～	59.7	52.1	61.7	52.7	58.0	51.6
18～	61.7	53.9	63.3	55.4	60.4	52.6
20～	65.5	54.7	67.2	55.1	64.2	54.3
25～	67.3	56.0	69.2	56.3	65.3	55.6
30～	68.4	56.6	70.6	56.8	66.2	56.4
35～	67.9	57.6	69.5	58.0	66.4	57.2
40～	67.8	59.0	69.0	59.4	66.6	58.5
45～	67.5	60.0	69.2	60.6	65.8	59.3
50～	66.4	59.9	68.2	60.6	64.2	58.9
55～	65.7	58.5	67.9	60.0	63.1	56.7
60～	64.3	58.1	66.5	59.7	62.0	56.3
65～	62.8	56.6	65.1	58.3	60.6	54.7
70～	61.7	54.8	64.0	57.1	59.3	52.3
75～	60.1	52.6	62.1	54.4	57.7	50.7
80～	57.2	50.9	61.1	53.1	53.2	48.3

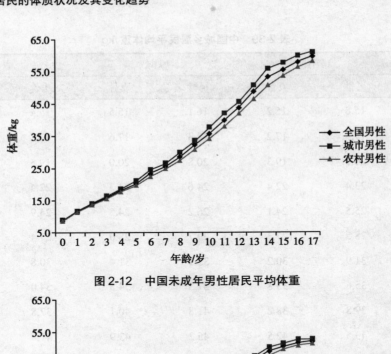

图 2-12 中国未成年男性居民平均体重

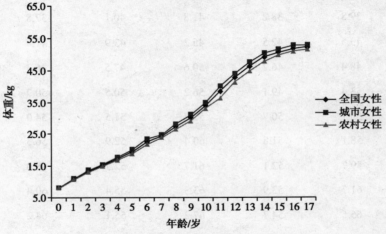

图 2-13 中国未成年女性居民平均体重

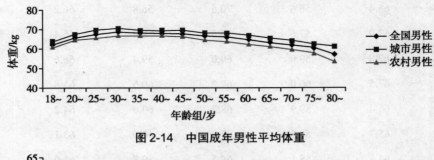

图 2-14 中国成年男性平均体重

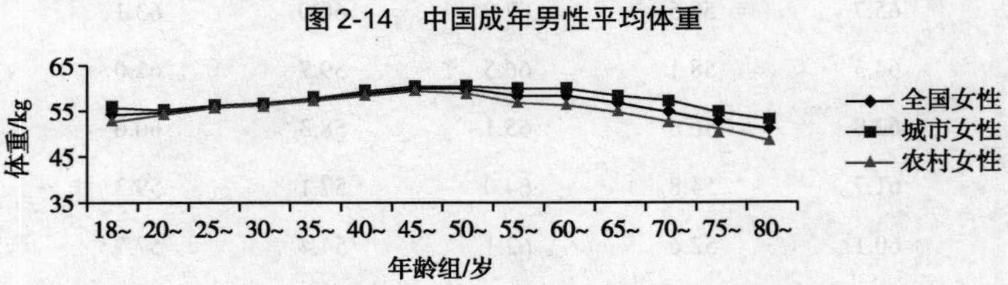

图 2-15 中国成年女性平均体重

表 2-40 中国不同地区青年、中年、老年人平均体重 /kg

	合计		城市小计		农村小计		大城市		中小城市		普通农村		贫困农村	
	$\overline{X}$	SE	$\overline{X}$	SE	$\overline{X}$	SE	$\overline{X}$	SE	$\overline{X}$	SE	$\overline{X}$	SE	$\overline{X}$	SE
合计	61.8	0.0	63.2	0.0	60.4	0.0	63.9	0.1	63.0	0.1	60.9	0.1	59.5	0.1
男性	66.2	0.1	68.0	0.1	64.3	0.1	69.4	0.1	67.8	0.1	65.0	0.1	62.8	0.1
女性	57.3	0.0	58.2	0.1	56.3	0.1	58.2	0.1	58.2	0.1	56.5	0.1	55.9	0.1
青年（18～44 岁）														
小计	62.0	0.1	63.1	0.1	61.0	0.1	63.0	0.1	63.2	0.1	61.6	0.1	59.8	0.1
男性	67.0	0.1	68.7	0.1	65.3	0.1	69.4	0.2	68.6	0.2	66.3	0.2	63.3	0.2
女性	56.7	0.1	57.2	0.1	56.3	0.1	56.0	0.1	57.3	0.1	56.4	0.1	55.8	0.1
中年（45～59 岁）														
小计	63.1	0.1	64.5	0.1	61.5	0.1	65.5	0.1	64.3	0.1	61.7	0.1	60.9	0.1
男性	66.6	0.1	68.5	0.1	64.4	0.1	70.2	0.2	68.1	0.2	64.8	0.1	63.4	0.2
女性	59.5	0.1	60.4	0.1	58.4	0.1	60.7	0.1	60.4	0.1	58.4	0.1	58.3	0.1
老年（60 岁及以上）														
小计	58.9	0.1	61.0	0.1	56.7	0.1	63.4	0.1	60.5	0.1	571	0.1	55.9	0.1
男性	62.4	0.1	64.7	0.1	60.0	0.1	67.9	0.2	64.1	0.1	60.3	0.1	59.3	0.2
女性	55.6	0.1	57.4	0.1	53.6	0.1	59.3	0.1	57.1	0.1	54.0	0.1	52.6	0.1

3 岁以下 4 类地区的婴幼儿平均体重无明显差异，见表 2-41 和表 2-43。3 岁以上 4 类地区大城市和中小城市男性、女性各年龄段平均体重高于普通农村、贫困农村，见表 2-42 和表 2-44，图 2-16 至图 2-19。

表 2-41 中国 4 类地区男童年龄别平均体重 /kg

年龄 / 月	大城市		中小城市		普通农村		贫困农村	
	$\overline{X}$	SE	$\overline{X}$	SE	$\overline{X}$	SE	$\overline{X}$	SE
0～	4.7	0.2	4.4	0.2	4.8	0.2	5.3	0.3
1～	5.2	0.1	5.8	0.1	5.8	0.1	5.5	0.1
2～	6.6	0.1	6.7	0.1	6.7	0.1	6.5	0.1
3～	7.2	0.1	7.6	0.1	7.5	0.1	7.1	0.1
4～	8.1	0.1	8.1	0.1	7.8	0.1	7.4	0.1
5～	8.6	0.1	8.7	0.1	8.6	0.1	8.2	0.1
6～	9.2	0.1	9.2	0.1	9.0	0.1	8.7	0.1
8～	9.7	0.1	9.9	0.1	9.6	0.1	9.0	0.1
10～	10.4	0.1	10.4	0.1	10.1	0.1	9.5	0.1
12～	10.9	0.1	10.8	0.1	10.8	0.1	10.0	0.1
15～	11.4	0.1	11.4	0.1	10.9	0.1	10.5	0.1
18～	12.0	0.1	11.8	0.1	11.6	0.1	11.3	0.1
21～	12.3	0.2	12.6	0.1	12.5	0.1	11.7	0.1
24～	13.7	0.1	13.4	0.1	13.0	0.1	12.4	0.1
29～35.9	14.4	0.1	14.4	0.1	14.5	0.1	13.5	0.1

表 2-42 中国 4 类地区男性居民年龄别平均体重 /kg

年龄 / 岁	大城市 $\overline{X}$	SE	中小城市 $\overline{X}$	SE	普通农村 $\overline{X}$	SE	贫困农村 $\overline{X}$	SE
3～	16.2	0.1	16.1	0.1	15.6	0.1	15.0	0.1
4～	18.7	0.1	18.3	0.1	17.9	0.1	16.8	0.1
5～	20.9	0.1	20.8	0.2	19.9	0.1	18.9	0.2
6～	25.3	0.3	24.5	0.3	22.6	0.2	21.7	0.3
7～	26.7	0.3	26.1	0.3	25.0	0.2	24.2	0.3
8～	30.7	0.4	29.7	0.3	27.7	0.3	26.9	0.3
9～	33.6	0.4	33.2	0.4	30.9	0.3	30.9	0.6
10～	38.5	0.5	37.0	0.5	34.8	0.4	32.4	0.4
11～	43.3	0.6	41.4	0.5	38.9	0.5	35.3	0.4
12～	47.3	0.6	44.7	0.6	42.7	0.5	39.9	0.5
13～	52.4	0.7	50.3	0.6	47.8	0.5	43.6	0.5
14～	57.1	0.6	55.7	0.6	52.0	0.5	47.8	0.6
15～	61.5	0.7	56.7	0.5	55.1	0.5	50.3	0.5
16～	62.2	0.6	59.4	0.6	57.9	0.5	53.0	0.6
17～	62.5	0.7	60.6	0.5	58.9	0.5	56.1	0.6
18～	65.7	1.2	63.0	1.2	61.6	0.8	58.1	1.1
20～	67.8	0.7	67.1	0.7	65.0	0.6	62.6	0.5
25～	70.7	0.6	69.0	0.6	66.2	0.5	63.5	0.5
30～	71.0	0.5	70.5	0.5	67.1	0.5	64.5	0.4
35～	69.2	0.4	69.5	0.4	67.4	0.3	64.3	0.3
40～	69.5	0.4	69.0	0.3	67.6	0.3	64.5	0.3
45～	70.1	0.3	69.0	0.3	66.2	0.2	64.8	0.3
50～	70.2	0.3	67.7	0.3	64.7	0.3	62.9	0.3
55～	70.2	0.2	67.5	0.2	63.5	0.2	62.1	0.3
60～	69.1	0.3	66.0	0.2	62.3	0.2	61.2	0.3
65～	68.3	0.3	64.5	0.3	61.0	0.3	59.8	0.4
70～	67.5	0.3	63.3	0.3	59.4	0.3	59.0	0.4
75～	66.6	0.4	61.2	0.4	58.4	0.4	56.1	0.6
80～	65.3	0.6	60.0	0.6	53.1	0.5	53.3	0.8

表 2-43 中国 4 类地区女童年龄别平均体重 /kg

年龄 / 月	大城市 $\overline{X}$	SE	中小城市 $\overline{X}$	SE	普通农村 $\overline{X}$	SE	贫困农村 $\overline{X}$	SE
0～	4.0	0.3	4.6	0.2	4.4	0.2	4.8	0.2
1～	5.1	0.1	5.2	0.1	5.2	0.1	5.4	0.1
2～	5.8	0.1	6.4	0.1	6.1	0.1	5.9	0.1
3～	6.6	0.1	7.0	0.1	6.8	0.1	6.5	0.1
4～	7.3	0.1	7.7	0.1	7.3	0.1	7.4	0.1
5～	7.8	0.1	8.0	0.1	7.8	0.1	7.5	0.2
6～	8.5	0.1	8.5	0.1	8.5	0.1	7.9	0.1

续表

年龄/月	大城市		中小城市		普通农村		贫困农村	
	$\overline{X}$	SE	$\overline{X}$	SE	$\overline{X}$	SE	$\overline{X}$	SE
8～	9.0	0.1	9.1	0.1	9.1	0.1	8.9	0.1
10～	9.6	0.1	9.5	0.1	9.5	0.1	9.2	0.1
12～	9.9	0.1	9.9	0.1	10.1	0.1	9.7	0.1
15～	11.1	0.1	10.6	0.1	10.6	0.1	10.2	0.2
18～	11.2	0.1	11.3	0.1	11.1	0.1	10.5	0.1
21～	12.0	0.2	11.7	0.1	11.8	0.1	10.7	0.2
24～	13.0	0.1	13.0	0.1	12.6	0.1	11.9	0.2
29～35.9	14.2	0.1	13.8	0.1	13.6	0.1	13.0	0.1

表 2-44　中国 4 类地区女性居民年龄别平均体重 /kg

年龄/岁	大城市		中小城市		普通农村		贫困农村	
	$\overline{X}$	SE	$\overline{X}$	SE	$\overline{X}$	SE	$\overline{X}$	SE
3～	15.7	0.1	15.4	0.1	15.2	0.1	14.6	0.1
4～	17.6	0.1	17.6	0.1	17.4	0.1	16.0	0.1
5～	19.9	0.2	20.0	0.2	19.2	0.1	18.0	0.1
6～	24.1	0.3	23.1	0.3	21.7	0.2	21.4	0.3
7～	25.4	0.3	24.4	0.2	24.0	0.2	23.0	0.3
8～	28.1	0.3	28.0	0.3	27.0	0.3	25.8	0.3
9～	32.6	0.4	31.1	0.3	29.2	0.3	28.9	0.4
10～	35.3	0.4	34.4	0.4	33.8	0.4	31.9	0.5
11～	41.2	0.5	39.9	0.4	37.6	0.4	34.3	0.5
12～	45.4	0.5	43.6	0.4	42.0	0.4	39.3	0.4
13～	48.3	0.5	47.4	0.4	45.5	0.4	43.4	0.5
14～	50.2	0.5	50.5	0.4	48.4	0.4	46.4	0.4
15～	51.9	0.4	51.2	0.4	50.7	0.4	48.2	0.4
16～	53.5	0.5	52.5	0.4	51.1	0.4	50.1	0.4
17～	53.8	0.5	52.6	0.4	51.7	0.4	51.1	0.5
18～	52.9	1.0	55.7	0.9	52.2	0.8	53.5	1.0
20～	53.3	0.4	55.3	0.4	54.5	0.6	53.9	0.4
25～	54.8	0.3	56.6	0.3	55.6	0.5	55.4	0.4
30～	56.5	0.3	56.9	0.3	56.5	0.5	56.1	0.4
35～	57.6	0.3	58.1	0.2	57.5	0.3	56.5	0.3
40～	58.3	0.2	59.6	0.2	58.7	0.3	57.9	0.2
45～	60.5	0.2	60.7	0.2	59.3	0.2	59.2	0.2
50～	60.7	0.2	60.6	0.2	59.0	0.2	58.5	0.3
55～	60.9	0.2	59.8	0.2	56.6	0.2	56.8	0.3
60～	60.5	0.2	59.5	0.2	56.6	0.2	55.7	0.3
65～	59.9	0.3	58.0	0.2	55.2	0.3	53.6	0.3
70～	59.2	0.3	56.6	0.3	52.6	0.3	51.5	0.4
75～	58.3	0.4	53.5	0.4	51.4	0.4	49.1	0.6
80～	55.9	0.5	52.6	0.6	49.2	0.5	46.2	0.6

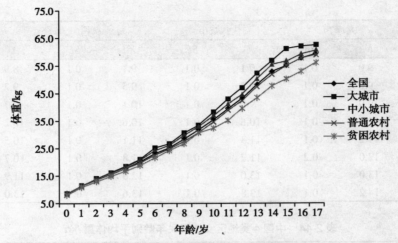

图 2-16　中国 4 类地区未成年男性居民平均体重

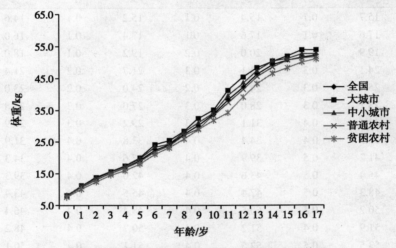

图 2-17　中国 4 类地区未成年女性居民平均体重

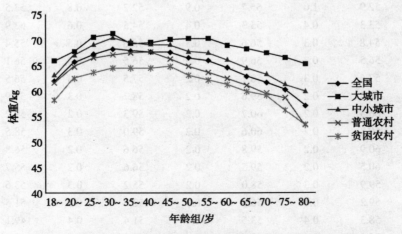

图 2-18　中国 4 类地区成年男性居民平均体重

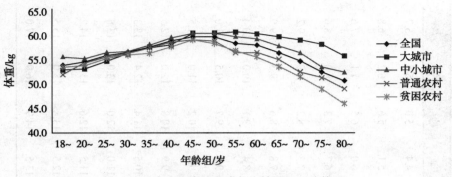

图 2-19　中国 4 类地区成年女性居民平均体重

（二）中国城乡居民体重分布

不同地区、年龄、性别成年居民体重百分位数分布见表 2-45 至表 2-59。

表 2-45　中国居民不同地区、不同年龄体重分布 /kg

	男性							女性						
	P_5	P_{10}	P_{25}	P_{50}	P_{75}	P_{90}	P_{95}	P_5	P_{10}	P_{25}	P_{50}	P_{75}	P_{90}	P_{95}
大城市	52.6	56.0	62.1	69.0	76.0	83.5	88.0	45.3	48.0	52.7	58.6	65.0	72.0	76.2
青年	52.4	55.5	62.0	69.6	77.5	86.3	92.0	44.6	46.5	50.6	55.9	62.1	69.0	74.1
中年	54.0	57.9	63.5	70.0	76.7	83.9	87.8	47.2	50.0	54.5	60.0	66.5	73.5	78.0
老年	52.0	55.0	61.0	67.7	74.5	81.0	85.3	45.0	48.1	53.1	59.1	65.4	72.0	76.1
中小城市	50.0	53.0	59.0	66.1	74.0	81.9	86.8	43.8	46.6	51.5	57.8	64.5	71.2	75.4
青年	50.7	53.9	60.0	68.0	76.2	85.0	90.5	44.0	46.5	50.8	56.3	63.0	70.2	74.6
中年	51.4	54.5	60.1	67.3	75.0	82.0	86.5	45.7	48.4	53.2	59.4	65.8	72.3	76.5
老年	47.5	51.0	56.8	63.9	71.0	78.3	82.7	41.8	44.7	50.2	57.0	64.0	70.5	74.7
普通农村	47.5	50.6	56.0	63.0	70.9	79.0	84.5	42.0	44.8	49.9	56.2	63.1	70.1	74.8
青年	50.0	52.5	58.0	65.4	73.9	83.1	88.5	43.4	45.9	50.1	56.0	63.0	70.1	75.1
中年	49.4	52.1	57.1	64.0	71.2	78.6	84.0	43.5	46.4	51.4	57.8	64.4	70.9	75.2
老年	45.0	47.6	53.0	59.6	67.2	74.9	79.7	39.5	42.0	47.0	54.0	61.1	68.2	73.1
贫困农村	47.0	50.0	55.0	61.2	68.9	76.7	82.0	41.2	44.0	49.0	55.2	62.0	68.8	73.2
青年	49.3	51.6	56.0	62.2	70.0	78.6	85.0	43.0	45.4	50.0	55.4	61.5	68.0	72.5
中年	48.2	51.0	55.8	62.2	70.0	77.0	82.0	43.0	45.5	50.6	57.0	64.0	71.0	75.0
老年	44.5	47.0	52.0	58.4	66.0	73.5	77.8	37.7	40.6	45.5	52.0	59.5	66.5	71.0

表 2-46　中国 3 岁以下居民不同性别年龄别体重分布 /kg

年龄/月	男性											女性										
	人数	P_5	P_{10}	P_{25}	P_{50}	P_{75}	P_{90}	P_{95}				人数	P_5	P_{10}	P_{25}	P_{50}	P_{75}	P_{90}	P_{95}			
0～	46	3.4	3.7	4.0	4.7	5.3	6.0	6.0				50	3.2	3.4	3.9	4.4	5.0	5.5	5.7			
1～	323	4.0	4.3	4.9	5.4	6.1	6.7	7.2				308	3.8	4.0	4.5	5.1	5.6	6.2	6.8			
2～	367	5.0	5.5	6.0	6.5	7.1	7.9	8.2				355	4.4	5.0	5.4	6.0	6.5	7.1	7.6			
3～	484	5.8	6.0	6.6	7.3	8.0	8.5	9.0				469	5.3	5.6	6.1	6.7	7.3	8.0	8.6			
4～	476	6.0	6.5	7.1	7.9	8.6	9.4	9.9				478	5.8	6.2	6.6	7.3	8.2	8.9	9.2			
5～	476	6.7	7.2	7.8	8.5	9.3	10.1	10.5				410	6.0	6.4	7.1	7.8	8.6	9.3	9.9			
6～	744	7.0	7.5	8.2	9.0	9.9	10.6	11.1				663	6.6	7.0	7.6	8.4	9.1	10.0	10.4			
8～	771	7.5	8.0	8.7	9.6	10.5	11.1	11.8				766	7.2	7.6	8.1	9.0	9.7	10.5	11.0			
10～	788	8.0	8.5	9.2	10.0	11.0	12.0	12.5				782	7.6	8.0	8.7	9.4	10.2	11.0	11.5			
12～	867	8.6	8.9	9.7	10.5	11.5	12.5	13.0				798	7.9	8.4	9.0	9.9	10.8	12.0	12.5			
15～	634	9.0	9.2	10.0	11.0	12.0	13.0	13.6				576	8.5	9.0	9.8	10.5	11.4	12.4	13.3			
18～	659	9.5	10.0	11.0	11.8	12.6	13.5	14.0				623	9.0	9.5	10.2	11.0	12.0	13.0	13.6			
21～	713	10.0	10.5	11.2	12.2	13.3	14.1	15.0				640	9.4	9.9	10.6	11.5	12.6	13.6	14.2			
24～	1086	10.5	11.0	12.0	13.0	14.2	15.4	16.5				984	10.0	10.6	11.5	12.5	13.8	15.0	15.5			
29～35.9	1357	11.5	12.0	13.0	14.1	15.3	16.5	17.5				1290	10.8	11.4	12.3	13.5	14.9	16.0	17.0			

表2-47 中国3岁以上居民不同性别年龄别体重分布 /kg

年龄/岁	男性								女性							
	人数	P_5	P_{10}	P_{25}	P_{50}	P_{75}	P_{90}	P_{95}	人数	P_5	P_{10}	P_{25}	P_{50}	P_{75}	P_{90}	P_{95}
3~	2496	12.5	13.2	14.3	15.6	17.1	18.6	19.8	2381	12.1	12.8	14.0	15.0	16.5	18.0	19.0
4~	2471	14.1	15.0	16.1	17.8	19.5	21.3	23.0	2372	13.5	14.3	15.5	17.0	18.7	20.5	22.0
5~	2075	15.7	16.5	18.1	20.0	22.0	24.4	26.5	1971	15.0	15.8	17.3	19.0	21.2	24.0	26.0
6~	1354	17.4	18.3	20.0	22.2	25.4	30.4	33.5	1330	16.8	17.8	19.3	21.5	24.1	28.9	32.6
7~	1539	19.0	20.0	21.8	24.2	28.0	32.5	37.0	1515	18.0	19.0	21.0	23.5	26.5	30.6	33.6
8~	1566	20.8	22.0	24.2	27.2	32.0	38.0	42.0	1493	20.0	21.0	23.3	26.1	30.0	35.0	38.7
9~	1497	22.4	23.8	26.4	30.2	36.0	43.1	47.8	1505	22.0	23.4	25.7	29.2	34.0	39.2	42.3
10~	1596	24.5	26.1	29.0	33.3	40.6	49.2	55.0	1591	24.1	25.5	28.4	32.4	38.0	45.0	50.0
11~	1655	26.8	28.5	32.0	37.9	45.7	54.6	61.0	1603	26.5	28.5	32.4	37.1	43.5	50.0	55.2
12~	1597	29.4	31.0	35.3	41.5	49.9	59.0	65.6	1582	29.2	32.0	36.2	41.6	48.0	54.5	59.0
13~	1649	32.3	35.0	40.0	46.7	55.0	64.5	71.7	1600	33.3	36.0	40.0	45.1	51.0	57.5	63.3
14~	1600	36.0	39.5	45.1	51.5	59.5	69.1	75.5	1594	37.2	40.0	43.3	48.0	53.0	59.8	64.5
15~	1535	40.3	43.4	48.5	54.5	61.8	70.5	77.5	1460	39.7	42.0	45.3	49.6	54.8	60.2	65.2
16~	1370	43.9	46.5	51.1	57.1	63.4	72.0	78.4	1411	41.0	43.1	46.7	51.0	56.0	61.8	66.5
17~	1257	46.0	48.2	52.8	58.5	65.0	73.0	79.7	1243	41.8	43.8	47.2	51.0	56.5	62.0	67.0
18~	447	46.5	50.7	55.4	61.1	68.5	78.2	84.4	486	40.5	43.2	47.1	51.1	57.1	64.0	70.3
20~	1630	48.9	51.2	55.9	63.0	72.6	82.7	89.0	2197	41.7	44.0	47.6	53.0	59.0	66.3	72.8
25~	2049	49.3	51.9	57.5	65.0	75.4	85.9	93.9	3128	42.5	44.8	49.0	54.1	60.6	68.0	73.0
30~	2697	51.0	53.8	59.0	66.2	75.0	85.0	90.0	3997	43.8	45.9	50.0	55.2	61.5	68.9	73.8
35~	3957	51.0	53.6	59.3	66.8	75.0	83.2	89.1	5534	44.2	46.7	51.0	56.5	62.7	69.5	74.5
40~	5291	50.8	54.0	59.5	67.0	74.5	82.4	87.7	7411	45.4	48.0	52.1	57.9	64.3	70.8	75.0
45~	6258	50.5	53.8	59.3	66.5	74.4	81.5	86.9	8915	45.2	48.1	53.0	59.0	65.4	72.0	76.3
50~	5645	50.5	53.3	58.9	66.1	73.7	81.0	85.5	7495	45.1	48.0	53.0	59.1	65.5	72.2	76.5
55~	7157	49.9	52.5	58.0	65.0	72.8	80.0	84.5	9468	43.7	46.5	51.5	58.1	64.8	71.6	76.0
60~	6320	48.3	51.3	57.0	64.1	71.7	79.0	83.3	7442	42.6	45.5	51.0	57.8	64.5	71.6	75.9
65~	4551	47.0	50.1	55.6	62.9	70.6	78.2	82.5	5121	41.2	44.0	49.8	56.5	63.5	70.2	74.5
70~	3470	46.0	49.0	54.5	62.0	70.0	77.2	81.5	3559	39.7	42.5	48.5	55.2	62.2	68.7	73.0
75~	2149	44.6	47.0	52.9	60.5	68.7	75.5	80.5	2030	38.3	41.3	46.2	53.2	60.5	67.2	72.0
80~	971	42.7	45.4	51.2	58.2	65.8	73.5	78.0	1206	36.6	39.6	44.2	50.7	57.8	64.2	69.6

表2-48　中国3岁以下城市居民不同性别年龄别体重分布 /kg

年龄/月	男性									女性							
	人数	P_5	P_{10}	P_{25}	P_{50}	P_{75}	P_{90}	P_{95}		人数	P_5	P_{10}	P_{25}	P_{50}	P_{75}	P_{90}	P_{95}
0~	16	3.7	3.7	3.9	4.5	5.1	5.6	—		18	3.0	3.3	3.7	4.3	5.1	5.7	—
1~	144	4.0	4.4	4.8	5.3	6.0	6.5	7.1		153	3.8	4.0	4.5	5.0	5.5	6.0	6.5
2~	176	5.2	5.5	6.0	6.5	7.0	7.7	8.2		155	4.9	5.1	5.5	6.0	6.5	7.1	7.6
3~	261	6.0	6.2	6.7	7.4	8.0	8.5	9.0		283	5.4	5.8	6.1	6.6	7.3	8.1	8.6
4~	267	6.5	6.8	7.3	8.0	8.8	9.6	10.0		276	5.8	6.2	6.7	7.4	8.3	9.0	9.2
5~	280	6.7	7.3	7.8	8.5	9.4	10.1	10.5		213	6.2	6.5	7.1	7.8	8.7	9.3	10.0
6~	389	7.2	7.6	8.3	9.1	10.0	10.8	11.2		367	7.0	7.2	7.7	8.4	9.1	10.0	10.4
8~	406	7.9	8.2	9.0	9.8	10.6	11.3	11.9		418	7.3	7.7	8.2	9.0	9.6	10.4	11.0
10~	360	8.4	8.7	9.5	10.2	11.0	12.0	12.6		365	7.7	8.0	8.7	9.5	10.3	11.1	11.5
12~	413	8.6	9.0	9.8	10.7	11.8	12.5	13.2		392	8.0	8.4	9.0	9.9	10.7	11.7	12.4
15~	279	9.2	9.7	10.4	11.1	12.1	13.2	14.0		270	9.0	9.3	10.0	10.7	11.5	12.6	13.4
18~	345	9.7	10.2	11.0	12.0	12.9	14.0	14.3		357	9.2	9.5	10.3	11.2	12.1	13.1	13.6
21~	277	10.0	10.5	11.4	12.4	13.5	14.4	15.4		285	9.6	10.0	11.0	11.8	12.9	13.9	14.5
24~	516	10.8	11.4	12.4	13.3	14.5	16.0	17.1		471	10.3	11.0	11.9	12.8	14.0	15.1	16.0
29~35.9	649	11.8	12.1	13.2	14.2	15.5	16.6	17.8		645	11.0	11.5	12.5	13.8	15.0	16.5	17.8

注："—"表示无数据，下同

表2-49　中国3岁以上城市居民不同性别年龄别体重分布 /kg

年龄/岁	男性								女性							
	人数	P_5	P_{10}	P_{25}	P_{50}	P_{75}	P_{90}	P_{95}	人数	P_5	P_{10}	P_{25}	P_{50}	P_{75}	P_{90}	P_{95}
3~	1 205	12.8	13.5	14.7	16.0	17.5	19.1	20.3	1 179	12.4	13.0	14.1	15.2	16.7	18.4	19.6
4~	1 223	14.6	15.2	16.5	18.2	20.1	22.0	24.0	1 148	13.8	14.7	15.9	17.5	19.2	21.1	22.9
5~	1 059	16.0	17.0	18.5	20.3	22.5	25.6	27.7	991	15.4	16.3	18.0	19.7	22.0	24.6	26.2
6~	644	18.4	19.4	21.0	23.8	27.2	32.1	35.2	652	17.5	18.5	20.0	22.5	25.5	30.0	34.0
7~	765	19.6	20.6	22.4	25.1	28.8	34.4	38.2	770	18.8	20.0	21.6	24.0	27.0	31.2	34.3
8~	791	22.0	23.0	25.5	28.6	33.6	40.0	42.8	745	20.8	22.0	24.3	26.8	30.8	35.6	39.3
9~	765	23.7	25.0	28.0	31.5	37.5	44.2	47.7	793	23.2	24.4	27.0	30.5	35.4	40.5	44.2
10~	782	25.8	27.4	30.4	35.5	42.9	51.5	58.0	836	25.0	26.3	29.1	33.2	38.9	46.1	50.4
11~	844	28.2	30.0	34.0	40.0	49.0	56.9	63.4	852	28.3	30.0	34.0	39.2	45.0	52.3	56.9
12~	778	30.8	33.0	37.3	43.7	52.0	62.3	70.4	751	31.4	34.0	37.8	43.6	50.0	57.0	60.5
13~	792	33.6	36.2	42.0	49.8	58.3	68.5	75.9	785	35.6	38.0	42.0	47.0	52.6	59.4	64.1
14~	787	39.0	42.5	48.0	54.2	63.3	73.5	80.7	759	38.4	41.0	44.2	49.2	55.0	61.5	67.3
15~	762	43.2	45.8	51.0	57.3	64.9	74.7	81.0	705	40.0	42.0	46.4	50.4	55.9	61.6	66.3
16~	687	46.0	48.9	53.0	59.1	65.2	74.8	84.0	712	41.9	43.7	47.4	51.4	57.3	63.7	68.5
17~	625	47.0	49.4	54.0	60.1	67.4	75.0	80.2	646	42.1	44.4	47.6	51.8	57.5	63.1	68.1
18~	202	46.2	50.3	55.4	62.5	70.2	81.4	90.7	194	40.4	44.5	48.5	52.8	58.8	66.0	72.2
20~	721	49.2	52.0	57.9	65.0	75.0	85.7	90.9	997	42.0	44.1	47.6	53.1	59.1	67.0	75.0
25~	965	50.3	53.6	60.3	68.8	79.3	90.1	98.0	1 507	43.0	45.0	49.4	54.3	60.5	68.0	73.0
30~	1 293	52.0	55.5	61.7	69.6	77.7	86.7	91.0	2 021	44.5	46.4	50.4	55.4	61.6	69.2	73.0
35~	1 859	52.5	55.7	61.6	68.9	76.8	85.1	90.0	2 763	45.0	47.2	51.2	56.7	63.0	70.0	74.5
40~	2 217	52.0	55.6	61.6	69.0	76.0	83.7	89.3	3 289	46.2	48.6	52.8	58.0	64.4	70.7	75.8
45~	2 698	52.5	56.0	62.0	69.2	76.5	83.8	88.4	4 112	46.9	49.3	54.0	59.8	66.0	72.5	76.8
50~	2 865	52.5	55.7	62.0	68.6	75.7	83.0	87.0	4 133	46.6	49.4	54.0	60.0	66.5	73.0	78.0
55~	3 536	52.0	55.0	61.0	68.2	75.2	82.0	86.0	5 072	45.6	48.5	53.4	59.8	66.0	73.0	77.0
60~	3 183	51.0	54.4	60.1	67.0	74.2	80.7	85.5	3 931	45.0	48.1	53.7	60.0	66.0	72.5	76.7
65~	2 297	50.8	53.4	59.2	66.0	73.4	80.0	84.5	2 835	43.4	46.5	52.0	58.3	65.0	71.7	75.2
70~	1 919	49.0	51.5	58.0	65.3	72.3	80.0	83.5	2 080	42.8	46.3	51.7	58.0	64.2	70.5	74.5
75~	1 229	46.5	50.0	56.0	63.2	70.9	77.9	82.7	1 185	40.9	43.5	49.0	55.5	62.9	69.1	73.6
80~	555	46.1	49.5	54.3	62.0	70.0	76.1	80.0	692	39.1	41.6	46.8	53.0	59.5	66.0	72.0

表2-50 中国3岁以下农村居民不同性别年龄别体重分布 /kg

年龄/月	男性								女性							
	人数	P_5	P_{10}	P_{25}	P_{50}	P_{75}	P_{90}	P_{95}	人数	P_5	P_{10}	P_{25}	P_{50}	P_{75}	P_{90}	P_{95}
0~	30	3.3	3.6	4.1	5.0	5.5	6.0	6.1	32	3.2	3.4	3.9	4.4	4.9	5.5	5.8
1~	179	4.2	4.3	4.9	5.5	6.2	6.9	7.5	155	3.9	4.0	4.5	5.1	5.8	6.5	6.9
2~	191	4.6	5.3	6.0	6.6	7.2	8.0	8.2	200	4.2	4.5	5.2	5.9	6.5	7.0	7.6
3~	223	5.6	6.0	6.5	7.1	8.0	8.6	9.1	186	5.1	5.5	6.1	6.8	7.3	8.0	8.6
4~	209	6.0	6.2	7.0	7.6	8.3	9.1	9.6	202	5.8	6.1	6.6	7.2	8.0	8.7	9.2
5~	196	6.5	7.0	7.5	8.3	9.1	10.0	10.5	197	6.0	6.3	7.0	7.8	8.5	9.3	9.8
6~	355	7.0	7.2	8.0	9.0	9.8	10.4	11.0	296	6.5	6.9	7.5	8.3	9.2	10.0	10.4
8~	365	7.1	8.0	8.5	9.4	10.2	11.0	11.6	348	7.1	7.5	8.1	9.0	9.8	10.5	11.1
10~	428	7.8	8.3	9.1	10.0	10.8	11.9	12.5	417	7.5	8.0	8.6	9.4	10.2	11.0	11.5
12~	454	8.5	8.9	9.6	10.3	11.3	12.5	13.0	406	7.8	8.3	9.0	10.0	10.8	12.0	12.5
15~	355	8.8	9.0	10.0	10.7	11.9	12.8	13.3	306	8.1	8.8	9.6	10.4	11.3	12.1	13.3
18~	314	9.3	9.8	10.7	11.6	12.3	13.2	13.5	266	8.5	9.3	10.0	10.8	11.6	12.8	13.4
21~	436	9.9	10.4	11.1	12.1	13.2	14.0	14.7	355	9.1	9.8	10.3	11.4	12.3	13.4	14.0
24~	570	10.1	11.0	11.8	12.8	14.0	15.0	15.9	513	9.8	10.2	11.3	12.2	13.5	14.6	15.3
29~35.9	708	11.4	12.0	12.9	14.1	15.2	16.4	17.2	645	10.7	11.3	12.2	13.4	14.5	15.7	16.3

表2-51　中国3岁以上农村居民不同性别年龄别体重分布 /kg

年龄/岁	男性								女性							
	人数	P_5	P_{10}	P_{25}	P_{50}	P_{75}	P_{90}	P_{95}	人数	P_5	P_{10}	P_{25}	P_{50}	P_{75}	P_{90}	P_{95}
3~	1 291	12.3	13.1	14.1	15.3	16.8	18.2	19.2	1 202	12.0	12.5	13.7	14.9	16.2	17.6	18.6
4~	1 248	13.9	14.6	15.7	17.2	19.0	20.6	21.7	1 224	13.3	14.0	15.3	16.7	18.2	20.0	21.0
5~	1 016	15.6	16.3	17.7	19.3	21.3	23.2	24.6	980	14.8	15.5	16.8	18.5	20.3	23.0	25.0
6~	710	16.8	17.7	19.2	21.3	23.8	27.8	31.5	678	16.3	17.2	18.7	20.8	23.0	26.4	31.0
7~	774	18.7	19.4	21.0	23.5	27.0	31.0	35.6	745	17.4	18.5	20.5	22.9	25.8	30.0	32.8
8~	775	20.0	21.1	23.4	26.0	30.1	35.2	40.0	748	19.4	20.5	22.3	25.3	29.3	34.6	37.5
9~	732	21.8	22.9	25.3	29.0	34.1	41.0	48.1	712	21.3	22.4	25.0	28.2	32.1	37.3	40.0
10~	814	24.0	25.2	28.2	31.8	38.0	46.0	50.5	755	23.5	25.0	27.5	31.4	37.0	43.8	48.7
11~	811	25.8	27.5	30.7	35.6	42.3	50.0	57.6	751	25.0	27.0	30.5	35.0	41.0	47.4	52.6
12~	819	28.5	30.0	34.0	40.0	47.5	55.5	61.8	831	28.1	30.2	35.0	40.0	46.1	52.2	56.4
13~	857	31.0	33.8	38.0	44.0	52.0	61.4	67.8	815	31.7	34.3	39.1	44.0	49.3	55.6	62.0
14~	813	34.4	37.2	43.5	49.3	56.2	64.3	70.0	835	35.9	38.9	42.5	47.0	51.4	57.0	61.8
15~	773	38.5	41.8	46.0	52.0	58.2	65.6	72.0	755	39.4	41.7	45.0	49.0	53.7	58.4	63.7
16~	683	41.4	45.0	49.0	55.6	61.1	69.9	74.3	699	40.3	42.5	46.0	50.0	54.9	59.5	64.0
17~	632	44.9	47.4	51.9	57.1	62.2	68.9	76.2	597	41.0	42.9	47.0	50.5	55.2	61.0	64.1
18~	245	46.9	51.0	55.7	60.5	67.2	74.6	81.3	292	40.5	42.5	46.3	50.5	55.2	62.4	68.1
20~	909	48.0	50.5	55.0	61.5	70.0	80.0	87.1	1 200	41.4	43.5	47.6	52.6	58.7	66.0	72.0
25~	1 084	48.4	50.8	55.8	62.4	71.4	82.1	88.0	1 621	42.0	44.5	48.7	54.0	60.6	68.0	73.2
30~	1 404	49.9	52.6	57.0	63.8	72.5	82.9	88.3	1 976	43.0	45.2	49.7	55.0	61.1	68.5	74.5
35~	2 098	50.5	52.5	57.8	65.0	72.9	81.2	87.1	2 771	43.7	46.0	50.5	56.4	62.2	69.0	74.5
40~	3 074	50.2	53.0	58.1	65.2	73.0	81.3	86.5	4 122	45.0	47.5	52.0	57.8	64.3	70.9	74.6
45~	3 560	49.6	52.4	57.7	64.3	72.1	80.0	85.0	4 803	44.4	47.0	52.0	58.2	65.0	71.6	76.0
50~	2 780	49.0	51.7	56.5	63.0	70.7	78.4	83.2	3 362	43.5	46.2	51.6	58.0	64.7	71.1	75.1
55~	3 621	48.5	51.0	55.7	62.5	69.5	76.5	81.1	4 396	42.1	45.0	50.0	56.2	63.1	70.0	74.3
60~	3 137	46.8	49.7	54.5	61.0	68.5	76.0	80.3	3 511	41.2	43.6	48.6	55.5	62.3	70.0	74.5
65~	2 254	45.3	47.9	53.0	59.3	67.3	75.4	80.0	2 286	39.8	42.0	47.2	54.1	61.4	68.0	72.5
70~	1 551	44.4	47.0	51.8	58.1	65.3	72.5	77.5	1 479	37.4	40.0	45.0	51.0	58.1	65.0	69.5
75~	920	42.8	45.4	50.0	56.6	64.9	71.5	76.4	845	36.0	39.4	44.0	49.3	56.1	63.6	67.1
80~	416	40.9	42.7	47.2	53.6	60.4	66.7	72.0	514	35.4	37.0	42.0	47.5	54.5	60.5	64.3

表2-52　中国3岁以下大城市居民不同性别年龄别体重分布 /kg

年龄/月	男性								女性							
	人数	P_5	P_{10}	P_{25}	P_{50}	P_{75}	P_{90}	P_{95}	人数	P_5	P_{10}	P_{25}	P_{50}	P_{75}	P_{90}	P_{95}
0~	8	3.9	3.9	4.1	4.6	5.4	—	—	7	3.0	3.0	3.4	4.3	4.6	—	—
1~	64	3.8	4.0	4.5	5.1	5.5	6.1	6.5	80	3.8	4.0	4.3	4.9	5.5	6.1	6.4
2~	73	5.4	5.7	6.0	6.4	7.0	7.5	8.4	64	4.4	5.0	5.4	5.9	6.4	6.8	7.0
3~	117	6.0	6.1	6.6	7.3	7.9	8.2	8.6	143	5.0	5.7	6.0	6.5	7.1	7.9	8.2
4~	118	6.6	6.8	7.3	8.0	8.8	9.8	10.0	128	5.7	5.9	6.5	7.3	8.0	8.8	9.1
5~	136	6.7	7.2	7.7	8.4	9.5	10.3	11.0	103	6.0	6.5	7.1	7.7	8.5	9.2	9.5
6~	207	7.4	7.8	8.3	9.1	9.9	10.6	11.1	168	7.0	7.2	7.8	8.5	9.2	9.9	10.2
8~	189	8.1	8.4	8.8	9.6	10.4	11.0	11.7	216	7.4	7.7	8.1	9.0	9.6	10.3	10.7
10~	131	8.6	8.8	9.4	10.1	11.0	12.0	12.6	148	7.8	8.1	8.7	9.5	10.3	11.1	11.5
12~	191	8.4	8.8	9.9	10.8	11.8	12.8	13.1	179	8.0	8.3	9.0	9.8	10.7	11.7	12.3
15~	89	9.5	9.8	10.5	11.2	12.0	13.0	14.5	111	9.0	9.4	10.1	11.0	12.0	12.7	13.8
18~	163	10.0	10.2	11.1	12.0	13.0	14.0	14.2	169	9.3	9.5	10.2	11.1	12.2	13.0	13.6
21~	96	10.0	10.4	11.4	12.3	13.5	14.3	15.0	105	9.6	10.0	11.0	11.9	12.9	14.3	15.1
24~	256	11.0	11.5	12.5	13.5	14.7	16.0	17.5	231	10.8	11.1	12.0	12.7	14.0	15.3	16.1
29~35.9	255	12.0	12.2	13.3	14.3	15.5	16.5	17.8	266	11.2	11.8	12.7	14.0	15.1	16.5	17.5

表2-53 中国3岁以上大城市居民不同性别年龄别体重分布/kg

年龄/岁	男性								女性							
	人数	P_5	P_{10}	P_{25}	P_{50}	P_{75}	P_{90}	P_{95}	人数	P_5	P_{10}	P_{25}	P_{50}	P_{75}	P_{90}	P_{95}
3~	543	13.0	13.8	14.7	16.0	17.5	19.2	20.4	505	12.5	13.2	14.2	15.5	16.8	18.6	19.7
4~	515	15.0	15.5	16.9	18.3	20.2	22.2	24.1	503	14.3	15.0	16.0	17.3	19.0	21.0	23.0
5~	488	16.3	17.1	18.8	20.5	22.6	25.3	27.4	450	15.3	16.3	18.0	20.0	22.0	24.5	26.0
6~	295	18.7	19.5	21.3	24.1	28.5	32.5	35.2	286	17.9	18.7	20.3	23.1	26.8	30.9	34.0
7~	348	19.8	20.6	22.8	25.2	29.3	35.6	38.5	346	19.1	20.1	22.0	24.3	27.5	32.5	35.0
8~	379	22.0	23.4	26.0	28.6	35.0	41.0	44.5	341	21.6	22.3	24.5	27.3	31.0	35.5	38.5
9~	337	23.5	25.1	28.2	31.8	38.7	44.6	48.7	352	23.5	24.9	27.2	31.1	36.9	41.9	47.9
10~	354	25.9	27.7	31.0	36.6	44.0	53.0	60.5	368	25.0	26.0	29.4	33.5	40.0	47.0	50.8
11~	352	27.7	29.3	35.4	41.3	50.4	58.2	63.5	358	29.6	31.0	34.8	40.0	45.5	53.9	57.2
12~	332	31.1	33.8	39.2	45.7	53.2	62.5	71.1	330	32.5	34.8	39.3	44.5	50.5	57.8	60.2
13~	334	33.7	38.0	44.0	50.5	59.3	69.7	76.8	334	35.1	38.2	42.2	48.0	54.0	60.2	64.1
14~	335	40.5	44.3	50.0	55.5	63.3	72.8	77.6	335	40.0	42.0	44.5	49.2	54.0	61.5	67.4
15~	341	46.0	48.0	52.3	60.0	68.3	78.5	85.5	318	40.3	42.7	47.0	51.1	56.1	62.2	66.5
16~	304	48.3	50.1	54.3	60.0	68.2	78.6	85.3	339	42.3	45.0	47.8	52.0	57.7	64.0	68.6
17~	265	47.3	50.4	55.0	62.0	69.8	77.4	81.6	276	44.5	45.0	48.0	52.4	58.4	64.1	68.0
18~	97	49.7	51.0	58.3	65.0	74.7	84.9	91.8	89	43.2	45.0	48.1	52.6	58.3	67.5	74.8
20~	323	50.1	53.0	60.0	67.5	76.0	86.3	94.8	479	42.0	44.0	47.5	53.0	58.0	64.4	71.4
25~	467	51.4	55.0	62.0	70.1	80.0	90.7	98.6	755	43.4	44.9	49.0	53.8	60.0	67.3	72.4
30~	593	53.5	56.8	62.4	70.0	77.7	86.9	90.5	919	45.0	47.0	50.8	55.9	61.5	68.5	72.4
35~	773	52.7	55.6	61.9	68.9	78.0	86.0	90.7	1124	45.0	47.5	51.5	57.0	63.7	70.0	74.5
40~	809	53.4	57.0	62.8	70.0	76.8	84.3	90.0	1265	46.5	49.0	52.9	57.7	63.5	70.0	76.0
45~	1009	53.5	57.6	63.5	70.6	77.8	85.1	90.0	1572	47.0	49.8	54.5	60.0	66.0	73.0	77.2
50~	1322	54.1	58.0	63.9	70.0	76.7	84.3	87.8	2001	47.5	50.0	54.0	60.0	66.9	73.9	78.5
55~	1552	54.3	57.8	63.2	70.0	76.0	82.0	86.7	2361	47.0	49.8	54.7	60.2	66.7	73.6	77.9
60~	1457	53.5	57.0	62.6	69.0	75.3	81.8	86.3	1893	47.2	49.9	54.6	60.0	66.4	73.1	77.5
65~	1010	53.0	55.2	61.9	68.0	75.0	81.9	85.6	1317	45.3	48.6	53.4	59.5	66.0	72.0	75.8
70~	883	51.8	55.0	61.0	67.5	74.5	80.6	85.0	1091	45.3	48.0	52.9	59.0	65.0	71.8	75.5
75~	581	49.4	52.5	58.9	65.6	72.8	79.5	84.7	642	42.3	45.5	51.6	58.0	65.0	71.3	75.0
80~	285	48.8	51.6	57.9	64.0	71.9	78.8	82.4	366	40.0	43.2	48.8	55.0	60.0	67.2	73.2

表2-54 中国3岁以下中小城市居民不同性别年龄别体重分布 /kg

年龄/月	男性								女性							
	人数	P_5	P_{10}	P_{25}	P_{50}	P_{75}	P_{90}	P_{95}	人数	P_5	P_{10}	P_{25}	P_{50}	P_{75}	P_{90}	P_{95}
0~	8	3.7	3.7	3.8	4.2	4.8	—	—	11	3.5	3.5	4.0	4.3	5.4	5.7	—
1~	80	4.5	4.7	5.0	5.6	6.2	7.0	7.3	73	3.7	4.0	4.6	5.0	5.6	6.0	6.8
2~	103	5.2	5.4	6.1	6.6	7.1	8.0	8.2	91	4.9	5.3	5.6	6.0	6.8	7.6	8.2
3~	144	6.0	6.2	6.8	7.5	8.2	8.7	9.1	140	5.5	5.9	6.2	6.9	7.5	8.3	9.0
4~	149	6.4	6.6	7.3	8.0	8.7	9.6	10.3	148	5.8	6.3	6.8	7.5	8.5	9.1	9.4
5~	144	6.8	7.3	7.9	8.5	9.3	10.1	10.4	110	6.2	6.4	7.1	8.0	8.9	9.6	10.0
6~	182	7.0	7.4	8.3	9.0	10.0	11.0	11.2	199	6.9	7.1	7.6	8.4	9.0	10.0	10.6
8~	217	7.5	8.2	9.0	9.8	10.8	11.5	12.1	202	7.3	7.6	8.2	8.9	9.7	10.5	11.0
10~	229	8.2	8.7	9.7	10.3	11.0	12.0	12.6	217	7.5	8.0	8.7	9.5	10.2	11.1	11.5
12~	222	8.6	9.0	9.7	10.5	11.8	12.4	13.3	213	7.9	8.5	9.1	10.0	10.8	11.6	12.5
15~	190	9.1	9.7	10.4	11.1	12.2	13.4	13.9	159	8.8	9.1	9.7	10.5	11.4	12.4	13.1
18~	182	9.6	10.0	11.0	11.8	12.7	14.0	14.6	188	9.2	9.5	10.3	11.3	12.1	13.1	13.8
21~	181	10.0	10.5	11.4	12.5	13.5	14.5	16.3	180	9.5	10.0	11.0	11.7	12.9	13.6	14.1
24~	260	10.6	11.3	12.1	13.3	14.4	15.6	16.9	240	10.0	10.6	11.8	12.9	14.0	15.1	16.0
29~35.9	394	11.7	12.1	13.2	14.2	15.5	17.0	17.9	379	10.7	11.4	12.4	13.7	15.0	16.6	18.3

表2-55　中国3岁以上中小城市居民不同性别年龄别体重分布 /kg

年龄/岁	男性								女性							
	人数	P_5	P_{10}	P_{25}	P_{50}	P_{75}	P_{90}	P_{95}	人数	P_5	P_{10}	P_{25}	P_{50}	P_{75}	P_{90}	P_{95}
3~	662	12.5	13.3	14.7	16.0	17.5	19.0	20.3	674	12.3	13.0	14.1	15.2	16.6	18.1	19.4
4~	708	14.3	15.0	16.3	18.1	20.0	22.0	23.9	645	13.2	14.4	15.9	17.5	19.3	21.1	22.9
5~	571	15.6	16.8	18.4	20.2	22.4	26.0	28.0	541	15.4	16.3	17.8	19.5	21.9	24.9	26.7
6~	349	18.1	19.4	20.8	23.4	26.5	31.8	35.4	366	17.4	18.2	20.0	22.0	24.5	29.4	33.7
7~	417	19.6	20.4	22.1	25.0	28.5	32.6	37.4	424	18.4	19.6	21.4	23.5	26.6	30.0	32.8
8~	412	21.6	22.5	25.2	28.5	33.0	39.0	41.5	404	20.2	21.3	24.2	26.4	30.5	36.1	40.9
9~	428	23.8	24.9	27.6	31.4	36.7	44.2	47.7	441	22.7	24.1	26.4	30.0	34.7	39.6	42.4
10~	428	25.6	27.3	30.0	34.9	42.3	50.4	56.8	468	24.5	26.3	29.0	33.0	38.0	45.4	50.2
11~	492	28.5	30.2	33.4	39.2	48.5	55.6	63.2	494	27.5	29.2	33.5	38.9	45.0	51.2	56.0
12~	446	30.4	32.2	36.0	41.4	50.7	62.2	70.3	421	30.5	33.7	37.1	42.4	49.1	55.5	61.0
13~	458	33.5	36.0	41.2	48.7	57.9	67.1	75.6	451	35.8	37.8	41.0	46.3	52.0	58.8	64.3
14~	452	38.0	41.4	46.5	52.3	63.2	75.2	82.1	424	38.0	40.1	44.0	49.3	55.5	61.3	67.9
15~	421	42.2	45.0	49.5	55.2	62.0	71.2	76.5	387	39.7	41.3	46.0	50.0	55.5	61.4	66.2
16~	383	45.1	47.6	52.0	58.1	63.8	72.3	80.3	373	41.6	43.4	47.1	51.0	56.6	62.3	68.5
17~	360	46.8	48.8	53.5	59.3	65.7	74.5	80.2	370	41.5	43.8	47.0	51.0	57.0	62.7	68.2
18~	105	45.5	49.8	53.5	60.0	66.6	77.5	83.8	105	39.9	43.5	48.9	53.0	59.3	65.7	70.3
20~	398	48.4	51.2	56.3	63.3	73.5	85.5	90.0	518	42.0	44.2	47.7	53.7	60.0	70.2	75.7
25~	498	49.4	52.2	59.2	67.1	78.5	89.8	96.8	752	42.4	45.0	49.7	55.0	61.5	68.5	73.0
30~	700	51.0	54.0	60.9	68.9	77.5	86.3	91.1	1102	43.8	46.2	50.2	55.1	62.0	70.0	74.0
35~	1086	52.5	55.7	61.5	68.9	76.4	85.0	90.0	1639	44.7	47.1	51.0	56.5	62.6	70.0	74.5
40~	1408	51.2	55.0	61.0	68.4	75.6	83.1	89.0	2024	45.8	48.5	52.6	58.0	64.7	71.0	75.6
45~	1689	52.1	55.5	61.0	68.1	76.1	82.5	87.5	2540	46.8	49.1	53.7	59.4	66.0	72.1	76.5
50~	1543	51.4	54.3	60.0	67.5	75.0	82.0	86.5	2132	46.0	48.8	53.7	60.0	66.2	72.7	77.4
55~	1984	51.0	54.0	59.8	66.1	74.0	82.0	85.7	2711	45.0	47.4	52.5	59.0	65.2	72.2	76.3
60~	1726	49.7	52.9	58.4	65.1	73.0	79.7	84.8	2038	44.0	46.7	52.4	59.4	65.7	72.0	76.0
65~	1287	49.5	52.1	57.6	64.5	71.4	78.5	82.1	1518	42.6	45.4	51.0	57.2	63.8	71.4	75.0
70~	1036	46.5	50.1	56.1	63.2	70.3	77.4	82.7	989	41.0	44.0	50.3	56.8	63.5	68.7	73.0
75~	648	45.0	47.5	54.0	61.0	69.0	76.0	81.4	543	39.3	42.2	46.3	53.0	60.0	66.5	70.5
80~	270	45.0	47.6	52.7	60.0	67.7	73.5	78.2	326	38.0	40.9	45.0	50.1	58.0	65.0	70.3

表2-56 中国3岁以下普通农村居民不同性别年龄别体重分布 /kg

年龄/月	男性								女性							
	人数	P_5	P_{10}	P_{25}	P_{50}	P_{75}	P_{90}	P_{95}	人数	P_5	P_{10}	P_{25}	P_{50}	P_{75}	P_{90}	P_{95}
0~	22	3.3	3.4	4.1	4.8	5.3	6.0	6.2	20	3.0	3.4	3.7	4.2	4.8	5.3	6.0
1~	116	4.3	4.6	5.0	5.5	6.3	6.8	7.8	112	4.0	4.1	4.6	5.1	5.7	6.4	6.9
2~	126	5.3	5.5	6.0	6.6	7.2	7.9	8.1	128	4.4	4.8	5.3	6.0	6.5	7.4	7.7
3~	145	5.7	6.0	6.6	7.2	8.0	8.6	9.1	128	5.2	5.6	6.3	6.8	7.5	8.0	8.7
4~	124	6.2	6.5	7.0	7.9	8.5	9.4	9.7	128	5.9	6.2	6.6	7.2	8.0	8.7	9.1
5~	137	6.9	7.3	7.7	8.5	9.2	10.2	10.6	145	6.2	6.6	7.2	7.8	8.6	9.5	10.2
6~	242	7.0	7.5	8.1	9.0	10.0	10.3	11.0	192	6.9	7.1	7.8	8.5	9.4	10.0	10.5
8~	251	7.6	8.0	8.7	9.5	10.3	11.1	11.7	228	7.1	7.6	8.2	8.8	9.7	10.5	11.2
10~	278	7.8	8.5	9.2	10.0	10.9	11.9	12.5	275	7.7	8.1	8.7	9.5	10.2	11.0	11.6
12~	277	8.8	9.2	9.9	10.6	11.6	12.7	13.0	249	8.0	8.6	9.1	10.0	10.9	12.0	12.5
15~	203	8.8	9.2	10.1	10.9	12.0	12.8	13.2	203	8.6	9.0	9.8	10.6	11.3	12.1	13.0
18~	196	9.5	10.0	11.0	11.7	12.4	13.1	13.6	165	9.3	9.7	10.3	10.9	11.6	12.7	14.0
21~	292	10.2	10.8	11.5	12.3	13.4	14.1	14.7	238	9.7	10.0	10.7	11.5	12.4	13.4	14.0
24~	376	10.5	11.0	12.0	13.0	14.1	15.0	16.0	344	10.0	10.6	11.5	12.4	13.7	14.6	15.3
29~35.9	443	11.7	12.2	13.1	14.3	15.5	16.6	17.6	440	11.0	11.5	12.5	13.6	14.7	15.8	16.5

表2-57　中国3岁以上普通农村居民不同性别年龄别体重分布 /kg

年龄/岁	男性								女性							
	人数	P_5	P_{10}	P_{25}	P_{50}	P_{75}	P_{90}	P_{95}	人数	P_5	P_{10}	P_{25}	P_{50}	P_{75}	P_{90}	P_{95}
3~	810	12.6	13.2	14.2	15.6	17.0	18.3	19.4	785	12.0	12.8	13.8	15.0	16.3	17.5	18.7
4~	785	14.1	14.9	16.1	17.6	19.2	21.0	22.1	772	13.7	14.4	15.6	17.0	18.6	20.2	21.5
5~	671	15.9	16.6	18.0	19.6	21.5	23.4	25.0	652	15.0	15.6	17.0	18.8	20.8	23.6	26.1
6~	461	17.0	17.9	19.6	21.5	24.0	29.0	32.2	436	16.6	17.5	19.0	21.0	23.0	26.8	30.5
7~	485	19.0	20.0	21.5	23.9	27.5	31.1	35.6	503	18.0	19.0	21.0	23.0	26.0	30.1	32.8
8~	502	20.5	21.4	23.5	26.1	30.4	35.9	40.4	482	20.0	20.6	22.7	25.5	29.5	34.6	37.5
9~	479	22.3	23.4	25.9	29.0	34.1	40.5	45.5	453	21.7	23.0	25.0	28.3	32.4	37.4	40.0
10~	512	24.2	25.6	28.5	32.5	39.5	48.0	52.8	482	24.1	25.7	28.4	32.0	37.7	44.8	50.7
11~	506	26.1	28.0	31.0	36.5	43.6	53.1	61.8	491	25.8	28.2	32.0	36.1	42.5	48.3	54.3
12~	531	28.9	30.0	34.6	40.9	49.1	57.7	63.5	487	29.0	31.9	36.1	41.0	47.0	53.7	58.0
13~	510	31.0	34.5	39.5	46.3	53.5	64.3	70.0	488	32.1	35.1	40.0	44.6	50.0	57.0	63.6
14~	492	35.5	39.1	45.0	51.4	57.7	66.6	71.3	497	37.1	39.3	43.0	47.3	52.8	58.5	62.6
15~	460	40.0	42.6	48.1	54.0	60.5	69.6	76.0	433	39.7	42.0	45.2	49.6	55.0	61.0	66.2
16~	433	43.2	45.3	51.2	57.3	62.9	71.9	76.3	450	40.6	43.0	46.2	50.1	55.1	60.0	64.8
17~	404	45.2	47.8	52.3	58.0	63.8	72.1	79.0	395	41.8	43.2	47.0	50.5	55.4	61.0	67.4
18~	139	50.2	52.4	57.5	63.2	69.4	77.0	82.7	171	40.4	42.8	46.5	50.2	55.0	62.4	68.9
20~	490	47.2	50.4	54.9	62.4	72.8	82.5	88.5	636	41.0	43.6	48.0	52.8	59.5	66.5	72.7
25~	592	47.8	50.9	56.8	63.2	73.5	84.3	89.4	928	42.0	44.4	48.8	54.0	61.1	68.3	75.0
30~	747	50.6	53.0	58.0	65.2	74.3	84.9	90.8	1157	43.3	45.3	49.5	55.0	61.5	69.9	76.0
35~	1 169	50.8	52.8	58.8	66.5	74.2	82.8	89.3	1555	43.4	46.2	50.5	56.7	63.2	70.1	76.0
40~	1855	51.0	53.5	59.0	66.3	74.3	82.7	87.8	2498	45.2	47.9	52.1	58.0	64.8	71.2	75.0
45~	2214	50.0	52.9	58.0	64.8	72.4	80.3	85.5	3046	44.5	47.5	52.2	58.5	65.0	71.9	76.3
50~	1765	49.5	52.4	57.5	64.0	71.4	79.0	84.4	2171	43.6	46.7	52.0	58.5	64.9	71.0	74.8
55~	2393	49.0	51.5	56.2	63.0	70.1	77.1	81.2	2902	42.5	45.1	50.2	56.4	63.1	69.9	74.3
60~	2071	47.1	49.8	55.0	61.5	69.1	76.5	81.1	2320	41.5	43.9	49.0	56.0	62.9	70.5	75.0
65~	1405	45.6	48.2	53.1	59.6	67.5	76.0	80.7	1462	40.0	42.4	48.2	54.9	62.2	68.8	73.0
70~	1003	44.7	47.4	52.3	58.5	65.8	73.2	78.5	918	38.0	40.5	45.2	51.7	58.8	66.2	70.5
75~	615	42.7	45.5	50.3	56.8	65.2	71.7	77.4	555	36.4	39.9	44.8	50.0	56.9	64.1	67.5
80~	276	41.0	43.2	47.0	53.1	60.6	66.6	71.0	340	35.4	37.6	42.3	48.9	55.7	62.1	66.7

表 2-58 中国 3 岁以下贫困农村居民不同性别年龄别体重分布 /kg

年龄/月	男性								女性							
	人数	P_5	P_{10}	P_{25}	P_{50}	P_{75}	P_{90}	P_{95}	人数	P_5	P_{10}	P_{25}	P_{50}	P_{75}	P_{90}	P_{95}
0~	8	3.8	3.8	4.2	5.5	6.0	—	—	12	3.4	3.6	4.3	4.7	5.4	5.6	—
1~	63	4.0	4.1	4.6	5.2	6.1	7.0	7.3	43	3.7	3.9	4.4	5.2	6.0	6.8	7.0
2~	65	4.2	4.5	5.7	6.5	7.1	8.0	8.5	72	4.1	4.4	5.0	5.9	6.5	7.0	7.3
3~	78	5.5	5.8	6.1	6.9	8.0	8.6	9.0	58	4.8	5.3	5.6	6.5	7.2	7.6	8.0
4~	85	5.5	6.0	6.8	7.2	8.0	9.0	9.0	74	5.6	6.0	6.5	7.0	8.0	8.8	9.3
5~	59	6.3	6.5	7.3	8.0	9.1	9.4	10.0	52	5.3	5.8	6.3	7.5	8.3	8.9	9.2
6~	113	6.8	7.0	7.8	8.5	9.5	10.8	11.2	104	6.0	6.5	7.0	7.8	9.0	9.5	10.0
8~	114	7.0	7.2	8.1	9.0	10.0	11.0	11.3	120	7.0	7.3	8.0	9.0	10.0	10.6	11.0
10~	150	7.7	8.1	8.9	9.6	10.8	11.8	13.0	142	7.2	7.9	8.5	9.2	10.1	11.0	11.3
12~	177	8.1	8.6	9.2	10.0	11.0	12.0	13.0	157	7.7	8.1	8.8	9.6	10.7	12.0	12.5
15~	152	8.4	9.0	9.6	10.5	11.8	13.0	13.6	103	7.8	8.3	9.4	10.1	11.2	12.5	13.9
18~	118	8.9	9.6	10.4	11.2	12.2	13.2	13.5	101	8.1	8.7	9.7	10.4	11.5	12.8	13.3
21~	144	9.4	10.0	10.8	11.7	12.8	13.9	14.9	117	8.3	9.0	10.0	11.0	12.0	13.5	14.0
24~	194	10.0	10.6	11.4	12.3	13.6	15.0	15.4	169	9.2	9.9	10.9	12.0	13.0	14.7	15.4
29~35.9	265	11.0	11.6	12.4	13.7	14.9	16.0	17.0	205	10.0	10.6	11.8	13.0	14.2	15.4	16.0

表2-59 中国3岁以上贫困农村居民不同性别年龄别体重 /kg

年龄/岁	男性								女性							
	人数	P_5	P_{10}	P_{25}	P_{50}	P_{75}	P_{90}	P_{95}	人数	P_5	P_{10}	P_{25}	P_{50}	P_{75}	P_{90}	P_{95}
3~	481	12.0	12.7	14.0	15.0	16.4	18.0	19.0	417	11.5	12.3	13.2	14.7	16.0	17.7	18.5
4~	463	13.4	14.0	15.1	16.7	18.3	20.0	20.8	452	12.8	13.5	14.8	16.1	17.6	19.0	20.0
5~	345	15.2	15.7	17.1	19.0	20.7	22.9	24.0	328	14.3	15.0	16.3	18.0	19.9	21.4	23.0
6~	249	16.5	17.5	19.0	20.8	23.3	26.5	28.4	242	16.0	17.0	18.4	20.5	22.7	26.0	31.0
7~	289	18.2	19.0	20.5	22.8	26.0	31.0	36.5	242	17.0	17.8	20.0	22.0	25.3	29.2	32.8
8~	273	19.5	20.5	22.9	26.0	29.6	35.0	38.6	266	18.6	19.7	22.0	24.5	28.4	33.5	38.0
9~	253	20.9	21.9	24.7	28.2	34.2	43.8	53.0	259	20.1	22.0	24.5	27.6	32.0	37.0	41.0
10~	302	23.4	25.0	27.5	30.2	36.4	41.4	45.9	273	23.0	24.0	26.5	30.0	35.7	42.4	47.4
11~	305	25.2	26.5	30.0	33.7	40.0	45.4	48.4	260	24.0	25.7	29.0	32.7	38.1	45.3	49.5
12~	288	27.6	29.5	33.1	38.3	45.3	52.1	57.5	344	28.0	29.2	33.6	39.0	44.4	50.0	52.7
13~	347	31.0	33.0	36.9	42.2	48.9	56.4	63.6	327	30.6	33.5	38.0	42.2	48.1	53.3	60.2
14~	321	33.5	35.7	41.0	47.0	53.1	61.4	66.5	338	34.5	37.5	42.0	46.3	50.2	55.0	58.2
15~	313	37.1	40.1	44.5	49.9	55.4	61.8	64.9	322	39.0	40.5	44.0	48.0	52.0	56.0	58.8
16~	250	37.4	43.4	47.5	53.0	58.9	63.5	67.7	249	40.0	42.0	45.3	50.0	54.6	58.5	61.6
17~	228	44.3	47.0	50.5	55.7	60.0	65.6	71.4	202	40.0	42.0	46.9	50.8	54.9	61.0	63.4
18~	106	43.6	48.9	53.4	59.0	62.4	72.0	76.5	121	40.3	42.1	46.2	50.5	55.4	62.7	68.3
20~	419	49.0	51.0	55.0	60.6	66.8	76.0	83.0	564	41.7	43.5	47.2	52.5	58.2	65.3	70.5
25~	492	49.0	50.6	55.0	62.0	69.0	78.5	86.4	693	41.7	44.5	48.3	54.0	60.2	67.9	71.3
30~	657	49.0	52.0	56.5	62.0	69.5	79.8	87.4	819	42.5	45.0	50.0	55.1	60.9	67.5	71.6
35~	929	50.2	52.0	56.5	63.0	70.4	79.0	83.0	1216	43.9	46.0	50.4	56.0	61.5	67.5	72.2
40~	1219	49.5	52.0	57.0	64.0	71.2	79.2	85.0	1624	44.2	47.0	51.5	57.4	63.7	69.9	74.0
45~	1346	49.0	51.9	57.4	63.5	71.3	78.8	84.3	1757	44.2	46.5	51.7	58.0	64.8	71.5	75.3
50~	1015	48.0	51.1	55.5	61.5	69.1	76.1	81.5	1191	43.0	45.7	51.0	57.5	64.2	71.1	75.7
55~	1228	47.3	50.2	54.7	61.3	67.9	75.0	81.0	1494	41.5	44.4	49.1	55.7	63.0	70.3	74.1
60~	1066	46.0	49.5	53.7	60.0	67.4	75.0	79.2	1191	41.0	43.0	48.0	54.5	61.8	68.8	73.5
65~	849	45.0	47.3	52.0	58.6	67.0	74.5	79.2	824	38.8	41.1	46.0	52.2	60.0	67.0	71.2
70~	548	43.9	46.0	50.8	57.6	63.4	70.3	75.3	561	36.4	39.0	44.7	50.0	57.0	64.0	68.0
75~	305	43.0	45.2	49.4	56.0	63.8	70.6	75.9	290	34.8	38.0	42.0	48.2	55.1	62.1	67.0
80~	140	40.0	41.8	47.6	55.0	60.0	67.0	72.0	174	35.1	36.7	41.0	45.3	52.2	58.0	61.5

（三）不同经济水平居民体重差异

不同经济水平居民体重及其分布见表 2-60 至表 2-65，图 2-20 至图 2-22。

表 2-60　中国 3 岁以下不同经济水平居民平均体重 /kg

年龄 / 月	男性						女性					
	低收入		中等收入		高收入		低收入		中等收入		高收入	
	$\overline{X}$	SE	$\overline{X}$	SE	$\overline{X}$	SE	$\overline{X}$	SE	$\overline{X}$	SE	$\overline{X}$	SE
0～	4.8	0.2	5.1	0.2	4.6	0.3	4.3	0.2	4.7	0.2	5.1	0.2
1～	5.6	0.1	5.8	0.1	5.5	0.1	5.3	0.1	5.0	0.1	5.4	0.1
2～	6.5	0.1	6.7	0.1	6.8	0.1	6.2	0.1	6.1	0.1	6.3	0.1
3～	7.5	0.1	7.5	0.1	7.5	0.1	6.8	0.1	7.0	0.1	6.7	0.1
4～	7.6	0.1	8.0	0.1	8.0	0.1	7.3	0.1	7.5	0.1	7.6	0.1
5～	8.5	0.1	8.6	0.1	8.9	0.1	7.7	0.1	7.9	0.1	8.3	0.1
6～	8.9	0.1	9.1	0.1	9.3	0.1	8.4	0.1	8.3	0.1	8.6	0.1
8～	9.4	0.1	9.7	0.1	10.0	0.1	8.9	0.1	9.1	0.1	9.3	0.1
10～	10.0	0.1	10.2	0.1	10.4	0.1	9.4	0.1	9.4	0.1	9.6	0.1
12～	10.5	0.1	10.8	0.1	10.9	0.1	9.7	0.1	10.2	0.1	10.3	0.1
15～	10.8	0.1	11.1	0.1	11.7	0.2	10.4	0.1	10.7	0.1	11.1	0.2
18～	11.5	0.1	11.7	0.1	12.0	0.1	10.9	0.1	11.2	0.1	11.5	0.1
21～	12.3	0.1	12.4	0.1	12.7	0.2	11.5	0.1	11.4	0.1	12.0	0.1
24～	13.0	0.1	13.1	0.1	13.4	0.1	12.4	0.1	12.7	0.1	13.4	0.1
29～35.9	14.0	0.1	14.5	0.1	14.5	0.1	13.2	0.1	13.8	0.1	14.0	0.1

表 2-61　中国 3 岁以上不同经济水平居民平均体重 /kg

年龄 / 岁	男性						女性					
	低收入		中等收入		高收入		低收入		中等收入		高收入	
	$\overline{X}$	SE	$\overline{X}$	SE	$\overline{X}$	SE	$\overline{X}$	SE	$\overline{X}$	SE	$\overline{X}$	SE
3～	15.6	0.1	15.8	0.1	16.1	0.1	15.0	0.1	15.2	0.1	15.7	0.1
4～	17.7	0.1	18.0	0.1	18.3	0.1	17.1	0.1	17.3	0.1	17.3	0.1
5～	19.6	0.1	20.3	0.1	20.9	0.2	18.9	0.1	19.6	0.1	20.2	0.2
6～	22.6	0.2	23.6	0.3	24.3	0.4	22.0	0.2	22.5	0.2	22.9	0.4
7～	24.8	0.2	25.8	0.3	26.8	0.5	23.8	0.2	24.3	0.2	24.7	0.4
8～	27.8	0.3	29.2	0.3	29.0	0.4	26.4	0.3	28.1	0.3	28.4	0.5
9～	30.8	0.3	32.7	0.4	33.6	0.7	29.1	0.3	30.6	0.3	32.0	0.5
10～	34.0	0.3	36.7	0.4	38.4	0.7	33.1	0.3	34.2	0.4	34.7	0.6
11～	37.7	0.4	41.0	0.5	41.5	0.8	37.1	0.4	39.0	0.4	39.8	0.6
12～	41.4	0.4	44.9	0.5	46.6	0.9	41.6	0.4	42.2	0.4	45.9	0.7
13～	46.4	0.5	49.5	0.5	53.3	1.0	45.6	0.4	46.5	0.4	48.2	0.7
14～	50.6	0.5	54.2	0.5	56.8	1.2	48.3	0.3	49.2	0.4	51.7	0.7

续表

年龄/岁	男性						女性					
	低收入		中等收入		高收入		低收入		中等收入		高收入	
	$\overline{X}$	SE	$\overline{X}$	SE	$\overline{X}$	SE	$\overline{X}$	SE	$\overline{X}$	SE	$\overline{X}$	SE
15～	53.6	0.4	55.9	0.5	59.0	1.0	49.7	0.3	51.1	0.4	53.2	0.9
16～	56.1	0.5	59.3	0.6	60.3	0.9	50.5	0.3	52.3	0.4	52.4	0.8
17～	58.4	0.4	59.8	0.5	61.6	1.0	51.5	0.3	52.2	0.4	53.2	0.8
18～	60.3	0.6	63.6	1.1	62.2	1.5	54.8	0.5	51.0	0.7	58.0	1.6
20～	65.3	0.4	65.8	0.5	65.8	1.1	54.4	0.3	54.9	0.4	55.2	0.6
25～	66.6	0.4	67.7	0.5	69.3	0.9	56.1	0.2	55.9	0.3	55.2	0.5
30～	67.5	0.3	68.8	0.4	70.8	0.6	56.9	0.2	56.5	0.3	55.1	0.4
35～	67.1	0.3	68.7	0.3	69.6	0.5	57.6	0.2	58.0	0.2	56.2	0.4
40～	66.3	0.2	68.9	0.3	71.9	0.5	59.2	0.1	58.9	0.2	57.6	0.3
45～	66.8	0.2	67.9	0.2	70.4	0.4	59.7	0.1	60.4	0.2	59.8	0.3
50～	65.2	0.2	67.6	0.2	69.5	0.5	59.4	0.2	60.6	0.2	59.8	0.3
55～	64.4	0.2	67.2	0.2	68.3	0.4	58.1	0.1	58.7	0.2	60.2	0.3
60～	63.5	0.2	65.3	0.2	66.4	0.4	57.3	0.2	59.2	0.2	59.5	0.3
65～	61.6	0.2	64.2	0.3	67.4	0.5	55.7	0.2	58.0	0.2	58.9	0.5
70～	60.5	0.2	63.3	0.3	66.3	0.6	53.9	0.2	56.3	0.3	56.9	0.5
75～	59.2	0.3	61.5	0.4	63.4	0.7	52.1	0.3	53.5	0.4	54.8	0.7
80～	55.5	0.4	60.1	0.6	61.4	1.0	49.9	0.6	52.6	0.5	54.3	1.0

表 2-62　中国城市 3 岁以下不同经济水平居民平均体重 /kg

年龄/月	男性						女性					
	低收入		中等收入		高收入		低收入		中等收入		高收入	
	$\overline{X}$	SE	$\overline{X}$	SE	$\overline{X}$	SE	$\overline{X}$	SE	$\overline{X}$	SE	$\overline{X}$	SE
0～	4.6	0.4	4.3	0.2	4.5	0.3	4.5	0.3	4.7	0.4	4.6	0.0
1～	6.0	0.2	5.6	0.1	5.8	0.1	5.5	0.1	5.1	0.1	5.0	0.1
2～	6.7	0.2	6.7	0.1	6.8	0.1	6.4	0.2	6.4	0.1	6.1	0.1
3～	7.6	0.1	7.7	0.1	7.4	0.1	7.0	0.1	7.3	0.1	6.7	0.1
4～	8.0	0.2	8.2	0.1	8.1	0.1	7.4	0.1	7.8	0.1	7.6	0.1
5～	8.7	0.1	8.5	0.1	8.9	0.1	7.8	0.2	8.0	0.1	8.2	0.1
6～	9.1	0.1	9.4	0.1	9.3	0.1	8.5	0.1	8.4	0.1	8.5	0.1
8～	9.7	0.1	10.1	0.1	10.0	0.1	9.1	0.1	9.1	0.1	9.4	0.1
10～	10.2	0.2	10.4	0.1	10.5	0.1	9.4	0.1	9.6	0.1	9.7	0.1
12～	10.7	0.1	10.8	0.1	10.9	0.1	9.5	0.1	10.3	0.1	10.1	0.1
15～	11.3	0.2	11.1	0.1	11.7	0.2	10.3	0.1	10.9	0.1	11.0	0.2
18～	11.6	0.2	11.8	0.2	12.1	0.2	11.2	0.1	11.3	0.1	11.4	0.1
21～	12.4	0.2	12.4	0.2	12.7	0.2	11.5	0.2	11.8	0.2	12.0	0.1
24～	13.5	0.2	13.5	0.1	13.5	0.1	12.7	0.1	13.1	0.1	13.4	0.1
29～35.9	14.2	0.2	14.4	0.1	14.6	0.1	13.3	0.2	14.0	0.1	14.1	0.2

表 2-63　中国城市 3 岁以上不同经济水平居民平均体重 /kg

年龄 / 岁	男性						女性					
	低收入		中等收入		高收入		低收入		中等收入		高收入	
	$\overline{X}$	SE	$\overline{X}$	SE	$\overline{X}$	SE	$\overline{X}$	SE	$\overline{X}$	SE	$\overline{X}$	SE
3～	15.7	0.1	16.4	0.1	16.5	0.1	15.1	0.1	15.4	0.1	15.8	0.1
4～	18.0	0.2	18.6	0.2	18.5	0.1	17.4	0.2	17.7	0.1	17.5	0.1
5～	20.2	0.2	20.9	0.2	21.3	0.2	19.3	0.2	20.3	0.2	20.6	0.2
6～	24.1	0.4	24.0	0.4	24.6	0.5	23.0	0.4	23.4	0.3	23.6	0.6
7～	25.6	0.4	26.0	0.4	26.9	0.6	24.3	0.3	24.5	0.3	24.8	0.4
8～	29.5	0.5	30.0	0.4	29.4	0.5	27.0	0.4	28.8	0.4	28.1	0.5
9～	31.6	0.5	33.5	0.5	33.7	0.7	29.7	0.5	31.6	0.4	32.5	0.6
10～	36.0	0.6	37.5	0.6	38.2	0.8	33.7	0.5	34.9	0.5	34.8	0.6
11～	39.7	0.7	42.3	0.6	41.7	0.9	39.7	0.7	39.6	0.5	40.8	0.7
12～	42.5	0.7	45.7	0.7	47.4	1.2	43.6	0.6	42.3	0.5	46.0	0.9
13～	49.2	0.8	50.0	0.8	54.0	1.2	46.8	0.6	47.3	0.6	48.5	0.8
14～	52.8	0.8	56.1	0.8	58.3	1.5	50.0	0.6	49.9	0.6	52.0	0.9
15～	54.9	0.8	57.5	0.7	61.0	1.2	50.7	0.6	51.3	0.6	52.8	1.1
16～	58.1	0.8	60.1	0.7	60.0	1.2	51.3	0.6	52.9	0.5	52.3	1.0
17～	59.9	0.8	61.1	0.7	62.6	1.3	52.5	0.6	52.4	0.6	52.7	1.0
18～	60.6	1.0	40.4	1.8	60.0	1.6	57.4	0.8	51.1	1.1	59.5	1.2
20～	67.8	0.8	66.9	0.7	66.8	1.4	55.0	0.5	55.3	0.5	55.0	0.7
25～	68.6	0.7	69.5	0.8	70.0	0.9	56.1	0.4	57.0	0.4	55.1	0.5
30～	70.8	0.6	69.8	0.6	72.0	0.7	57.4	0.3	56.9	0.3	55.0	0.4
35～	68.8	0.4	69.8	0.4	70.6	0.6	58.2	0.3	58.4	0.3	56.3	0.4
40～	67.3	0.3	69.7	0.4	72.6	0.7	60.1	0.2	59.4	0.2	57.2	0.4
45～	68.0	0.3	69.6	0.3	71.5	0.5	60.4	0.2	61.1	0.2	60.0	0.4
50～	67.0	0.3	68.9	0.2	70.0	0.6	60.0	0.2	61.4	0.2	60.1	0.3
55～	66.4	0.3	69.2	0.3	69.0	0.4	59.5	0.2	60.1	0.2	60.9	0.4
60～	65.5	0.3	67.4	0.3	66.7	0.4	58.9	0.2	60.4	0.2	60.1	0.4
65～	63.5	0.3	66.0	0.3	68.4	0.5	57.4	0.3	59.3	0.3	58.9	0.5
70～	62.2	0.4	65.5	0.4	66.5	0.6	56.4	0.3	57.7	0.3	57.7	0.5
75～	61.4	0.5	62.6	0.5	64.2	0.7	53.4	0.4	55.6	0.4	55.4	0.7
80～	59.8	0.7	62.1	0.6	63.0	1.0	52.0	0.6	54.9	0.6	54.2	1.1

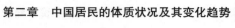

表 2-64　中国农村 3 岁以下不同经济水平居民平均体重 /kg

年龄 / 月	男性						女性					
	低收入		中等收入		高收入		低收入		中等收入		高收入	
	$\overline{X}$	SE	$\overline{X}$	SE	$\overline{X}$	SE	$\overline{X}$	SE	$\overline{X}$	SE	$\overline{X}$	SE
0～	4.8	0.2	5.4	0.2	4.7	0.4	4.1	0.1	4.7	0.2	5.2	0.3
1～	5.5	0.1	5.9	0.1	5.3	0.2	5.2	0.1	5.0	0.1	5.8	0.2
2～	6.5	0.1	6.7	0.1	6.7	0.2	6.0	0.1	5.9	0.1	6.6	0.3
3～	7.4	0.1	7.3	0.1	7.7	0.2	6.7	0.1	6.8	0.1	6.8	0.2
4～	7.5	0.1	7.9	0.1	8.0	0.2	7.3	0.1	7.2	0.1	7.7	0.2
5～	8.3	0.1	8.6	0.1	8.7	0.2	7.7	0.1	7.7	0.1	8.6	0.3
6～	8.9	0.1	8.9	0.1	9.4	0.3	8.2	0.1	8.2	0.1	8.8	0.3
8～	9.3	0.1	9.4	0.1	10.1	0.3	8.9	0.1	9.1	0.1	9.2	0.3
10～	9.9	0.1	10.0	0.1	10.2	0.2	9.4	0.1	9.4	0.1	9.4	0.2
12～	10.3	0.1	10.8	0.1	10.7	0.2	9.8	0.1	10.1	0.1	10.7	0.4
15～	10.5	0.1	11.1	0.1	11.4	0.3	10.4	0.1	10.6	0.2	11.4	0.3
18～	11.4	0.1	11.6	0.1	11.9	0.3	10.7	0.1	11.0	0.1	11.5	0.3
21～	12.2	0.1	12.4	0.1	12.4	0.2	11.6	0.1	11.2	0.1	12.0	0.3
24～	12.7	0.1	12.9	0.1	13.1	0.2	12.3	0.1	12.3	0.1	13.2	0.3
29～35.9	14.0	0.1	14.5	0.1	14.2	0.2	13.2	0.1	13.6	0.1	13.5	0.2

表 2-65　中国农村 3 岁以上不同经济水平居民平均体重 /kg

年龄 / 岁	男性						女性					
	低收入		中等收入		高收入		低收入		中等收入		高收入	
	$\overline{X}$	SE	$\overline{X}$	SE	$\overline{X}$	SE	$\overline{X}$	SE	$\overline{X}$	SE	$\overline{X}$	SE
3～	15.5	0.1	15.5	0.1	15.2	0.2	15.0	0.1	15.0	0.1	15.3	0.2
4～	17.5	0.1	17.6	0.1	17.6	0.2	16.9	0.1	17.0	0.1	16.7	0.2
5～	19.3	0.1	19.9	0.2	19.9	0.3	18.6	0.1	19.2	0.2	18.8	0.3
6～	21.8	0.2	23.1	0.4	23.6	0.8	21.5	0.2	21.3	0.3	22.0	0.5
7～	24.3	0.3	25.7	0.4	26.2	1.0	23.4	0.2	24.0	0.3	24.3	0.8
8～	26.8	0.3	28.3	0.4	28.1	0.8	26.0	0.3	27.4	0.4	29.0	1.4
9～	30.3	0.4	31.8	0.6	33.4	1.5	28.8	0.3	29.2	0.4	30.8	0.9
10～	32.7	0.4	35.7	0.6	39.1	1.8	32.7	0.4	33.4	0.6	34.4	1.3
11～	36.7	0.5	39.4	0.7	41.1	1.7	35.5	0.4	38.2	0.6	37.5	1.1
12～	40.6	0.5	44.0	0.7	44.6	1.5	40.3	0.4	41.9	0.6	45.9	1.2
13～	44.8	0.6	49.0	0.7	51.9	2.0	44.8	0.5	45.4	0.7	47.5	1.3
14～	49.3	0.6	52.4	0.6	52.7	1.6	47.3	0.4	48.3	0.6	50.8	1.0
15～	52.8	0.5	54.4	0.7	55.2	1.5	49.1	0.4	50.8	0.5	54.2	1.8
16～	55.3	0.6	58.3	0.9	60.8	1.5	50.1	0.4	51.6	0.7	52.5	1.2
17～	57.6	0.5	58.6	0.8	59.8	1.3	51.0	0.4	52.0	0.7	54.5	1.6
18～	60.1	0.9	60.4	1.1	69.2	2.5	53.1	0.7	50.9	0.9	53.2	4.6
20～	64.2	0.5	64.4	0.7	64.3	1.9	54.1	0.3	54.5	0.6	55.5	1.2

续表

年龄/岁	男性						女性					
	低收入		中等收入		高收入		低收入		中等收入		高收入	
	$\overline{X}$	SE	$\overline{X}$	SE	$\overline{X}$	SE	$\overline{X}$	SE	$\overline{X}$	SE	$\overline{X}$	SE
25～	65.4	0.5	65.0	0.6	65.8	2.1	56.1	0.3	54.1	0.4	55.9	1.3
30～	65.6	0.4	67.5	0.7	66.5	1.4	56.6	0.3	55.9	0.4	55.2	1.1
35～	65.9	0.3	67.2	0.5	67.6	1.1	57.2	0.2	57.4	0.3	55.9	0.7
40～	65.7	0.3	67.7	0.4	70.4	0.9	58.6	0.2	58.3	0.2	58.8	0.6
45～	65.8	0.2	65.4	0.3	67.2	0.8	59.3	0.2	59.3	0.3	59.5	0.6
50～	63.7	0.2	64.9	0.4	67.5	1.0	58.9	0.2	58.9	0.3	58.7	0.7
55～	62.8	0.2	63.4	0.3	65.5	0.9	57.0	0.2	55.9	0.3	56.5	0.7
60～	62.2	0.2	61.1	0.4	64.5	1.0	56.3	0.2	56.5	0.3	56.3	1.0
65～	60.5	0.3	61.0	0.4	62.0	1.2	54.5	0.2	55.0	0.5	58.4	1.4
70～	59.3	0.3	58.5	0.6	65.1	1.7	52.3	0.3	52.3	0.6	51.6	1.8
75～	57.6	0.4	58.5	0.8	56.0	2.2	51.0	0.4	49.7	0.6	51.1	2.0
80～	52.8	0.5	55.4	1.0	52.5	1.9	48.1	0.5	48.6	0.9	54.7	2.7

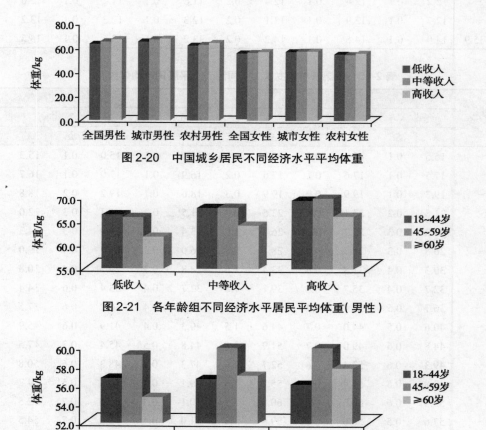

图 2-20　中国城乡居民不同经济水平平均体重

图 2-21　各年龄组不同经济水平居民平均体重（男性）

图 2-22　各年龄组不同经济水平居民平均体重（女性）

（四）十年间体重变化趋势

与 2002 年全国营养调查结果相比，2012 年我国各年龄组居民体重均有所增加。农村居民体重增加趋势高于城市，见表 2-66 和表 2-67。

表 2-66　2002 年与 2012 年中国城市居民平均体重的变化 /kg

年龄 / 岁	男性			女性		
	2002 年	2012 年	变化	2002 年	2012 年	变化
2～	13.5	14.0	0.5	12.7	13.5	0.8
3～	16	16.1	0.1	15.4	15.5	0.1
4～	17.8	18.3	0.5	17.0	17.6	0.6
5～	19.7	20.8	1.1	19.0	20.0	1.0
6～	22.2	24.6	2.4	21.1	23.2	2.1
7～	24.8	26.2	1.4	23.2	24.5	1.3
8～	27.2	29.8	2.6	26.0	28.0	2.0
9～	30.4	33.2	2.8	28.6	31.3	2.7
10～	33.8	37.2	3.4	32.8	34.6	1.8
11～	37.4	41.7	4.3	36.7	40.1	3.4
12～	40.5	45.1	4.6	40.5	43.9	3.4
13～	44.9	50.6	5.7	44.5	47.5	3.0
14～	49.4	55.9	6.5	47.2	50.4	3.2
15～	55.2	57.3	2.1	50.8	51.3	0.5
16～	57.2	59.7	2.5	52.2	52.6	0.4
17～	58.7	60.9	2.2	51.9	52.7	0.8
18～	60.9	61.6	0.7	51.9	54.9	3.0
19～	61.2	65.3	4.1	51.8	55.8	4.0
20～	64.6	67.2	2.6	53.3	55.1	1.8
25～	66.5	69.2	2.7	53.9	56.3	2.4
30～	67.0	70.6	3.6	55.6	56.8	1.2
35～	68.0	69.5	1.5	57.6	58.0	0.4
40～	68.0	69.0	1.0	58.9	59.4	0.5
45～	67.4	69.2	1.8	59.4	60.6	1.2
50～	67.6	68.2	0.6	60.4	60.6	0.2
55～	66.7	67.9	1.2	60.0	60.0	0.0
60～	67.1	66.5	−0.6	59.6	59.7	0.1
65～	66.1	65.1	−1.0	58.3	58.3	0.0
70～	64.2	64.0	−0.2	55.9	57.1	1.2
75～	62.1	62.1	0.0	53.0	54.4	1.4
80～	59.4	61.1	1.7	48.8	53.1	4.3

表2-67　2002年与2012年中国农村居民平均体重的变化 /kg

年龄/岁	男性			女性		
	2002年	2012年	变化	2002年	2012年	变化
2~	12.8	13.5	0.7	11.9	12.9	1.0
3~	14.3	15.4	1.1	13.8	15.0	1.2
4~	16.0	17.5	1.5	15.5	16.9	1.4
5~	17.7	19.5	1.8	17.1	18.8	1.7
6~	19.4	22.3	2.9	18.7	21.6	2.9
7~	21.7	24.8	3.1	20.6	23.7	3.1
8~	23.9	27.4	3.5	22.9	26.6	3.7
9~	26.1	30.9	4.8	25.4	29.1	3.7
10~	28.6	34.0	5.4	28.2	33.2	5.0
11~	31.9	37.7	5.8	31.8	36.5	4.7
12~	35.4	41.8	6.4	35.8	41.1	5.3
13~	39.3	46.3	7.0	40.5	44.8	4.3
14~	45.1	50.5	5.4	44.1	47.7	3.6
15~	48.6	53.5	4.9	46.7	49.9	3.2
16~	53.0	56.3	3.3	49.2	50.8	1.6
17~	54.9	58.0	3.1	51.2	51.5	0.3
18~	56.8	58.9	2.1	51.7	52.6	0.9
19~	58.8	61.8	3.0	52.3	52.6	0.3
20~	60.8	64.2	3.4	52.4	54.3	1.9
25~	62.4	65.3	2.9	52.8	55.6	2.8
30~	63.1	66.2	3.1	54.1	56.4	2.3
35~	63.3	66.4	3.1	55.3	57.2	1.9
40~	62.7	66.6	3.9	56.1	58.5	2.4
45~	61.8	65.8	4.0	55.9	59.3	3.4
50~	60.9	64.2	3.3	55.5	58.9	3.4
55~	60.0	63.1	3.1	54.2	56.7	2.5
60~	58.7	62.0	3.3	52.2	56.3	4.1
65~	57.5	60.6	3.1	50.4	54.7	4.3
70~	56.0	59.3	3.3	49.4	52.3	2.9
75~	54.5	57.7	3.2	47.1	50.7	3.6
80~	53.5	53.2	−0.3	46.1	48.3	2.2

三、Z 评分

（一）年龄别身长 Z 评分

1. 平均年龄别身长 Z 评分　0~1 月龄全国男孩年龄别身长 Z 评分高于女孩，1~3 月龄男女孩年龄别身长 Z 评分相同。3~29 月龄全国女孩年龄别身长 Z 评分高于男孩，29~60 月龄男女孩年龄别身长 Z 评分基本相同。这一数据在城市和农村中与全国趋势基本相同，城市中 0~21 月龄女孩年龄别身长 Z 评分高于男孩，24~60 月龄女孩则低于男孩。农村中 3~29 月龄女孩年龄别身长 Z 评分高于男孩，29~60 月龄男女孩的年龄别身长 Z 评分则相近，见表 2-68 和图 2-23、图 2-24。

表2-68　中国儿童城乡性别年龄别身长平均Z评分

年龄/月	全国		城市		农村	
	男孩	女孩	男孩	女孩	男孩	女孩
0～	0.6	0.2	0.1	0.7	0.8	0.0
1～	0.2	0.2	0.2	0.3	0.2	0.2
2～	0.4	0.4	0.4	0.6	0.4	0.3
3～	0.4	0.5	0.5	0.6	0.2	0.4
4～	0.3	0.5	0.5	0.6	0.1	0.3
5～	0.5	0.7	0.7	0.8	0.2	0.6
6～	0.5	0.6	0.6	0.8	0.4	0.5
8～	0.3	0.5	0.5	0.5	0.1	0.5
10～	0.2	0.3	0.4	0.4	0.1	0.3
12～	0.0	0.2	0.2	0.2	−0.1	0.1
15～	−0.3	0.1	−0.0	0.4	−0.4	−0.1
18～	−0.2	−0.1	0.1	0.1	−0.5	−0.3
21～	−0.4	−0.2	−0.2	0.1	−0.6	−0.4
24～	−0.1	0.0	0.4	0.3	−0.4	−0.2
29～	−0.1	−0.1	0.1	0.1	−0.3	−0.3
36～	−0.2	−0.2	0.2	0.1	−0.5	−0.5
48～59.9	−0.1	−0.2	0.2	0.0	−0.4	−0.5

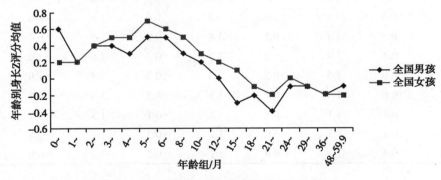

图2-23　中国儿童年龄别身长Z评分均值

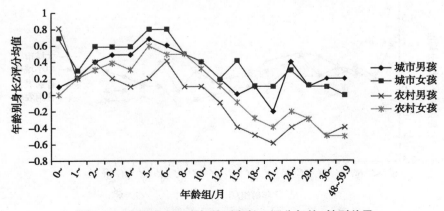

图2-24　中国城乡儿童年龄别身长Z评分年龄、性别差异

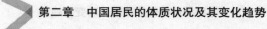

4 类地区男孩年龄别身长 Z 评分均值随地区变化具有一定规律，从 3 月龄以后，男孩年龄别身长 Z 评分均值有大城市≥中小城市≥普通农村≥贫困农村的特点，见表2-69 和图 2-25。

4 类地区女孩年龄别身长 Z 评分均值也有随地区变化的差异，15 月龄以后，女孩年龄别身长 Z 评分有大城市≥中小城市≥普通农村≥贫困农村的特点。2～12 月龄之间，大城市、中小城市、普通农村女孩年龄别身长 Z 评分均值水平相近，相比之下，贫困农村的年龄别身长 Z 评分均值一直处于最低的水平，见表 2-70 和图 2-26。

表2-69 中国 4 类地区男孩年龄别身长 Z 评分均数及标准差

年龄 / 月	大城市		中小城市		普通农村		贫困农村	
	$\overline{X}$	SE	$\overline{X}$	SE	$\overline{X}$	SE	$\overline{X}$	SE
0～	0.9	1.6	−0.7	0.7	0.5	1.4	1.7	1.6
1～	0.2	1.3	0.3	1.3	0.3	1.7	−0.1	1.6
2～	0.4	1.4	0.3	1.3	0.5	1.5	0.3	1.8
3～	0.5	1.4	0.5	1.3	0.3	1.4	−0.1	1.9
4～	0.7	1.4	0.3	1.5	0.3	1.5	−0.2	1.6
5～	0.8	1.4	0.7	1.4	0.3	1.6	−0.1	1.7
6～	0.7	1.3	0.5	1.4	0.3	1.5	0.3	1.4
8～	0.6	1.3	0.4	1.4	0.1	1.5	0.0	1.6
10～	0.3	1.1	0.4	1.4	0.1	1.6	0.1	1.8
12～	0.3	1.5	0.0	1.3	0.0	1.6	−0.4	1.8
15～	0.2	1.4	−0.1	1.4	−0.2	1.5	−0.7	1.7
18～	0.4	1.3	−0.2	1.3	−0.2	1.6	−1.0	1.4
21～	−0.0	1.5	−0.3	1.3	−0.3	1.4	−1.0	1.4
24～	0.6	1.3	0.1	1.3	−0.3	1.4	−0.7	1.5
29～	0.1	1.1	0.1	1.2	−0.1	1.3	−0.7	1.5
36～	0.3	1.3	0.0	1.2	−0.2	1.2	−0.8	1.2
48～59.9	0.4	1.1	0.0	1.1	−0.2	1.2	−0.9	1.2

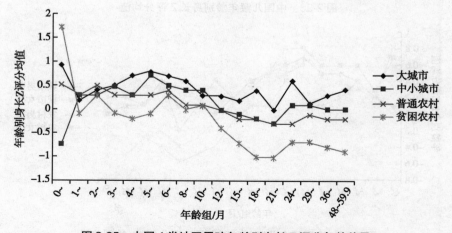

图 2-25 中国 4 类地区男孩年龄别身长 Z 评分年龄差异

表 2-70　中国 4 类地区女孩年龄别身长 Z 评分均数及标准差

年龄 / 月	大城市		中小城市		普通农村		贫困农村	
	$\overline{X}$	SE	$\overline{X}$	SE	$\overline{X}$	SE	$\overline{X}$	SE
0～	0.5	1.3	0.8	1.4	−0.2	1.6	0.4	1.4
1～	0.5	1.2	0.0	1.5	0.1	1.4	0.3	1.8
2～	0.5	1.6	0.7	1.4	0.5	1.7	−0.1	1.9
3～	0.6	1.3	0.7	1.4	0.6	1.4	−0.2	1.6
4～	0.5	1.2	0.7	1.4	0.5	1.6	0.1	1.6
5～	0.8	1.2	0.8	1.4	0.8	1.5	0.1	1.7
6～	0.9	1.3	0.6	1.3	0.7	1.4	0.2	1.6
8～	0.5	1.2	0.4	1.2	0.5	1.3	0.4	1.6
10～	0.4	1.0	0.4	1.3	0.4	1.4	0.2	1.4
12～	0.4	1.3	0.1	1.3	0.2	1.5	0.0	1.7
15～	0.6	1.1	0.2	1.3	−0.0	1.5	−0.3	1.6
18～	0.2	1.4	0.0	1.2	−0.1	1.3	−0.6	1.4
21～	0.4	1.3	−0.1	1.3	−0.2	1.5	−0.9	1.8
24～	0.5	1.2	0.2	1.2	−0.0	1.3	−0.6	1.7
29～	0.3	1.1	0.0	1.3	−0.2	1.2	−0.7	1.4
36～	0.3	1.1	−0.1	1.1	−0.2	1.3	−0.9	1.3
48～59.9	0.2	1.1	−0.1	1.1	−0.2	1.1	−1.0	1.2

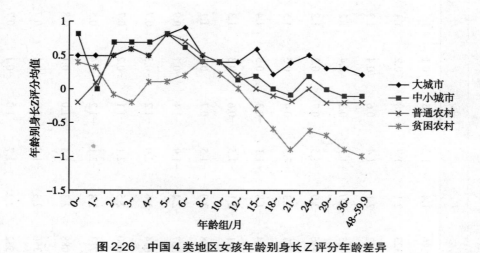

图 2-26　中国 4 类地区女孩年龄别身长 Z 评分年龄差异

2. 年龄别身长 Z 评分百分位分布　中国儿童不同性别、不同地区年龄别身长 Z 评分百分位数分布见表 2-71 至表 2-77。

表2-71 中国儿童不同性别年龄别身长Z评分百分位数分布

年龄/月	男孩 人数	P_5	P_{10}	P_{25}	P_{50}	P_{75}	P_{90}	P_{95}	女孩 人数	P_5	P_{10}	P_{25}	P_{50}	P_{75}	P_{90}	P_{95}
0~	46	−1.4	−1.2	−0.5	0.1	1.7	2.9	3.8	50	−2.1	−1.7	−0.9	0.3	1.2	2.1	2.5
1~	323	−2.1	−1.7	−0.8	0.2	1.1	1.9	2.5	308	−2.0	−1.4	−0.8	0.1	1.1	2.0	2.9
2~	367	−2.1	−1.4	−0.6	0.4	1.3	2.2	2.8	355	−2.1	−1.6	−0.6	0.3	1.3	2.5	3.2
3~	485	−2.0	−1.5	−0.3	0.4	1.2	2.0	2.5	470	−1.6	−1.0	−0.4	0.4	1.4	2.3	3.0
4~	476	−2.0	−1.5	−0.7	0.2	1.2	2.1	2.7	479	−1.9	−1.3	−0.3	0.5	1.4	2.2	2.7
5~	477	−2.3	−1.3	−0.4	0.5	1.5	2.3	2.7	410	−1.6	−1.0	−0.2	0.6	1.6	2.4	3.3
6~	744	−1.8	−1.1	−0.3	0.5	1.4	2.2	2.7	664	−1.6	−1.1	−0.2	0.6	1.6	2.3	2.8
8~	771	−2.1	−1.5	−0.6	0.3	1.3	2.0	2.7	766	−1.5	−1.1	−0.3	0.4	1.2	2.0	2.9
10~	788	−2.0	−1.5	−0.7	0.1	1.1	2.2	2.8	782	−1.6	−1.1	−0.5	0.2	1.2	2.0	2.6
12~	867	−2.4	−1.9	−1.1	−0.1	0.9	2.0	2.5	799	−2.0	−1.5	−0.7	0.1	1.0	1.9	2.6
15~	634	−2.6	−2.0	−1.2	−0.3	0.7	1.5	2.2	576	−2.1	−1.5	−0.7	0.1	0.9	1.8	2.5
18~	660	−2.5	−2.1	−1.1	−0.2	0.7	1.6	2.1	623	−2.1	−1.6	−0.9	−0.1	0.8	1.5	2.0
21~	713	−2.8	−2.1*	−1.2	−0.4	0.5	1.2	1.9	640	−2.5	−1.9	−1.0	−0.2	0.6	1.6	2.2
24~	1088	−2.3	−1.8	−1.0	−0.1	0.8	1.8	2.4	983	−2.1	−1.6	−0.8	0.0	0.8	1.7	2.3
29~	1356	−2.3	−1.8	−0.9	−0.1	0.7	1.4	2.0	1292	−2.2	−1.7	−1.0	−0.1	0.7	1.4	1.9
36~	2532	−2.2	−1.7	−1.0	−0.1	0.7	1.4	1.9	2415	−2.3	−1.7	−1.0	−0.2	0.6	1.3	1.8
48~59.9	2494	−2.2	−1.6	−0.9	−0.1	0.7	1.5	1.9	2406	−2.1	−1.7	−1.0	−0.2	0.6	1.3	1.7

表2-72 中国城市儿童不同性别年龄别身长Z评分百分位数分布

年龄/月	男孩								女孩							
	人数	P_5	P_{10}	P_{25}	P_{50}	P_{75}	P_{90}	P_{95}	人数	P_5	P_{10}	P_{25}	P_{50}	P_{75}	P_{90}	P_{95}
0~	16	-1.7	-1.5	-0.6	-0.2	0.3	2.9	3.6	18	-2.0	-1.5	0.1	0.8	1.4	2.5	3.0
1~	144	-1.9	-1.5	-0.6	0.3	1.0	1.7	2.3	153	-1.7	-1.3	-0.7	0.2	1.1	1.9	2.7
2~	176	-2.0	-1.3	-0.4	0.4	1.2	1.9	2.3	155	-1.7	-1.2	-0.3	0.6	1.4	2.4	3.2
3~	261	-1.7	-0.9	-0.2	0.5	1.3	2.1	2.7	283	-1.4	-0.9	-0.2	0.6	1.5	2.3	3.0
4~	267	-1.8	-1.3	-0.6	0.4	1.4	2.1	2.7	276	-1.5	-1.1	-0.2	0.6	1.4	2.2	2.6
5~	280	-1.5	-0.9	-0.2	0.8	1.6	2.4	2.8	213	-1.3	-0.8	-0.1	0.8	1.6	2.3	2.9
6~	389	-1.6	-0.9	-0.2	0.6	1.4	2.2	2.6	368	-1.2	-0.9	-0.1	0.7	1.6	2.3	2.8
8~	406	-1.6	-1.1	-0.3	0.5	1.4	2.2	2.7	418	-1.3	-0.9	-0.3	0.4	1.2	1.9	2.5
10~	360	-1.6	-1.1	-0.5	0.3	1.2	2.1	2.8	365	-1.5	-1.0	-0.3	0.3	1.2	2.0	2.5
12~	413	-2.1	-1.6	-0.8	0.1	1.1	1.9	2.3	392	-1.8	-1.2	-0.5	0.2	1.0	1.8	2.3
15~	279	-2.0	-1.6	-1.0	0.0	0.8	1.7	2.2	270	-1.3	-1.0	-0.5	0.3	1.1	2.0	2.5
18~	345	-1.9	-1.5	-0.8	0.1	0.9	1.7	2.0	357	-2.0	-1.3	-0.7	0.1	0.9	1.5	1.9
21~	277	-2.5	-1.8	-1.0	-0.2	0.8	1.5	2.0	285	-2.0	-1.2	-0.7	0.1	0.7	1.7	2.0
24~	518	-1.7	-1.2	-0.5	0.3	1.2	2.0	2.5	470	-1.6	-1.1	-0.5	0.3	1.0	1.9	2.3
29~	648	-1.8	-1.4	-0.6	0.1	0.8	1.5	2.0	646	-1.8	-1.4	-0.6	0.2	0.8	1.5	2.0
36~	1228	-1.9	-1.4	-0.7	0.2	0.9	1.7	2.2	1194	-1.7	-1.3	-0.7	0.1	0.8	1.4	1.9
48~59.9	1232	-1.6	-1.1	-0.6	0.2	0.9	1.7	2.1	1162	-1.7	-1.4	-0.7	0.0	0.7	1.4	1.8

表2-73　中国农村儿童不同性别年龄别身长Z评分百分位数分布

年龄/月	男孩								女孩							
	人数	P_5	P_{10}	P_{25}	P_{50}	P_{75}	P_{90}	P_{95}	人数	P_5	P_{10}	P_{25}	P_{50}	P_{75}	P_{90}	P_{95}
0~	30	-1.2	-1.1	-0.5	0.4	1.9	3.3	3.8	32	-2.5	-1.9	-1.0	-0.1	1.0	1.5	2.5
1~	179	-2.2	-1.8	-1.1	0.1	1.1	2.0	2.7	155	-2.3	-1.7	-0.9	0.1	1.1	2.3	2.9
2~	191	-2.2	-1.5	-0.6	0.4	1.4	2.4	3.2	200	-2.5	-1.9	-0.8	0.2	1.3	2.5	3.3
3~	224	-2.6	-1.9	-0.7	0.3	1.1	2.0	2.4	187	-1.9	-1.3	-0.6	0.2	1.3	2.1	2.9
4~	209	-2.1	-1.8	-0.8	0.1	1.0	2.0	2.5	203	-2.3	-1.7	-0.6	0.4	1.3	2.3	2.9
5~	197	-2.5	-1.9	-0.8	0.3	1.3	2.0	2.3	197	-1.8	-1.5	-0.4	0.5	1.5	2.6	3.3
6~	355	-2.0	-1.3	-0.5	0.3	1.3	2.2	2.9	296	-1.8	-1.3	-0.4	0.4	1.5	2.4	2.8
8~	365	-2.4	-1.8	-0.9	-0.0	1.1	1.9	2.8	348	-1.8	-1.2	-0.4	0.4	1.2	2.4	3.2
10~	428	-2.5	-1.8	-1.0	0.0	1.0	2.2	2.8	417	-1.7	-1.3	-0.6	0.2	1.1	2.0	2.6
12~	454	-2.8	-2.2	-1.3	-0.2	0.8	2.0	2.9	407	-2.1	-1.7	-0.9	-0.0	1.0	2.1	3.1
15~	355	-2.8	-2.4	-1.4	-0.4	0.6	1.4	2.2	306	-2.7	-1.9	-1.0	-0.1	0.7	1.6	2.3
18~	315	-3.0	-2.4	-1.5	-0.5	0.5	1.5	2.2	266	-2.4	-1.7	-1.0	-0.4	0.5	1.3	2.1
21~	436	-2.9	-2.2	-1.4	-0.6	0.3	1.1	1.9	355	-2.8	-2.1	-1.4	-0.4	0.4	1.5	2.5
24~	570	-2.5	-2.1	-1.4	-0.5	0.4	1.5	2.0	513	-2.4	-1.9	-1.1	-0.3	0.6	1.4	2.2
29~	708	-2.6	-2.1	-1.2	-0.3	0.5	1.4	2.0	646	-2.5	-2.0	-1.3	-0.3	0.5	1.3	1.8
36~	1 304	-2.4	-2.0	-1.2	-0.5	0.3	1.0	1.5	1 221	-2.6	-2.1	-1.3	-0.5	0.4	1.1	1.6
48~59.9	1 262	-2.4	-2.0	-1.2	-0.4	0.3	1.1	1.6	1 244	-2.3	-1.9	-1.3	-0.5	0.3	1.0	1.5

表2-74　中国大城市儿童不同性别年龄别身长Z评分百分位数分布

年龄/月	男孩								女孩							
	人数	P_5	P_{10}	P_{25}	P_{50}	P_{75}	P_{90}	P_{95}	人数	P_5	P_{10}	P_{25}	P_{50}	P_{75}	P_{90}	P_{95}
0~	8	-0.4	-0.4	-0.4	0.2	2.1	3.6	3.6	7	-1.5	-1.5	-0.6	0.6	1.3	2.5	2.5
1~	64	-1.8	-1.5	-0.7	0.1	0.9	1.8	2.0	80	-1.3	-1.1	-0.3	0.4	1.2	1.8	2.0
2~	73	-2.4	-1.6	-0.2	0.7	1.4	2.0	2.3	64	-1.8	-1.6	-0.3	0.3	1.3	2.3	3.0
3~	117	-1.7	-0.8	-0.0	0.6	1.2	2.1	2.7	143	-1.6	-0.8	-0.1	0.6	1.4	2.2	2.6
4~	118	-1.5	-0.9	-0.2	0.7	1.6	2.4	2.7	128	-1.3	-1.0	-0.2	0.5	1.3	2.0	2.3
5~	136	-1.0	-0.6	-0.1	0.7	1.7	2.3	2.7	103	-0.9	-0.6	0.0	0.8	1.6	2.1	2.4
6~	207	-1.7	-0.8	-0.1	0.6	1.5	2.3	2.7	169	-1.0	-0.8	0.1	1.0	1.8	2.5	3.0
8~	189	-1.5	-1.0	-0.2	0.6	1.4	2.2	2.4	216	-1.3	-0.8	-0.2	0.5	1.2	1.9	2.6
10~	131	-1.3	-1.0	-0.6	0.2	1.2	1.7	2.7	148	-1.0	-0.9	-0.3	0.3	1.0	2.0	2.5
12~	191	-2.1	-1.5	-0.6	0.6	1.2	2.1	2.5	179	-1.6	-1.1	-0.3	0.3	1.2	2.0	2.5
15~	89	-1.7	-1.5	-0.8	0.3	1.0	1.8	2.2	111	-1.0	-0.8	-0.2	0.5	1.3	1.9	2.5
18~	163	-1.7	-1.3	-0.5	0.4	1.2	1.9	2.7	169	-1.8	-1.2	-0.6	0.2	1.1	1.7	2.0
21~	96	-3.2	-1.4	-0.6	0.0	0.9	1.5	2.2	105	-1.2	-1.0	-0.6	0.3	1.1	1.9	2.5
24~	256	-1.3	-0.9	-0.2	0.6	1.4	2.3	2.8	231	-1.3	-0.9	-0.4	0.4	1.1	2.2	2.6
29~	255	-1.7	-1.4	-0.5	0.1	0.8	1.4	1.7	266	-1.6	-1.0	-0.4	0.3	0.9	1.5	1.8
36~	550	-1.7	-1.2	-0.4	0.3	1.0	1.8	2.5	510	-1.4	-1.1	-0.5	0.2	0.9	1.7	2.0
48~59.9	517	-1.3	-0.9	-0.3	0.3	1.0	1.8	2.3	506	-1.4	-1.1	-0.5	0.1	0.9	1.6	2.1

表2-75 中国中小城市儿童不同性别年龄别身长Z评分百分位数分布

年龄/月	男孩								女孩							
	人数	P_5	P_{10}	P_{25}	P_{50}	P_{75}	P_{90}	P_{95}	人数	P_5	P_{10}	P_{25}	P_{50}	P_{75}	P_{90}	P_{95}
0~	8	-1.7	-1.7	-1.4	-0.5	-0.1	0.0	0.0	11	-2.0	-0.9	0.1	1.0	1.9	2.3	3.0
1~	80	-1.9	-1.6	-0.4	0.4	1.1	1.7	2.4	73	-1.9	-1.5	-1.1	-0.1	0.9	2.0	2.9
2~	103	-1.6	-1.3	-0.4	0.2	1.0	1.9	2.4	91	-1.5	-0.8	-0.2	0.6	1.5	2.4	3.2
3~	144	-1.7	-0.9	-0.2	0.4	1.3	2.0	2.8	140	-1.4	-1.0	-0.3	0.7	1.7	2.3	3.0
4~	149	-1.9	-1.6	-0.7	0.2	1.1	2.1	2.8	148	-1.5	-1.1	-0.2	0.7	1.5	2.4	3.3
5~	144	-1.5	-1.0	-0.2	0.8	1.6	2.6	3.0	110	-1.5	-1.0	-0.3	0.7	1.6	2.5	3.2
6~	182	-1.5	-0.9	-0.3	0.4	1.3	2.1	2.5	199	-1.6	-1.1	-0.2	0.5	1.5	2.2	2.5
8~	217	-2.0	-1.4	-0.4	0.4	1.3	2.2	2.8	202	-1.2	-0.9	-0.3	0.3	1.1	1.9	2.4
10~	229	-1.7	-1.1	-0.5	0.4	1.3	2.2	3.0	217	-1.7	-1.2	-0.4	0.3	1.3	2.1	2.6
12~	222	-2.0	-1.8	-0.9	-0.0	0.9	1.7	2.1	213	-2.3	-1.4	-0.6	0.1	0.9	1.4	2.2
15~	190	-2.0	-1.7	-1.1	-0.1	0.7	1.7	2.1	159	-1.8	-1.2	-0.7	0.1	0.9	2.1	2.5
18~	182	-2.0	-1.6	-1.0	-0.2	0.8	1.4	1.8	188	-2.1	-1.5	-0.8	0.1	0.8	1.5	1.8
21~	181	-2.4	-2.0	-1.1	-0.3	0.7	1.5	1.7	180	-2.4	-1.3	-0.8	-0.1	0.6	1.3	1.7
24~	262	-1.9	-1.5	-0.7	0.0	0.9	1.7	2.1	239	-1.8	-1.2	-0.6	0.2	1.0	1.7	2.0
29~	393	-1.9	-1.3	-0.7	0.0	0.8	1.6	2.1	380	-2.1	-1.6	-0.9	0.0	0.8	1.6	2.1
36~	678	-1.9	-1.5	-0.8	0.1	0.8	1.6	2.0	684	-2.0	-1.4	-0.7	-0.1	0.6	1.2	1.7
48~59.9	715	-1.7	-1.3	-0.7	0.1	0.8	1.5	2.0	656	-1.9	-1.5	-0.8	-0.1	0.6	1.3	1.6

表2-76 中国普通农村儿童不同性别年龄别身长Z评分百分位数分布

年龄/月	男孩								女孩							
	人数	P_5	P_{10}	P_{25}	P_{50}	P_{75}	P_{90}	P_{95}	人数	P_5	P_{10}	P_{25}	P_{50}	P_{75}	P_{90}	P_{95}
0~	22	-1.2	-1.1	-0.6	0.3	1.7	2.7	2.9	20	-2.3	-2.0	-1.3	-0.6	1.0	1.6	2.9
1~	116	-2.2	-1.8	-0.9	0.3	1.2	2.2	3.5	112	-2.2	-1.7	-0.8	0.0	1.0	2.1	2.9
2~	126	-1.7	-1.3	-0.6	0.4	1.4	2.4	3.2	128	-2.4	-1.8	-0.5	0.4	1.6	2.7	3.2
3~	145	-2.0	-1.6	-0.3	0.4	1.1	2.0	2.3	129	-1.3	-1.0	-0.3	0.4	1.5	2.5	3.3
4~	124	-1.9	-1.5	-0.6	0.3	1.1	2.1	2.3	129	-2.1	-1.6	-0.4	0.4	1.4	2.4	3.2
5~	138	-2.4	-1.6	-0.4	0.4	1.2	2.1	2.7	145	-1.5	-0.9	-0.2	0.6	1.6	2.8	3.3
6~	242	-2.0	-1.3	-0.4	0.4	1.3	2.2	2.9	192	-1.5	-1.0	-0.2	0.6	1.7	2.4	2.8
8~	251	-2.5	-1.8	-1.0	0.1	1.1	1.8	2.6	228	-1.4	-1.0	-0.3	0.4	1.3	2.2	3.0
10~	278	-2.5	-1.8	-0.9	0.0	0.9	2.1	2.6	275	-1.7	-1.2	-0.6	0.3	1.2	1.9	2.7
12~	277	-2.4	-1.8	-0.9	-0.1	0.9	2.0	3.0	249	-1.9	-1.5	-0.9	-0.0	1.0	2.0	2.9
15~	203	-2.5	-2.1	-1.1	-0.2	0.7	1.5	2.4	203	-2.6	-1.8	-0.8	0.0	0.9	1.6	2.1
18~	197	-2.7	-2.2	-1.2	-0.3	0.8	1.8	2.4	165	-2.0	-1.6	-0.9	-0.0	0.6	1.4	2.1
21~	292	-2.3	-1.9	-1.2	-0.4	0.5	1.2	1.9	238	-2.0	-1.8	-1.0	-0.2	0.6	1.6	2.5
24~	376	-2.4	-2.0	-1.2	-0.3	0.6	1.5	2.1	344	-2.0	-1.6	-1.0	-0.1	0.7	1.4	2.2
29~	443	-2.1	-1.7	-0.9	-0.2	0.6	1.4	2.0	441	-2.2	-1.6	-1.0	-0.2	0.6	1.4	1.7
36~	817	-2.2	-1.7	-1.0	-0.2	0.5	1.2	1.6	798	-2.3	-1.7	-1.0	-0.2	0.5	1.2	1.7
48~59.9	793	-2.1	-1.6	-0.9	-0.2	0.6	1.3	1.8	784	-2.0	-1.6	-0.9	-0.2	0.5	1.2	1.7

表2-77 中国贫困农村儿童不同性别年龄别身长Z评分百分位数分布

年龄/月	男孩								女孩							
	人数	P_5	P_{10}	P_{25}	P_{50}	P_{75}	P_{90}	P_{95}	人数	P_5	P_{10}	P_{25}	P_{50}	P_{75}	P_{90}	P_{95}
0~	8	-0.9	-0.9	0.6	1.8	2.9	3.9	3.9	12	-2.8	-0.8	-0.4	0.8	1.3	1.5	2.5
1~	63	-2.0	-1.7	-1.4	-0.2	0.9	1.9	2.4	43	-2.3	-1.6	-1.0	0.4	1.5	2.6	3.0
2~	65	-2.4	-2.1	-0.8	0.3	1.4	2.6	3.0	72	-3.3	-2.1	-1.2	-0.3	0.9	1.9	3.5
3~	79	-3.7	-3.0	-1.3	0.0	1.1	2.4	3.6	58	-2.9	-2.3	-1.0	-0.3	0.6	1.9	2.9
4~	85	-3.0	-2.1	-1.0	-0.2	0.6	1.8	2.5	74	-2.4	-2.0	-1.0	0.1	1.2	2.0	2.6
5~	59	-3.0	-2.4	-1.3	-0.0	1.6	2.0	2.3	52	-2.4	-2.0	-1.4	-0.0	1.1	1.7	3.3
6~	113	-1.9	-1.3	-0.6	0.1	1.0	2.2	2.5	104	-2.0	-1.6	-0.8	0.1	1.1	2.0	2.7
8~	114	-2.3	-1.7	-0.9	-0.3	0.8	2.0	3.6	120	-2.3	-1.7	-0.6	0.4	1.2	2.4	3.4
10~	150	-2.5	-1.9	-1.2	-0.1	1.2	2.3	3.5	142	-1.7	-1.3	-0.8	0.1	1.0	2.0	2.6
12~	177	-2.9	-2.6	-1.8	-0.6	0.5	2.1	2.8	158	-2.4	-1.9	-1.0	-0.1	1.0	2.4	3.3
15~	152	-3.2	-2.6	-1.9	-0.8	0.1	1.3	2.0	103	-2.7	-2.2	-1.3	-0.2	0.5	1.0	2.5
18~	118	-3.2	-2.5	-2.0	-1.0	0.1	0.7	1.3	101	-3.4	-1.8	-1.3	-0.6	0.1	1.0	1.8
21~	144	-3.4	-2.8	-1.8	-1.0	-0.1	0.7	1.2	117	-3.4	-2.8	-1.9	-1.2	-0.0	1.5	2.5
24~	194	-3.0	-2.5	-1.7	-0.7	0.1	1.1	1.8	169	-3.2	-2.4	-1.6	-0.5	0.2	1.5	2.1
29~	265	-3.0	-2.6	-1.6	-0.8	0.3	1.4	1.8	205	-2.9	-2.3	-1.6	-0.8	0.1	0.9	1.8
36~	487	-2.8	-2.2	-1.6	-0.8	-0.1	0.7	1.0	423	-2.9	-2.5	-1.7	-0.9	-0.0	0.9	1.4
48~59.9	469	-2.7	-2.3	-1.6	-0.8	-0.1	0.6	0.9	460	-2.8	-2.3	-1.7	-1.0	-0.2	0.4	1.2

3. 不同经济水平家庭儿童年龄别身长 Z 评分差异 中国城市和农村家庭不同年均收入男孩和女孩平均年龄别身长 Z 评分见表 2-78 和表 2-79。在全国和城市地区，男孩年龄别身长 Z 评分随着收入的增加而增加，女孩的数据结果与男孩一致。但是在农村地区，男孩和女孩的平均年龄别身长 Z 评分与收入无明显的关系，见表 2-80 和图 2-27。

表 2-78 中国低中高收入儿童不同性别年龄别身长平均 Z 评分及标准差

| 年龄/月 | 男孩 | | | | | | 女孩 | | | | | |
| | 低收入 | | 中等收入 | | 高收入 | | 低收入 | | 中等收入 | | 高收入 | |
	$\overline{X}$	SE	$\overline{X}$	SE	$\overline{X}$	SE	$\overline{X}$	SE	$\overline{X}$	SE	$\overline{X}$	SE
0~	0.5	1.6	0.5	1.6	0.6	1.5	0.2	1.5	0.1	1.6	0.6	1.2
1~	0.1	1.7	0.4	1.5	0.1	1.2	0.3	1.6	−0.1	1.4	0.5	1.3
2~	0.3	1.7	0.4	1.4	0.4	1.4	0.3	1.8	0.3	1.5	0.5	1.7
3~	0.2	1.6	0.2	1.4	0.7	1.5	0.5	1.5	0.5	1.3	0.7	1.4
4~	−0.0	1.6	0.4	1.4	0.5	1.3	0.5	1.4	0.5	1.6	0.6	1.3
5~	0.2	1.4	0.5	1.6	0.8	1.5	0.5	1.6	0.7	1.2	1.1	1.6
6~	0.2	1.4	0.6	1.5	0.7	1.1	0.3	1.5	0.5	1.4	0.8	1.5
8~	0.1	1.5	0.3	1.5	0.6	1.4	0.3	1.4	0.5	1.3	0.6	1.2
10~	0.1	1.6	0.3	1.5	0.4	1.4	0.3	1.4	0.3	1.3	0.4	1.1
12~	−0.3	1.7	0.1	1.5	0.2	1.4	−0.1	1.6	0.3	1.3	0.3	1.3
15~	−0.6	1.5	−0.2	1.5	0.1	1.5	−0.2	1.5	0.1	1.4	0.5	1.5
18~	−0.5	1.5	−0.2	1.4	0.1	1.3	−0.1	1.3	−0.1	1.4	0.3	1.3
21~	−0.6	1.5	−0.4	1.4	0.1	1.4	−0.4	1.6	0.1	1.3	0.2	1.3
24~	−0.3	1.5	−0.1	1.4	0.3	1.3	−0.2	1.5	0.1	1.3	0.4	1.2
29~	−0.4	1.4	−0.0	1.4	0.1	1.1	−0.4	1.3	0.1	1.3	0.2	1.2
36~	−0.4	1.3	−0.1	1.2	0.0	1.2	−0.4	1.3	−0.2	1.2	0.0	1.2
48~59.9	−0.3	1.3	−0.1	1.2	0.2	1.2	−0.4	1.2	−0.2	1.1	−0.0	1.2

表 2-79 中国城市低中高收入儿童不同性别年龄别身长平均 Z 评分及标准差

| 年龄/月 | 男孩 | | | | | | 女孩 | | | | | |
| | 低收入 | | 中等收入 | | 高收入 | | 低收入 | | 中等收入 | | 高收入 | |
	$\overline{X}$	SE	$\overline{X}$	SE	$\overline{X}$	SE	$\overline{X}$	SE	$\overline{X}$	SE	$\overline{X}$	SE
0~	−0.3	0.4	−0.7	0.8	0.6	1.8	0.8	1.3	0.7	1.8	1.0	0.5
1~	0.2	1.7	0.3	1.3	0.3	1.1	0.1	1.6	0.1	1.3	0.4	1.2
2~	0.1	1.6	0.3	1.2	0.6	1.4	0.7	1.8	0.6	1.4	0.6	1.5
3~	0.1	1.4	0.5	1.3	0.6	1.4	0.6	1.4	0.8	1.2	0.6	1.4
4~	0.2	1.6	0.4	1.4	0.6	1.3	0.6	1.2	0.7	1.3	0.6	1.3
5~	0.4	1.3	0.7	1.4	0.9	1.4	0.4	1.2	0.8	1.1	0.9	1.5

续表

年龄 / 月	男孩						女孩					
	低收入		中等收入		高收入		低收入		中等收入		高收入	
	$\overline{X}$	SE	$\overline{X}$	SE	$\overline{X}$	SE	$\overline{X}$	SE	$\overline{X}$	SE	$\overline{X}$	SE
6~	0.1	1.4	0.8	1.3	0.7	1.0	0.7	1.2	0.6	1.2	0.9	1.4
8~	0.2	1.2	0.5	1.4	0.6	1.3	0.4	1.1	0.4	1.3	0.7	1.1
10~	0.2	1.3	0.4	1.3	0.5	1.3	0.3	1.3	0.5	1.3	0.4	1.1
12~	−0.2	1.2	0.2	1.5	0.3	1.3	−0.3	1.4	0.5	1.2	0.3	1.3
15~	−0.5	1.3	−0.2	1.3	0.4	1.4	−0.0	1.3	0.2	1.0	0.7	1.3
18~	−0.3	1.0	−0.0	1.5	0.3	1.2	0.0	1.1	0.0	1.4	0.4	1.3
21~	−0.5	1.4	−0.2	1.2	0.0	1.4	−0.3	1.1	0.1	1.2	0.2	1.3
24~	0.3	1.5	0.3	1.1	0.5	1.3	0.1	1.2	0.4	1.2	0.6	1.1
29~	−0.1	1.4	0.1	1.2	0.2	1.1	−0.2	1.1	0.2	1.1	0.3	1.2
36~	−0.1	1.2	0.2	1.2	0.3	1.1	−0.2	1.1	0.2	1.1	0.2	1.1
48~59.9	−0.0	1.1	0.2	1.1	0.3	1.1	−0.2	1.2	0.0	1.1	0.1	1.1

表2-80　中国农村低中高收入儿童不同性别年龄别身长平均Z评分及标准差

年龄 / 月	男孩						女孩					
	低收入		中等收入		高收入		低收入		中等收入		高收入	
	$\overline{X}$	SE	$\overline{X}$	SE	$\overline{X}$	SE	$\overline{X}$	SE	$\overline{X}$	SE	$\overline{X}$	SE
0~	0.7	1.8	1.0	1.5	0.6	1.2	−0.1	1.6	−0.0	1.6	0.2	1.8
1~	0.0	1.7	0.5	1.6	−0.2	1.4	0.4	1.7	−0.2	1.4	0.7	1.6
2~	0.4	1.7	0.4	1.5	0.6	1.4	0.4	1.8	0.1	1.6	0.2	2.3
3~	0.3	1.7	−0.0	1.5	0.9	1.6	0.4	1.6	0.2	1.4	0.9	1.7
4~	−0.1	1.6	0.3	1.5	0.1	1.0	0.4	1.5	0.2	1.8	0.8	1.3
5~	0.0	1.4	0.4	1.7	−0.1	2.1	0.5	1.8	0.6	1.4	1.7	1.9
6~	0.3	1.5	0.4	1.5	0.7	1.6	0.5	1.4	0.5	1.5	0.2	1.7
8~	0.0	1.6	0.1	1.5	0.2	1.7	0.3	1.6	0.6	1.3	0.4	1.5
10~	−0.0	1.7	0.3	1.6	−0.1	1.5	0.3	1.4	0.4	1.4	0.1	1.3
12~	−0.3	1.8	0.1	1.5	0.1	1.6	0.1	1.7	0.2	1.5	0.3	1.5
15~	−0.6	1.6	−0.1	1.6	−0.6	1.4	−0.2	1.5	0.1	1.6	−0.1	1.9
18~	−0.5	1.7	−0.4	1.3	−0.7	1.6	−0.4	1.4	−0.2	1.3	−0.3	1.4
21~	−0.7	1.6	−0.5	1.3	−0.7	1.4	−0.4	1.8	−0.6	1.3	0.2	1.2
24~	−0.5	1.5	−0.3	1.5	−0.5	1.1	−0.3	1.2	−0.1	1.3	−0.1	1.5
29~	−0.5	1.4	−0.1	1.4	−0.3	1.2	−0.5	1.3	−0.0	1.3	−0.3	1.0
36~	−0.5	1.3	−0.3	1.2	−0.8	1.2	−0.6	1.1	−0.4	1.2	−0.5	1.2
48~59.9	−0.5	1.3	−0.3	1.2	−0.4	1.2	−0.5	1.2	−0.4	1.2	−0.6	1.2

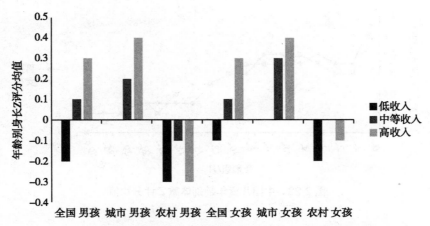

图 2-27　中国城乡低中高收入家庭儿童不同性别年龄别身长 Z 评分均值

（二）年龄别体重 Z 评分

1. 平均年龄别体重 Z 评分　0～8 月龄全国男孩年龄别体重 Z 评分基本高于女孩，这一数据在城市中的趋势与全国相同，而在农村中，3～21 月龄男孩年龄别体重 Z 评分低于女孩。8～29 月龄全国男孩年龄别体重 Z 评分基本上低于女孩，但无论是在城市中还是在农村中，18～29 月龄男女孩年龄别体重 Z 评分基本相同。36～60 月龄全国男孩年龄别体重 Z 评分高于女孩，城市和农村 36～60 月龄男孩年龄别体重 Z 评分均高于女孩，见表 2-81 和图 2-28、图 2-29。

表 2-81　中国儿童城乡性别年龄别体重平均 Z 评分

年龄 / 月	全国		城市		农村	
	男孩	女孩	男孩	女孩	男孩	女孩
0～	1.1	1.0	0.8	1.0	1.3	1.0
1～	0.7	0.6	0.7	0.6	0.7	0.7
2～	0.7	0.6	0.8	0.8	0.7	0.5
3～	0.8	0.7	0.9	0.7	0.6	0.7
4～	0.7	0.8	0.9	0.9	0.4	0.7
5～	0.8	0.7	0.9	0.8	0.7	0.7
6～	0.8	0.7	0.9	0.8	0.6	0.7
8～	0.6	0.7	0.8	0.7	0.4	0.6
10～	0.6	0.6	0.8	0.7	0.5	0.6
12～	0.5	0.5	0.6	0.5	0.4	0.5
15～	0.3	0.5	0.5	0.7	0.1	0.4
18～	0.3	0.4	0.5	0.5	0.2	0.2
21～	0.3	0.2	0.4	0.4	0.2	0.1
24～	0.3	0.4	0.6	0.6	0.1	0.2
29～	0.2	0.2	0.3	0.3	0.2	0.1
36～	0.2	0.1	0.4	0.2	0.0	−0.1
48～59.9	0.2	−0.0	0.4	0.1	−0.0	−0.2

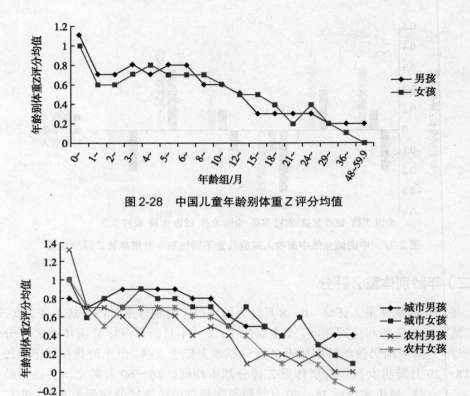

图 2-28　中国儿童年龄别体重 Z 评分均值

图 2-29　中国城乡儿童年龄别体重 Z 评分年龄、性别差异

　　4 类地区男孩年龄别体重 Z 评分均值随地区变化具有一定规律,从 2 月龄以后,男孩年龄别体重 Z 评分均值有大城市≥中小城市≥普通农村≥贫困农村的趋势特点,在 4～18 月龄之间,大城市和中小城市年龄别体重 Z 评分趋同,见表 2-82 和图 2-30。

　　4 类地区女孩年龄别体重 Z 评分在 2～6 月龄间,有中城市≥普通农村≥大城市≥贫困农村的趋势特点,而在 10～60 月龄间,则有大城市≥中小城市≥普通农村≥贫困农村的趋势特点,见表 2-83 和图 2-31。

表 2-82　中国 4 类地区男孩年龄别体重 Z 评分均数及标准差

年龄/月	大城市		中小城市		普通农村		贫困农村	
	$\overline{X}$	SE	$\overline{X}$	SE	$\overline{X}$	SE	$\overline{X}$	SE
0～	1.4	0.8	0.2	0.9	1.0	1.2	1.9	1.3
1～	0.4	1.0	0.9	1.2	0.9	1.3	0.5	1.4
2～	0.8	1.1	0.8	1.2	0.8	1.2	0.4	1.6
3～	0.7	1.1	1.0	1.1	0.8	1.2	0.4	1.4
4～	0.9	1.2	0.9	1.2	0.7	1.2	0.0	1.3

续表

年龄 / 月	大城市		中小城市		普通农村		贫困农村	
	$\overline{X}$	SE	$\overline{X}$	SE	$\overline{X}$	SE	$\overline{X}$	SE
5～	0.9	1.4	1.0	1.2	0.8	1.3	0.4	1.3
6～	0.9	1.2	0.9	1.2	0.7	1.2	0.3	1.3
8～	0.8	1.0	0.9	1.3	0.6	1.2	0.1	1.4
10～	0.8	1.0	0.8	1.2	0.6	1.2	0.3	1.3
12～	0.7	1.2	0.6	1.2	0.6	1.1	0.1	1.3
15～	0.5	1.1	0.5	1.1	0.2	1.1	−0.0	1.3
18～	0.6	1.1	0.4	1.1	0.3	0.9	0.0	1.1
21～	0.3	1.1	0.4	1.1	0.3	1.0	−0.1	1.1
24～	0.7	1.1	0.4	1.1	0.3	1.0	−0.1	1.1
29～	0.4	1.0	0.3	1.1	0.3	1.0	−0.1	1.1
36～	0.4	1.0	0.4	1.1	0.1	1.0	−0.1	1.0
48～59.9	0.6	1.1	0.4	1.1	0.1	1.0	−0.3	1.0

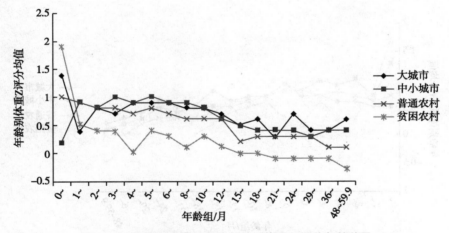

图 2-30　中国 4 类地区男孩年龄别体重 Z 评分年龄差异

表 2-83　中国 4 类地区女孩年龄别体重 Z 评分均数及标准差

年龄 / 月	大城市		中小城市		普通农村		贫困农村	
	$\overline{X}$	SE	$\overline{X}$	SE	$\overline{X}$	SE	$\overline{X}$	SE
0～	0.5	1.5	1.3	1.6	0.7	1.1	1.7	1.3
1～	0.5	1.0	0.7	1.3	0.6	1.2	0.8	1.3
2～	0.6	1.1	1.0	1.1	0.7	1.2	0.3	1.4
3～	0.6	1.1	0.9	1.1	0.8	1.1	0.3	1.3
4～	0.7	1.2	1.0	1.2	0.7	1.0	0.6	1.1

续表

年龄/月	大城市		中小城市		普通农村		贫困农村	
	$\overline{X}$	SE	$\overline{X}$	SE	$\overline{X}$	SE	$\overline{X}$	SE
5～	0.7	1.1	0.8	1.1	0.8	1.2	0.2	1.4
6～	0.9	1.1	0.8	1.0	0.9	1.1	0.3	1.3
8～	0.7	0.9	0.7	1.0	0.7	1.0	0.6	1.2
10～	0.7	1.0	0.6	1.0	0.6	1.1	0.5	1.1
12～	0.6	1.0	0.5	1.0	0.6	1.1	0.4	1.2
15～	0.8	1.0	0.5	1.0	0.4	1.0	0.2	1.2
18～	0.5	1.1	0.5	1.0	0.3	0.9	−0.0	1.2
21～	0.5	1.0	0.4	1.0	0.3	0.9	−0.2	1.3
24～	0.6	0.9	0.5	1.1	0.3	1.0	−0.1	1.2
29～	0.4	1.0	0.3	1.1	0.2	1.0	−0.2	1.1
36～	0.3	0.9	0.2	1.0	0.0	1.0	−0.2	1.1
48～59.9	0.2	0.9	0.1	1.1	−0.0	0.9	−0.5	0.9

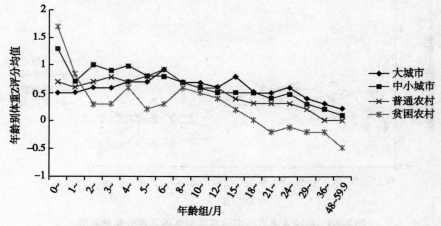

图 2-31　中国 4 类地区女孩年龄别体重 Z 评分年龄差异

2. 年龄别体重 Z 评分百分位分布　中国儿童不同性别、不同地区年龄别体重 Z 评分百分位数分布见表 2-84 至表 2-90。

表2-84 中国儿童不同性别年龄别体重Z评分百分位数分布

年龄/月	男孩								女孩							
	人数	P_5	P_{10}	P_{25}	P_{50}	P_{75}	P_{90}	P_{95}	人数	P_5	P_{10}	P_{25}	P_{50}	P_{75}	P_{90}	P_{95}
0~	46	-1.0	-0.6	0.2	1.1	2.2	2.7	2.7	50	-0.9	-0.7	0.1	0.9	1.9	3.0	3.3
1~	323	-1.2	-0.8	-0.1	0.7	1.4	2.3	3.0	308	-1.4	-0.9	-0.1	0.7	1.4	2.3	2.7
2~	367	-1.5	-0.8	0.1	0.8	1.6	2.2	2.8	355	-1.6	-0.8	-0.0	0.7	1.3	2.1	2.4
3~	485	-1.2	-0.8	-0.0	0.8	1.6	2.2	2.7	470	-1.3	-0.6	0.0	0.7	1.4	2.2	2.6
4~	476	-1.5	-0.9	-0.1	0.7	1.5	2.3	2.8	479	-1.1	-0.6	0.0	0.7	1.6	2.3	2.6
5~	477	-1.3	-0.6	0.0	0.8	1.7	2.5	2.8	410	-1.4	-0.8	0.0	0.8	1.5	2.2	2.6
6~	744	-1.3	-1.0	-0.1	0.8	1.6	2.3	2.7	664	-1.1	-0.7	0.0	0.8	1.5	2.1	2.4
8~	771	-1.5	-0.8	-0.1	0.7	1.5	2.1	2.6	766	-1.1	-0.6	-0.1	0.6	1.4	2.0	2.2
10~	788	-1.4	-0.9	-0.2	0.6	1.4	2.2	2.8	782	-1.1	-0.6	0.0	0.7	1.3	1.9	2.2
12~	867	-1.4	-1.0	-0.3	0.5	1.4	2.1	2.6	799	-1.3	-0.8	-0.2	0.5	1.2	1.9	2.3
15~	634	-1.6	-1.2	-0.4	0.3	1.1	1.8	2.2	576	-1.4	-0.7	-0.1	0.5	1.1	1.7	2.3
18~	660	-1.4	-1.1	-0.3	0.4	1.0	1.7	2.1	623	-1.2	-0.8	-0.3	0.4	1.0	1.6	2.0
21~	713	-1.5	-1.1	-0.5	0.3	1.0	1.6	2.0	640	-1.4	-1.0	-0.4	0.3	1.0	1.6	1.8
24~	1088	-1.6	-1.1	-0.4	0.3	1.1	1.8	2.3	983	-1.5	-1.0	-0.3	0.3	1.1	1.7	2.0
29~	1356	-1.5	-1.0	-0.5	0.3	0.9	1.5	2.0	1292	-1.6	-1.1	-0.5	0.3	0.9	1.5	1.9
36~	2532	-1.5	-1.1	-0.5	0.2	0.9	1.6	1.9	2415	-1.5	-1.2	-0.6	0.1	0.7	1.3	1.7
48~59.9	2494	-1.5	-1.1	-0.6	0.2	0.9	1.5	2.1	2406	-1.6	-1.2	-0.7	-0.0	0.6	1.2	1.6

表2-85　中国城市儿童不同性别年龄别体重Z评分百分位数分布

年龄/月	男孩								女孩							
	人数	P_5	P_{10}	P_{25}	P_{50}	P_{75}	P_{90}	P_{95}	人数	P_5	P_{10}	P_{25}	P_{50}	P_{75}	P_{90}	P_{95}
0~	16	-1.1	-0.6	0.1	0.7	1.6	2.5	2.7	18	-1.2	-1.1	0.1	0.9	2.0	3.3	4.5
1~	144	-0.9	-0.8	-0.1	0.7	1.3	2.0	2.8	153	-1.4	-1.0	-0.2	0.6	1.4	2.1	2.5
2~	176	-0.9	-0.4	0.1	0.7	1.6	2.2	2.8	155	-0.7	-0.3	0.2	0.9	1.4	2.1	2.5
3~	261	-0.8	-0.5	0.1	0.8	1.7	2.2	2.5	283	-1.0	-0.4	0.1	0.7	1.4	2.2	2.7
4~	267	-1.0	-0.6	0.1	0.9	1.7	2.6	2.9	276	-1.1	-0.6	0.1	0.8	1.8	2.4	2.7
5~	280	-1.3	-0.5	0.1	0.9	1.8	2.5	2.9	213	-1.2	-0.8	0.1	0.8	1.6	2.2	2.6
6~	389	-1.2	-0.6	0.1	0.9	1.7	2.4	2.8	368	-0.9	-0.5	0.2	0.8	1.5	2.1	2.5
8~	406	-1.0	-0.6	0.0	0.9	1.6	2.3	2.7	418	-0.9	-0.5	0.0	0.6	1.3	1.9	2.2
10~	360	-1.0	-0.6	0.0	0.8	1.5	2.2	2.7	365	-1.0	-0.6	0.0	0.7	1.3	1.9	2.2
12~	413	-1.3	-0.9	-0.1	0.6	1.5	2.1	2.6	392	-1.2	-0.8	-0.1	0.6	1.2	1.8	2.3
15~	279	-1.3	-0.8	-0.2	0.5	1.2	1.9	2.6	270	-0.9	-0.6	0.0	0.7	1.2	1.8	2.3
18~	345	-1.3	-0.9	-0.2	0.5	1.2	1.9	2.2	357	-1.1	-0.8	-0.2	0.5	1.2	1.8	2.0
21~	277	-1.5	-1.0	-0.3	0.4	1.2	1.7	2.3	285	-1.2	-0.8	-0.2	0.5	1.2	1.7	2.0
24~	518	-1.3	-0.8	-0.2	0.5	1.2	2.0	2.5	470	-1.2	-0.7	-0.1	0.5	1.2	1.8	2.2
29~	648	-1.4	-0.9	-0.3	0.3	1.0	1.6	2.2	646	-1.6	-1.1	-0.4	0.4	1.0	1.7	2.1
36~	1228	-1.4	-0.9	-0.3	0.4	1.1	1.8	2.2	1194	-1.4	-0.9	-0.4	0.2	0.8	1.4	1.9
48~59.9	1232	-1.3	-0.9	-0.3	0.4	1.1	1.8	2.4	1162	-1.5	-1.1	-0.5	0.1	0.8	1.4	1.8

表2-86 中国农村儿童不同性别年龄别体重Z评分百分位数分布

年龄/月	男孩								女孩							
	人数	P_5	P_{10}	P_{25}	P_{50}	P_{75}	P_{90}	P_{95}	人数	P_5	P_{10}	P_{25}	P_{50}	P_{75}	P_{90}	P_{95}
0~	30	-1.0	-0.6	0.3	1.5	2.5	2.7	2.7	32	-0.7	-0.6	0.0	1.0	1.9	2.7	3.0
1~	179	-1.5	-0.9	-0.1	0.6	1.4	2.5	3.3	155	-1.6	-0.8	-0.0	0.7	1.4	2.4	2.7
2~	191	-1.8	-1.0	-0.1	0.8	1.6	2.2	2.8	200	-1.8	-1.0	-0.3	0.6	1.3	2.1	2.4
3~	224	-1.5	-1.0	-0.2	0.6	1.5	2.3	2.8	187	-1.3	-0.8	0.0	0.8	1.4	2.2	2.5
4~	209	-1.9	-1.3	-0.3	0.5	1.2	2.2	2.5	203	-1.0	-0.6	-0.0	0.7	1.5	2.1	2.6
5~	197	-1.4	-0.7	-0.1	0.6	1.6	2.3	2.8	197	-1.6	-0.8	0.0	0.7	1.5	2.2	2.7
6~	355	-1.5	-1.1	-0.2	0.7	1.5	2.1	2.6	296	-1.3	-0.9	-0.2	0.7	1.5	2.2	2.4
8~	365	-1.9	-1.0	-0.5	0.5	1.3	1.9	2.5	348	-1.2	-0.7	-0.1	0.6	1.4	2.0	2.4
10~	428	-1.6	-1.2	-0.3	0.5	1.3	2.1	2.8	417	-1.2	-0.6	-0.0	0.6	1.3	1.9	2.2
12~	454	-1.5	-1.1	-0.4	0.3	1.2	2.0	2.5	407	-1.3	-0.8	-0.2	0.5	1.3	2.0	2.4
15~	355	-1.7	-1.4	-0.7	0.1	1.0	1.6	2.0	306	-1.6	-0.9	-0.3	0.4	1.0	1.6	2.2
18~	315	-1.8	-1.3	-0.4	0.2	0.8	1.5	1.7	266	-1.7	-1.0	-0.4	0.2	0.8	1.5	1.8
21~	436	-1.5	-1.1	-0.5	0.2	0.9	1.5	1.8	355	-1.7	-1.1	-0.6	0.1	0.8	1.4	1.7
24~	570	-1.8	-1.2	-0.6	0.1	0.8	1.5	1.9	513	-1.7	-1.2	-0.4	0.2	0.9	1.5	1.9
29~	708	-1.5	-1.2	-0.6	0.2	0.8	1.5	1.9	646	-1.7	-1.3	-0.6	0.1	0.8	1.3	1.7
36~	1304	-1.6	-1.2	-0.6	0.0	0.7	1.3	1.7	1221	-1.7	-1.3	-0.7	-0.0	0.6	1.2	1.5
48~59.9	1262	-1.8	-1.3	-0.7	-0.0	0.6	1.3	1.6	1244	-1.8	-1.4	-0.8	-0.2	0.4	1.0	1.3

表2-87　中国大城市儿童不同性别年龄别体重Z评分百分位数分布

年龄/月	男孩								女孩							
	人数	P_5	P_{10}	P_{25}	P_{50}	P_{75}	P_{90}	P_{95}	人数	P_5	P_{10}	P_{25}	P_{50}	P_{75}	P_{90}	P_{95}
0~	8	0.5	0.5	0.7	1.3	2.1	2.7	2.7	7	-1.2	-1.2	-1.1	0.8	1.1	3.0	3.0
1~	64	-1.2	-0.8	-0.2	0.4	1.1	1.5	1.9	80	-1.2	-0.8	-0.2	0.6	1.3	1.7	2.4
2~	73	-0.9	-0.2	0.2	0.7	1.5	1.9	2.8	64	-0.9	-0.5	0.0	0.6	1.2	1.9	2.1
3~	117	-1.1	-0.5	0.1	0.8	1.4	2.0	2.2	143	-1.3	-0.6	0.0	0.6	1.2	2.0	2.2
4~	118	-0.8	-0.4	0.1	0.8	1.7	2.5	2.9	128	-1.2	-0.8	-0.1	0.7	1.5	2.2	2.5
5~	136	-1.4	-0.6	-0.0	0.8	1.9	2.6	3.2	103	-1.3	-0.6	0.1	0.6	1.5	2.2	2.5
6~	207	-1.0	-0.6	0.1	0.9	1.7	2.3	2.8	169	-0.9	-0.5	0.3	0.9	1.5	2.1	2.4
8~	189	-0.7	-0.5	0.0	0.8	1.4	2.2	2.5	216	-0.9	-0.4	0.0	0.7	1.3	1.9	2.1
10~	131	-0.7	-0.5	-0.1	0.7	1.5	2.1	2.8	148	-0.9	-0.6	0.1	0.7	1.3	2.0	2.2
12~	191	-1.3	-1.0	-0.0	0.7	1.5	2.3	2.6	179	-1.2	-0.8	-0.2	0.6	1.1	1.8	2.3
15~	89	-0.9	-0.8	-0.2	0.5	1.1	1.8	2.6	111	-0.8	-0.4	0.2	0.8	1.4	2.0	2.6
18~	163	-1.1	-0.7	-0.0	0.6	1.3	1.9	2.2	169	-1.1	-0.7	-0.1	0.4	1.2	1.8	2.0
21~	96	-1.5	-1.2	-0.3	0.3	1.1	1.6	1.9	105	-1.0	-0.8	-0.2	0.5	1.1	2.0	2.2
24~	256	-1.0	-0.7	-0.1	0.6	1.3	2.1	2.8	231	-0.7	-0.4	-0.0	0.5	1.1	1.8	2.2
29~	255	-1.2	-0.8	-0.2	0.3	0.9	1.5	1.9	266	-1.2	-0.9	-0.3	0.4	1.0	1.6	2.0
36~	550	-1.1	-0.8	-0.2	0.4	1.1	1.7	2.2	510	-1.3	-0.9	-0.3	0.3	0.9	1.5	1.9
48~59.9	517	-1.0	-0.7	-0.2	0.5	1.2	2.0	2.5	506	-1.2	-0.9	-0.5	0.1	0.8	1.4	1.9

表2-88　中国中小城市儿童不同性别年龄别体重Z评分百分位数分布

年龄/月	男孩								女孩							
	人数	P_5	P_{10}	P_{25}	P_{50}	P_{75}	P_{90}	P_{95}	人数	P_5	P_{10}	P_{25}	P_{50}	P_{75}	P_{90}	P_{95}
0~	8	-1.1	-1.1	-0.3	0.1	1.0	1.5	1.5	11	-0.8	0.1	0.2	0.9	2.0	3.3	4.5
1~	80	-0.8	-0.3	0.1	0.9	1.5	2.4	3.1	73	-1.7	-1.2	-0.2	0.7	1.5	2.3	2.8
2~	103	-0.9	-0.6	0.1	0.7	1.6	2.2	2.8	91	-0.5	-0.1	0.3	0.9	1.8	2.2	2.8
3~	144	-0.8	-0.7	0.2	0.9	1.8	2.3	2.7	140	-0.6	-0.3	0.1	0.8	1.6	2.5	2.8
4~	149	-1.2	-0.8	0.1	0.9	1.7	2.6	3.0	148	-1.0	-0.5	0.2	0.9	1.9	2.5	2.8
5~	144	-1.1	-0.5	0.3	1.0	1.7	2.5	2.8	110	-1.0	-0.8	-0.0	0.9	1.8	2.3	2.7
6~	182	-1.4	-0.9	0.0	0.9	1.7	2.5	2.8	199	-0.9	-0.5	0.1	0.7	1.4	2.1	2.6
8~	217	-1.4	-0.7	0.1	0.9	1.8	2.3	2.8	202	-0.9	-0.6	-0.0	0.6	1.3	2.0	2.2
10~	229	-1.2	-0.7	0.2	0.8	1.5	2.2	2.7	217	-1.1	-0.7	0.0	0.6	1.3	1.9	2.2
12~	222	-1.3	-0.8	-0.3	0.5	1.5	2.0	2.5	213	-1.3	-0.8	-0.1	0.5	1.2	1.8	2.3
15~	190	-1.3	-0.9	-0.2	0.4	1.2	2.0	2.5	159	-1.0	-0.6	-0.1	0.5	1.1	1.7	2.2
18~	182	-1.4	-1.0	-0.2	0.3	1.1	1.9	2.2	188	-1.1	-0.8	-0.2	0.6	1.2	1.8	2.0
21~	181	-1.4	-0.9	-0.3	0.4	1.2	1.7	2.5	180	-1.4	-0.9	-0.3	0.4	1.2	1.6	1.8
24~	262	-1.4	-1.0	-0.2	0.5	1.1	1.8	2.3	239	-1.4	-1.0	-0.1	0.5	1.2	1.9	2.2
29~	393	-1.5	-1.0	-0.4	0.3	1.0	1.7	2.3	380	-1.7	-1.3	-0.5	0.3	1.0	1.7	2.3
36~	678	-1.4	-1.0	-0.4	0.4	1.1	1.8	2.2	684	-1.5	-1.0	-0.5	0.2	0.8	1.3	1.8
48~59.9	715	-1.4	-1.0	-0.4	0.3	1.1	1.7	2.4	656	-1.7	-1.2	-0.5	0.1	0.8	1.4	1.8

表2-89 中国普通农村儿童不同性别年龄别体重Z评分百分位数分布

年龄/月	男孩								女孩							
	人数	P_5	P_{10}	P_{25}	P_{50}	P_{75}	P_{90}	P_{95}	人数	P_5	P_{10}	P_{25}	P_{50}	P_{75}	P_{90}	P_{95}
0~	22	-1.0	-1.0	0.2	1.4	2.2	2.5	2.5	20	-0.8	-0.7	-0.3	0.7	1.5	1.9	2.5
1~	116	-1.1	-0.6	0.1	0.7	1.6	2.5	3.7	112	-1.4	-0.8	-0.0	0.7	1.3	2.4	2.7
2~	126	-0.9	-0.6	0.1	0.9	1.7	2.2	2.3	128	-1.7	-1.0	-0.1	0.8	1.4	2.3	2.5
3~	145	-1.3	-0.8	0.0	0.8	1.6	2.3	2.8	129	-1.1	-0.6	0.1	0.8	1.6	2.2	2.6
4~	124	-1.3	-0.8	-0.2	0.8	1.4	2.3	2.5	129	-0.9	-0.6	0.1	0.7	1.5	2.2	2.5
5~	138	-1.2	-0.6	-0.0	0.8	1.7	2.5	3.0	145	-0.8	-0.5	0.1	0.8	1.6	2.4	2.8
6~	242	-1.2	-0.9	-0.1	0.8	1.6	2.1	2.5	192	-1.0	-0.6	0.1	0.9	1.6	2.3	2.6
8~	251	-1.1	-0.8	-0.3	0.6	1.4	2.1	2.5	228	-1.1	-0.7	-0.1	0.6	1.3	2.0	2.5
10~	278	-1.6	-0.9	-0.2	0.6	1.3	2.1	2.5	275	-1.0	-0.6	-0.0	0.7	1.3	1.9	2.3
12~	277	-1.1	-0.7	-0.1	0.6	1.4	2.2	2.6	249	-1.0	-0.6	-0.1	0.6	1.3	2.0	2.4
15~	203	-1.6	-1.2	-0.5	0.2	1.0	1.6	1.9	203	-1.2	-0.8	-0.1	0.5	1.0	1.6	2.2
18~	197	-1.5	-1.1	-0.3	0.3	0.8	1.5	1.6	165	-1.1	-0.6	-0.2	0.3	0.8	1.4	2.2
21~	292	-1.3	-0.9	-0.3	0.3	1.0	1.5	1.8	238	-1.1	-0.9	-0.4	0.3	0.8	1.3	1.8
24~	376	-1.7	-1.1	-0.5	0.3	0.9	1.6	2.0	344	-1.5	-1.0	-0.3	0.3	1.0	1.5	1.7
29~	443	-1.3	-0.9	-0.3	0.3	1.0	1.6	2.0	441	-1.4	-1.0	-0.4	0.2	0.8	1.3	1.8
36~	817	-1.5	-1.1	-0.5	0.2	0.8	1.4	1.7	798	-1.5	-1.2	-0.6	0.1	0.6	1.2	1.6
48~59.9	793	-1.5	-1.1	-0.6	0.1	0.8	1.3	1.7	784	-1.5	-1.2	-0.7	-0.0	0.5	1.1	1.5

表2-90 中国贫困农村儿童不同性别年龄别体重Z评分百分位数分布

年龄/月	男孩								女孩							
	人数	P_5	P_{10}	P_{25}	P_{50}	P_{75}	P_{90}	P_{95}	人数	P_5	P_{10}	P_{25}	P_{50}	P_{75}	P_{90}	P_{95}
0~	8	0.3	0.3	0.7	2.3	2.7	3.9	3.9	12	-0.2	0.1	0.6	1.9	2.7	2.9	4.0
1~	63	-1.8	-1.4	-0.5	0.6	1.3	2.4	2.8	43	-1.6	-1.0	-0.1	0.9	1.6	2.4	2.8
2~	65	-2.6	-1.8	-0.6	0.7	1.3	2.3	3.0	72	-2.0	-1.1	-0.6	0.4	1.3	1.7	2.1
3~	79	-2.0	-1.3	-0.6	0.3	1.4	2.2	2.9	58	-1.9	-1.1	-0.6	0.5	1.2	1.9	2.2
4~	85	-2.1	-1.9	-0.5	0.2	0.9	1.7	2.0	74	-1.6	-0.7	-0.2	0.6	1.3	2.1	2.6
5~	59	-2.0	-1.3	-0.4	0.4	1.6	2.0	2.4	52	-2.4	-1.6	-0.8	0.4	1.2	1.6	1.9
6~	113	-1.8	-1.5	-0.5	0.4	1.0	2.1	2.7	104	-2.0	-1.3	-0.6	0.2	1.3	1.7	2.0
8~	114	-2.2	-1.9	-0.7	0.1	1.0	1.7	2.2	120	-1.4	-0.9	-0.1	0.7	1.5	2.0	2.2
10~	150	-1.7	-1.3	-0.6	0.2	1.3	2.2	2.9	142	-1.3	-0.8	-0.2	0.5	1.2	1.9	2.1
12~	177	-1.9	-1.5	-0.8	0.0	0.9	1.8	2.3	158	-1.6	-1.1	-0.4	0.4	1.1	2.1	2.4
15~	152	-2.0	-1.5	-1.0	-0.1	0.9	1.6	2.2	103	-1.8	-1.5	-0.5	0.2	0.9	1.8	2.6
18~	118	-2.1	-1.5	-0.6	0.0	0.8	1.5	1.7	101	-2.2	-1.5	-0.6	0.0	0.6	1.5	1.8
21~	144	-2.0	-1.5	-0.8	-0.2	0.7	1.4	1.7	117	-2.5	-2.0	-1.0	-0.2	0.6	1.4	1.7
24~	194	-2.1	-1.5	-0.9	-0.1	0.7	1.2	1.7	169	-1.9	-1.7	-0.8	-0.1	0.7	1.6	1.9
29~	265	-1.8	-1.4	-0.8	-0.2	0.6	1.3	1.7	205	-2.1	-1.7	-0.9	-0.2	0.5	1.2	1.4
36~	487	-1.9	-1.4	-0.8	-0.2	0.6	1.3	1.6	423	-1.9	-1.5	-0.9	-0.2	0.6	1.1	1.5
48~59.9	469	-1.9	-1.6	-1.0	-0.3	0.4	1.0	1.4	460	-2.0	-1.6	-1.0	-0.4	0.1	0.6	1.0

3．不同经济水平家庭儿童年龄别体重 Z 评分差异　中国城市和农村家庭不同年均收入男孩和女孩平均年龄别体重 Z 评分见表 2-91 和表 2-92。男孩年龄别体重 Z 评分均值随着家庭年均收入的增加而升高，且全国、城市和农村的趋势一致；女孩的年龄别体重 Z 评分均值同样也随着家庭年均收入的增加而升高，且全国、城市和农村的趋势一致，见表 2-92 至表 2-93 和图 2-32。

表 2-91　中国低中高收入儿童不同性别年龄别体重平均 Z 评分及标准差

年龄 / 月	男孩						女孩					
	低收入		中等收入		高收入		低收入		中等收入		高收入	
	$\overline{X}$	SE	$\overline{X}$	SE	$\overline{X}$	SE	$\overline{X}$	SE	$\overline{X}$	SE	$\overline{X}$	SE
0～	0.8	1.2	1.4	1.3	1.0	1.1	0.6	1.2	1.5	1.4	1.2	0.6
1～	0.7	1.3	0.9	1.2	0.5	1.2	0.7	1.3	0.6	1.3	0.7	1.1
2～	0.6	1.3	0.7	1.2	1.0	1.2	0.5	1.4	0.6	1.1	0.9	1.1
3～	0.7	1.3	0.8	1.2	0.9	1.0	0.6	1.2	0.9	1.1	0.6	1.1
4～	0.4	1.3	0.8	1.3	0.9	1.1	0.7	1.0	0.8	1.2	0.8	1.2
5～	0.6	1.2	0.9	1.4	1.0	1.3	0.6	1.2	0.8	1.2	1.0	1.1
6～	0.6	1.2	0.8	1.3	1.0	1.0	0.7	1.2	0.7	1.2	0.8	0.9
8～	0.5	1.2	0.6	1.3	0.9	1.1	0.6	1.2	0.7	1.2	0.8	0.9
10～	0.5	1.3	0.7	1.2	0.7	1.1	0.6	1.1	0.6	1.0	0.7	0.9
12～	0.4	1.3	0.6	1.2	0.7	1.1	0.3	1.1	0.7	1.1	0.7	1.0
15～	0.1	1.2	0.3	1.1	0.6	1.2	0.3	1.1	0.5	1.1	0.8	1.1
18～	0.2	1.0	0.3	1.1	0.6	0.9	0.3	1.1	0.3	1.0	0.6	1.0
21～	0.1	1.1	0.3	1.0	0.4	1.1	0.1	1.2	0.3	1.0	0.5	0.9
24～	0.3	1.2	0.3	1.1	0.6	1.1	0.2	1.1	0.3	1.0	0.7	1.0
29～	0.1	1.1	0.3	1.1	0.3	0.9	0.1	1.1	0.3	1.0	0.3	1.1
36～	0.1	1.0	0.2	1.1	0.4	1.1	−0.0	1.0	0.1	1.0	0.2	0.9
48～59.9	0.0	1.1	0.2	1.1	0.5	1.1	−0.1	1.0	−0.0	1.0	0.1	1.0

表 2-92　中国城市低中高收入儿童不同性别年龄别体重平均 Z 评分及标准差

年龄/月	男孩						女孩					
	低收入		中等收入		高收入		低收入		中等收入		高收入	
	$\overline{X}$	SE	$\overline{X}$	SE	$\overline{X}$	SE	$\overline{X}$	SE	$\overline{X}$	SE	$\overline{X}$	SE
0～	1.0	0.9	−0.1	0.7	1.3	0.9	0.9	1.5	1.6	2.0	0.9	0.2
1～	0.8	1.4	0.8	1.0	0.6	1.1	1.0	1.2	0.5	1.4	0.5	1.0
2～	0.7	1.3	0.8	1.1	1.0	1.2	0.9	1.4	0.8	1.1	0.8	1.0
3～	0.9	1.2	0.9	1.2	0.8	1.0	0.8	1.0	1.1	1.1	0.6	1.0
4～	0.9	1.3	0.9	1.2	1.0	1.1	0.8	1.1	1.0	1.2	0.7	1.2
5～	0.8	1.0	0.9	1.4	1.0	1.3	0.7	1.1	0.8	1.2	0.9	1.1

续表

年龄/月	男孩						女孩					
	低收入		中等收入		高收入		低收入		中等收入		高收入	
	$\overline{X}$	SE	$\overline{X}$	SE	$\overline{X}$	SE	$\overline{X}$	SE	$\overline{X}$	SE	$\overline{X}$	SE
6~	0.7	1.3	1.0	1.3	1.0	1.0	0.8	1.1	0.7	1.1	0.8	0.9
8~	0.8	1.2	0.9	1.3	0.9	1.1	0.7	1.0	0.6	1.0	0.8	0.8
10~	0.7	1.2	0.8	1.1	0.8	1.0	0.6	1.0	0.6	1.1	0.8	0.8
12~	0.6	1.3	0.6	1.3	0.7	1.2	0.1	1.0	0.7	1.0	0.6	1.0
15~	0.5	1.1	0.4	1.1	0.7	1.2	0.5	0.9	0.7	0.9	0.8	1.1
18~	0.4	1.0	0.4	1.2	0.7	0.9	0.2	1.0	0.4	1.1	0.6	0.9
21~	0.3	1.0	0.4	1.0	0.5	1.2	0.2	1.1	0.4	1.0	0.5	0.9
24~	0.6	1.3	0.6	1.0	0.6	1.1	0.4	1.0	0.6	1.0	0.7	1.0
29~	0.3	1.3	0.3	1.1	0.4	0.9	0.2	1.2	0.4	1.0	0.4	1.1
36~	0.2	1.1	0.5	1.1	0.5	1.1	0.1	1.0	0.2	1.0	0.3	0.9
48~59.9	0.3	1.1	0.5	1.1	0.6	1.1	0.0	1.0	0.2	1.0	0.2	1.0

表2-93　中国农村低中高收入儿童不同性别年龄别体重平均Z评分及标准差

年龄/月	男孩						女孩					
	低收入		中等收入		高收入		低收入		中等收入		高收入	
	$\overline{X}$	SE	$\overline{X}$	SE	$\overline{X}$	SE	$\overline{X}$	SE	$\overline{X}$	SE	$\overline{X}$	SE
0~	0.7	1.3	2.0	0.9	0.7	1.3	0.4	0.9	1.5	1.2	1.4	1.0
1~	0.6	1.3	1.0	1.4	0.4	1.3	0.5	1.3	0.6	1.2	1.2	1.2
2~	0.6	1.4	0.7	1.3	1.0	1.4	0.4	1.3	0.5	1.2	1.2	1.2
3~	0.6	1.3	0.6	1.3	1.2	1.1	0.5	1.2	0.8	1.1	0.8	1.3
4~	0.2	1.3	0.6	1.3	0.7	0.9	0.6	0.9	0.6	1.2	1.2	1.1
5~	0.4	1.3	0.9	1.3	0.9	1.2	0.5	1.3	0.8	1.3	1.5	1.0
6~	0.5	1.2	0.6	1.2	1.0	1.2	0.6	1.2	0.7	1.3	0.8	1.0
8~	0.3	1.3	0.4	1.3	1.0	1.1	0.5	1.0	0.7	1.1	0.7	1.3
10~	0.4	1.3	0.6	1.3	0.6	1.3	0.6	1.1	0.6	1.0	0.5	1.0
12~	0.3	1.3	0.6	1.2	0.7	1.1	0.4	1.1	0.7	1.1	1.0	1.2
15~	−0.0	1.2	0.3	1.1	0.4	1.2	0.3	1.0	0.4	1.2	0.6	1.3
18~	0.1	1.0	0.2	0.9	0.4	1.2	0.1	1.0	0.3	1.0	0.4	1.3
21~	0.1	1.1	0.3	1.0	0.2	0.9	0.1	1.1	0.0	1.0	0.4	0.8
24~	0.1	1.1	0.1	1.1	0.3	0.7	0.1	1.0	0.1	1.0	0.5	1.0
29~	0.1	1.0	0.3	1.1	0.2	1.0	0.0	1.0	0.2	1.0	0.2	0.7
36~	0.0	1.0	0.1	1.0	−0.1	1.0	−0.1	1.0	0.0	1.0	−0.1	1.0
48~59.9	−0.1	1.1	0.0	1.0	0.1	1.0	−0.2	0.9	−0.2	0.9	−0.2	0.9

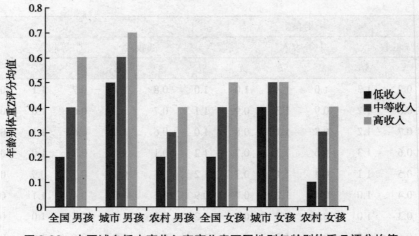

图 2-32 中国城乡低中高收入家庭儿童不同性别年龄别体重 Z 评分均值

（三）身长别体重 Z 评分

1. 平均身长别体重 Z 评分 1～60 月龄全国男孩身长别体重 Z 评分均大于等于女孩，在城市中也有这样的趋势，城市 0～60 月龄男孩身长别体重 Z 评分高于女孩。农村中 1～月龄男孩身长别体重 Z 评分高于女孩，6～18 月龄男孩身长别体重 Z 评分低于女孩，18～60月龄男孩身长别体重 Z 评分高于女孩，见表 2-94 和图 2-33、图 2-34。

表 2-94 中国儿童城乡不同性别、不同月龄身长别体重平均 Z 评分

年龄 / 月	全国		城市		农村	
	男孩	女孩	男孩	女孩	男孩	女孩
0～	0.8	1.0	1.0	0.4	0.7	1.3
1～	0.9	0.7	0.8	0.6	1.0	0.8
2～	0.7	0.6	0.9	0.6	0.6	0.6
3～	0.8	0.6	0.8	0.5	0.8	0.7
4～	0.8	0.8	0.9	0.8	0.6	0.8
5～	0.8	0.6	0.8	0.6	0.9	0.6
6～	0.7	0.7	0.8	0.7	0.6	0.7
8～	0.7	0.7	0.8	0.7	0.6	0.7
10～	0.7	0.7	0.8	0.7	0.6	0.7
12～	0.7	0.6	0.8	0.6	0.7	0.7
15～	0.6	0.6	0.7	0.7	0.4	0.6
18～	0.6	0.5	0.6	0.6	0.5	0.4
21～	0.6	0.4	0.7	0.5	0.6	0.4
24～	0.5	0.4	0.5	0.5	0.5	0.4
29～	0.4	0.3	0.4	0.3	0.5	0.3
36～	0.5	0.3	0.5	0.3	0.5	0.3
48～59.9	0.4	0.1	0.4	0.2	0.3	0.1

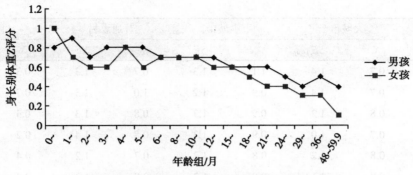

图 2-33　中国儿童身长别体重 Z 评分均值

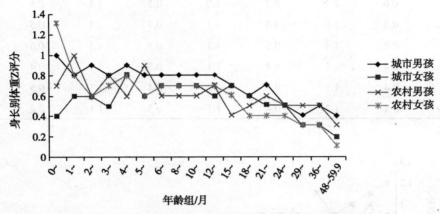

图 2-34　中国城乡儿童身长别体重 Z 评分年龄、性别差异

　　4 类地区男孩身长别体重 Z 评分均值在 0～5 月龄，6～24 月龄，36～60 月龄间均有中小城市高于大城市、普通农村、贫困农村的特点。在 0～60 月龄间，大城市和普通农村身长别体重 Z 评分均值变化大致在同一水平上。贫困农村的身长别体重 Z 评分均值波动性较大，4～29 月龄间，与其他 3 类地区相比，基本上处于最低水平，见表 2-95 和图 2-35。

　　4 地区女孩身长别体重 Z 评分在 1～5 月龄间，有中小城市≥贫困农村≥普通农村＞大城市的趋势特点，在 8～60 月龄间，4 类地区女孩身长别体重 Z 评分均值处于相近的水平，见表 2-96 和图 2-36。

表 2-95　中国 4 类地区男孩不同月龄身长别体重 Z 评分均数及标准差

年龄 / 月	大城市		中小城市		普通农村		贫困农村	
	$\overline{X}$	SE	$\overline{X}$	SE	$\overline{X}$	SE	$\overline{X}$	SE
0～	0.9	2.1	1.2	1.1	0.7	2.2	0.5	1.3
1～	0.5	1.4	1.1	1.3	1.0	1.7	0.9	1.7
2～	0.8	1.2	1.0	1.3	0.7	1.6	0.4	1.7
3～	0.6	1.2	0.9	1.1	0.8	1.6	0.8	1.8

续表

年龄/月	大城市		中小城市		普通农村		贫困农村	
	$\overline{X}$	SE	$\overline{X}$	SE	$\overline{X}$	SE	$\overline{X}$	SE
4～	0.7	1.4	1.1	1.3	0.7	1.3	0.3	1.5
5～	0.7	1.4	0.9	1.2	1.0	1.3	0.7	1.4
6～	0.8	1.2	0.9	1.3	0.8	1.3	0.3	1.5
8～	0.7	1.0	0.9	1.3	0.8	1.4	0.2	1.5
10～	0.8	1.2	0.8	1.2	0.7	1.2	0.4	1.4
12～	0.8	1.1	0.8	1.2	0.8	1.3	0.4	1.4
15～	0.6	1.1	0.8	1.1	0.4	1.1	0.4	1.4
18～	0.6	1.1	0.7	1.0	0.5	1.1	0.6	1.2
21～	0.5	1.0	0.8	1.1	0.7	1.1	0.5	1.1
24～	0.5	1.1	0.5	1.1	0.5	1.1	0.3	1.3
29～	0.4	1.1	0.4	1.1	0.5	1.1	0.4	1.3
36～	0.4	1.1	0.5	1.2	0.4	1.1	0.5	1.2
48～59.9	0.4	1.2	0.4	1.1	0.3	1.1	0.4	1.2

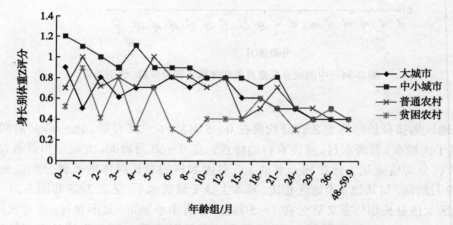

图 2-35 中国 4 类地区男孩身长别体重 Z 评分年龄差异

表 2-96 中国 4 类地区女孩不同月龄身长别体重 Z 评分均数及标准差

年龄/月	大城市		中小城市		普通农村		贫困农村	
	$\overline{X}$	SE	$\overline{X}$	SE	$\overline{X}$	SE	$\overline{X}$	SE
0～	−0.1	1.2	0.7	1.8	1.1	1.9	1.7	1.4
1～	0.3	1.3	1.0	1.6	0.8	1.8	0.9	1.8
2～	0.4	1.3	0.8	1.5	0.6	1.7	0.7	1.8
3～	0.4	1.1	0.7	1.2	0.6	1.2	0.8	1.7

续表

年龄/月	大城市		中小城市		普通农村		贫困农村	
	$\overline{X}$	SE	$\overline{X}$	SE	$\overline{X}$	SE	$\overline{X}$	SE
4～	0.6	1.1	0.9	1.1	0.7	1.2	0.9	1.2
5～	0.4	1.1	0.7	1.2	0.7	1.4	0.4	1.8
6～	0.6	1.2	0.7	1.1	0.8	1.3	0.4	1.5
8～	0.6	0.9	0.7	1.1	0.6	1.1	0.7	1.3
10～	0.7	1.1	0.7	1.1	0.7	1.2	0.6	1.4
12～	0.5	1.1	0.7	1.0	0.7	1.1	0.5	1.4
15～	0.7	1.2	0.6	1.1	0.6	1.1	0.5	1.1
18～	0.5	1.0	0.7	0.9	0.5	1.0	0.3	1.3
21～	0.4	1.0	0.5	1.0	0.4	1.0	0.3	1.2
24～	0.4	1.1	0.5	1.1	0.4	1.1	0.3	1.2
29～	0.3	1.0	0.3	1.1	0.4	1.0	0.2	1.3
36～	0.2	1.1	0.3	1.0	0.2	1.0	0.4	1.1
48～59.9	0.1	1.1	0.2	1.1	0.1	1.0	0.2	1.2

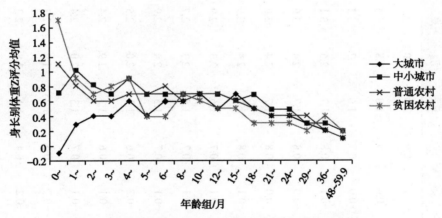

图 2-36　中国 4 类地区女孩身长别体重 Z 评分年龄差异

2. 身长别体重 Z 评分百分位数分布　中国儿童不同性别、不同月龄、不同地区身长别体重 Z 评分百分位数分布见表 2-97 至表 2-104。

表2-97 中国儿童不同性别、不同月龄身长别体重Z评分百分位数分布

年龄/月	男孩								女孩							
	人数	P_5	P_{10}	P_{25}	P_{50}	P_{75}	P_{90}	P_{95}	人数	P_5	P_{10}	P_{25}	P_{50}	P_{75}	P_{90}	P_{95}
0~	46	-3.0	-1.6	-0.1	0.9	2.0	3.0	3.2	50	-2.5	-0.9	-0.2	1.1	2.3	3.4	4.1
1~	323	-1.5	-0.9	0.0	0.9	1.8	2.8	3.5	308	-2.0	-1.5	-0.2	0.7	1.9	2.9	3.4
2~	367	-1.7	-0.9	-0.0	0.7	1.6	2.7	3.3	355	-2.0	-1.3	-0.2	0.7	1.5	2.5	3.1
3~	485	-1.5	-1.0	-0.1	0.8	1.7	2.5	3.1	470	-1.5	-0.9	-0.1	0.6	1.5	2.1	2.5
4~	476	-1.6	-1.0	-0.0	0.8	1.7	2.4	3.0	479	-1.1	-0.8	-0.0	0.8	1.6	2.2	2.6
5~	477	-1.4	-0.8	0.0	0.8	1.7	2.4	3.0	410	-1.8	-1.0	-0.2	0.6	1.4	2.2	2.6
6~	744	-1.4	-0.9	-0.1	0.8	1.6	2.4	2.9	664	-1.3	-0.8	-0.1	0.7	1.5	2.3	2.8
8~	771	-1.5	-0.8	-0.1	0.7	1.6	2.3	2.9	766	-1.0	-0.6	-0.1	0.6	1.3	2.0	2.4
10~	788	-1.3	-0.8	-0.1	0.7	1.5	2.3	2.7	782	-1.3	-0.9	-0.1	0.7	1.4	2.1	2.6
12~	867	-1.4	-0.9	-0.1	0.7	1.5	2.4	2.9	799	-1.1	-0.7	-0.1	0.6	1.3	2.1	2.5
15~	634	-1.3	-0.9	-0.2	0.6	1.3	2.0	2.5	576	-1.2	-0.6	-0.1	0.6	1.2	1.9	2.3
18~	660	-1.2	-0.9	-0.1	0.6	1.3	1.9	2.4	623	-1.2	-0.7	-0.1	0.5	1.2	1.8	2.2
21~	713	-1.1	-0.7	-0.1	0.7	1.3	2.0	2.4	640	-1.3	-0.9	-0.2	0.4	1.1	1.7	2.1
24~	1088	-1.4	-0.9	-0.2	0.5	1.2	1.9	2.3	983	-1.4	-1.0	-0.3	0.4	1.1	1.7	2.2
29~	1356	-1.4	-0.9	-0.2	0.4	1.1	1.8	2.3	1292	-1.5	-1.0	-0.3	0.4	1.0	1.7	2.2
36~	2532	-1.3	-0.9	-0.3	0.5	1.2	1.8	2.3	2415	-1.4	-0.9	-0.4	0.3	0.9	1.6	2.1
48~59.9	2494	-1.4	-0.9	-0.3	0.3	1.0	1.8	2.3	2406	-1.6	-1.1	-0.5	0.1	0.8	1.4	1.9

表2-98 中国城市儿童不同性别、不同月龄身长别体重Z评分百分位数分布

年龄 月	男孩								女孩							
	人数	P_5	P_{10}	P_{25}	P_{50}	P_{75}	P_{90}	P_{95}	人数	P_5	P_{10}	P_{25}	P_{50}	P_{75}	P_{90}	P_{95}
0~	16	-3.1	-0.5	0.2	0.8	2.1	3.0	4.0	18	-2.5	-1.6	-0.5	0.1	1.1	2.4	4.8
1~	144	-1.5	-1.0	0.0	0.8	1.6	2.6	2.9	153	-1.8	-1.4	-0.3	0.5	1.7	2.9	3.1
2~	176	-0.9	-0.5	0.0	0.7	1.6	2.9	3.2	155	-1.8	-1.1	-0.1	0.7	1.5	2.2	2.9
3~	261	-1.0	-0.7	-0.1	0.7	1.5	2.3	2.5	283	-1.5	-0.9	-0.1	0.4	1.4	1.9	2.2
4~	267	-1.3	-0.9	0.1	0.9	1.8	2.5	3.0	276	-1.1	-0.8	-0.0	0.8	1.5	2.3	2.6
5~	280	-1.6	-0.9	0.1	0.8	1.7	2.4	2.8	213	-1.3	-0.9	-0.2	0.6	1.3	2.0	2.3
6~	389	-1.3	-0.7	0.1	0.9	1.6	2.5	2.9	368	-1.2	-0.7	0.0	0.6	1.3	2.1	2.7
8~	406	-0.9	-0.6	0.1	0.8	1.6	2.3	2.7	418	-0.9	-0.6	-0.0	0.7	1.3	2.0	2.4
10~	360	-1.0	-0.6	0.1	0.8	1.6	2.5	2.8	365	-1.2	-0.8	0.0	0.7	1.4	2.0	2.4
12~	413	-1.2	-0.7	-0.0	0.7	1.5	2.4	2.8	392	-1.0	-0.6	-0.0	0.6	1.3	1.9	2.3
15~	279	-1.1	-0.6	0.0	0.6	1.5	2.2	2.8	270	-1.1	-0.5	-0.0	0.7	1.3	1.9	2.3
18~	345	-1.0	-0.6	-0.0	0.6	1.3	2.0	2.5	357	-1.1	-0.7	-0.0	0.7	1.2	1.9	2.2
21~	277	-1.0	-0.5	0.1	0.7	1.4	2.0	2.3	285	-1.1	-0.7	-0.2	0.5	1.2	1.7	2.0
24~	518	-1.3	-0.9	-0.2	0.4	1.2	1.9	2.3	470	-1.3	-0.9	-0.2	0.5	1.1	1.8	2.3
29~	648	-1.4	-1.0	-0.2	0.4	1.0	1.7	2.2	646	-1.4	-1.0	-0.4	0.3	1.0	1.7	2.3
36~	1228	-1.3	-0.9	-0.3	0.4	1.2	1.9	2.4	1194	-1.3	-0.9	-0.4	0.3	0.9	1.7	2.1
48~59.9	1232	-1.4	-0.9	-0.3	0.4	1.1	1.9	2.4	1162	-1.5	-1.1	-0.5	0.1	0.8	1.4	1.9

表2-99　中国农村儿童不同性别、不同月龄身长别体重Z评分百分位数分布

年龄/月	男孩								女孩							
	人数	P_5	P_{10}	P_{25}	P_{50}	P_{75}	P_{90}	P_{95}	人数	P_5	P_{10}	P_{25}	P_{50}	P_{75}	P_{90}	P_{95}
0~	30	-3.0	-1.7	-0.3	1.0	2.0	3.0	3.2	32	-2.7	-0.9	0.2	1.6	2.4	3.4	4.1
1~	179	-2.3	-0.8	0.0	1.0	2.1	3.0	3.6	155	-2.7	-1.7	-0.1	1.1	2.0	2.9	3.4
2~	191	-2.2	-1.4	-0.4	0.7	1.7	2.5	3.5	200	-2.1	-1.8	-0.2	0.7	1.6	2.6	3.7
3~	224	-1.8	-1.3	-0.3	0.9	2.0	3.0	3.7	187	-1.5	-1.0	-0.1	0.7	1.6	2.3	2.7
4~	209	-1.6	-1.2	-0.2	0.5	1.5	2.3	2.7	203	-1.1	-0.7	-0.1	0.8	1.6	2.2	2.6
5~	197	-1.2	-0.7	-0.1	0.9	1.8	2.4	3.2	197	-2.3	-1.3	-0.3	0.7	1.6	2.5	3.0
6~	355	-1.6	-1.2	-0.3	0.6	1.6	2.3	3.0	296	-1.5	-1.0	-0.1	0.7	1.6	2.5	3.0
8~	365	-1.8	-1.2	-0.3	0.6	1.6	2.4	3.0	348	-1.1	-0.9	-0.1	0.6	1.4	2.2	2.7
10~	428	-1.5	-0.9	-0.2	0.7	1.4	2.2	2.6	417	-1.3	-0.9	-0.1	0.7	1.4	2.2	2.8
12~	454	-1.5	-1.0	-0.2	0.7	1.5	2.4	3.1	407	-1.2	-0.7	-0.1	0.7	1.4	2.2	2.9
15~	355	-1.6	-1.1	-0.3	0.5	1.2	2.0	2.3	306	-1.3	-0.8	-0.1	0.6	1.2	1.9	2.3
18~	315	-1.4	-0.9	-0.1	0.6	1.3	1.9	2.3	266	-1.3	-0.9	-0.3	0.4	1.2	1.8	2.3
21~	436	-1.1	-0.8	-0.1	0.7	1.3	2.1	2.4	355	-1.4	-1.0	-0.2	0.4	1.0	1.7	2.2
24~	570	-1.4	-1.0	-0.2	0.5	1.3	1.9	2.3	513	-1.5	-1.2	-0.4	0.4	1.1	1.7	2.2
29~	708	-1.5	-0.9	-0.2	0.4	1.2	2.0	2.5	646	-1.6	-1.0	-0.3	0.4	1.0	1.6	2.0
36~	1304	-1.3	-0.9	-0.2	0.5	1.1	1.7	2.1	1221	-1.4	-0.9	-0.3	0.3	1.0	1.5	2.0
48~59.9	1262	-1.4	-1.0	-0.3	0.3	1.0	1.6	2.1	1244	-1.6	-1.1	-0.5	0.1	0.8	1.4	1.9

表2-100 中国大城市儿童不同性别、不同月龄身长别体重Z评分百分位数分布

年龄/月	男孩								女孩							
	人数	P_5	P_{10}	P_{25}	P_{50}	P_{75}	P_{90}	P_{95}	人数	P_5	P_{10}	P_{25}	P_{50}	P_{75}	P_{90}	P_{95}
0~	8	-3.1	-3.1	-0.1	1.0	2.1	4.0	4.0	7	-2.5	-2.5	-0.5	0.2	0.7	1.2	1.2
1~	64	-1.5	-1.5	-0.6	0.6	1.3	2.3	2.8	80	-1.6	-1.4	-0.5	0.1	0.8	2.1	2.9
2~	73	-0.9	-0.5	0.0	0.6	1.3	2.4	3.0	64	-1.7	-1.2	-0.3	0.5	1.1	1.8	2.4
3~	117	-1.3	-0.9	-0.1	0.6	1.4	2.2	2.6	143	-1.4	-0.9	-0.1	0.3	0.9	1.7	2.0
4~	118	-1.4	-0.9	-0.4	0.7	1.6	2.5	3.0	128	-1.5	-0.9	-0.1	0.6	1.4	2.0	2.4
5~	136	-1.7	-0.9	-0.1	0.6	1.6	2.4	2.8	103	-1.3	-0.8	-0.3	0.4	1.1	1.8	2.2
6~	207	-1.3	-0.7	0.1	0.8	1.5	2.3	2.6	169	-1.2	-0.7	0.0	0.6	1.3	2.1	2.5
8~	189	-0.8	-0.6	-0.1	0.6	1.3	2.1	2.5	216	-0.8	-0.5	0.0	0.7	1.3	1.9	2.0
10~	131	-0.9	-0.6	0.1	0.8	1.5	2.4	2.8	148	-1.1	-0.6	0.0	0.7	1.5	2.1	2.4
12~	191	-1.0	-0.6	-0.0	0.7	1.5	2.3	2.6	179	-1.1	-0.7	-0.2	0.5	1.2	1.9	2.4
15~	89	-1.2	-0.8	-0.1	0.5	1.2	1.9	2.7	111	-1.5	-0.4	0.1	0.8	1.4	1.9	2.3
18~	163	-1.3	-0.6	-0.0	0.5	1.2	1.8	2.4	169	-1.2	-0.8	-0.1	0.5	1.2	1.9	2.2
21~	96	-1.0	-0.7	-0.1	0.5	1.1	1.9	2.1	105	-1.2	-0.7	-0.2	0.3	1.0	1.7	1.9
24~	256	-1.3	-0.8	-0.2	0.4	1.2	1.9	2.5	231	-1.4	-0.8	-0.3	0.4	1.0	1.8	2.3
29~	255	-1.2	-0.9	-0.2	0.4	1.0	1.7	2.2	266	-1.2	-1.0	-0.4	0.3	1.0	1.6	2.2
36~	550	-1.3	-0.9	-0.3	0.4	1.1	1.8	2.4	510	-1.5	-1.0	-0.4	0.2	0.8	1.7	2.1
48~59.9	517	-1.4	-0.9	-0.3	0.4	1.1	1.9	2.5	506	-1.6	-1.2	-0.5	0.1	0.7	1.3	1.8

表2-101 中国中小城市儿童不同性别、不同月龄身长别体重Z评分百分位数分布

年龄/月	男孩								女孩							
	人数	P_5	P_{10}	P_{25}	P_{50}	P_{75}	P_{90}	P_{95}	人数	P_5	P_{10}	P_{25}	P_{50}	P_{75}	P_{90}	P_{95}
0~	8	-0.2	-0.2	0.4	0.8	2.1	3.0	3.0	11	-1.6	-0.9	-0.7	0.0	2.1	2.4	4.8
1~	80	-1.1	-0.8	0.4	1.0	1.9	2.7	3.4	73	-2.0	-1.4	0.2	1.2	2.0	3.0	3.3
2~	103	-0.7	-0.3	0.0	0.7	1.8	2.9	3.3	91	-1.9	-0.6	-0.0	0.9	1.7	2.5	3.1
3~	144	-0.9	-0.6	0.2	0.9	1.7	2.4	2.5	140	-1.5	-0.9	-0.1	0.8	1.6	2.1	2.7
4~	149	-1.2	-0.5	0.3	1.2	1.8	2.6	3.0	148	-0.9	-0.5	0.1	0.9	1.6	2.5	3.0
5~	144	-1.4	-0.8	0.1	0.9	1.7	2.4	2.8	110	-1.2	-0.9	-0.2	0.8	1.5	2.2	2.3
6~	182	-1.4	-0.8	0.1	1.0	1.7	2.6	3.0	199	-1.2	-0.7	0.1	0.7	1.3	2.1	2.8
8~	217	-1.1	-0.6	0.2	1.0	1.8	2.5	3.0	202	-0.9	-0.6	-0.1	0.6	1.3	2.2	2.5
10~	229	-1.0	-0.6	0.1	0.8	1.6	2.5	2.8	217	-1.3	-0.9	-0.1	0.7	1.4	1.9	2.4
12~	222	-1.4	-0.9	0.0	0.8	1.5	2.4	2.9	213	-0.9	-0.6	0.1	0.7	1.3	1.9	2.3
15~	190	-0.9	-0.6	0.1	0.7	1.6	2.3	2.9	159	-1.1	-0.5	0.1	0.6	1.2	1.9	2.2
18~	182	-0.8	-0.6	-0.0	0.7	1.4	2.1	2.5	188	-0.9	-0.6	0.1	0.8	1.3	2.0	2.2
21~	181	-0.8	-0.5	0.2	0.8	1.4	2.0	2.5	180	-1.0	-0.6	-0.1	0.6	1.2	1.8	2.0
24~	262	-1.3	-0.9	-0.2	0.5	1.2	1.8	2.3	239	-1.3	-1.0	-0.2	0.5	1.2	1.7	2.2
29~	393	-1.4	-1.0	-0.2	0.4	1.0	1.7	2.2	380	-1.5	-1.1	-0.4	0.3	1.0	1.7	2.3
36~	678	-1.4	-0.9	-0.3	0.5	1.3	1.9	2.4	684	-1.2	-0.9	-0.3	0.3	0.9	1.7	2.1
48~59.9	715	-1.3	-0.9	-0.3	0.4	1.1	1.9	2.4	656	-1.5	-1.1	-0.5	0.2	0.9	1.5	2.1

表2-102　中国普通农村儿童不同性别、不同月龄身长别体重Z评分百分位数分布

年龄/月	男孩								女孩							
	人数	P_5	P_{10}	P_{25}	P_{50}	P_{75}	P_{90}	P_{95}	人数	P_5	P_{10}	P_{25}	P_{50}	P_{75}	P_{90}	P_{95}
0~	22	-3.0	-1.8	-0.3	1.0	2.8	3.0	3.2	20	-2.9	-1.8	-0.1	1.5	2.2	3.8	4.2
1~	116	-1.2	-0.7	-0.0	1.0	2.1	3.0	3.9	112	-2.7	-1.7	-0.1	1.0	2.1	2.9	3.4
2~	126	-1.8	-1.0	-0.2	0.9	1.7	2.5	3.3	128	-2.1	-1.8	-0.3	0.7	1.4	2.5	3.3
3~	145	-2.0	-1.3	-0.3	0.9	1.9	2.7	3.2	129	-1.2	-1.0	-0.1	0.6	1.5	2.3	2.5
4~	124	-1.4	-0.9	-0.1	0.8	1.7	2.3	2.7	129	-1.3	-0.8	-0.1	0.9	1.6	2.1	2.7
5~	138	-1.0	-0.6	-0.0	1.0	1.8	2.9	3.4	145	-1.5	-1.0	-0.1	0.8	1.4	2.4	2.6
6~	242	-1.4	-0.8	-0.1	0.8	1.8	2.3	2.7	192	-1.2	-0.6	-0.0	0.9	1.6	2.5	3.0
8~	251	-1.4	-0.8	-0.0	0.8	1.8	2.5	3.1	228	-1.1	-0.9	-0.1	0.6	1.3	2.2	2.7
10~	278	-1.1	-0.6	-0.0	0.7	1.4	2.3	2.7	275	-1.3	-0.9	-0.0	0.7	1.4	2.2	2.8
12~	277	-1.1	-0.8	0.1	0.8	1.5	2.5	3.2	249	-1.2	-0.6	0.0	0.8	1.4	2.3	2.8
15~	203	-1.3	-0.8	-0.2	0.5	1.2	1.8	2.2	203	-1.2	-0.6	-0.1	0.6	1.3	1.9	2.4
18~	197	-1.4	-0.9	-0.1	0.5	1.2	1.7	2.1	165	-1.0	-0.7	-0.1	0.5	1.1	1.8	2.0
21~	292	-1.1	-0.6	0.0	0.7	1.4	2.1	2.4	238	-1.3	-0.8	-0.2	0.4	1.0	1.8	2.2
24~	376	-1.2	-0.9	-0.1	0.5	1.3	1.9	2.2	344	-1.4	-1.1	-0.3	0.4	1.1	1.5	2.0
29~	443	-1.1	-0.7	-0.1	0.4	1.2	2.0	2.5	441	-1.2	-0.8	-0.2	0.4	1.0	1.5	2.0
36~	817	-1.3	-0.9	-0.3	0.5	1.1	1.6	2.0	798	-1.4	-0.9	-0.4	0.2	0.9	1.4	1.9
48~59.9	793	-1.4	-1.0	-0.3	0.3	1.0	1.5	2.0	784	-1.5	-1.1	-0.5	0.1	0.7	1.3	1.8

表2-103　中国贫困农村儿童不同性别、不同月龄身长别体重Z评分百位数分布

年龄/月	男孩								女孩							
	人数	P_5	P_{10}	P_{25}	P_{50}	P_{75}	P_{90}	P_{95}	人数	P_5	P_{10}	P_{25}	P_{50}	P_{75}	P_{90}	P_{95}
0~	8	−1.5	−1.5	−0.5	0.9	1.6	1.8	1.8	12	−0.9	−0.5	1.0	2.2	2.6	3.3	3.8
1~	63	−2.8	−0.9	0.2	1.0	1.8	2.9	3.2	43	−2.6	−1.7	−0.1	1.1	2.0	3.0	3.9
2~	65	−2.6	−1.7	−0.6	0.4	1.5	2.6	3.5	72	−2.0	−1.8	−0.1	0.8	1.7	2.7	4.1
3~	79	−1.7	−1.5	−0.3	0.7	2.1	3.7	4.0	58	−2.2	−1.2	−0.1	1.0	1.8	2.7	3.2
4~	85	−2.4	−1.6	−0.2	0.3	1.2	2.1	2.3	74	−1.1	−0.5	−0.0	0.8	1.7	2.3	2.6
5~	59	−1.9	−0.9	−0.4	0.7	1.9	2.4	2.9	52	−2.5	−1.8	−0.7	0.2	1.8	3.0	3.4
6~	113	−2.0	−1.6	−0.5	0.4	1.3	2.2	3.0	104	−1.7	−1.3	−0.6	0.3	1.3	2.2	2.8
8~	114	−2.7	−1.6	−0.7	0.4	1.3	2.0	2.6	120	−1.2	−0.8	−0.2	0.7	1.6	2.3	2.8
10~	150	−1.9	−1.4	−0.5	0.5	1.4	2.0	2.5	142	−1.6	−1.0	−0.3	0.7	1.4	2.1	3.1
12~	177	−2.1	−1.4	−0.4	0.4	1.4	2.2	2.5	158	−1.6	−1.0	−0.3	0.5	1.2	2.2	3.1
15~	152	−1.7	−1.3	−0.5	0.5	1.2	2.1	2.9	103	−1.4	−0.8	−0.2	0.5	1.2	1.8	2.2
18~	118	−1.2	−0.8	−0.2	0.7	1.5	2.1	2.6	101	−2.0	−1.0	−0.3	0.3	1.3	1.8	2.4
21~	144	−1.1	−0.8	−0.3	0.4	1.2	1.8	2.4	117	−1.8	−1.2	−0.4	0.3	1.0	1.7	2.3
24~	194	−2.3	−1.4	−0.3	0.4	1.2	1.8	2.3	169	−1.7	−1.3	−0.4	0.3	1.1	1.9	2.3
29~	265	−2.0	−1.3	−0.4	0.3	1.2	1.9	2.3	205	−1.9	−1.6	−0.4	0.3	1.0	1.7	2.0
36~	487	−1.4	−0.9	−0.2	0.6	1.3	1.9	2.5	423	−1.5	−0.9	−0.2	0.4	1.1	1.7	2.2
48~59.9	469	−1.4	−1.0	−0.3	0.3	1.0	1.9	2.5	460	−1.7	−1.1	−0.5	0.2	0.9	1.6	2.1

表2-104　中国低中高收入儿童不同性别、不同月龄身长别体重平均Z评分及标准差

| 年龄/月 | 男孩 | | | | | | 女孩 | | | | | |
| | 低收入 | | 中等收入 | | 高收入 | | 低收入 | | 中等收入 | | 高收入 | |
	$\overline{X}$	SE	$\overline{X}$	SE	$\overline{X}$	SE	$\overline{X}$	SE	$\overline{X}$	SE	$\overline{X}$	SE
0～	0.3	2.3	1.3	1.2	0.7	1.5	0.4	1.6	1.9	1.6	0.9	1.2
1～	1.0	1.5	0.9	1.5	0.6	1.8	0.8	1.9	1.0	1.7	0.4	1.3
2～	0.7	1.6	0.7	1.5	0.8	1.4	0.4	1.7	0.7	1.5	0.8	1.6
3～	0.8	1.5	0.9	1.5	0.7	1.2	0.6	1.2	0.9	1.3	0.4	1.2
4～	0.7	1.5	0.8	1.3	0.9	1.3	0.6	1.2	0.9	1.2	0.7	1.0
5～	0.7	1.2	0.9	1.3	0.8	1.4	0.6	1.5	0.6	1.3	0.7	1.1
6～	0.7	1.4	0.7	1.3	0.9	1.4	0.6	1.3	0.7	1.3	0.6	1.2
8～	0.6	1.5	0.7	1.4	0.9	1.1	0.6	1.1	0.7	1.1	0.8	1.0
10～	0.7	1.2	0.8	1.3	0.9	1.1	0.7	1.2	0.6	1.2	0.6	1.1
12～	0.7	1.4	0.7	1.3	0.7	1.2	0.5	1.1	0.8	1.2	0.7	1.1
15～	0.5	1.2	0.5	1.1	0.7	1.1	0.6	1.0	0.7	1.1	0.7	1.3
18～	0.5	1.1	0.6	1.0	0.8	1.0	0.5	1.1	0.5	1.0	0.6	1.0
21～	0.6	1.1	0.7	1.1	0.7	1.2	0.4	1.2	0.4	1.1	0.4	0.9
24～	0.5	1.2	0.5	1.1	0.5	1.1	0.4	1.2	0.3	1.2	0.5	1.1
29～	0.5	1.2	0.4	1.1	0.4	1.1	0.4	1.1	0.3	1.1	0.3	1.1
36～	0.5	1.1	0.4	1.1	0.5	1.1	0.3	1.0	0.3	1.0	0.3	1.1
48～59.9	0.3	1.1	0.4	1.1	0.5	1.1	0.2	1.1	0.1	1.1	0.2	1.1

3. 不同经济水平家庭儿童身长别体重Z评分差异　中国城市和农村不同家庭不同年均收入男孩和女孩平均身长别体重Z评分见表2-105至表2-106。全国和农村地区范围内，低收入家庭男孩和女孩身长别体重Z评分均值较低，中等收入和高收入则较高。城市地区内，低收入家庭男孩的身长别体重Z评分均值较高，而高收入家庭女孩的身长别体重Z评分均值较低，见图2-37。

表2-105　中国城市低中高收入儿童不同性别、不同月龄身长别体重平均Z评分及标准差

| 年龄/月 | 男孩 | | | | | | 女孩 | | | | | |
| | 低收入 | | 中等收入 | | 高收入 | | 低收入 | | 中等收入 | | 高收入 | |
	$\overline{X}$	SE	$\overline{X}$	SE	$\overline{X}$	SE	$\overline{X}$	SE	$\overline{X}$	SE	$\overline{X}$	SE
0～	1.7	1.7	0.7	0.4	1.1	1.2	0.2	1.0	1.2	2.5	0.1	0.9
1～	1.2	1.1	0.9	1.3	0.5	1.5	1.4	1.6	0.7	1.6	0.2	1.1
2～	1.0	1.5	0.9	1.3	0.8	1.1	0.6	1.5	0.6	1.5	0.6	1.5
3～	1.2	0.9	0.8	1.2	0.6	1.2	0.7	0.9	0.8	1.3	0.4	1.0
4～	1.1	1.5	0.9	1.3	0.9	1.4	0.6	1.2	0.9	1.1	0.6	1.1
5～	0.9	1.2	0.7	1.3	0.7	1.3	0.7	1.1	0.6	1.2	0.6	1.1

续表

年龄/月	男孩						女孩					
	低收入		中等收入		高收入		低收入		中等收入		高收入	
	$\bar{X}$	SE	$\bar{X}$	SE	$\bar{X}$	SE	$\bar{X}$	SE	$\bar{X}$	SE	$\bar{X}$	SE
6~	1.0	1.4	0.8	1.3	0.8	1.1	0.7	1.2	0.7	1.2	0.6	1.1
8~	0.9	1.3	0.9	1.2	0.8	1.0	0.8	1.1	0.7	1.0	0.8	0.9
10~	0.7	1.2	0.9	1.2	0.7	1.0	0.6	0.9	0.6	1.3	0.9	1.0
12~	0.9	1.4	0.7	1.2	0.7	1.1	0.4	1.0	0.7	1.1	0.6	1.0
15~	1.0	1.2	0.7	1.1	0.7	1.1	0.6	0.9	0.8	1.0	0.6	1.3
18~	0.7	1.0	0.6	1.1	0.7	0.9	0.8	1.0	0.5	1.0	0.6	0.9
21~	0.7	1.1	0.7	1.0	0.7	1.2	0.4	1.2	0.5	0.9	0.5	0.9
24~	0.7	1.1	0.6	1.1	0.5	1.2	0.5	1.0	0.5	1.2	0.5	1.1
29~	0.5	1.2	0.4	1.1	0.4	1.1	0.4	1.1	0.4	1.0	0.3	1.1
36~	0.4	1.2	0.5	1.2	0.5	1.1	0.3	1.1	0.2	1.0	0.2	1.1
48~59.9	0.4	1.2	0.5	1.2	0.5	1.2	0.2	1.1	0.2	1.1	0.1	1.1

表2-106 中国农村低中高收入儿童不同性别、不同月龄身长别体重平均Z评分及标准差

年龄/月	男孩						女孩					
	低收入		中等收入		高收入		低收入		中等收入		高收入	
	$\bar{X}$	SE	$\bar{X}$	SE	$\bar{X}$	SE	$\bar{X}$	SE	$\bar{X}$	SE	$\bar{X}$	SE
0~	0.0	2.4	1.5	1.3	0.1	1.6	0.5	1.9	2.1	1.2	1.7	0.9
1~	1.0	1.6	1.0	1.6	0.9	2.3	0.5	1.9	1.2	1.8	1.0	1.7
2~	0.6	1.7	0.6	1.6	0.8	1.8	0.3	1.8	0.8	1.5	1.7	1.9
3~	0.7	1.7	1.0	1.7	0.9	1.1	0.5	1.4	1.0	1.2	0.4	1.8
4~	0.4	1.5	0.7	1.3	0.9	1.2	0.6	1.2	0.9	1.3	1.1	0.8
5~	0.6	1.2	1.0	1.6	1.4	1.8	0.5	1.6	0.6	1.3	0.9	1.4
6~	0.6	1.4	0.7	1.3	0.9	1.5	0.6	1.3	0.7	1.4	1.1	1.5
8~	0.5	1.5	0.6	1.4	1.3	1.5	0.6	1.2	0.7	1.2	0.7	1.5
10~	0.6	1.2	0.6	1.3	0.9	1.4	0.7	1.3	0.7	1.2	0.6	1.3
12~	0.6	1.4	0.8	1.3	0.9	1.4	0.5	1.2	0.9	1.2	1.2	1.4
15~	0.3	1.2	0.5	1.2	0.9	1.2	0.5	1.0	0.6	1.2	0.9	1.3
18~	0.5	1.2	0.6	1.0	1.0	1.3	0.4	1.1	0.5	1.0	0.7	1.3
21~	0.6	1.1	0.7	1.1	0.7	1.2	0.4	1.2	0.4	1.0	0.3	1.0
24~	0.5	1.2	0.6	1.2	0.7	0.8	0.4	1.2	0.2	1.1	0.8	1.0
29~	0.5	1.2	0.5	1.2	0.5	1.1	0.4	1.0	0.2	1.2	0.5	0.9
36~	0.5	1.1	0.4	1.1	0.5	1.1	0.3	1.0	0.3	1.0	0.3	1.2
48~59.9	0.3	1.1	0.3	1.1	0.5	1.0	0.2	1.1	0.1	1.1	0.3	1.1

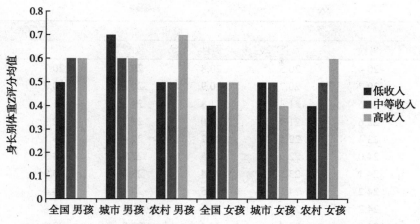

图 2-37　中国城乡低中高收入家庭儿童不同性别身长别体重 Z 评分均值

四、体质指数

体质指数（body mass index，BMI）的计算方法为 BMI＝体重（kg）/［身高（m）］²

（一）平均 BMI

5～14 岁全国男性居民 BMI 高于女性，14～17 岁男女居民 BMI 基本相同。无论城市还是农村，3～17 岁年龄组男性 BMI 均值普遍高于女性。18～45 岁组全国男性居民 BMI 高于女性，45 岁以上全国男性居民 BMI 低于女性。这一数据在城市和农村中与全国趋势基本相同，城市中 45～50 岁年龄组男女 BMI 值相等，农村中从 40 岁开始，男性居民 BMI 小于女性。全国男性平均 BMI 超重情况集中在 35～50 岁之间，其中城市为 30～65 岁，农村男性平均 BMI 在各年龄组均无超重情况。全国女性平均 BMI 超重情况集中在 40～70 岁之间，其中城市为 40～75 岁，农村为 40～65 岁。与农村相比，城市居民超重情况较为严重，与男性相比，女性居民超重情况较为严重。见表 2-107 和图 2-38、图 2-39。

表 2-107　中国城乡居民不同性别年龄别 BMI 均值 /（kg·m⁻²）

年龄/岁	全国		城市		农村	
	男性	女性	男性	女性	男性	女性
5～	16.0	15.7	16.0	15.9	15.8	15.6
6～	16.2	15.9	16.6	15.8	16.2	15.6
7～	16.3	15.8	16.5	16.0	16.0	15.7
8～	16.9	16.2	17.3	16.4	16.3	16.1
9～	17.4	16.6	17.8	17.0	16.9	16.3
10～	18.0	17.1	18.5	17.5	17.3	16.9
11～	18.6	17.8	19.2	17.9	18.2	17.3
12～	18.8	18.5	19.1	18.4	18.8	18.2
13～	19.2	19.1	19.7	18.8	19.4	18.9
14～	19.7	19.7	20.3	19.2	19.9	19.5
15～	20.0	20.2	20.6	19.4	20.3	20.2

年龄/岁	全国		城市		农村	
	男性	女性	男性	女性	男性	女性
16～	20.4	20.5	20.8	20.1	20.7	20.4
17～	20.7	20.7	20.9	20.4	20.8	20.6
18～	21.6	21.3	21.8	21.3	21.5	21.3
20～	22.6	21.9	23.0	21.7	22.3	21.9
25～	23.4	22.5	23.7	22.4	23.1	22.5
30～	24.0	22.9	24.5	22.9	23.5	23.0
35～	24.1	23.5	24.4	23.4	23.9	23.6
40～	24.2	24.1	24.5	24.1	24.0	24.2
45～	24.2	24.6	24.6	24.6	23.8	24.6
50～	24.0	24.7	24.4	24.8	23.6	24.7
55～	23.9	24.5	24.4	24.8	23.3	24.1
60～	23.7	24.6	24.2	24.9	23.1	24.2
65～	23.4	24.3	23.9	24.7	22.9	23.8
70～	23.1	23.8	23.6	24.4	22.5	23.1
75～	22.8	23.2	23.4	23.7	22.1	22.7
80～	22.1	22.9	23.1	23.7	21.1	22.0

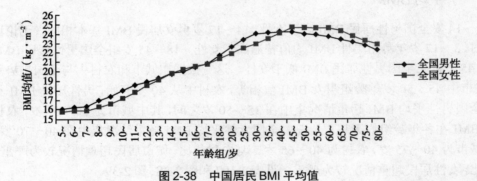

图 2-38　中国居民 BMI 平均值

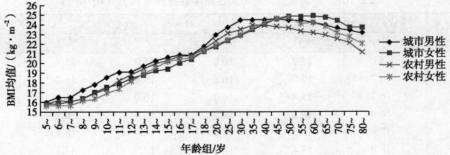

图 2-39　中国城乡居民 BMI 年龄、性别差异

　　4 类地区男性平均 BMI 随地区变化具有一定趋势,特别是在 45 岁以后,BMI 大城市 > 中小城市 > 全国 > 普通农村 > 贫困农村。其中 25 岁以上大城市男性居民 BMI 均为超重; 贫困农村男性居民 BMI 在各年龄组均为正常,表 2-108,图 2-40。

4 类地区 45～60 岁女性平均 BMI 均为超重，50 岁以上女性平均 BMI 与地域相关，大城市 > 中小城市 > 全国 > 普通农村 > 贫困农村，且随着年龄的增长，差距具有增大的趋势，表 2-109，图 2-41。

表 2-108　中国 4 类地区男性居民年龄别 BMI 均数及标准差 /(kg·m^{-2})

年龄 / 岁	大城市		中小城市		普通农村		贫困农村	
	$\overline{X}$	SE	$\overline{X}$	SE	$\overline{X}$	SE	$\overline{X}$	SE
5～	16.0	0.1	16.0	0.1	15.8	0.1	16.1	0.1
6～	16.9	0.2	16.4	0.1	15.8	0.1	15.8	0.1
7～	16.7	0.1	16.3	0.1	16.0	0.1	16.0	0.2
8～	17.5	0.1	17.1	0.1	16.5	0.1	16.3	0.2
9～	17.8	0.2	17.7	0.2	16.9	0.1	17.3	0.2
10～	18.8	0.2	18.3	0.2	17.7	0.1	17.3	0.2
11～	19.6	0.2	18.9	0.2	18.2	0.2	17.5	0.2
12～	19.6	0.2	18.8	0.2	18.6	0.1	18.0	0.2
13～	20.0	0.2	19.4	0.2	19.0	0.1	18.5	0.2
14～	20.4	0.2	20.2	0.2	19.4	0.1	18.9	0.2
15～	21.2	0.2	20.1	0.1	19.7	0.1	19.0	0.1
16～	21.1	0.2	20.5	0.2	20.3	0.1	19.6	0.2
17～	21.1	0.2	20.8	0.2	20.5	0.2	20.2	0.2
18～	22.6	0.4	21.7	0.4	21.9	0.3	20.7	0.3
20～	23.0	0.2	23.0	0.2	22.5	0.2	22.0	0.2
25～	24.1	0.2	23.7	0.2	23.3	0.2	22.7	0.2
30～	24.4	0.1	24.6	0.1	23.6	0.1	23.2	0.1
35～	24.4	0.1	24.4	0.1	24.2	0.1	23.2	0.1
40～	24.4	0.1	24.5	0.1	24.3	0.1	23.4	0.1
45～	24.7	0.1	24.5	0.1	23.9	0.1	23.6	0.1
50～	24.7	0.1	24.4	0.1	23.7	0.1	23.3	0.1
55～	24.8	0.1	24.3	0.1	23.5	0.1	23.0	0.1
60～	24.7	0.1	24.1	0.1	23.2	0.1	22.8	0.1
65～	24.6	0.1	23.8	0.1	23.0	0.1	22.7	0.1
70～	24.5	0.1	23.4	0.1	22.6	0.1	22.4	0.1
75～	24.5	0.1	23.1	0.1	22.3	0.1	21.7	0.2
80～	24.4	0.2	22.7	0.2	21.1	0.2	21.1	0.3

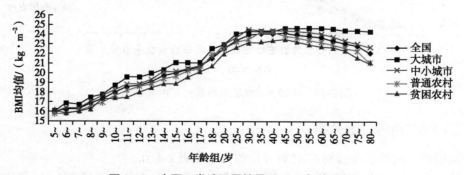

图 2-40　中国 4 类地区男性居民 BMI 年龄差异

表 2-109　中国 4 类地区女性居民年龄别 BMI 均数及标准差 /(kg·m⁻²)

年龄 / 岁	大城市		中小城市		普通农村		贫困农村	
	$\overline{X}$	SE	$\overline{X}$	SE	$\overline{X}$	SE	$\overline{X}$	SE
5～	15.6	0.1	15.9	0.1	15.5	0.1	15.7	0.1
6～	16.5	0.2	15.9	0.1	15.6	0.1	15.7	0.2
7～	16.3	0.2	15.7	0.1	15.5	0.1	15.6	0.1
8～	16.3	0.1	16.3	0.1	15.7	0.1	15.9	0.1
9～	17.1	0.1	16.8	0.1	16.2	0.1	16.4	0.2
10～	17.5	0.1	17.1	0.1	16.2	0.1	16.7	0.2
11～	18.5	0.2	17.9	0.1	17.1	0.1	17.0	0.1
12～	19.1	0.2	18.6	0.1	17.5	0.1	18.0	0.2
13～	19.5	0.2	19.2	0.1	18.3	0.1	19.0	0.2
14～	19.7	0.2	20.0	0.1	18.9	0.1	19.4	0.1
15～	20.3	0.2	20.3	0.2	19.6	0.1	19.9	0.1
16～	20.7	0.2	20.6	0.1	20.4	0.1	20.4	0.1
17～	20.9	0.2	20.7	0.1	20.4	0.1	20.6	0.1
18～	20.7	0.3	21.4	0.3	21.0	0.2	22.0	0.4
20～	21.0	0.1	21.8	0.2	21.9	0.1	22.0	0.1
25～	21.8	0.1	22.6	0.1	22.5	0.1	22.5	0.1
30～	22.5	0.1	22.9	0.1	23.0	0.1	22.9	0.1
35～	22.9	0.1	23.5	0.1	23.8	0.1	23.2	0.1
40～	23.5	0.1	24.1	0.1	24.3	0.1	23.8	0.1
45～	24.3	0.1	24.6	0.1	24.6	0.1	24.6	0.1
50～	24.5	0.1	24.9	0.1	24.7	0.1	24.5	0.1
55～	24.8	0.1	24.8	0.1	24.1	0.1	24.2	0.1
60～	25.1	0.1	24.9	0.1	24.3	0.1	23.9	0.1
65～	25.0	0.1	24.7	0.1	23.9	0.1	23.4	0.1
70～	24.9	0.1	24.3	0.1	23.2	0.1	22.8	0.2
75～	25.0	0.1	23.4	0.2	22.9	0.2	22.0	0.2
80～	24.4	0.2	23.6	0.2	22.4	0.2	21.1	0.2

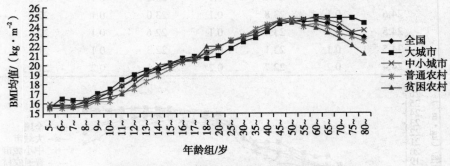

图 2-41　中国 4 类地区女性居民 BMI 年龄差异

（二）BMI 百分位数分布

中国居民不同性别年龄别 BMI 百分位数分布见表 2-110。

大城市、中小城市、普通农村及贫困农村居民 BMI 百分位数分布见表 2-111 至表 2-116。

表2-110 中国居民不同性别 BMI 百分位数分布

年龄/岁	男性								女性							
	人数	P_5	P_{10}	P_{25}	P_{50}	P_{75}	P_{90}	P_{95}	人数	P_5	P_{10}	P_{25}	P_{50}	P_{75}	P_{90}	P_{95}
5~	2 059	13.6	14.1	14.8	15.7	16.8	18.3	19.6	1 963	13.1	13.6	14.4	15.4	16.6	18.1	19.6
6~	1 330	13.5	13.9	14.7	15.6	16.8	19.5	21.5	1 304	13.2	13.6	14.4	15.3	16.5	18.6	20.8
7~	1 519	13.5	13.9	14.7	15.7	17.1	19.6	21.4	1 499	13.2	13.6	14.4	15.4	16.6	18.6	20.0
8~	1 565	13.6	14.1	15.0	16.1	18.0	20.6	22.5	1 492	13.3	13.8	14.6	15.7	17.2	19.4	21.0
9~	1 496	13.8	14.4	15.3	16.6	18.9	21.8	23.3	1 504	13.5	14.1	15.0	16.0	17.8	20.0	21.4
10~	1 596	14.2	14.6	15.6	17.1	19.6	22.9	24.8	1 591	13.8	14.3	15.2	16.5	18.4	20.8	22.7
11~	1 655	14.4	14.9	16.0	17.7	20.4	23.6	25.4	1 603	14.1	14.7	15.7	17.2	19.2	21.6	23.5
12~	1 597	14.7	15.3	16.4	18.1	20.4	23.4	25.6	1 582	14.5	15.1	16.4	18.0	20.0	22.4	24.2
13~	1 649	15.0	15.8	17.0	18.5	20.7	23.9	26.2	1 600	15.2	16.0	17.1	18.7	20.6	23.0	24.6
14~	1 600	15.5	16.4	17.5	19.0	21.1	24.4	26.5	1 594	16.0	16.6	17.9	19.3	21.2	23.3	25.1
15~	1 535	16.1	16.8	18.0	19.4	21.4	24.1	26.6	1 460	16.5	17.1	18.4	19.8	21.6	23.7	25.3
16~	1 370	16.7	17.3	18.4	19.9	21.7	24.5	26.4	1 411	16.9	17.5	18.9	20.1	21.9	23.8	25.4
17~	1 257	16.7	17.5	18.7	20.1	22.0	24.5	26.9	1 243	17.0	17.6	18.8	20.4	22.1	24.0	25.8
18~	447	17.0	17.7	19.3	21.1	23.5	26.4	28.7	486	17.2	17.8	18.8	20.5	22.4	24.9	26.7
20~	1 630	17.5	18.3	19.8	21.9	24.6	28.0	30.1	2 197	17.3	17.9	19.3	21.1	23.4	26.4	28.5
25~	2 049	18.0	18.9	20.5	22.8	25.8	28.9	30.9	3 128	17.6	18.4	19.8	21.7	24.2	26.8	28.7
30~	2 697	18.6	19.5	21.2	23.4	26.1	28.8	30.2	3 997	18.4	19.1	20.5	22.3	24.6	27.3	28.9
35~	3 957	18.9	19.8	21.5	23.7	26.4	28.8	30.2	5 534	18.7	19.5	21.0	22.9	25.3	27.9	29.6
40~	5 291	19.1	20.0	21.7	23.9	26.4	28.7	30.1	7 411	19.2	20.0	21.6	23.6	26.0	28.5	30.1
45~	6 258	19.1	20.1	21.8	23.9	26.3	28.5	29.9	8 915	19.3	20.3	22.0	24.1	26.5	28.9	30.4
50~	5 645	19.2	20.1	21.8	23.8	26.1	28.3	29.7	7 495	19.3	20.3	22.1	24.3	26.7	29.1	30.7
55~	7 157	19.0	19.8	21.6	23.7	25.9	28.1	29.4	9 468	19.1	20.0	21.9	24.2	26.6	29.0	30.6
60~	6 320	18.7	19.6	21.4	23.6	25.9	28.0	29.5	7 442	18.8	19.9	21.9	24.3	26.8	29.3	30.9
65~	4 551	18.5	19.5	21.2	23.4	25.7	28.0	29.4	5 121	18.4	19.6	21.6	24.1	26.7	29.1	30.9
70~	3 470	18.0	19.0	20.8	23.2	25.5	27.7	29.1	3 559	18.1	19.3	21.4	23.8	26.3	28.7	30.4
75~	2 149	17.7	18.6	20.5	22.9	25.4	27.6	28.9	2 030	17.8	19.0	20.9	23.3	26.0	28.6	30.1
80~	971	17.4	18.3	20.0	22.5	25.0	27.1	28.4	1 206	17.2	18.4	20.4	22.8	25.5	28.3	30.1

表 2-111 中国城市居民不同性别年龄别 BMI 百分位数分布

年龄/岁	男性								女性							
	人数	P_5	P_{10}	P_{25}	P_{50}	P_{75}	P_{90}	P_{95}	人数	P_5	P_{10}	P_{25}	P_{50}	P_{75}	P_{90}	P_{95}
5~	1 048	13.5	14.0	14.7	15.7	16.9	18.6	20.0	990	12.8	13.6	14.4	15.4	16.7	18.3	19.7
6~	635	13.7	14.1	14.9	15.9	17.4	20.1	22.2	641	13.2	13.7	14.4	15.5	16.7	19.3	21.9
7~	753	13.8	14.1	14.8	15.8	17.4	20.1	21.9	758	13.4	13.8	14.5	15.5	16.6	18.9	20.5
8~	790	13.9	14.3	15.2	16.5	18.7	21.4	23.5	742	13.4	13.9	14.8	15.8	17.4	19.4	20.7
9~	765	14.3	14.7	15.6	16.9	19.4	22.1	23.6	793	13.7	14.2	15.1	16.4	18.1	20.3	21.8
10~	782	14.3	14.7	15.9	17.7	20.8	23.6	25.3	836	13.8	14.3	15.3	16.6	18.7	21.0	22.7
11~	844	14.6	15.2	16.4	18.5	21.4	24.2	25.7	852	14.4	15.0	16.0	17.6	19.6	22.2	24.0
12~	778	14.9	15.5	16.7	18.3	20.9	24.1	26.0	751	14.8	15.4	16.7	18.3	20.4	23.1	24.7
13~	792	15.2	16.1	17.4	19.0	21.4	24.8	27.2	785	15.5	16.2	17.4	18.9	21.0	23.0	24.6
14~	787	15.9	16.7	17.7	19.4	21.8	25.5	27.7	759	16.1	16.6	17.9	19.5	21.4	23.8	25.6
15~	762	16.5	17.1	18.3	19.8	22.3	25.3	27.5	705	16.4	17.1	18.3	19.8	21.8	24.0	25.8
16~	687	16.9	17.5	18.6	20.2	22.1	24.9	27.7	712	17.0	17.6	18.9	20.2	22.2	24.2	26.0
17~	625	16.7	17.5	18.8	20.4	22.5	25.0	27.2	646	16.9	17.5	18.8	20.4	22.3	24.3	26.4
18~	202	16.7	17.5	19.2	21.3	24.1	27.0	28.8	194	17.0	17.7	18.8	20.6	22.7	25.1	27.0
20~	721	17.6	18.3	20.0	22.4	25.3	28.6	30.8	997	17.2	17.8	19.0	20.8	23.0	26.3	28.9
25~	965	18.2	19.0	21.0	23.7	26.7	30.2	31.9	1 507	17.7	18.3	19.7	21.5	24.0	26.7	28.4
30~	1 293	18.8	19.9	21.9	24.1	26.8	29.1	30.5	2 021	18.4	19.0	20.5	22.2	24.5	27.2	28.6
35~	1 859	19.2	20.2	22.1	24.3	26.7	29.1	30.5	2 763	18.7	19.4	20.9	22.7	25.1	27.8	29.4
40~	2 217	19.5	20.5	22.1	24.3	26.7	29.0	30.3	3 289	19.2	20.0	21.5	23.5	25.7	28.3	30.0
45~	2 698	19.5	20.7	22.4	24.6	26.7	29.0	30.3	4 112	19.6	20.5	22.0	24.1	26.5	28.7	30.3
50~	2 865	19.6	20.7	22.4	24.4	26.6	28.6	29.8	4 133	19.5	20.6	22.3	24.4	26.7	29.2	30.8
55~	3 536	19.6	20.6	22.3	24.3	26.6	28.4	29.7	5 072	19.5	20.5	22.3	24.5	26.8	29.1	30.8
60~	3 183	19.3	20.4	22.2	24.4	26.4	28.6	29.8	3 931	19.4	20.6	22.6	24.8	27.2	29.5	31.1
65~	2 297	19.3	20.3	22.0	24.2	26.3	28.5	29.7	2 835	19.1	20.3	22.2	24.6	27.1	29.4	31.2
70~	1 919	18.6	19.9	21.7	24.1	26.2	28.4	29.4	2 080	19.1	20.2	22.2	24.6	26.9	29.2	31.0
75~	1 229	18.2	19.3	21.3	23.7	25.9	27.9	29.1	1 185	18.6	19.5	21.6	24.0	26.7	29.2	30.9
80~	555	18.4	19.3	21.1	23.6	25.7	28.0	29.2	692	17.8	19.2	21.1	23.4	26.2	28.6	30.6

表2-112 中国农村居民不同性别同年龄别 BMI 百分位数分布

年龄/岁	男性								女性							
	人数	P_5	P_{10}	P_{25}	P_{50}	P_{75}	P_{90}	P_{95}	人数	P_5	P_{10}	P_{25}	P_{50}	P_{75}	P_{90}	P_{95}
5~	1 011	13.7	14.1	14.8	15.7	16.7	18.0	19.2	973	13.3	13.7	14.4	15.3	16.5	17.9	19.5
6~	695	13.3	13.7	14.5	15.3	16.3	18.7	20.6	663	13.0	13.5	14.2	15.1	16.3	18.2	19.7
7~	766	13.4	13.8	14.5	15.5	16.8	18.9	20.7	741	13.1	13.4	14.3	15.4	16.5	18.3	19.7
8~	775	13.4	13.9	14.8	15.8	17.4	19.7	21.1	748	13.1	13.6	14.5	15.6	17.0	19.3	21.1
9~	731	13.5	14.1	15.0	16.2	18.3	21.2	22.9	711	13.3	14.0	14.7	15.8	17.2	19.4	20.8
10~	814	14.1	14.5	15.4	16.6	18.8	21.9	24.2	755	13.8	14.3	15.1	16.3	18.1	20.5	22.8
11~	811	14.2	14.7	15.7	17.1	19.2	22.3	24.9	751	13.9	14.5	15.4	16.8	18.7	20.6	22.6
12~	819	14.6	15.2	16.2	17.7	19.9	22.9	24.9	831	14.4	14.9	16.2	17.7	19.6	22.0	23.6
13~	857	14.9	15.6	16.8	18.0	20.1	23.2	25.4	815	14.9	15.7	16.9	18.4	20.3	23.0	24.7
14~	813	15.4	16.0	17.2	18.8	20.5	23.0	25.4	835	15.8	16.5	17.9	19.1	20.9	22.8	24.7
15~	773	15.8	16.5	17.7	18.9	20.6	22.8	24.7	755	16.5	17.3	18.5	19.9	21.4	23.2	24.8
16~	683	16.4	17.1	18.2	19.6	21.4	23.7	25.6	699	16.9	17.5	18.9	20.1	21.6	23.5	25.0
17~	632	16.7	17.3	18.6	20.0	21.6	23.7	26.1	597	17.2	17.7	18.9	20.4	21.8	23.7	25.4
18~	245	17.1	17.9	19.4	21.0	23.3	25.4	28.7	292	17.3	17.8	18.9	20.4	22.2	24.8	26.6
20~	909	17.5	18.3	19.7	21.5	24.0	27.4	29.3	1 200	17.5	18.1	19.5	21.2	23.7	26.5	28.2
25~	1 084	17.9	18.6	20.3	22.1	24.9	27.9	29.7	1 621	17.6	18.4	19.9	21.9	24.3	26.9	28.9
30~	1 404	18.5	19.2	20.7	22.8	25.4	28.5	30.1	1 976	18.4	19.1	20.5	22.4	24.8	27.5	29.2
35~	2 098	18.8	19.6	21.0	23.2	26.0	28.5	30.0	2 771	18.7	19.7	21.1	23.0	25.4	27.9	29.7
40~	3 074	19.0	19.7	21.3	23.5	26.2	28.4	29.9	4 122	19.2	20.0	21.7	23.7	26.2	28.7	30.1
45~	3 560	18.9	19.8	21.4	23.4	25.8	28.1	29.6	4 803	19.1	20.1	21.9	24.1	26.5	29.0	30.4
50~	2 780	18.9	19.7	21.1	23.2	25.5	27.8	29.2	3 362	18.9	20.0	21.9	24.2	26.6	28.9	30.6
55~	3 621	18.7	19.4	21.0	23.0	25.2	27.6	28.9	4 396	18.6	19.6	21.5	23.8	26.3	28.9	30.4
60~	3 137	18.3	19.0	20.7	22.7	25.2	27.5	28.9	3 511	18.3	19.3	21.3	23.7	26.3	29.0	30.8
65~	2 254	18.0	19.0	20.4	22.5	24.9	27.3	28.7	2 286	17.9	19.0	20.9	23.4	26.2	28.7	30.5
70~	1 551	17.6	18.5	20.0	22.2	24.4	26.7	28.1	1 479	17.4	18.4	20.3	22.6	25.3	27.7	29.4
75~	920	17.0	18.0	19.6	21.9	24.2	26.6	28.3	845	17.2	18.3	20.0	22.4	25.0	27.4	29.1
80~	416	16.6	17.5	18.9	21.1	23.4	25.5	26.8	514	16.7	17.6	19.6	21.9	24.2	26.9	28.5

表 2-113　中国大城市居民不同性别年龄别 BMI 百分位数分布

年龄/岁	男性								女性							
	人数	P5	P10	P25	P50	P75	P90	P95	人数	P5	P10	P25	P50	P75	P90	P95
5~	487	13.7	14.1	14.7	15.7	16.8	18.6	20.1	452	12.4	13.3	14.3	15.4	16.7	18.3	19.5
6~	294	13.9	14.1	14.9	16.0	17.8	20.8	22.9	283	13.3	13.7	14.4	15.7	17.2	20.0	24.1
7~	341	13.8	14.2	15.0	15.8	17.8	20.7	22.2	340	13.5	13.9	14.7	15.7	16.9	19.3	21.2
8~	379	13.9	14.4	15.3	16.7	18.9	21.7	23.5	339	13.5	14.0	14.9	15.9	17.5	19.0	20.5
9~	337	14.3	14.8	15.6	17.1	19.6	22.3	23.4	352	13.8	14.3	15.2	16.5	18.2	20.6	22.9
10~	354	14.6	15.0	16.1	18.2	21.1	23.7	25.4	368	13.9	14.4	15.4	16.8	19.1	21.6	22.7
11~	352	14.8	15.1	16.7	19.1	21.9	24.7	25.9	358	14.7	15.4	16.3	18.0	20.2	22.7	24.1
12~	332	15.0	15.7	17.1	18.8	21.7	24.7	26.4	330	15.2	15.8	16.9	18.7	20.9	23.2	24.7
13~	334	15.2	16.2	17.6	19.3	21.6	25.2	27.9	334	15.3	16.1	17.5	19.2	21.2	23.2	24.7
14~	335	16.1	17.1	18.2	19.7	22.1	25.0	26.9	335	16.3	16.8	17.8	19.2	21.2	23.2	25.2
15~	341	16.8	17.4	18.8	20.5	23.4	26.6	28.0	318	16.5	17.1	18.4	19.8	21.7	23.8	25.9
16~	304	17.1	17.7	18.9	20.5	22.6	26.0	27.9	339	16.8	17.4	19.0	20.3	22.4	24.2	26.0
17~	265	16.7	17.6	19.0	20.7	23.2	24.9	27.3	276	16.8	17.4	18.9	20.5	22.4	24.6	26.6
18~	97	16.9	17.8	20.0	21.9	24.8	28.0	30.8	89	16.5	17.4	18.8	20.7	22.6	24.3	28.0
20~	323	17.8	18.8	20.6	22.8	25.4	28.7	30.5	479	16.9	17.6	18.8	20.4	22.4	24.8	27.4
25~	467	18.3	19.6	21.3	24.0	26.7	30.2	32.2	755	17.6	18.3	19.6	21.2	23.4	26.3	28.1
30~	593	18.9	20.1	22.0	24.1	26.8	29.1	30.3	919	18.3	19.1	20.4	22.2	24.3	26.9	28.4
35~	773	19.2	20.3	22.1	24.2	26.7	29.3	30.6	1124	18.7	19.3	20.8	22.6	25.0	27.7	29.1
40~	809	19.6	20.7	22.2	24.4	26.7	29.1	30.5	1265	19.2	19.9	21.3	23.2	25.4	28.1	29.7
45~	1009	19.6	21.0	22.8	24.9	26.9	29.3	30.8	1572	19.4	20.4	22.0	24.0	26.4	28.7	30.4
50~	1322	19.8	21.0	22.7	24.5	26.7	28.6	29.8	2001	19.5	20.6	22.2	24.2	26.5	29.1	30.9
55~	1552	20.0	21.1	22.8	24.7	26.7	28.5	29.7	2361	19.6	20.7	22.5	24.6	26.9	29.3	30.9
60~	1457	19.8	20.9	22.8	24.8	26.6	28.7	30.0	1893	19.9	20.9	22.8	24.8	27.2	29.5	31.1
65~	1010	19.7	20.8	22.7	24.5	26.5	28.7	29.9	1317	19.7	20.8	22.6	24.8	27.3	29.4	31.1
70~	883	19.5	20.6	22.6	24.6	26.6	28.7	29.7	1091	19.6	20.6	22.5	24.8	27.2	29.6	31.2
75~	581	18.7	19.8	22.0	24.4	26.2	28.3	29.6	642	18.9	20.0	22.5	24.8	27.3	29.9	31.4
80~	285	19.0	19.7	21.9	23.9	26.2	28.4	30.2	366	18.5	19.5	21.4	23.8	26.6	28.6	30.7

表2-114　中国中小城市居民不同性别年龄别 BMI 百分位数分布

年龄/岁	男性								女性							
	人数	P_5	P_{10}	P_{25}	P_{50}	P_{75}	P_{90}	P_{95}	人数	P_5	P_{10}	P_{25}	P_{50}	P_{75}	P_{90}	P_{95}
5~	561	13.3	13.9	14.8	15.6	17.0	18.6	19.9	538	13.1	13.7	14.6	15.5	16.7	18.3	19.9
6~	341	13.4	14.0	14.9	15.9	17.0	19.9	21.9	358	13.0	13.7	14.4	15.2	16.4	18.6	21.0
7~	412	13.7	14.1	14.7	15.8	17.2	19.8	21.7	418	13.3	13.7	14.3	15.3	16.5	18.1	19.9
8~	411	13.8	14.2	15.1	16.3	18.4	21.2	23.7	403	13.4	13.9	14.7	15.6	17.4	19.7	21.2
9~	428	14.3	14.6	15.6	16.8	19.3	22.0	23.8	441	13.3	14.1	15.0	16.3	18.1	20.2	21.4
10~	428	14.1	14.5	15.8	17.4	20.4	23.6	25.1	468	13.7	14.2	15.2	16.5	18.2	20.8	23.1
11~	492	14.6	15.2	16.4	18.2	20.6	23.9	25.6	494	14.3	14.7	15.9	17.3	19.2	21.7	24.0
12~	446	14.8	15.4	16.4	18.1	20.5	23.8	25.8	421	14.7	15.1	16.6	18.0	20.1	23.1	24.8
13~	458	15.2	15.9	17.2	18.7	21.1	24.0	26.8	451	15.6	16.2	17.3	18.7	20.6	22.8	24.5
14~	452	15.7	16.6	17.6	19.3	21.6	26.0	28.5	424	16.1	16.5	17.9	19.6	21.6	24.2	26.0
15~	421	16.2	17.0	18.0	19.5	21.5	24.2	27.0	387	16.3	17.0	18.3	19.8	21.8	24.1	25.8
16~	383	16.7	17.4	18.5	19.9	21.9	24.3	27.0	373	17.1	17.6	18.8	20.1	21.9	24.1	26.1
17~	360	16.6	17.5	18.7	20.1	22.3	25.0	27.2	370	16.9	17.5	18.8	20.4	22.3	24.1	26.3
18~	105	16.6	17.3	18.9	20.1	23.4	25.8	27.8	105	17.7	18.1	18.8	20.6	23.0	25.3	26.7
20~	398	17.3	18.1	19.6	22.0	25.1	28.5	31.1	518	17.3	17.9	19.3	21.2	23.8	27.0	29.4
25~	498	18.0	18.8	20.6	23.3	26.6	30.2	31.7	752	17.6	18.3	19.8	21.8	24.5	27.4	29.1
30~	700	18.6	19.8	21.8	24.0	26.8	29.1	30.6	1 102	18.4	19.0	20.6	22.2	24.6	27.4	29.0
35~	1 086	19.2	20.2	22.0	24.3	26.6	29.0	30.3	1 639	18.7	19.5	21.1	22.9	25.3	27.8	29.6
40~	1 408	19.4	20.4	22.1	24.2	26.7	28.9	30.2	2 024	19.2	20.0	21.5	23.6	25.9	28.5	30.2
45~	1 689	19.5	20.5	22.2	24.3	26.6	28.8	30.0	2 540	19.7	20.5	22.1	24.3	26.5	28.7	30.3
50~	1 543	19.4	20.5	22.1	24.2	26.5	28.6	29.8	2 132	19.6	20.5	22.3	24.5	26.8	29.3	30.8
55~	1 984	19.3	20.3	21.9	24.0	26.3	28.4	29.9	2 711	19.4	20.3	22.1	24.4	26.8	29.0	30.6
60~	1 726	19.1	20.1	21.8	24.0	26.1	28.5	29.6	2 038	19.0	20.3	22.3	24.7	27.2	29.5	31.1
65~	1 287	19.2	20.0	21.6	23.8	26.0	28.4	29.6	1 518	18.6	20.0	22.0	24.3	26.9	29.5	31.3
70~	1 036	18.1	19.4	21.1	23.5	25.9	27.9	29.4	989	18.4	19.9	21.9	24.3	26.6	28.6	30.5
75~	648	18.0	19.0	20.8	23.1	25.6	27.7	28.9	543	17.8	19.1	21.0	23.0	25.9	28.4	29.9
80~	270	17.7	18.8	20.4	23.1	25.2	27.3	28.4	326	17.4	18.5	20.8	22.9	25.8	28.8	30.7

表2-115 中国普通农村居民不同性别年龄别 BMI 百分位数分布

年龄/岁	男性								女性							
	人数	P_5	P_{10}	P_{25}	P_{50}	P_{75}	P_{90}	P_{95}	人数	P_5	P_{10}	P_{25}	P_{50}	P_{75}	P_{90}	P_{95}
5~	671	13.7	14.1	14.8	15.6	16.4	17.7	19.3	648	13.3	13.7	14.4	15.2	16.3	17.9	19.5
6~	452	13.3	13.7	14.5	15.3	16.3	18.7	20.3	429	13.2	13.5	14.2	15.1	16.2	18.1	19.2
7~	479	13.4	13.8	14.6	15.6	16.9	18.5	20.6	501	13.1	13.4	14.3	15.4	16.6	18.6	19.7
8~	502	13.4	13.9	14.9	15.9	17.5	19.7	21.3	482	13.2	13.7	14.5	15.6	17.0	19.4	21.0
9~	478	13.6	14.1	14.9	16.1	17.9	20.9	22.6	452	13.5	14.0	14.7	15.8	17.2	19.1	20.5
10~	512	14.2	14.6	15.3	16.6	19.1	22.7	24.7	482	13.8	14.3	15.1	16.4	18.4	21.0	23.3
11~	506	14.1	14.8	15.8	17.2	19.7	23.2	25.9	491	13.9	14.5	15.5	16.9	18.8	21.1	23.3
12~	531	14.4	15.2	16.2	17.8	20.3	23.4	25.4	487	14.5	15.1	16.3	17.8	19.7	22.2	23.7
13~	510	15.0	15.6	16.8	18.1	20.4	23.8	26.0	488	14.9	15.7	16.9	18.3	20.3	22.7	24.6
14~	492	15.5	16.2	17.3	18.9	20.7	23.6	25.9	497	15.8	16.5	17.8	19.1	21.1	22.9	24.9
15~	460	15.8	16.6	17.7	19.1	20.9	23.6	25.3	433	16.5	17.3	18.5	20.0	21.7	23.8	25.9
16~	433	16.4	17.1	18.4	19.9	21.6	24.5	25.8	450	16.8	17.4	18.8	20.0	21.6	23.6	25.2
17~	404	16.7	17.3	18.6	20.0	21.7	24.1	26.9	395	17.2	17.7	18.9	20.3	21.8	23.7	25.6
18~	139	17.5	18.1	19.7	21.6	23.9	26.4	28.8	171	17.4	17.7	18.6	20.2	22.0	24.3	26.6
20~	490	17.3	18.0	19.4	21.7	24.6	28.5	29.4	636	17.4	18.0	19.4	21.2	23.7	26.6	28.1
25~	592	17.8	18.5	20.3	22.3	25.4	28.2	30.2	928	17.6	18.4	19.8	22.0	24.4	27.1	29.0
30~	747	18.5	19.3	20.7	23.1	25.9	28.8	30.5	1 157	18.4	19.1	20.4	22.4	25.0	28.0	30.0
35~	1 169	18.7	19.7	21.3	23.7	26.5	28.9	30.4	1 555	18.8	19.7	21.3	23.1	25.7	28.3	30.3
40~	1 855	19.1	19.8	21.6	23.8	26.4	28.9	30.2	2 498	19.3	20.2	21.8	24.0	26.5	28.8	30.3
45~	2 214	19.0	19.9	21.4	23.6	25.9	28.2	29.7	3 046	19.1	20.1	22.1	24.2	26.6	29.1	30.5
50~	1 765	18.9	19.8	21.4	23.3	25.7	27.9	29.5	2 171	18.9	20.0	22.1	24.4	26.7	29.0	30.6
55~	2 393	18.7	19.6	21.1	23.2	25.5	27.7	29.1	2 902	18.8	19.8	21.7	23.9	26.3	28.8	30.4
60~	2 071	18.3	19.1	20.8	22.9	25.4	27.7	29.0	2 320	18.4	19.4	21.5	23.8	26.5	29.1	30.9
65~	1 405	18.0	19.0	20.6	22.6	25.0	27.4	28.7	1 462	18.1	19.2	21.1	23.8	26.6	29.0	30.8
70~	1 003	17.7	18.6	20.1	22.5	24.6	26.9	28.2	918	17.9	18.7	20.5	22.9	25.4	28.1	29.7
75~	615	16.9	18.0	19.6	22.0	24.2	26.7	28.4	555	17.3	18.6	20.3	22.7	25.1	27.8	29.3
80~	276	16.5	17.5	18.6	20.8	23.4	25.5	26.9	340	16.7	17.8	19.9	22.4	24.6	27.7	29.7

表 2-116　中国贫困农村居民不同性别年龄别 BMI 百分位数分布

年龄/岁	男性								女性							
	人数	P_5	P_{10}	P_{25}	P_{50}	P_{75}	P_{90}	P_{95}	人数	P_5	P_{10}	P_{25}	P_{50}	P_{75}	P_{90}	P_{95}
5~	340	13.7	14.2	14.9	16.0	17.0	18.4	19.2	325	13.2	13.8	14.5	15.4	16.6	18.0	19.5
6~	243	13.4	13.7	14.5	15.3	16.3	19.0	21.1	234	12.9	13.4	14.1	15.2	16.6	18.5	20.7
7~	287	13.4	13.8	14.4	15.4	16.5	19.8	20.9	240	13.1	13.4	14.2	15.3	16.4	17.9	19.8
8~	273	13.5	13.9	14.8	15.7	17.3	19.7	20.9	266	13.0	13.4	14.3	15.6	16.8	19.1	21.2
9~	253	13.4	13.9	15.0	16.3	19.1	21.9	24.5	259	12.8	13.8	14.8	15.8	17.4	19.8	21.2
10~	302	14.0	14.5	15.4	16.5	18.4	21.2	22.6	273	13.8	14.2	14.8	16.1	17.7	20.3	22.3
11~	305	14.2	14.7	15.6	16.9	18.7	21.1	22.5	260	13.7	14.3	15.3	16.6	18.3	20.2	21.6
12~	288	14.9	15.2	16.2	17.4	19.2	21.5	22.3	344	14.3	14.8	16.1	17.6	19.5	21.6	23.6
13~	347	14.8	15.4	16.8	17.9	19.7	22.3	24.6	327	14.8	15.7	16.9	18.5	20.4	23.2	25.0
14~	321	15.4	15.7	17.1	18.7	20.1	22.5	24.7	338	15.8	16.4	17.9	19.1	20.7	22.6	24.7
15~	313	15.7	16.3	17.5	18.8	20.2	21.8	23.3	322	16.4	17.1	18.4	19.8	21.3	22.7	24.0
16~	250	16.1	17.0	18.1	19.3	20.8	22.9	24.2	249	17.1	17.8	18.9	20.1	21.7	23.4	24.5
17~	228	16.6	17.4	18.7	19.8	21.4	23.0	24.8	202	17.2	17.7	19.1	20.4	21.8	23.6	25.2
18~	106	17.0	17.7	19.2	20.3	22.1	23.6	27.5	121	17.2	18.0	19.2	21.0	22.7	25.1	26.9
20~	419	17.9	18.5	19.8	21.3	23.7	26.8	29.0	564	17.6	18.2	19.6	21.3	23.7	26.3	28.6
25~	492	18.0	18.8	20.3	21.9	24.3	27.5	28.9	693	17.4	18.5	20.0	21.8	24.2	26.8	28.8
30~	657	18.5	19.2	20.8	22.5	24.8	27.7	29.7	819	18.3	19.2	20.6	22.4	24.6	27.0	28.2
35~	929	18.9	19.5	20.8	22.7	25.3	28.0	29.1	1216	18.6	19.6	20.8	22.9	24.9	27.2	29.0
40~	1219	18.8	19.6	21.0	23.0	25.6	27.8	29.4	1624	19.1	19.9	21.5	23.4	25.8	28.2	29.7
45~	1346	18.7	19.7	21.3	23.2	25.7	27.9	29.4	1757	19.0	20.0	21.8	23.9	26.4	29.0	30.3
50~	1015	18.8	19.5	20.8	22.8	25.1	27.5	28.8	1191	18.7	19.8	21.6	24.0	26.4	28.9	30.7
55~	1228	18.6	19.3	20.7	22.6	24.8	27.2	28.6	1494	18.4	19.3	21.2	23.7	26.4	29.0	30.4
60~	1066	18.3	19.0	20.5	22.4	24.6	27.0	28.5	1191	18.2	19.1	21.0	23.4	25.9	28.3	30.4
65~	849	17.8	18.9	20.3	22.3	24.6	27.1	28.6	824	17.6	18.6	20.5	23.0	25.6	28.2	30.0
70~	548	17.3	18.2	19.8	21.8	23.9	26.5	27.8	561	16.9	18.1	19.9	22.4	24.8	27.1	28.8
75~	305	17.3	18.0	19.6	21.6	24.2	26.6	28.3	290	17.0	18.1	19.6	21.9	24.4	26.6	28.2
80~	140	16.7	17.5	19.3	21.4	23.6	25.3	26.4	174	16.7	17.4	19.1	21.1	23.3	25.2	27.3

（三）不同经济水平居民 BMI 差异

5～17 岁不回答收入的有 8 211 人。中国城市和农村家庭不同年均收入男性和女性平均 BMI 见表 2-117 至表 2-119。全国男性居民 BMI 超重主要集中在中等收入 30～60 岁年龄段以及高收入 30～75 岁年龄段；全国女性居民 BMI 超重主要集中在低收入 40～65 岁年龄段，中等收入 45～75 年龄段以及高收入 50～75 岁年龄段。

表 2-117　中国低中高收入居民不同性别、年龄别平均 BMI 及标准差 /(kg•m^{-2})

年龄 / 岁	男性						女性					
	低收入		中等收入		高收入		低收入		中等收入		高收入	
	$\overline{X}$	SE	$\overline{X}$	SE	$\overline{X}$	SE	$\overline{X}$	SE	$\overline{X}$	SE	$\overline{X}$	SE
5～	15.9	0.1	16.0	0.1	16.0	0.1	15.7	0.1	15.8	0.1	15.8	0.1
6～	15.8	0.1	16.4	0.1	16.7	0.2	15.8	0.1	16.0	0.1	16.4	0.2
7～	16.0	0.1	16.5	0.1	16.6	0.2	15.7	0.1	16.0	0.1	16.0	0.2
8～	16.6	0.1	17.1	0.1	17.1	0.2	15.9	0.1	16.5	0.1	16.4	0.2
9～	17.0	0.1	17.7	0.1	17.8	0.3	16.4	0.1	16.9	0.1	16.9	0.2
10～	17.4	0.1	18.4	0.2	19.0	0.3	16.9	0.1	17.3	0.1	17.2	0.2
11～	18.0	0.1	19.1	0.2	19.1	0.3	17.5	0.1	18.0	0.1	18.1	0.2
12～	18.4	0.1	19.1	0.2	19.3	0.3	18.2	0.1	18.4	0.1	19.3	0.2
13～	18.8	0.1	19.5	0.2	20.2	0.3	19.2	0.1	18.9	0.1	19.3	0.2
14～	19.2	0.1	19.9	0.1	20.4	0.3	19.5	0.1	19.8	0.1	20.0	0.2
15～	19.6	0.1	20.1	0.1	21.1	0.3	20.0	0.1	20.4	0.1	20.9	0.3
16～	20.2	0.1	20.8	0.2	20.7	0.3	20.3	0.1	20.6	0.1	20.7	0.3
17～	20.6	0.1	20.8	0.2	21.0	0.3	20.7	0.1	20.7	0.2	20.7	0.3
18～	21.1	0.2	22.3	0.3	21.4	0.6	21.6	0.2	20.5	0.1	22.6	0.5
20～	22.7	0.1	22.6	0.2	22.5	0.3	22.0	0.1	21.8	0.1	21.7	0.2
25～	23.4	0.1	23.5	0.1	23.7	0.3	22.6	0.1	22.5	0.1	22.0	0.2
30～	23.7	0.1	24.1	0.1	24.5	0.2	23.2	0.1	22.8	0.1	22.0	0.1
35～	23.9	0.1	24.3	0.1	24.6	0.2	23.7	0.1	23.5	0.1	22.6	0.1
40～	23.8	0.1	24.5	0.1	25.0	0.1	24.3	0.1	24.0	0.1	23.3	0.1
45～	24.0	0.1	24.3	0.1	24.7	0.1	24.6	0.1	24.6	0.1	24.0	0.1
50～	23.7	0.1	24.3	0.1	24.6	0.1	24.8	0.1	24.9	0.1	24.4	0.1
55～	23.6	0.1	24.2	0.1	24.4	0.1	24.5	0.1	24.4	0.1	24.6	0.1
60～	23.5	0.1	23.9	0.1	24.0	0.1	24.3	0.1	24.9	0.1	24.8	0.1
65～	23.1	0.1	23.8	0.1	24.5	0.1	24.0	0.1	24.7	0.1	24.6	0.2
70～	22.7	0.1	23.5	0.1	24.2	0.2	23.5	0.1	24.2	0.1	24.3	0.2
75～	22.5	0.1	23.1	0.1	23.6	0.2	23.0	0.1	23.5	0.1	23.8	0.3
80～	21.6	0.1	22.9	0.2	23.1	0.3	22.6	0.2	23.3	0.2	23.7	0.4

　　分析成年人数据可知，男性居民 BMI 均值随着收入的增加而升高，且全国、城市和农村数据趋势一致；女性居民 BMI 均值随着收入的增加而降低，且全国、城市和农村数据趋势一致。青年、中年和老年男性居民 BMI 均值均随着收入的增加而升高；青年和中年女性居民 BMI 均值随着收入的增加而降低，老年女性居民 BMI 均值随着收入的增加而升高，见图 2-42 至图 2-44。未成年人 BMI 值与成年人之间无法求平均值，因此未纳入图中分析。

表 2-118　中国城市低中高收入居民不同性别、年龄别平均 BMI 及标准差 /(kg·m^{-2})

年龄 / 岁	男性						女性					
	低收入		中等收入		高收入		低收入		中等收入		高收入	
	$\overline{X}$	SE	$\overline{X}$	SE	$\overline{X}$	SE	$\overline{X}$	SE	$\overline{X}$	SE	$\overline{X}$	SE
5～	16.0	0.1	16.1	0.1	16.0	0.1	15.6	0.1	15.9	0.1	15.9	0.1
6～	16.2	0.2	16.7	0.2	16.8	0.2	16.1	0.2	16.4	0.2	16.4	0.3
7～	16.1	0.2	16.7	0.2	16.5	0.2	15.8	0.2	16.2	0.2	16.0	0.2
8～	17.2	0.2	17.5	0.2	17.2	0.2	16.0	0.2	16.7	0.2	16.3	0.2
9～	17.3	0.2	17.8	0.2	17.7	0.3	16.6	0.2	17.2	0.2	17.0	0.2
10～	17.9	0.2	18.5	0.2	19.0	0.3	17.0	0.2	17.4	0.2	17.2	0.2
11～	18.6	0.2	19.5	0.2	19.2	0.3	18.2	0.2	18.1	0.2	18.3	0.2
12～	18.7	0.2	19.2	0.2	19.5	0.3	18.6	0.2	18.5	0.2	19.3	0.3
13～	19.4	0.2	19.7	0.2	20.1	0.3	19.5	0.2	19.1	0.2	19.4	0.3
14～	19.7	0.2	20.2	0.2	20.8	0.4	19.9	0.2	19.8	0.2	19.9	0.3
15～	20.2	0.2	20.6	0.2	21.5	0.3	20.1	0.2	20.4	0.2	20.6	0.3
16～	20.6	0.2	20.9	0.2	20.7	0.4	20.5	0.2	20.6	0.2	20.8	0.3
17～	20.9	0.3	20.9	0.2	21.3	0.4	20.8	0.2	20.8	0.2	20.5	0.3
18～	21.2	0.4	22.7	0.5	20.0	0.5	21.9	0.3	20.3	0.4	23.0	0.6
20～	23.4	0.3	22.8	0.2	22.8	0.4	21.9	0.2	21.8	0.2	21.6	0.3
25～	23.6	0.2	23.8	0.2	23.8	0.3	22.5	0.1	22.7	0.1	21.9	0.2
30～	24.6	0.2	24.2	0.2	24.8	0.2	23.5	0.1	22.8	0.1	21.8	0.1
35～	24.2	0.1	24.5	0.1	24.7	0.1	23.8	0.1	23.5	0.1	22.5	0.1
40～	24.0	0.1	24.7	0.1	25.1	0.1	24.5	0.1	24.0	0.1	23.0	0.1
45～	24.2	0.1	24.7	0.1	25.0	0.1	24.7	0.1	24.6	0.1	23.9	0.1
50～	24.1	0.1	24.6	0.1	24.7	0.1	24.9	0.1	24.9	0.1	24.3	0.1
55～	24.0	0.1	24.7	0.1	24.4	0.1	24.8	0.1	24.7	0.1	24.8	0.1
60～	23.9	0.1	24.4	0.1	24.1	0.1	24.7	0.1	25.2	0.1	24.9	0.1
65～	23.5	0.1	24.2	0.1	24.7	0.1	24.6	0.1	25.0	0.1	24.5	0.2
70～	23.1	0.1	24.0	0.1	24.2	0.1	24.2	0.1	24.5	0.1	24.5	0.2
75～	23.1	0.2	23.4	0.1	23.8	0.2	23.4	0.2	24.0	0.2	24.0	0.3
80～	22.6	0.2	23.4	0.2	23.6	0.3	23.4	0.2	24.1	0.2	23.7	0.4

表 2-119 中国农村低中高收入居民不同性别、年龄别平均 BMI 及标准差 /(kg·m^{-2})

年龄/岁	男性						女性					
	低收入		中等收入		高收入		低收入		中等收入		高收入	
	$\overline{X}$	SE	$\overline{X}$	SE	$\overline{X}$	SE	$\overline{X}$	SE	$\overline{X}$	SE	$\overline{X}$	SE
5～	15.9	0.1	15.9	0.1	16.1	0.2	15.7	0.1	15.6	0.1	15.5	0.1
6～	15.6	0.1	16.2	0.2	16.4	0.4	15.6	0.1	15.4	0.2	16.4	0.4
7～	15.9	0.1	16.2	0.2	17.0	0.5	15.6	0.1	15.8	0.1	16.2	0.5
8～	16.2	0.1	16.7	0.2	16.7	0.3	15.9	0.1	16.4	0.2	16.7	0.5
9～	16.8	0.2	17.4	0.2	18.0	0.5	16.3	0.1	16.4	0.2	16.5	0.3
10～	17.1	0.1	18.2	0.2	19.2	0.7	16.8	0.1	17.2	0.2	17.1	0.4
11～	17.7	0.2	18.5	0.2	18.8	0.6	17.0	0.1	17.9	0.2	17.4	0.4
12～	18.2	0.2	18.9	0.2	19.0	0.5	18.0	0.1	18.4	0.2	19.2	0.4
13～	18.5	0.2	19.2	0.2	20.2	0.6	19.0	0.1	18.7	0.2	19.3	0.4
14～	19.0	0.2	19.5	0.2	19.5	0.5	19.3	0.1	19.7	0.2	20.2	0.3
15～	19.3	0.1	19.5	0.2	19.9	0.5	20.0	0.1	20.3	0.2	21.7	0.6
16～	20.0	0.1	20.5	0.2	20.8	0.4	20.2	0.1	20.6	0.2	20.6	0.4
17～	20.4	0.2	20.6	0.2	20.4	0.4	20.6	0.2	20.5	0.2	21.4	0.5
18～	21.1	0.3	21.9	0.4	25.9	1.0	21.4	0.3	20.7	0.3	21.5	1.2
20～	22.4	0.2	22.3	0.2	22.0	0.5	22.0	0.1	21.8	0.2	21.9	0.4
25～	23.3	0.1	22.9	0.2	23.1	0.6	22.7	0.1	22.1	0.2	22.4	0.4
30～	23.3	0.1	23.9	0.2	23.3	0.5	23.1	0.1	22.7	0.1	22.7	0.4
35～	23.7	0.1	24.1	0.1	24.2	0.3	23.6	0.1	23.6	0.1	23.0	0.2
40～	23.7	0.1	24.4	0.1	24.9	0.3	24.2	0.1	24.0	0.1	24.1	0.2
45～	23.8	0.1	23.8	0.1	23.9	0.2	24.6	0.1	24.5	0.1	24.4	0.2
50～	23.5	0.1	23.8	0.1	24.3	0.3	24.6	0.1	24.8	0.1	24.6	0.3
55～	23.3	0.1	23.4	0.1	24.1	0.3	24.2	0.1	23.7	0.1	23.7	0.3
60～	23.2	0.1	22.9	0.1	23.6	0.3	24.1	0.1	24.3	0.1	24.2	0.4
65～	22.8	0.1	23.1	0.1	23.1	0.4	23.6	0.1	24.0	0.2	25.2	0.5
70～	22.4	0.1	22.5	0.2	24.4	0.6	23.1	0.1	23.2	0.2	22.9	0.6
75～	22.1	0.1	22.6	0.2	21.6	0.6	22.8	0.2	22.5	0.2	22.4	0.7
80～	21.0	0.2	21.8	0.3	20.1	0.6	21.9	0.2	22.0	0.4	23.6	0.8

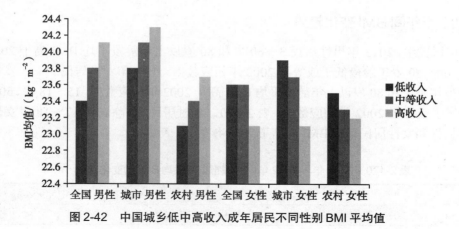

图 2-42 中国城乡低中高收入成年居民不同性别 BMI 平均值

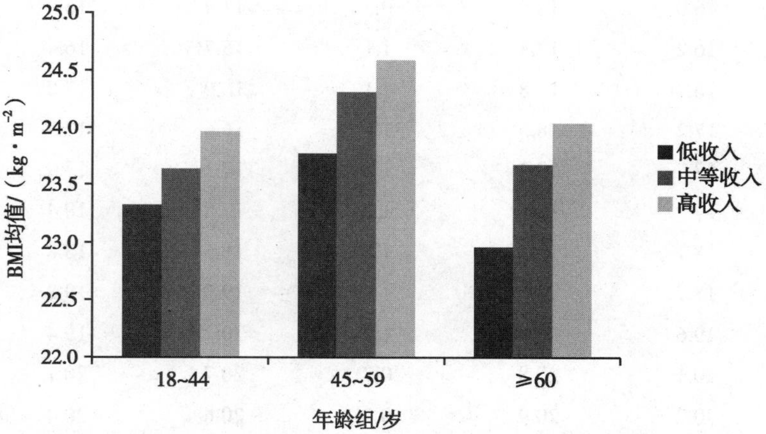

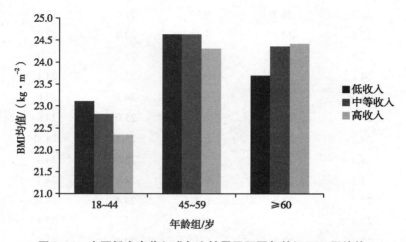

图 2-43 中国低中高收入成年男性居民不同年龄组 BMI 平均值

图 2-44 中国低中高收入成年女性居民不同年龄组 BMI 平均值

（四）十年间 BMI 变化趋势

城市居民中，2012 年男性居民 3～60 岁和 80 岁以上年龄段平均 BMI 高于 2002 年相应数据，60～80 岁年龄段低于或等于 2002 年相应数据；2012 年女性居民 3～15 岁年龄段、18～50 岁年龄段和 80 岁以上年龄段平均 BMI 高于 2002 年相应数据，15～18 岁、50～80 岁年龄段低于或等于 2002 年相应数据，表 2-120。农村居民中，除农村 17～18 岁女性以外，2012 年男性和女性居民平均 BMI 均高于 2002 年数据，表 2-121。

表 2-120　2002 年与 2012 年中国城市居民平均 BMI 的变化 /(kg·m^{-2})

年龄/岁	男性			女性		
	2002 年	2012 年	变化	2002 年	2012 年	变化
5～	15.6	16.0	0.4	15.2	15.9	0.7
6～	15.8	16.6	0.8	15.3	15.8	0.5
7～	16.0	16.5	0.5	15.4	16.0	0.6
8～	16.2	17.3	1.1	15.7	16.4	0.7
9～	16.7	17.8	1.1	16.0	17.0	1.0
10～	17.2	18.5	1.3	16.6	17.5	0.9
11～	17.7	19.2	1.5	17.1	17.9	0.8
12～	17.9	19.1	1.2	17.8	18.4	0.6
13～	18.1	19.7	1.6	18.5	18.8	0.3
14～	18.7	20.3	1.6	19.0	19.2	0.2
15～	19.6	20.6	1.0	20.2	19.4	−0.8
16～	20.1	20.8	0.7	20.7	20.1	−0.6
17～	20.2	20.9	0.7	20.6	20.4	−0.2
18～	20.8	21.5	0.7	20.5	21.5	1.0
19～	21.0	22.2	1.2	20.3	21.2	0.9
20～	22.1	23.0	0.9	21.0	21.7	0.7
25～	23.0	23.7	0.7	21.6	22.4	0.8
30～	23.4	24.5	1.1	22.4	22.9	0.5
35～	23.9	24.4	0.5	23.2	23.4	0.2
40～	24.1	24.5	0.4	23.9	24.1	0.2
45～	24.0	24.6	0.6	24.3	24.6	0.3
50～	24.1	24.4	0.3	25.0	24.8	−0.2
55～	24.2	24.4	0.2	25.1	24.8	−0.3
60～	24.3	24.2	−0.1	25.0	24.9	−0.1
65～	24.2	23.9	−0.3	24.9	24.7	−0.2
70～	23.8	23.6	−0.2	24.4	24.4	0.0
75～	23.4	23.4	0.0	23.7	23.7	0.0
80～	22.7	23.1	0.4	22.2	23.7	1.5

表 2-121　2002 年与 2012 年中国农村居民平均 BMI 的变化 /(kg·m^{-2})

年龄 / 岁	男性			女性		
	2002 年	2012 年	变化	2002 年	2012 年	变化
5～	15.0	15.8	0.8	14.8	15.6	0.8
6～	15.1	16.2	1.1	14.6	15.6	1.0
7～	15.1	16.0	0.9	14.7	15.7	1.0
8～	15.3	16.3	1.0	14.8	16.1	1.3
9～	15.6	16.9	1.3	15.2	16.3	1.1
10～	15.8	17.3	1.5	15.6	16.9	1.3
11～	16.3	18.2	1.9	16.1	17.3	1.2
12～	16.8	18.8	2.0	16.8	18.2	1.4
13～	17.4	19.4	2.0	17.9	18.9	1.0
14～	18.1	19.9	1.8	18.7	19.5	0.8
15～	18.6	20.3	1.7	19.5	20.2	0.7
16～	19.3	20.7	1.4	20.2	20.4	0.2
17～	19.8	20.8	1.0	20.7	20.6	−0.1
18～	20.3	20.9	0.6	20.8	21.3	0.5
19～	20.7	22.1	1.4	21.2	21.3	0.1
20～	21.5	22.3	0.8	21.4	21.9	0.5
25～	22.2	23.1	0.9	21.7	22.5	0.8
30～	22.6	23.5	0.9	22.4	23.0	0.6
35～	22.8	23.9	1.1	22.8	23.6	0.8
40～	22.7	24.0	1.3	23.3	24.2	0.9
45～	22.6	23.8	1.2	23.5	24.6	1.1
50～	22.4	23.6	1.2	23.5	24.7	1.2
55～	22.4	23.3	0.9	23.2	24.1	0.9
60～	22.0	23.1	1.1	22.7	24.2	1.5
65～	21.8	22.9	1.1	22.3	23.8	1.5
70～	21.5	22.5	1.0	22.1	23.1	1.0
75～	21.3	22.1	0.8	21.4	22.7	1.3
80～	20.9	21.1	0.2	21.3	22.0	0.7

五、腰围

　　腰围是营养状况评价的常用指标,用来反映内脏脂肪积累情况,主要用于评价腹部肥胖。腰围测量指标单一,使用器械简单,测量方法易于掌握,便于现场操作。在大规模人群调查中比较容易获得准确数据。随着社会经济的发展和膳食结构的改变,肥胖已成为全球性的公共健康问题,我国正处在经济快速发展的时期,准确测量并建立我国居民腰围数据是十分必要的。

（一）样本特征

全国接受腰围的测量的居民共计 119 811 人，城市居民 59 876 人，占 50.0%；农村居民 59 935 人，占 50.0%。性别构成比：男性居民 52 751 人，占 43.6%；女性 67 574 人，占 56.4%。按年龄组进行分析，中国居民腰围测量样本特征见表 2-122。

表 2-122　中国居民腰围测量样本特征

年龄/岁	合计			男性			女性		
	全国	城市	农村	全国	城市	农村	全国	城市	农村
18～	921	389	532	443	198	245	478	191	287
20～	3 739	1 691	2 048	1 616	708	908	2 123	983	1 140
25～	5 094	2 431	2 663	2 022	948	1 074	3 072	1 483	1 589
30～	6 644	3 284	3 360	2 674	1 275	1 399	3 970	2 009	1 961
35～	9 454	4 597	4 857	3 934	1 838	2 096	5 520	2 759	2 761
40～	12 646	5 464	7 182	5 258	2 197	3 061	7 388	3 267	4 121
45～	15 119	6 781	8 338	6 228	2 681	3 547	8 891	4 100	4 791
50～	13 059	6 935	6 124	5 597	2 826	2 771	7 462	4 109	3 353
55～	16 545	8 560	7 985	7 119	3 508	3 611	9 426	5 052	4 374
60～	13 680	7 061	6 619	6 278	3 153	3 125	7 402	3 908	3 494
65～	9 615	5 093	4 522	4 527	2 279	2 248	5 088	2 814	2 274
70～	6 991	3 966	3 025	3 446	1 900	1 546	3 545	2 066	1 479
75～	4 153	2 393	1 760	2 137	1 220	917	2 016	1 173	843
80～	2 151	1 231	920	958	548	410	1 193	683	510
合计	119 811	59 876	59 935	52 237	25 279	26 958	67 574	34 597	32 977

在测量腰围的居民中，大城市居民 26 724 人（22.3%），中小城市 33 152 人（27.7%），普通农村 37 207 人（31.1%），贫困农村 22 728 人（19.0%）。4 类地区居民腰围测量人群样本特征见表 2-123 和表 2-124。

表 2-123　中国 4 类地区居民腰围测量样本特征

年龄/岁	大城市	中小城市	普通农村	贫困农村
18～	180	209	309	223
20～	787	904	1 087	961
25～	1 193	1 238	1 491	1 172
30～	1 494	1 790	1 890	1 470
35～	1 878	2 719	2 714	2 143
40～	2 046	3 418	4 350	2 832
45～	2 567	4 214	5 244	3 094
50～	3 277	3 658	3 917	2 207

续表

年龄/岁	大城市	中小城市	普通农村	贫困农村
55～	3 883	4 677	5 277	2 708
60～	3 315	3 746	4 371	2 248
65～	2 301	2 792	2 856	1 666
70～	1 953	2 013	1 921	1 104
75～	1 210	1 183	1 169	591
80～	640	591	611	309
合计	26 724	33 152	37 207	22 728

表 2-124　中国 4 类地区男性、女性居民腰围测量样本特征

年龄/岁	男性				女性			
	大城市	中小城市	普通农村	贫困农村	大城市	中小城市	普通农村	贫困农村
18～	93	105	139	106	87	104	170	117
20～	314	394	490	418	473	510	597	543
25～	452	496	588	486	741	742	903	686
30～	582	693	745	654	912	1 097	1 145	816
35～	758	1 080	1 165	931	1 120	1 639	1 549	1 212
40～	793	1 404	1 850	1 211	1 253	2 014	2 500	1 621
45～	1 000	1 681	2 209	1 338	1 567	2 533	3 035	1 756
50～	1 295	1 531	1 758	1 013	1 982	2 127	2 159	1 194
55～	1 532	1 976	2 385	1 226	2 351	2 701	2 892	1 482
60～	1 437	1 716	2 063	1 062	1 878	2 030	2 308	1 186
65～	997	1 282	1 401	847	1 304	1 510	1 455	819
70～	871	1 029	1 000	546	1 082	984	921	558
75～	576	644	612	305	634	539	557	286
80～	280	268	271	139	360	323	340	170
合计	10 980	14 299	16 676	10 282	15 744	18 853	20 531	12 446

　　男性居民共计 52 237 人,大城市男性居民 10 980 人,占男性居民 21.0%;中小城市男性居民 14 299 人,占 27.4%;普通农村男性居民 16 676 人,占 32.0%;贫困农村男性居民 10 282 人,占 19.7%。女性居民共计 67 574 人,大城市女性居民 15 744 人,占女性居民 23.3%;中小城市女性居民 18 853 人,占 27.9%;普通农村女性居民 20 531 人,占 30.4%;贫困农村女性居民 12 446 人,占 18.4%。

　　有 57 份问卷收入情况缺失,有 6 922 份(5.8%)不回答经济收入情况,剩余 112 832 份问卷中,城市居民有 20 303 人,农村居民有 38 939 人。城市居民年人收入低收入人群占 36.6%,中等水平收入人群占 46.5%,高水平收入人群占 16.6%;农村居民年人收入低收入人群占 67.5%,中等水平收入人群占 28.3%,高水平收入人群占 4.3%,见表 2-125 至表 2-127。

表 2-125　中国居民不同经济水平腰围测量样本特征

年龄/岁	合计			男性			女性		
	低收入	中等收入	高收入	低收入	中等收入	高收入	低收入	中等收入	高收入
18～	473	284	67	219	137	33	254	147	34
20～	1 800	1 336	388	762	605	154	1 038	731	234
25～	2 381	1 782	603	964	704	233	1 417	1 078	370
30～	2 999	2 380	847	1 207	944	358	1 792	1 436	489
35～	4 630	3 242	1 006	1 899	1 345	451	2 731	1 897	555
40～	6 310	4 500	1 129	2 608	1 887	491	3 702	2 613	638
45～	7 477	5 459	1 380	3 047	2 274	592	4 430	3 185	788
50～	6 154	4 839	1 328	2 724	2 011	559	3 430	2 828	769
55～	8 086	6 022	1 540	3 527	2 586	633	4 559	3 436	907
60～	7 033	4 634	1 249	3 221	2 157	563	3 812	2 477	686
65～	5 037	3 158	856	2 384	1 494	410	2 653	1 664	446
70～	3 579	2 278	684	1 798	1 113	331	1 781	1 165	353
75～	2 180	1 336	363	1 139	666	196	1 041	670	167
80～	1 103	705	195	473	321	107	630	384	88
合计	59 242	41 955	11 635	25 972	18 244	5 111	33 270	23 711	6 524

表 2-126　中国城市居民不同经济水平腰围测量样本特征

年龄/岁	合计			男性			女性		
	低收入	中等收入	高收入	低收入	中等收入	高收入	低收入	中等收入	高收入
18～	131	143	47	66	69	24	65	74	23
20～	541	712	290	217	317	108	324	395	182
25～	711	992	505	286	389	192	425	603	313
30～	970	1 332	690	355	524	286	615	808	404
35～	1 611	1 842	742	618	740	323	993	1 102	419
40～	1 997	2 212	762	786	900	322	1 211	1 312	440
45～	2 466	2 849	940	944	1 126	404	1 522	1 723	536
50～	2 317	3 058	1 039	995	1 203	417	1 322	1 855	622
55～	2 862	3 809	1 258	1 182	1 572	500	1 680	2 237	758
60～	2 364	3 115	1 063	1 046	1 408	470	1 318	1 707	593
65～	1 749	2 245	737	775	1 001	353	974	1 244	384
70～	1 300	1 753	602	639	843	286	661	910	316
75～	844	1 040	324	422	530	179	422	510	145
80～	440	523	175	180	239	96	260	284	79
合计	20 303	25 625	9 174	8 511	10 861	3 960	11 792	14 764	5 214

表 2-127　中国农村居民不同经济水平腰围测量样本特征

年龄/岁	合计			男性			女性		
	低收入	中等收入	高收入	低收入	中等收入	高收入	低收入	中等收入	高收入
18～	342	141	20	153	68	9	189	73	11
20～	1 259	624	98	545	288	46	714	336	52
25～	1 670	790	98	678	315	41	992	475	57
30～	2 029	1 048	157	852	420	72	1 177	628	85
35～	3 019	1 400	264	1 281	605	128	1 738	795	136
40～	4 313	2 288	367	1 822	987	169	2 491	1 301	198
45～	5 011	2 610	440	2 103	1 148	188	2 908	1 462	252
50～	3 837	1 781	289	1 729	808	142	2 108	973	147
55～	5 224	2 213	282	2 345	1 014	133	2 879	1 199	149
60～	4 669	1 519	186	2 175	749	93	2 494	770	93
65～	3 288	913	119	1 609	493	57	1 679	420	62
70～	2 279	525	82	1 159	270	45	1 120	255	37
75～	1 336	296	39	717	136	17	619	160	22
80～	663	182	20	293	82	11	370	100	9
合计	38 939	16 330	2 461	17 461	7 383	1 151	21 478	8 947	1 310

（二）中国居民腰围均值

18 岁以上成年人腰围平均值男性 82.6cm，女性 78.5cm；其中城市男性 83.9cm，城市女性 78.7cm；农村男性 81.3cm，农村女性 78.3cm。全国各年龄、性别组腰围地区调整均值见表 2-128。按年龄分成 18～44 岁、45～59 岁和 60 岁及以上 3 组，腰围平均值分别为：全国男性 81.7cm、84.3cm、82.8cm，全国女性 76.0cm、81.6cm、81.9cm；其中，城市男性 82.9cm、85.5cm 和 84.2cm，城市女性 75.9cm、81.5cm 和 82.6cm；农村男性 80.7cm、82.8cm 和 81.4cm；农村女性 76.1cm、81.7cm 和 81.2cm，见表 2-128。

腰围与年龄关系密切，全国男性腰围平均值 18～44 岁呈逐渐增加趋势，45 岁以后腰围随年龄增加逐渐降低；女性腰围平均值 18～60 岁前随年龄增加呈逐渐增加趋势。60 岁以后腰围随年龄增加逐渐降低，男性和女性在 60 岁以后腰围均值基本一致，见图 2-45。

城市男性腰围 18～44 岁呈逐渐增加趋势，45 岁以后变化不明显；城市女性 15～60 岁前呈逐渐增加趋势，60 岁以后变化不明显；60 岁以前城市男性腰围显著高于女性腰围，差异呈逐渐缩小的趋势，60 岁以后差异很小，维持不变。

农村居民男性腰围 18～40 岁前呈逐渐增加趋势，40 岁以后开始下降；农村女性 18～50 岁前呈逐渐增加趋势，50～60 岁前基本不变，60 岁以后缓慢下降；50 岁以前城市男性腰围显著高于女性腰围，差异呈逐渐缩小的趋势，50 岁以后农村男性和女性腰围平均值基本相近。

相同性别城、乡男性居民腰围有显著差异，城市男性居民腰围明显大于农村男性居民；城乡女性居民在 55 岁之前腰围平均值基本相近，55 岁以后城市女性居民腰围明显大于农村女性居民，见图 2-46。

表 2-128　中国城乡居民腰围均值 /cm

年龄 / 岁	全国		城市		农村	
	男性	女性	男性	女性	男性	女性
75.1	70.4	71.8	76.9	72.7	74.9	71.0
77.4	73.2	73.5	80.1	73.5	78.1	73.6
79.5	75.0	75.2	82.4	75.0	80.3	75.6
80.9	76.1	76.0	84.6	75.9	81.5	76.1
82.3	77.5	77.4	85.0	77.1	82.8	77.7
83.0	79.0	79.1	84.9	78.8	83.5	79.5
82.7	80.4	80.9	85.8	80.6	83.3	81.1
82.4	81.3	81.9	85.4	81.8	82.9	82.2
81.8	81.3	82.0	85.2	82.1	82.1	82.0
81.5	81.6	82.8	84.7	83.2	82.0	82.4
81.0	81.1	82.4	84.3	83.0	81.8	81.8
80.3	79.6	81.6	84.1	82.5	81.3	80.7
79.8	79.7	80.5	83.5	81.3	79.8	79.7
79.1	78.9	80.2	83.3	81.5	79.1	78.9

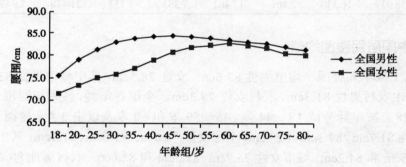

图 2-45　中国居民腰围平均值

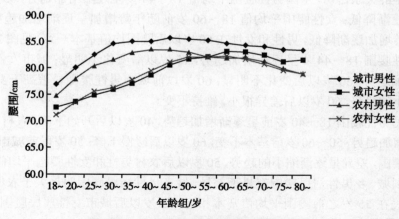

图 2-46　中国城乡居民腰围年龄、性别差异

（三）腰围的地区差异

4 类地区居民腰围年龄别、性别平均值及标准差见表 2-129 和表 2-130。4 类地区成年男性腰围均值分别为：大城市 85.2cm，中小城市 83.7cm，普通农村 82.1cm，贫困农村 79.4cm。由图 2-47 可知，40 岁以下大城市、中小城市和普通农村男性腰围相差不大，40 岁以后大城市男性腰围变化不大，中小城市和普通农村男性腰围开始下降，腰围差距逐渐增大。贫困农村地区各年龄段男性腰围均显著低于其他 3 类地区。

女性腰围均值：大城市 78.5cm，中小城市 78.7cm，农村 78.7cm，贫困农村 77.3cm。由图 2-48 可知，55 岁以下大城市、中小城市和普通农村女性腰围相差不大，55 岁以后腰围差距逐渐增大，贫困农村地区女性腰围均显著低于其他 3 类地区。

表 2-129　中国 4 类地区男性居民年龄别腰围均数 /cm

年龄 / 岁	大城市		中小城市		普通农村		贫困农村	
	$\overline{X}$	SE	$\overline{X}$	SE	$\overline{X}$	SE	$\overline{X}$	SE
18～	79.0	1.0	76.6	1.0	76.6	0.8	71.5	0.8
20～	80.4	0.6	80.0	0.6	78.6	0.5	77.0	0.5
25～	83.2	0.5	82.3	0.5	80.9	0.4	79.0	0.5
30～	84.9	0.4	84.5	0.4	82.2	0.4	79.9	0.4
35～	84.6	0.3	85.1	0.3	84.0	0.3	80.2	0.3
40～	85.5	0.3	84.9	0.3	84.4	0.2	81.4	0.3
45～	86.9	0.3	85.6	0.2	83.9	0.2	82.0	0.3
50～	86.7	0.2	85.1	0.2	83.6	0.2	81.1	0.3
55～	87.4	0.2	84.8	0.2	82.8	0.2	80.5	0.3
60～	86.7	0.2	84.3	0.2	82.8	0.2	80.3	0.3
65～	87.0	0.3	83.9	0.3	82.5	0.3	80.4	0.4
70～	86.9	0.3	83.6	0.3	82.0	0.3	79.6	0.4
75～	87.2	0.4	82.8	0.4	80.6	0.4	77.8	0.6
80～	87.1	0.6	82.3	0.6	80.0	0.7	76.8	0.8

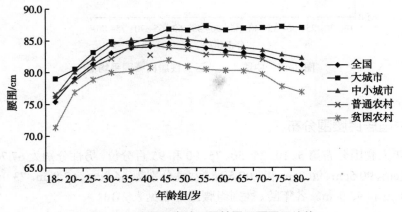

图 2-47　中国 4 类地区男性居民腰围平均值

表 2-130 中国 4 类地区女性居民年龄别腰围均数 /cm

年龄 / 岁	大城市		中小城市		普通农村		贫困农村	
	$\overline{X}$	SE	$\overline{X}$	SE	$\overline{X}$	SE	$\overline{X}$	SE
18～	72.1	0.9	72.8	0.9	71.4	0.7	70.3	0.7
20～	71.1	0.4	73.8	0.4	73.6	0.4	73.5	0.4
25～	73.4	0.3	75.2	0.3	75.7	0.3	75.2	0.4
30～	75.2	0.3	76.0	0.3	76.2	0.3	75.9	0.3
35～	76.2	0.3	77.3	0.2	78.1	0.2	77.0	0.2
40～	77.3	0.2	79.0	0.2	79.9	0.2	78.4	0.2
45～	80.0	0.2	80.7	0.2	81.3	0.2	80.8	0.2
50～	81.0	0.2	81.9	0.2	82.6	0.2	81.0	0.3
55～	82.0	0.2	82.1	0.2	82.3	0.2	81.2	0.3
60～	83.5	0.2	83.1	0.2	83.1	0.2	80.6	0.3
65～	83.6	0.3	82.9	0.2	82.9	0.3	79.4	0.4
70～	83.0	0.3	82.4	0.3	81.6	0.4	78.8	0.4
75～	84.3	0.4	80.6	0.4	80.8	0.4	76.5	0.6
80～	83.2	0.5	81.1	0.6	80.4	0.6	75.2	0.7

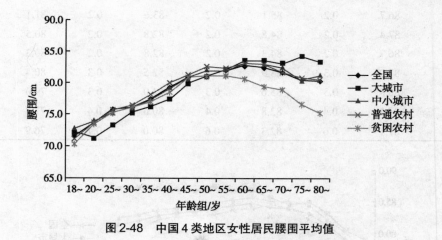

图 2-48 中国 4 类地区女性居民腰围平均值

（四）中国居民腰围分布

我国成年人腰围分布第 5、10、25、50、75、90 和 95 百分位，男性分别为 67.7cm、70.3cm、76.0cm、83.1cm、90.5cm、96.9cm 和 100.5cm；女性分别为 64.9cm、67.8cm、73.0cm、79.6cm、86.4cm、93.0cm 和 97.0cm。各年龄、性别组腰围分布见表 2-131。

表2-131 中国居民不同性别年龄别腰围分布 /cm

年龄/岁	男性								女性							
	人数	P_5	P_{10}	P_{25}	P_{50}	P_{75}	P_{90}	P_{95}	人数	P_5	P_{10}	P_{25}	P_{50}	P_{75}	P_{90}	P_{95}
18~	443	63.4	65.4	69.0	73.5	80.6	89.2	93.8	478	60.0	61.5	65.0	69.5	75.7	84.0	88.1
20~	1 616	65.0	67.0	70.6	77.0	85.3	94.0	98.1	2 123	60.6	63.0	66.7	71.8	78.2	84.6	89.8
25~	2 022	66.2	68.1	73.0	80.0	89.0	97.0	101.2	3 072	62.1	64.0	68.2	73.5	80.0	86.9	91.3
30~	2 674	67.4	69.8	75.0	82.0	89.9	97.0	101.6	3 970	63.4	65.9	70.0	75.0	81.4	87.8	91.7
35~	3 934	68.0	71.0	76.1	83.3	90.8	96.9	100.5	5 520	64.2	66.8	71.0	76.2	82.5	89.0	93.0
40~	5 258	68.9	71.1	76.8	83.9	91.0	96.9	100.8	7 388	65.6	68.0	72.5	78.1	84.3	90.5	94.4
45~	6 228	69.0	71.3	77.0	84.2	91.1	97.2	101.1	8 891	66.5	69.4	74.2	80.0	86.1	92.2	96.4
50~	5 597	69.0	71.8	77.1	84.1	91.0	97.0	100.8	7 462	67.0	70.0	75.1	81.1	87.5	93.9	97.8
55~	7 119	68.5	71.1	76.7	83.8	90.8	97.0	100.2	9 426	66.5	69.6	75.1	81.5	88.1	94.5	98.3
60~	6 278	67.8	70.7	76.2	83.8	90.5	96.8	100.1	7 402	66.4	69.9	76.0	82.4	89.3	95.8	99.8
65~	4 527	67.1	70.0	76.0	83.2	90.7	96.6	100.2	5 088	65.1	69.1	75.3	82.3	89.4	96.0	99.8
70~	3 446	67.4	69.8	75.5	83.2	90.3	97.0	101.0	3 545	64.7	68.1	74.6	82.0	89.0	95.0	99.1
75~	2 137	65.6	68.7	74.5	82.5	90.1	96.6	100.2	2 016	64.0	68.0	73.9	81.3	89.0	95.0	99.8
80~	958	65.3	68.3	74.0	81.4	89.8	96.4	100.2	1 193	64.0	66.7	72.4	80.0	88.0	95.0	99.5

为了分析成年人（18 岁以上）腰围分布情况，将腰围按 <65cm、65～69cm、70～74cm、75～79cm、80～84cm、85～89cm、90～94cm、95～99cm 和 >100cm 分为 9 组，并按年龄将被调查者分为 3 组：18～44 岁（青年组）、45～59 岁（中年组）和 60 岁及以上（老年组），按年龄、性别组对腰围分组进行频数分析，结果见表 2-132。

表 2-132 中国不同性别年龄别腰围分布 /%

腰围分组 /cm	总调查人数	合计		年龄组					
				18～44 岁		45～59 岁		60 岁及以上	
		男	女	男	女	男	女	男	女
<65	4 467	2.0	5.1	2.3	7.8	1.2	3.1	2.7	4.5
65～69	10 322	6.8	10.0	8.5	15.3	5.3	7.4	7.1	7.2
70～74	18 094	13.2	16.6	14.7	22.4	12.3	14.4	12.8	12.6
75～79	21 185	15.9	19.1	16.5	20.2	15.8	20.0	15.5	16.5
80～84	22 178	17.6	19.2	17.3	16.4	18.2	21.3	17.3	19.7
85～89	18 268	17.0	13.9	15.4	9.3	18.0	16.0	17.5	16.4
90～94	13 144	13.8	8.8	12.5	5.0	14.9	9.7	13.8	11.9
95～99	7 030	7.7	4.4	7.1	2.2	8.2	4.9	7.7	6.5
100～	5 123	5.9	3.0	5.8	1.3	6.2	3.1	5.8	4.8

（1）城市居民腰围分布城市成年人腰围第 5、10、25、50、75、90、95 百分位分布：男性分别为 69.3cm、72.5cm、78.8cm、85.6cm、92.0cm、98.0cm、101.7cm，女性分别为 65.7cm、68.5cm、73.6cm、80.0cm、87.0cm、93.1cm、97.2cm。各年龄、性别组腰围百分位数见表 2-133。

（2）农村居民腰围分布农村成年人腰围第 5、10、25、50、75、90 和 95 百分位分布：男性分别为 66.7cm、69.1cm、73.7cm、80.6cm、88.6cm、95.2cm、99.3cm；女性分别为 64.1cm、67.0cm、72.1cm、79.1cm、86.0cm、92.7cm、97.0cm。农村各年龄、性别组腰围分布百分位数见表 2-134。

表 2-133　中国城市居民不同性别年龄别腰围分布 /cm

年龄 /岁	男性										女性									
	人数	P_5	P_{10}	P_{25}	P_{50}	P_{75}	P_{90}	P_{95}	人数	P_5	P_{10}	P_{25}	P_{50}	P_{75}	P_{90}	P_{95}			
18~	198	64.1	66.0	70.0	75.0	81.6	89.6	93.2	191	60.3	62.0	65.6	70.2	76.6	86.1	88.8			
20~	708	65.1	67.4	72.0	79.5	87.0	95.9	100.1	983	60.3	62.5	66.3	71.0	78.0	85.0	90.2			
25~	948	67.6	69.7	75.2	82.6	90.9	99.0	103.0	1 483	62.2	64.0	68.0	73.0	80.0	86.1	90.1			
30~	1 275	68.7	72.0	78.0	84.4	91.4	98.0	102.0	2 009	64.1	66.0	70.0	75.0	81.2	87.1	91.3			
35~	1 838	69.4	72.5	78.2	85.1	92.0	97.5	101.0	2 759	64.3	66.8	70.9	76.0	82.0	88.1	93.0			
40~	2 197	70.0	73.2	79.0	85.8	92.0	97.8	101.1	3 267	66.0	68.0	72.3	78.0	84.0	90.2	94.0			
45~	2 681	70.6	74.0	80.0	86.7	93.0	98.5	102.0	4 100	67.6	70.0	74.7	80.0	86.0	91.8	96.0			
50~	2 826	71.0	74.2	80.0	86.4	92.5	98.1	101.8	4 109	68.0	70.2	75.3	81.0	87.6	94.0	98.0			
55~	3 508	70.6	73.8	79.4	86.0	92.5	98.0	102.0	5 052	68.0	70.5	76.0	82.0	88.2	94.5	98.0			
60~	3 153	70.0	73.0	79.4	86.0	92.0	98.0	101.0	3 908	68.2	72.0	77.5	83.3	89.9	96.0	99.8			
65~	2 279	70.0	73.0	79.0	86.0	92.2	97.9	101.4	2 814	67.6	71.0	76.9	83.0	90.0	96.0	100.0			
70~	1 900	69.2	72.2	79.0	86.0	92.2	98.8	102.0	2 066	67.9	71.0	77.0	83.6	90.0	95.8	100.0			
75~	1 220	67.4	71.2	77.6	85.2	92.0	98.2	102.1	1 173	66.4	70.0	76.0	82.4	90.0	97.0	100.0			
80~	548	68.1	71.0	77.4	84.4	92.0	99.0	102.8	683	65.4	68.7	74.5	81.5	89.0	95.4	101.0			

表2-134 中国农村居民不同性别年龄别腰围分布 /cm

年龄/岁	男性								女性							
	人数	P_5	P_{10}	P_{25}	P_{50}	P_{75}	P_{90}	P_{95}	人数	P_5	P_{10}	P_{25}	P_{50}	P_{75}	P_{90}	P_{95}
18~	245	63.1	65.0	68.5	73.1	80.1	88.4	94.1	287	59.7	61.4	64.3	68.6	75.0	82.3	87.4
20~	908	65.0	66.6	70.0	75.5	83.4	92.2	96.2	1140	61.0	63.0	67.0	72.2	78.5	84.6	89.2
25~	1074	65.3	67.3	72.0	78.0	86.5	93.7	99.8	1589	62.1	64.1	68.2	74.1	80.4	87.1	91.8
30~	1399	66.7	68.9	73.0	79.5	87.7	95.6	100.2	1961	63.0	65.4	70.0	75.0	81.5	88.1	92.0
35~	2096	67.2	69.8	74.6	81.5	89.5	96.1	100.0	2761	64.2	66.6	71.3	76.8	83.1	89.4	93.5
40~	3061	68.1	70.4	75.1	82.3	90.1	96.4	100.1	4121	65.4	68.0	72.7	78.6	84.7	90.8	94.8
45~	3547	68.2	70.5	75.1	82.1	89.6	96.0	100.3	4791	65.6	68.6	73.8	80.1	86.5	92.5	96.8
50~	2771	68.0	70.5	75.0	81.6	89.1	95.5	100.0	3353	65.8	69.1	74.7	81.2	87.5	93.9	97.5
55~	3611	67.5	70.0	74.4	81.1	88.5	95.1	98.8	4374	65.2	68.4	74.1	81.0	88.0	94.5	98.8
60~	3125	66.3	69.1	74.1	80.8	88.5	95.0	99.0	3494	65.0	68.0	74.0	81.2	88.9	95.5	99.6
65~	2248	65.2	68.3	73.3	80.2	88.1	95.0	99.0	2274	63.2	67.0	73.1	81.3	89.0	95.5	99.2
70~	1546	65.3	68.2	72.5	79.4	87.2	94.0	98.9	1479	62.9	65.6	72.0	79.7	86.8	94.1	97.7
75~	917	63.7	67.1	71.4	78.6	87.4	93.6	97.1	843	61.6	65.1	71.4	79.5	86.5	94.0	97.0
80~	410	63.5	66.0	71.0	78.1	85.1	92.1	96.4	510	62.3	65.1	70.1	77.5	86.6	94.1	98.0

（五）4 类地区居民腰围分布

（1）大城市成年人腰围第 5、10、25、50、75、90、95 百分位分别为：男性 70.4cm、74.0cm、80.1cm、86.6cm、93.0cm、98.6cm、102.0cm；女性 65.7cm、68.5cm、73.8cm、80.0cm、87.0cm、93.5cm、98.0cm。大城市居民腰围年龄别、性别分布百分位数见表 2-135。

（2）中小城市成年人腰围第 5、10、25、50、75、90、95 百分位分别为：男性 68.8cm、71.6cm、77.4cm、84.8cm、91.4cm、97.5cm、101.1cm；女性 65.5cm、68.5cm、73.5cm、80.0cm、86.9cm、93.0cm、97.0cm。中小城市居民腰围年龄别、性别分布百分位数见表 2-136。

（3）普通农村成年人腰围第 5、10、25、50、75、90、95 百分位分别为：男性 67.1cm、69.5cm、74.4cm、81.6cm、89.4cm、96.1cm、100.1cm；女性 64.5cm、67.3cm、72.7cm、79.7cm、86.6cm、93.3cm、97.5cm。普通农村居民腰围年龄别、性别分布百分位数见表 2-137。

（4）贫困农村成年人腰围第 5、10、25、50、75、90、95 百分位分别为：男性 66.2cm、68.4cm、72.8cm、79.2cm、87.0cm、94.0cm、98.0cm；女性 63.4cm、66.1cm、71.2cm、78.0cm、85.0cm、91.4cm、95.6cm。贫困农村居民腰围年龄别、性别分布百数见表 2-138。

表 2-135 中国大城市居民不同性别年龄别腰围分布 /cm

年龄/岁	男性								女性							
	人数	P_5	P_{10}	P_{25}	P_{50}	P_{75}	P_{90}	P_{95}	人数	P_5	P_{10}	P_{25}	P_{50}	P_{75}	P_{90}	P_{95}
18~	93	65.5	67.7	70.9	77.0	84.5	92.8	100.4	87	60.1	61.5	65.0	70.0	76.5	86.7	97.4
20~	314	66.0	67.8	74.0	80.2	88.6	96.5	102.0	473	60.0	62.0	65.4	70.1	76.7	83.1	88.0
25~	452	67.0	69.7	76.2	84.0	91.0	99.2	103.2	741	61.4	63.5	67.0	72.0	79.1	85.2	90.0
30~	582	70.0	73.0	80.0	85.0	91.1	97.4	102.1	912	64.1	66.0	70.0	74.4	80.5	86.8	91.0
35~	758	68.2	71.9	78.2	85.0	92.0	98.0	101.0	1120	63.5	66.0	70.4	75.1	81.9	88.0	92.6
40~	793	70.0	73.4	80.1	86.2	92.1	98.0	101.0	1253	65.9	67.8	72.0	77.1	83.0	90.0	94.1
45~	1000	71.4	76.0	81.5	88.0	93.5	99.4	103.0	1567	67.0	69.5	74.5	80.0	85.5	91.5	96.0
50~	1295	72.0	76.0	81.3	87.0	93.0	98.4	101.8	1982	67.5	70.0	75.0	80.7	87.0	94.0	98.4
55~	1532	72.4	75.8	81.1	87.0	93.0	98.4	102.0	2351	68.4	71.0	76.1	82.0	88.3	94.7	98.5
60~	1437	71.0	75.5	82.0	87.5	93.0	98.5	101.1	1878	69.7	72.9	78.0	83.3	89.2	96.0	100.0
65~	997	72.0	75.1	82.0	88.0	93.2	98.1	102.0	1304	68.5	72.0	77.3	83.4	90.0	96.2	100.0
70~	871	71.7	75.3	81.2	87.7	93.4	100.0	102.6	1082	68.7	72.0	78.0	84.0	90.0	96.1	100.7
75~	576	68.4	74.0	80.5	86.4	93.0	99.9	103.0	634	68.0	71.0	78.0	84.0	91.2	98.0	101.0
80~	280	70.1	73.0	79.3	86.0	94.1	101.6	105.0	360	67.0	70.0	76.0	82.4	89.8	95.5	101.0

表2-136 中国中小城市居民不同性别年龄别腰围分布 /cm

年龄/岁	男性								女性							
	人数	P_5	P_{10}	P_{25}	P_{50}	P_{75}	P_{90}	P_{95}	人数	P_5	P_{10}	P_{25}	P_{50}	P_{75}	P_{90}	P_{95}
18~	105	62.7	65.0	69.0	72.6	80.2	89.1	91.2	104	60.5	62.1	66.0	70.6	77.9	86.1	88.1
20~	394	64.5	67.0	71.0	78.2	86.0	95.0	99.3	510	61.6	63.0	67.0	72.0	79.6	87.0	93.0
25~	496	68.0	69.5	74.2	81.5	90.8	99.0	102.8	742	62.9	64.7	69.1	74.0	80.1	87.0	91.0
30~	693	68.0	71.0	76.7	84.0	91.5	98.0	102.0	1097	64.0	66.0	70.3	75.4	81.9	88.0	92.0
35~	1080	70.4	73.0	78.2	85.4	91.8	97.5	101.0	1639	64.8	67.0	71.0	76.0	82.3	88.3	93.0
40~	1404	70.0	73.1	78.4	85.4	91.5	97.2	101.4	2014	66.0	68.3	72.8	78.1	84.2	90.7	94.0
45~	1681	70.0	73.2	79.0	86.0	92.4	98.0	101.5	2533	68.1	70.1	74.8	80.0	86.0	92.0	95.9
50~	1531	70.4	73.1	79.0	86.0	92.0	98.0	101.9	2127	68.0	70.5	76.0	81.7	88.0	93.8	97.5
55~	1976	69.5	72.3	78.0	85.0	92.0	98.0	101.5	2701	67.2	70.1	76.0	82.0	88.1	94.5	98.0
60~	1716	69.1	71.9	77.9	85.0	91.0	97.2	101.0	2030	67.5	70.5	77.0	83.4	90.0	96.0	99.3
65~	1282	68.6	71.6	77.2	84.1	91.1	97.0	101.1	1510	66.8	70.4	76.0	82.5	89.8	96.0	100.0
70~	1029	68.2	70.9	77.0	84.3	91.0	98.0	101.4	984	65.9	69.6	76.0	83.1	89.6	95.1	99.0
75~	644	66.6	69.7	75.8	83.2	90.4	97.0	100.0	539	65.0	68.2	74.0	80.2	88.0	94.5	99.1
80~	268	67.5	69.0	75.0	83.0	89.9	95.0	99.6	323	64.2	67.3	73.1	80.0	88.0	95.0	100.9

表2-137 中国普通农村居民不同性别年龄别腰围分布 /cm

年龄/岁	男性								女性							
	人数	P_5	P_{10}	P_{25}	P_{50}	P_{75}	P_{90}	P_{95}	人数	P_5	P_{10}	P_{25}	P_{50}	P_{75}	P_{90}	P_{95}
18~	139	64.6	66.0	69.5	75.3	82.1	92.2	96.4	170	59.6	61.0	64.5	68.5	74.1	85.5	88.6
20~	490	64.5	66.5	70.0	76.0	85.5	93.7	98.1	597	61.0	63.0	66.7	72.1	78.3	85.1	90.1
25~	588	64.6	67.0	72.1	78.5	87.4	95.7	101.0	903	62.1	64.4	68.4	74.1	81.0	88.1	92.5
30~	745	66.7	69.0	73.4	81.0	89.8	97.3	102.2	1145	63.1	65.5	69.4	75.1	81.9	89.0	92.8
35~	1165	67.3	70.1	75.5	83.1	91.0	97.8	101.3	1549	64.4	67.0	71.5	77.0	83.3	90.0	94.8
40~	1850	68.7	70.9	76.0	83.4	91.0	97.3	101.0	2500	65.9	68.3	73.1	79.0	85.1	91.2	95.5
45~	2209	68.6	71.0	75.8	82.9	90.1	96.5	101.2	3035	65.8	69.0	74.3	80.3	86.6	92.5	96.5
50~	1758	68.5	71.1	76.0	82.6	90.1	96.5	100.5	2159	66.5	69.8	75.3	82.0	87.8	94.0	97.9
55~	2385	68.1	70.3	75.1	82.1	89.3	95.5	99.0	2892	66.0	69.0	74.8	81.3	88.1	95.0	98.7
60~	2063	66.9	69.6	74.4	81.4	89.1	95.6	99.6	2308	65.8	68.8	74.6	82.0	89.4	96.3	100.2
65~	1401	66.0	68.7	73.9	80.9	88.5	95.6	99.4	1455	64.1	67.9	74.7	82.5	90.2	96.5	100.0
70~	1000	66.0	68.9	73.5	80.2	88.2	95.4	99.4	921	63.5	66.3	72.3	80.3	88.4	95.2	98.6
75~	612	64.1	67.5	72.0	78.9	87.7	93.9	97.1	557	62.5	66.3	72.3	80.4	88.0	94.1	98.0
80~	271	63.4	66.1	70.5	77.4	85.8	92.6	98.0	340	63.0	66.1	71.3	79.7	88.0	95.3	99.0

表 2-138　中国贫困农村居民不同性别年龄别腰围分布 /cm

年龄/岁	男性										女性									
	人数	P_5	P_{10}	P_{25}	P_{50}	P_{75}	P_{90}	P_{95}			人数	P_5	P_{10}	P_{25}	P_{50}	P_{75}	P_{90}	P_{95}		
18~	106	62.2	64.3	67.6	71.5	76.4	82.2	89.1			117	59.5	61.4	64.2	68.6	75.7	80.5	85.3		
20~	418	65.1	66.8	69.8	75.1	81.4	90.2	94.8			543	60.4	63.0	67.1	72.2	79.0	84.4	88.3		
25~	486	66.1	67.5	71.5	77.5	84.7	92.8	98.3			686	62.0	64.0	68.1	74.0	80.1	85.6	91.5		
30~	654	66.6	68.7	72.4	78.1	85.4	93.1	98.8			816	63.0	65.1	70.3	75.0	81.5	87.0	90.2		
35~	931	67.1	69.2	73.3	80.0	87.2	94.4	98.2			1212	64.0	66.3	70.9	76.5	83.0	89.0	92.2		
40~	1211	67.4	69.9	74.0	80.5	88.8	95.1	98.9			1621	65.0	67.5	71.9	78.1	84.1	90.0	93.4		
45~	1338	67.8	70.0	74.2	80.8	88.5	94.9	98.4			1756	65.3	68.2	73.2	79.5	86.1	92.6	97.0		
50~	1013	67.1	69.4	73.5	79.8	87.2	94.1	98.5			1194	65.0	68.0	74.0	80.2	87.0	93.3	97.0		
55~	1226	66.9	69.0	73.2	80.0	87.0	94.0	98.1			1482	64.5	67.5	73.0	80.2	87.5	94.1	98.9		
60~	1062	65.3	68.1	73.2	79.4	87.0	93.7	97.2			1186	63.4	66.9	72.2	79.7	87.4	94.3	98.0		
65~	847	64.4	67.4	72.1	79.2	87.5	94.1	98.0			819	62.5	65.4	70.8	79.0	87.0	93.2	97.0		
70~	546	64.4	67.5	71.1	78.0	85.1	91.0	95.9			558	61.5	64.6	70.6	78.1	84.7	90.5	95.8		
75~	305	62.0	66.6	70.9	77.0	86.6	92.6	97.5			286	59.9	63.9	70.0	77.0	84.4	92.1	95.8		
80~	139	63.5	65.7	72.0	78.3	85.0	91.1	94.1			170	61.4	63.5	68.2	74.1	82.2	90.1	94.1		

153

（六）不同经济水平居民腰围差异

经济收入在一定范围内影响腰围水平。我国各年龄组不同经济水平的居民腰围平均值见表 2-139。城市居民各年龄组不同经济水平腰围平均值及标准差见表 2-140，农村居民各年龄组不同经济水平腰围平均值见表 2-141。

表 2-139 中国不同经济水平居民平均腰围 /cm

年龄 / 岁	男性						女性					
	低收入		中等收入		高收入		低收入		中等收入		高收入	
	$\bar{X}$	SE	$\bar{X}$	SE	$\bar{X}$	SE	$\bar{X}$	SE	$\bar{X}$	SE	$\bar{X}$	SE
18～	74.6	0.6	77.0	0.9	77.0	1.7	72.2	0.5	70.0	0.7	74.4	1.4
20～	79.2	0.4	78.6	0.4	79.0	0.9	73.8	0.3	73.6	0.4	73.1	0.6
25～	81.1	0.3	81.5	0.4	82.1	0.6	76.1	0.2	74.4	0.3	74.3	0.5
30～	82.1	0.3	83.5	0.3	83.8	0.5	76.6	0.2	75.7	0.2	74.3	0.3
35～	82.8	0.2	84.6	0.3	85.8	0.5	77.8	0.2	77.4	0.2	75.8	0.3
40～	82.8	0.2	85.1	0.2	87.2	0.4	79.6	0.1	78.8	0.2	77.7	0.3
45～	83.5	0.2	85.1	0.2	87.1	0.4	81.0	0.1	80.9	0.2	80.1	0.3
50～	83.3	0.2	85.2	0.2	86.6	0.4	82.0	0.2	82.2	0.2	81.2	0.3
55～	82.4	0.2	85.2	0.2	85.9	0.4	82.0	0.1	81.8	0.2	82.3	0.3
60～	82.6	0.2	84.1	0.2	85.2	0.4	82.4	0.2	83.3	0.2	82.9	0.4
65～	82.1	0.2	84.3	0.3	86.0	0.5	82.2	0.2	82.9	0.2	82.9	0.5
70～	81.5	0.2	84.2	0.3	85.6	0.5	81.4	0.2	82.0	0.3	82.2	0.5
75～	80.7	0.3	82.8	0.4	85.2	0.7	79.8	0.3	81.7	0.4	80.8	0.8
80～	80.5	0.5	82.6	0.6	83.7	0.9	79.3	0.4	81.4	0.5	82.8	1.1

表 2-140 中国城市不同经济水平居民平均腰围 /cm

年龄 / 岁	男性						女性					
	低收入		中等收入		高收入		低收入		中等收入		高收入	
	$\bar{X}$	SE	$\bar{X}$	SE	$\bar{X}$	SE	$\bar{X}$	SE	$\bar{X}$	SE	$\bar{X}$	SE
18～	75.9	1.0	79.0	1.4	73.2	1.5	73.7	0.9	69.4	1.1	76.0	1.4
20～	81.3	0.8	79.3	0.6	79.7	1.1	74.0	0.5	73.4	0.5	72.5	0.7
25～	82.0	0.6	82.9	0.6	82.5	0.7	75.5	0.4	74.7	0.4	74.3	0.5
30～	84.2	0.5	84.4	0.4	84.5	0.5	76.8	0.3	75.9	0.3	73.9	0.3
35～	84.3	0.4	85.2	0.4	86.4	0.5	77.7	0.3	77.3	0.3	75.4	0.4
40～	83.5	0.3	85.1	0.3	87.5	0.5	79.7	0.3	78.5	0.2	77.1	0.4
45～	84.3	0.3	86.3	0.3	87.8	0.5	80.7	0.2	80.8	0.2	79.7	0.3
50～	84.1	0.3	85.9	0.3	86.9	0.5	81.8	0.3	82.2	0.2	80.9	0.3
55～	83.4	0.3	86.5	0.3	86.0	0.4	81.8	0.2	82.2	0.2	82.4	0.3
60～	83.5	0.3	85.3	0.2	85.4	0.4	82.8	0.3	83.7	0.2	83.0	0.4
65～	82.7	0.3	85.3	0.3	86.6	0.5	82.9	0.3	83.5	0.3	82.4	0.5
70～	82.3	0.4	85.5	0.3	85.5	0.6	82.0	0.4	82.7	0.3	82.5	0.5
75～	82.5	0.5	83.3	0.4	86.1	0.7	80.1	0.5	82.8	0.3	80.9	0.8
80～	82.5	0.8	83.7	0.7	85.1	0.9	80.0	0.7	82.8	0.6	82.6	1.2

表 2-141　中国农村不同经济水平居民平均腰围 /cm

年龄 / 岁	男性						女性					
	低收入		中等收入		高收入		低收入		中等收入		高收入	
	$\overline{X}$	SE	$\overline{X}$	SE	$\overline{X}$	SE	$\overline{X}$	SE	$\overline{X}$	SE	$\overline{X}$	SE
18～	73.8	0.8	75.3	1.0	89.1	2.3	71.4	0.6	70.8	0.9	68.7	3.3
20～	78.4	0.4	77.8	0.6	77.8	1.6	73.7	0.3	73.7	0.5	74.2	1.2
25～	80.7	0.4	79.5	0.5	80.3	1.7	76.5	0.3	73.9	0.4	74.1	1.5
30～	81.0	0.4	82.2	0.6	81.4	1.4	76.4	0.3	75.6	0.4	75.4	0.9
35～	82.0	0.3	83.9	0.4	84.5	1.0	77.8	0.2	77.7	0.3	77.0	0.6
40～	82.4	0.2	85.0	0.3	86.6	0.7	79.6	0.2	79.2	0.2	79.3	0.6
45～	82.9	0.2	83.4	0.3	84.7	0.7	81.3	0.2	81.1	0.2	81.3	0.5
50～	82.6	0.2	83.5	0.3	85.6	0.9	82.1	0.2	82.2	0.3	82.6	0.7
55～	81.6	0.2	82.8	0.3	85.3	0.9	82.2	0.2	81.1	0.3	81.7	0.9
60～	82.1	0.2	81.7	0.3	84.2	0.9	82.1	0.2	82.5	0.4	81.8	1.0
65～	81.7	0.3	82.4	0.5	82.7	1.4	81.7	0.3	81.6	0.5	85.7	1.3
70～	81.0	0.3	81.5	0.6	86.0	1.7	81.0	0.3	79.8	0.7	79.8	2.0
75～	79.5	0.4	81.3	0.9	77.4	2.0	79.6	0.4	79.7	0.8	80.0	2.0
80～	79.1	0.6	79.8	1.2	75.6	2.3	78.7	0.6	79.0	1.1	83.7	4.1

　　图 2-49 为我国城乡居民显示不同经济水平腰围平均值,由图可知,我国男性居民的腰围均值随着收入增高而增加,女性居民的腰围均值随着收入增高而降低。图 2-50 和图 2-51 为各年龄组不同经济水平居民腰围平均值。结果显示,各年龄组男性居民的腰围均值随着收入增高而增加,女性居民 18～44 岁和 45～59 岁组随着收入升高而降低,60 岁组中、高收入女性的腰围大于低收入女性。男性居民各收入人群均是 45～59 岁组腰围最高,其次是 60 岁及以上组,18～44 岁组腰围最低。女性低收入人群 45～59 岁组腰围最高,其他两个收入人群均是 60 岁及以上组腰围最高,各收入人群均是 18～44 岁组腰围最低。

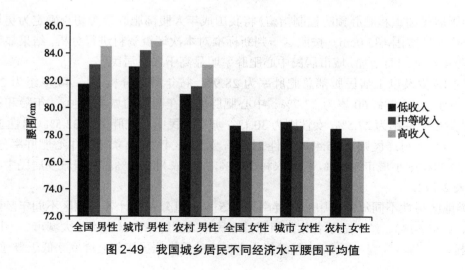

图 2-49　我国城乡居民不同经济水平腰围平均值

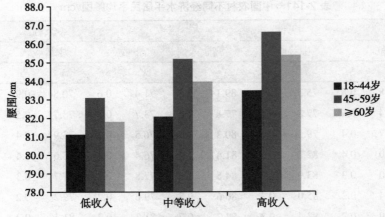

图 2-50　各年龄组不同经济水平居民腰围平均值（男性）

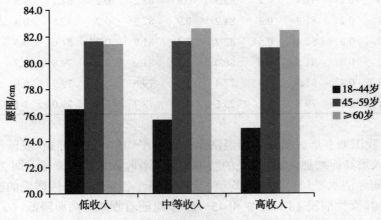

图 2-51　各年龄组不同经济水平居民腰围平均值（女性）

（七）居民中心肥胖率

《中国居民超重和肥胖预防控制指南》将我国成年人腹部肥胖参考切点确定为男性腰围≥90.0cm，女性腰围≥85.0cm。按照这一判断标准对本次调查资料进行分析，结果显示中心肥胖率随年龄增加而增加，城市居民中心肥胖率明显高于农村居民。

我国 18 岁及以上居民腹部总肥胖率为 28.9%，按年龄组分析 18～44 岁组为 21.0%，45～59 岁组为 31.9%，60 岁为 33.7%。中心肥胖率存在明显的城乡、地区、年龄和性别差异，男性中心肥胖率为 27.5%，女性则为 30.1%；城市居民中心肥胖率为 32.5%（男性 33.6%，女性 31.7%），农村居民则为 25.4%（男性 21.7%，女性 28.4%）。4 类地区中心肥胖率分别为：大城市 34.1%，中小城市 31.3%，普通农村 27.5%，贫困农村 21.9%。我国城乡居民中心肥胖率详见表 2-142。

4 类地区男性不同年龄组中心肥胖率按每 5 岁一组分别统计各类地区不同年龄组中心肥胖率，见表 2-143。结果显示各年龄组男性居民中心肥胖率高低依次是大城市、中小城市、普通农村、贫困农村，仅 18～20 岁年龄组中小城市的男性居民腹部肥胖率略低于普通农村。

表 2-142　中国城乡居民中心肥胖率 /%

年龄段		全国合计	城市小计	农村小计	大城市	中小城市	普通农村	贫困农村
合计		28.9	32.5	25.4	34.1	31.3	27.5	21.9
	男	27.5	33.6	21.7	37.1	31.0	23.9	18.1
	女	30.1	31.7	28.4	31.9	31.5	30.5	25.0
青年（18~44 岁）								
小计		21.0	22.0	20.0	20.9	22.9	22.2	17.1
	男	25.4	29.9	21.7	30.3	29.6	25.1	17.3
	女	17.8	16.8	18.7	14.8	18.3	20.1	16.9
中年（45~59 岁）								
小计		31.9	35.1	28.7	36.2	34.3	30.1	26.3
	男	29.3	36.3	23.0	39.6	33.8	24.9	19.7
	女	33.8	34.3	33.2	34.0	34.6	34.1	31.6
老年（60 岁及以上）								
小计		33.7	39.0	27.5	42.4	35.9	30.0	23.0
	男	27.3	33.9	20.0	39.7	29.1	21.5	17.1
	女	39.5	43.4	34.8	44.6	42.2	38.1	28.7

表 2-143　中国 4 类地区不同年龄组男性中心肥胖率 /%

年龄 / 岁	大城市	中小城市	普通农村	贫困农村
18~	10.8	8.6	12.9	4.7
20~	21.7	19.0	17.1	10.5
25~	30.3	28.6	19.0	14.8
30~	30.2	31.2	24.4	14.2
35~	31.9	32.9	28.2	18.9
40~	34.7	31.3	28.4	22.2
45~	41.3	35.0	26.1	21.9
50~	38.5	34.6	25.5	19.4
55~	39.4	32.1	23.3	17.5
60~	39.1	29.4	23.2	17.6
65~	41.3	29.7	22.1	19.4
70~	40.3	30.3	20.2	13.7
75~	38.2	27.0	19.6	16.7
80~	38.2	24.6	15.1	13.7
合计	37.1	31.0	23.9	18.1

　　图 2-52 显示各地区不同年龄组男性中心肥胖率变化趋势。城市男性 45 岁以前中心肥胖率随年龄增加而增加，大城市男性 45 岁以后趋于平稳状态，65 岁以后呈下降趋势，中小城市男性 45 岁以后中心肥胖率呈下降趋势。与城市男性不同，普通农村男性从 35 岁以后中心肥胖率下降，贫困地区男性则从 40 岁以后开始呈下降趋势。

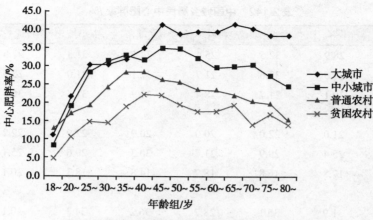

图 2-52　中国不同地区类别成年男性中心肥胖率

4 类地区女性不同年龄组中心肥胖率，表 2-144 为 4 类地区各年龄组女性居民中心肥胖率情况。

表 2-144　中国 4 类地区不同年龄组女性中心肥胖率 /%

年龄 / 岁	大城市	中小城市	普通农村	贫困农村
18～	11.5	11.5	10.6	5.1
20～	6.8	13.1	10.1	9.6
25～	11.2	13.1	15.5	12.0
30～	13.7	16.5	17.3	14.1
35～	16.4	17.4	20.6	19.0
40～	19.4	23.5	25.7	22.1
45～	28.0	29.5	31.4	29.6
50～	33.6	36.9	36.5	31.6
55～	38.4	37.6	35.3	34.1
60～	42.7	44.6	39.8	31.6
65～	44.9	42.5	40.7	31.1
70～	46.3	43.9	33.7	24.2
75～	47.9	34.1	33.4	24.1
80～	41.9	34.1	35.6	18.2
合计	31.9	31.5	30.5	25.0

图 2-53 显示各地区不同年龄组女性中心肥胖率变化趋势。大城市女性中心肥胖率随年龄上升持续上升；中小城市及普通农村女性 65 岁以前中心肥胖率均呈现快速上升趋势，65 岁以后呈下降趋势；贫困地区女性则从 55 岁开始呈快速下降趋势。同时可以看出，55 岁以前 4 类地区女性中心肥胖率基本相同，55 岁以后城市居民中心肥胖率上升，普通农村地区上升速度低于城市女性，贫困农村呈下降趋势。

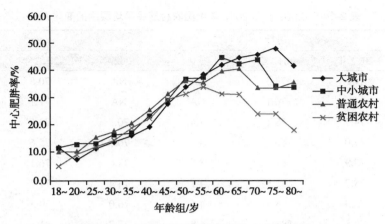

图 2-53　中国 4 类地区成年女性中心肥胖率

（八）十年间腰围变化趋势

由于 2002 年腰围数据是 15～19 岁作为一个年龄段分组的，所以无法得到 18～19 岁年龄组腰围数据，所以 20 岁以下的腰围没有进行比较。由表 2-145 可知，2012 年城市男性居民的腰围水平在 60 岁以前均显著高于 2002 年同年龄组男性，60～74 岁间低于 2002 年同年龄组男性，75 岁以上的城市男性十年间变化不大；2012 年 55 岁以下的城市女性居民的腰围水平较 2002 年均有增加，55～79 岁间略有降低，80 岁以上城市女性腰围显著高于十年前城市女性。由表 2-146 可知，2012 年我国农村居民的腰围值较十年前相比各年龄组均有显著增加。

表 2-145　2002 年与 2012 年中国城市居民平均腰围的变化 /cm

年龄 / 岁	男性			女性		
	2002 年	2012 年	变化	2002 年	2012 年	变化
18～	NA	75.6	NA	NA	72.8	NA
19～	NA	78.3	NA	NA	72.7	NA
20～	77.4	80.1	2.7	69.6	73.5	3.9
25～	80.2	82.4	2.2	70.9	75.0	4.1
30～	81.4	84.6	3.2	73.0	75.9	2.9
35～	82.7	85.0	2.3	75.1	77.1	2.0
40～	83.7	84.9	1.2	77.1	78.8	1.7
45～	83.7	85.8	2.1	78.6	80.6	2.0
50～	84.3	85.4	1.1	81.4	81.8	0.4
55～	84.4	85.2	0.8	82.4	82.1	−0.3
60～	85.4	84.7	−0.7	82.7	83.2	0.5
65～	85.6	84.3	−1.3	83.3	83.0	−0.3
70～	84.7	84.1	−0.6	82.7	82.5	−0.2
75～	83.5	83.5	0.0	82.0	81.3	−0.7
80～	82.3	83.3	1.0	79.2	81.5	2.3

表 2-146　2002 年与 2012 年中国农村居民平均腰围的变化 /cm

年龄 / 岁	男性			女性		
	2002 年	2012 年	变化	2002 年	2012 年	变化
18～	NA	73.5	NA	NA	70.8	NA
19～	NA	76.1	NA	NA	71.1	NA
20～	74.7	78.1	3.4	70.1	73.6	3.5
25～	77.0	80.3	3.3	70.9	75.6	4.7
30～	77.9	81.5	3.6	72.6	76.1	3.5
35～	78.7	82.8	4.1	74.4	77.7	3.3
40～	78.9	83.5	4.6	76.0	79.5	3.5
45～	78.5	83.3	4.8	77.2	81.1	3.9
50～	78.2	82.9	4.7	78.2	82.2	4.0
55～	78.4	82.1	3.7	78.2	82.0	3.8
60～	77.9	82.0	4.1	77.2	82.4	5.2
65～	77.2	81.8	4.6	76.6	81.8	5.2
70～	76.6	81.3	4.7	76.6	80.7	4.1
75～	76.5	79.8	3.3	75.1	79.7	4.6
80～	76.2	79.1	2.9	76.0	78.9	2.9

参 考 文 献

1. 常继乐，王宇. 中国居民营养与健康状况监测—2010-2013 年综合报告. 北京: 北京医学大学出版社, 2016.
2. 杨晓光，翟凤英. 中国居民营养与健康状况调查报告—居民体质与营养状况. 北京: 人民卫生出版社, 2006.
3. 王陇德. 中国居民营养与健康状况调查报告—2002 综合报告. 北京: 人民卫生出版社, 2005.

第三章
中国居民营养不良率及其变化趋势

营养状况是衡量整个人群营养状况的敏感指标，无论是轻度还是严重的营养不良，结果都会导致人们的总体状况和生存质量下降，不能充分发挥个人潜能。营养不良还会造成生产力下降及经济损失。

一、营养不良率

（一）样本特征

全国共调查了 0～6 岁以下儿童 32 861 人，其中城市 16 302 人（49.6%），农村 16 559 人（50.4%）；男童 16 880 人，占 51.4%，女童 15 981 人，占 48.6%；城市中男女比例为 1.03∶1，农村为 1.08∶1；按月龄分组，0～5 月龄、6～11 月龄、12～23 月龄、24～35 月龄、36～47 月龄、48～59 月龄、60～71 月龄分别占 12.9%、13.7%、16.8%、14.4%、15.1%、13.3%、13.8%，结果见表 3-1。

全国共调查了 6～17 岁儿童青少年 36 057 人，其中城市 17 985 人（49.9%），农村 18 072 人（50.1%）；男性 18 171 人，占 50.4%，女性 17 885 人，占 49.6%；城市中男女比例为 1∶1，农村为 1.03∶1；按年龄分组，6～11 岁和 12～17 岁组分别占 50.4% 和 49.6%，结果见表 3-2。

表 3-1　中国 0~6 岁以下儿童按城乡的样本基本特征

性别	月龄 / 月	全国		城市		农村	
		人数	%	人数	%	人数	%
男	0～5	2 174	12.9	1 144	13.8	1 030	12.0
	6～11	2 303	13.6	1 155	13.9	1 148	13.4
	12～23	2 874	17.0	1 314	15.9	1 560	18.2
	24～35	2 444	14.5	1 166	14.1	1 278	14.9
	36～47	2 532	15.0	1 228	14.8	1 304	15.2
	48～59	2 237	13.3	1 136	13.7	1 101	12.8
	60～71	2 316	13.7	1 144	13.8	1 172	13.6
	合计	16 880	100.0	8 287	100.0	8 593	100.0

续表

性别	月龄/月	全国		城市		农村	
		人数	%	人数	%	人数	%
女	0～5	2 072	13.0	1 098	13.7	974	12.2
	6～11	2 212	13.8	1 151	14.4	1 061	13.3
	12～23	2 638	16.5	1 304	16.3	1 334	16.7
	24～35	2 275	14.2	1 116	13.9	1 159	14.5
	36～47	2 415	15.1	1 194	14.9	1 221	15.3
	48～59	2 144	13.4	1 050	13.1	1 094	13.7
	60～71	2 225	13.9	1 102	13.7	1 123	14.1
	合计	15 981	100.0	8 015	100.0	7 966	100.0
合计	0～5	4 246	12.9	2 242	13.8	2 004	12.1
	6～11	4 515	13.7	2 306	14.1	2 209	13.3
	12～23	5 512	16.8	2 618	16.1	2 894	17.5
	24～35	4 719	14.4	2 282	14.0	2 437	14.7
	36～47	4 947	15.1	2 422	14.9	2 525	15.2
	48～59	4 381	13.3	2 186	13.4	2 195	13.3
	60～71	4 541	13.8	2 246	13.8	2 295	13.9
	合计	32 861	100.0	16 302	100.0	16 559	100.0

表3-2　中国6～17岁儿童按城乡的样本基本特征

性别	年龄/岁	全国		城市		农村	
		人数	%	人数	%	人数	%
男	6～11	9 163	50.4	4 570	50.8	4 593	50.1
	12～17	9 008	49.6	4 431	49.2	4 577	49.9
	合计	18 171	100.0	9 001	100.0	9 170	100.0
女	6～11	8 995	50.3	4 625	51.5	4 370	49.1
	12～17	8 890	49.7	4 358	48.5	4 532	50.9
	合计	17 885	100.0	8 983	100.0	8 902	100.0
合计	6～11	18 158	50.4	9 195	51.1	8 963	49.6
	12～17	17 899	49.6	8 790	48.9	9 109	50.4
	合计	36 057	100.0	17 985	100.0	18 072	100.0

　　全国共调查了18岁及以上成人120 581人，其中男性52 592人，占43.6%，女性67 989人，占56.4%；城市60 350人（50.0%），农村60 231人（50.0%）；城市中男女比例1∶1.36；农村为1∶1.23；按年龄分组，18～、45～和60～岁组分别占32.2%、37.3%和30.5%，结果见表3-3。

　　全国共调查了60岁及以上老年人36 819人，其中男性17 461人，占47.4%，女性19 358人，占52.6%；城市19 906人（54.1%），农村16 913人（45.9%）；城市中男女比例1∶1.17；农村为1∶1.04；按年龄分组，60～、65～、70～、75～岁组分别占37.4%、26.3%、19.1%和17.3%，结果见表3-4。

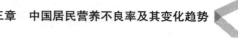

表 3-3 中国 18 岁及以上成人按城乡的样本基本特征

性别	年龄/岁	全国		城市		农村	
		人数	%	人数	%	人数	%
男	18～	16 071	30.6	7 257	28.4	8 814	32.6
	45～	19 060	36.2	9 099	35.6	9 961	36.8
	60～	17 461	33.2	9 183	36.0	8 278	30.6
	小计	52 592	100.0	25 539	100.0	27 053	100.0
女	18～	22 753	33.5	10 771	30.9	11 982	36.1
	45～	25 878	38.1	13 317	38.3	12 561	37.9
	60～	19 358	28.5	10 723	30.8	8 635	26.0
	小计	67 989	100.0	34 811	100.0	33 178	100.0
合计	18～	38 824	32.2	18 028	29.9	20 796	34.5
	45～	44 938	37.3	22 416	37.1	22 522	37.4
	60～	36 819	30.5	19 906	33.0	16 913	28.1
	小计	120 581	100.0	60 350	100.0	60 231	100.0

表 3-4 中国 60 岁及以上老年人按城乡的样本基本特征

性别	年龄/岁	全国合计		城市		农村	
		人数	%	人数	%	人数	%
男	60～	6 320	36.2	3 183	34.7	3 137	37.9
	65～	4 551	26.1	2 297	25.0	2 254	27.2
	70～	3 470	19.9	1 919	20.9	1 551	18.7
	75～	3 120	17.9	1 784	19.4	1 336	16.1
	小计	17 461	100.0	9 183	100.0	8 278	100.0
女	60～	7 442	38.4	3 931	36.7	3 511	40.7
	65～	5 121	26.5	2 835	26.4	2 286	26.5
	70～	3 559	18.4	2 080	19.4	1 479	17.1
	75～	3 236	16.7	1 877	17.5	1 359	15.7
	小计	19 358	100.0	10 723	100.0	8 635	100.0
合计	60～	13 762	37.4	7 114	35.7	6 648	39.3
	65～	9 672	26.3	5 132	25.8	4 540	26.8
	70～	7 029	19.1	3 999	20.1	3 030	17.9
	75～	6 356	17.3	3 661	18.4	2 695	15.9
	小计	36 819	100.0	19 906	100.0	16 913	100.0

　　按 4 类地区分组，大城市 0～6 岁儿童 7 234 人，占 22.0%；中小城市为 9 068 人，占 27.6%；普通农村为 10 739 人，占 32.7%；贫困农村为 5 820 人，占 17.7%，以上各地区按月龄分布各月龄段相对较为均衡。结果见表 3-5。

表 3-5　中国 4 类地区 0～6 岁儿童基本特征

性别	月龄/月	全国合计		大城市		中小城市		普通农村		贫困农村	
		人数	%	人数	%	人数	%	人数	%	人数	%
男	0～5	2 174	12.9	516	14.1	628	13.5	671	12.2	359	11.6
	6～11	2 303	13.6	527	14.5	628	13.5	771	14.0	377	12.2
	12～23	2 874	17.0	539	14.8	775	16.7	969	17.6	591	19.2
	24～35	2 444	14.5	511	14.0	655	14.1	819	14.9	459	14.9
	36～47	2 532	15.0	550	15.1	678	14.6	817	14.8	487	15.8
	48～59	2 237	13.3	488	13.4	648	14.0	697	12.6	404	13.1
	60～71	2 316	13.7	516	14.1	628	13.5	767	13.9	405	13.1
	合计	16 880	100.0	3 647	100.0	4 640	100.0	5 511	100.0	3 082	100.0
女	0～5	2 072	13.0	525	14.6	573	12.9	663	12.7	311	11.4
	6～11	2 212	13.8	533	14.9	618	14.0	695	13.3	366	13.4
	12～23	2 638	16.5	564	15.7	740	16.7	855	16.4	479	17.5
	24～35	2 275	14.2	497	13.9	619	14.0	785	15.0	374	13.7
	36～47	2 415	15.1	510	14.2	684	15.4	798	15.3	423	15.4
	48～59	2 144	13.4	463	12.9	587	13.3	691	13.2	403	14.7
	60～71	2 225	13.9	495	13.8	607	13.7	741	14.2	382	14.0
	合计	15 981	100.0	3 587	100.0	4 428	100.0	5 228	100.0	2 738	100.0
合计	0～5	4 246	12.9	1 041	14.4	1 201	13.2	1 334	12.4	670	11.5
	6～11	4 515	13.7	1 060	14.7	1 246	13.7	1 466	13.7	743	12.8
	12～23	5 512	16.8	1 103	15.2	1 515	16.7	1 824	17.0	1 070	18.4
	24～35	4 719	14.4	1 008	13.9	1 274	14.0	1 604	14.9	833	14.3
	36～47	4 947	15.1	1 060	14.7	1 362	15.0	1 615	15.0	910	15.6
	48～59	4 381	13.3	951	13.1	1 235	13.6	1 388	12.9	807	13.9
	60～71	4 541	13.8	1 011	14.0	1 235	13.6	1 508	14.0	787	13.5
	合计	32 861	100.0	7 234	100.0	9 068	100.0	10 739	100.0	5 820	100.0

大城市、中小城市、普通农村和贫困农村 6～17 岁儿童青少年分别占 22.0%、27.9%、31.5% 和 18.6%。大城市和中小城市 6～11 岁和 12～17 岁构成为 1:1 左右；两类农村这两个年龄组的构成比为 1:1。各类地区的男女比例近似，均为 1:1，结果见表 3-6。

表 3-6　中国 4 类地区 6～17 岁儿童青少年基本特征

性别	月龄/月	全国合计		大城市		中小城市		普通农村		贫困农村	
		人数	%	人数	%	人数	%	人数	%	人数	%
男	6～11	9 163	50.4	2 057	51.8	2 513	49.9	2 930	50.9	1 663	48.8
	12～17	9 008	49.6	1 911	48.2	2 520	50.1	2 830	49.1	1 747	51.2
	合计	18 171	100.0	3 968	100.0	5 033	100.0	5 760	100.0	3 410	100.0
女	6～11	8 995	50.3	2 042	51.4	2 583	51.6	2 838	50.8	1 532	46.2
	12～17	8 890	49.7	1 932	48.6	2 426	48.4	2 750	49.2	1 782	53.8
	合计	17 885	100.0	3 974	100.0	5 009	100.0	5 588	100.0	3 314	100.0
合计	6～11	18 158	50.4	4 099	51.6	5 096	50.7	5 768	50.8	3 195	47.5
	12～17	17 899	49.6	3 843	48.4	4 947	49.3	5 580	49.2	3 529	52.5
	合计	36 057	100.0	7 942	100.0	10 043	100.0	11 348	100.0	6 724	100.0

按 4 类地区分组,大城市 18 岁及以上成人为 27 035 人,占 22.4%,其构成中 18～、45～和 60～岁组分别占 28.5%、36.3% 和 35.2%;中小城市为 33 315 人,占 27.6%,其构成中 18～、45～和 60～岁组分别占 31.0%、37.8% 和 31.2%;普通农村为 37 393 人,占 31.0%,其构成中 18～、45～和 60～岁组分别占 31.9%、38.8% 和 29.3%;贫困农村为 22 838 人,占 18.9%,其构成中 18～、45～和 60～岁组分别占 38.8%、35.2% 和 26.0%。结果见表 3-7。

表 3-7　中国 4 类地区 18 岁及以上成人样本特征

性别	年龄 / 岁	全国合计		大城市		中小城市		普通农村		贫困农村	
		人数	%	人数	%	人数	%	人数	%	人数	%
男	18～	16 071	30.6	3 062	27.4	4 195	29.2	4 992	29.8	3 822	37.0
	45～	19 060	36.2	3 883	34.8	5 216	36.3	6 372	38.1	3 589	34.8
	60～	17 461	33.2	4 216	37.8	4 967	34.5	5 370	32.1	2 908	28.2
	小计	52 592	100.0	11 161	100.0	14 378	100.0	16 734	100.0	10 319	100.0
女	18～	22 753	33.5	4 631	29.2	6 140	32.4	6 945	33.6	5 037	40.2
	45～	25 878	38.1	5 934	37.4	7 383	39.0	8 119	39.3	4 442	35.5
	60～	19 358	28.5	5 309	33.4	5 414	28.6	5 595	27.1	3 040	24.3
	小计	67 989	100.0	15 874	100.0	18 937	100.0	20 659	100.0	12 519	100.0
合计	18～	38 824	32.2	7 693	28.5	10 335	31.0	11 937	31.9	8 859	38.8
	45～	44 938	37.3	9 817	36.3	12 599	37.8	14 491	38.8	8 031	35.2
	60～	36 819	30.5	9 525	35.2	10 381	31.2	10 965	29.3	5 948	26.0
	小计	120 581	100.0	27 035	100.0	33 315	100.0	37 393	100.0	22 838	100.0

大城市、中小城市、普通农村和贫困农村 60 岁及以上老人分别占 25.9%、28.2%、29.8%、和 16.2%,其中,男女比例分别为 1∶1.26、1∶1.09、1∶1.04、1∶1.05,结果见表 3-8。

表 3-8　中国 4 类地区 60 岁及以上老年人的样本特征

性别	年龄 / 岁	全国合计		大城市		中小城市		普通农村		贫困农村	
		人数	%	人数	%	人数	%	人数	%	人数	%
男	60～	6 320	36.2	1 457	34.6	1 726	34.7	2 071	38.6	1 066	36.7
	65～	4 551	26.1	1 010	24.0	1 287	25.9	1 405	26.2	849	29.2
	70～	3 470	19.9	883	20.9	1 036	20.9	1 003	18.7	548	18.8
	75～	3 120	17.9	866	20.5	918	18.5	891	16.6	445	15.3
	小计	17 461	100.0	4 216	100.0	4 967	100.0	5 370	100.0	2 908	100.0
女	60～	7 442	38.4	1 893	35.7	2 038	37.6	2 320	41.5	1 191	39.2
	65～	5 121	26.5	1 317	24.8	1 518	28.0	1 462	26.1	824	27.1
	70～	3 559	18.4	1 091	20.6	989	18.3	918	16.4	561	18.5
	75～	3 236	16.7	1 008	19.0	869	16.1	895	16.0	464	15.3
	小计	19 358	100.0	5 309	100.0	5 414	100.0	5 595	100.0	3 040	100.0
合计	60～	13 762	37.4	3 350	35.2	3 764	36.3	4 391	40.0	2 257	37.9
	65～	9 672	26.3	2 327	24.4	2 805	27.0	2 867	26.1	1 673	28.1
	70～	7 029	19.1	1 974	20.7	2 025	19.5	1 921	17.5	1 109	18.6
	75～	6 356	17.3	1 874	19.7	1 787	17.2	1 786	16.3	909	15.3
	小计	36 819	100.0	9 525	100.0	10 381	100.0	10 965	100.0	5 948	100.0

城乡 0～6 岁儿童家庭人均年收入 0～9 999 元、10 000～24 999 元、25 000 元及以上的分别占 39.9%、38.2%、21.9%；城市分别占 25.9%、36.2% 和 37.9%，其中，大城市分别为 13.9%、29.3% 和 56.8%，中小城市为 33.9%、40.8%、25.4%；农村分别占 51.8%、40.0% 和 8.2%，其中普通农村分别为 48.0%、46.3%、5.7%，贫困农村为 59.0%、28.1%、12.9%。结果见表 3-9 和表 3-10。

城乡 6～17 岁儿童青少年家庭人均年收入 0～9 999 元、10 000～24 999 元、25 000 元及以上的分别占 49.8%、37.9%、12.3%；城市分别占 37.0%、44.1% 和 18.9%，其中，大城市分别为 33.2%、45.3% 和 21.5%，中小城市为 39.6%、43.3%、17.1%；农村分别占 61.6%、32.1% 和 6.3%，其中普通农村分别为 53.8%、38.0%、8.2%，贫困农村为 75.3%、21.8%、2.9%。结果见表 3-11 和表 3-12。

表 3-9 中国 0～6 岁城乡儿童不同经济水平的样本特征

地区	月龄 / 月	0～9 999 元		10 000～24 999 元		25 000 元及以上	
		人数	%	人数	%	人数	%
城市	0～5	462	13.1	673	13.7	734	14.2
	6～11	484	13.7	736	14.9	724	14.0
	12～23	612	17.4	797	16.2	821	15.9
	24～35	496	14.1	667	13.5	731	14.2
	36～47	553	15.7	704	14.3	769	14.9
	48～59	478	13.6	634	12.9	663	12.9
	60～71	436	12.4	716	14.5	717	13.9
	合计	3 521	100.0	4 927	100.0	5 159	100.0
农村	0～5	903	11.0	827	13.0	195	15.0
	6～11	1 086	13.2	874	13.8	163	12.5
	12～23	1 515	18.4	1 060	16.7	215	16.5
	24～35	1 287	15.6	897	14.1	183	14.1
	36～47	1 265	15.4	960	15.1	201	15.5
	48～59	1 098	13.3	832	13.1	176	13.5
	60～71	1 083	13.1	906	14.3	167	12.8
	合计	8 237	100.0	6 356	100.0	1 300	100.0
全国	0～5	1 365	11.6	1 500	13.3	929	14.4
	6～11	1 570	13.4	1 610	14.3	887	13.7
	12～23	2 127	18.1	1 857	16.5	1 036	16.0
	24～35	1 783	15.2	1 564	13.9	914	14.2
	36～47	1 818	15.5	1 664	14.7	970	15.0
	48～59	1 576	13.4	1 466	13.0	839	13.0
	60～71	1 519	12.9	1 622	14.4	884	13.7
	合计	11 758	100.0	11 283	100.0	6 459	100.0

表3-10 中国0～6岁4类地区儿童不同经济水平的样本特征

地区	年龄/月	0～9 999元		10 000～24 999元		25 000元及以上	
		人数	%	人数	%	人数	%
全国	0～5	1 365	11.6	1 500	13.3	929	14.4
	6～11	1 570	13.4	1 610	14.3	887	13.7
	12～23	2 127	18.1	1 857	16.5	1 036	16.0
	24～35	1 783	15.2	1 564	13.9	914	14.2
	36～47	1 818	15.5	1 664	14.7	970	15.0
	48～59	1 576	13.4	1 466	13.0	839	13.0
	60～71	1 519	12.9	1 622	14.4	884	13.7
	合计	11 758	100.0	11 283	100.0	6 459	100.0
大城市	0～5	109	14.5	221	13.9	449	14.5
	6～11	110	14.6	248	15.6	443	14.4
	12～23	110	14.6	241	15.1	494	16.0
	24～35	113	15.0	211	13.2	442	14.3
	36～47	107	14.2	221	13.9	469	15.2
	48～59	91	12.1	209	13.1	390	12.6
	60～71	113	15.0	243	15.2	400	13.0
	合计	753	100.0	1 594	100.0	3 087	100.0
中小城市	0～5	353	12.8	452	13.6	285	13.8
	6～11	374	13.5	488	14.6	281	13.6
	12～23	502	18.1	556	16.7	327	15.8
	24～35	383	13.8	456	13.7	289	13.9
	36～47	446	16.1	483	14.5	300	14.5
	48～59	387	14.0	425	12.8	273	13.2
	60～71	323	11.7	473	14.2	317	15.3
	合计	2 768	100.0	3 333	100.0	2 072	100.0
普通农村	0～5	605	12.2	599	12.5	88	15.0
	6～11	682	13.7	668	13.9	66	11.2
	12～23	875	17.6	802	16.7	91	15.5
	24～35	796	16.0	682	14.2	87	14.8
	36～47	754	15.1	712	14.8	99	16.8
	48～59	615	12.4	657	13.7	77	13.1
	60～71	652	13.1	687	14.3	80	13.6
	合计	4 979	100.0	4 807	100.0	588	100.0
贫困农村	0～5	298	9.1	228	14.7	107	15.0
	6～11	404	12.4	206	13.3	97	13.6
	12～23	640	19.6	258	16.7	124	17.4
	24～35	491	15.1	215	13.9	96	13.5
	36～47	511	15.7	248	16.0	102	14.3
	48～59	483	14.8	175	11.3	99	13.9
	60～71	431	13.2	219	14.1	87	12.2
	合计	3 258	100.0	1 549	100.0	712	100.0

表 3-11　中国 6～17 岁儿童青少年城乡不同经济水平的样本特征

地区	年龄/岁	0～9 999 元		10 000～24 999 元		25 000 元及以上	
		人数	%	人数	%	人数	%
城市	6～11	2 547	50.8	3 181	53.2	1 377	53.9
	12～17	2 468	49.2	2 800	46.8	1 179	46.1
	小计	5 015	100.0	5 981	100.0	2 556	100.0
农村	6～11	4 648	51.2	2 380	50.3	450	48.7
	12～17	4 427	48.8	2 349	49.7	474	51.3
	小计	9 075	100.0	4 729	100.0	924	100.0
全国	6～11	7 195	51.1	5 561	51.9	1 827	52.5
	12～17	6 895	48.9	5 149	48.1	1 653	47.5
	小计	14 090	100.0	10 710	100.0	3 480	100.0

表 3-12　中国 6～17 岁儿童青少年 4 类地区成人不同经济水平的样本特征

地区	年龄/岁	0～9 999 元		10 000～24 999 元		25 000 元及以上	
		人数	%	人数	%	人数	%
全国	6～11	7 195	51.1	5 561	51.9	1 827	52.5
	12～17	6 895	48.9	5 149	48.1	1 653	47.5
	小计	14 090	100.0	10 710	100.0	3 480	100.0
大城市	6～11	877	47.9	1 362	54.6	621	52.5
	12～17	952	52.1	1 134	45.4	562	47.5
	小计	1 829	100.0	2 496	100.0	1 183	100.0
中小城市	6～11	1 670	52.4	1 819	52.2	756	55.1
	12～17	1 516	47.6	1 666	47.8	617	44.9
	小计	3 186	100.0	3 485	100.0	1 373	100.0
普通农村	6～11	2 710	53.7	1 796	50.4	352	45.8
	12～17	2 341	46.3	1 766	49.6	417	54.2
	小计	5 051	100.0	3 562	100.0	769	100.0
贫困农村	6～11	1 938	48.2	584	50.0	98	63.2
	12～17	2 086	51.8	583	50.0	57	36.8
	小计	4 024	100.0	1 167	100.0	155	100.0

全国 18 岁及以上成人家庭人均年收入 0～9 999 元、10 000～24 999 元、25 000 元及以上的分别占 52.5%、37.2%、10.3%；城市分别占 36.8%、46.5% 和 16.7%，其中，大城市分别为 24.9%、51.6% 和 23.5%，中小城市为 46.1%、42.6%、11.4%；农村分别占 67.5%、28.2% 和 4.3%，其中普通农村分别为 61.2%、33.1%、5.7%，贫困农村为 77.6%、20.4%、19.6%。结果见表 3-13 和表 3-14。

全国 60 岁及以上老年人中，家庭人均年收入 0～9 999 元、10 000～24 999 元、25 000 元及以上的分别占 55.0%、35.2% 和 9.7%；城市中，家庭人均年收入 0～9 999 元、10 000～24 999 元、25 000 元及以上的分别占 36.6%、47.5% 和 15.9%；农村分别占 76.0%、21.3% 和 2.8%，结果见表 3-15 和表 3-16。

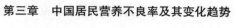

表 3-13　中国 18 岁及以上城乡成人不同经济水平的样本特征

地区	年龄/岁	0～9 999 元		10 000～24 999 元		25 000 元及以上	
		人数	%	人数	%	人数	%
城市	18～	5 998	29.4	7 318	28.3	3 074	33.2
	45～	7 684	37.6	9 782	37.8	3 261	35.2
	60～	6 753	33.0	8 749	33.8	2 926	31.6
	小计	20 435	100.0	25 849	100.0	9 261	100.0
农村	18～	12 736	32.5	6 320	38.6	1 019	41.0
	45～	14 120	36.1	6 622	40.4	1 018	41.0
	60～	12 290	31.4	3 441	21.0	446	18.0
	小计	39 146	100.0	16 383	100.0	2 483	100.0
全国	18～	18 734	31.4	13 638	32.3	4 093	34.9
	45～	21 804	36.6	16 404	38.8	4 279	36.4
	60～	19 043	32.0	12 190	28.9	3 372	28.7
	合计	59 581	100.0	42 232	100.0	11 744	100.0

表 3-14　中国 18 岁及以上 4 类地区成人不同经济水平的样本特征

地区	年龄/岁	0～9 999 元		10 000～24 999 元		25 000 元及以上	
		人数	%	人数	%	人数	%
全国	18～	18 734	31.4	13 638	32.3	4 093	34.9
	45～	21 804	36.6	16 404	38.8	4 279	36.4
	60～	19 043	32.0	12 190	28.9	3 372	28.7
	小计	59 581	100.0	42 232	100.0	11 744	100.0
大城市	18～	1 765	29.2	3 144	25.0	1 814	31.8
	45～	2 312	38.2	4 611	36.7	1 947	34.1
	60～	1 972	32.6	4 800	38.2	1 952	34.2
	小计	6 049	100.0	12 555	100.0	5 713	100.0
中小城市	18～	4 233	29.4	4 174	31.4	1 260	35.5
	45～	5 372	37.3	5 171	38.9	1 314	37.0
	60～	4 781	33.2	3 949	29.7	974	27.5
	小计	14 386	100.0	13 294	100.0	3 548	100.0
普通农村	18～	6 476	29.5	4 193	35.4	808	39.4
	45～	8 088	36.9	4 972	41.9	862	42.1
	60～	7 370	33.6	2 690	22.7	379	18.5
	小计	21 934	100.0	11 855	100.0	2 049	100.0
贫困农村	18～	6 260	36.4	2 127	47.0	211	48.6
	45～	6 032	35.0	1 650	36.4	156	35.9
	60～	4 920	28.6	751	16.6	67	15.4
	小计	17 212	100.0	4 528	100.0	434	100.0

表3-15　中国60岁城乡老年人不同经济水平的样本特征

地区	年龄/岁	0~9 999元		10 000~24 999元		25 000元及以上	
		人数	%	人数	%	人数	%
全国	60~	7 073	37.1	4 665	38.3	1 256	37.2
	65~	5 058	26.6	3 181	26.1	864	25.6
	70~	3 602	18.9	2 290	18.8	687	20.4
	75~	3 310	17.4	2 054	16.8	565	16.8
	小计	19 043	100.0	12 190	100.0	3 372	100.0
城市	60~	2 385	35.3	3 137	35.9	1 070	36.6
	65~	1 756	26.0	2 267	25.9	745	25.5
	70~	1 317	19.5	1 767	20.2	605	20.7
	75~	1 295	19.2	1 578	18.0	506	17.3
	小计	6 753	100.0	8 749	100.0	2 926	100.0
农村	60~	4 688	38.1	1 528	44.4	186	41.7
	65~	3 302	26.9	914	26.6	119	26.7
	70~	2 285	18.6	523	15.2	82	18.4
	75~	2 015	16.4	476	13.8	59	13.2
	小计	12 290	100.0	3 441	100.0	446	100.0

表3-16　中国60岁及以上4类地区成人不同经济水平的样本特征

地区	年龄/岁	0~9 999元		10 000~24 999元		25 000元及以上	
		人数	%	人数	%	人数	%
全国	60~	7 073	37.1	4 665	38.3	1 256	37.2
	65~	5 058	26.6	3 181	26.1	864	25.6
	70~	3 602	18.9	2 290	18.8	687	20.4
	75~	3 310	17.4	2 054	16.8	565	16.8
	小计	19 043	100.0	12 190	100.0	3 372	100.0
大城市	60~	678	34.4	1 676	34.9	723	37.0
	65~	487	24.7	1 176	24.5	479	24.5
	70~	396	20.1	998	20.8	406	20.8
	75~	411	20.8	950	19.8	344	17.6
	小计	1 972	100.0	4 800	100.0	1 952	100.0
中小城市	60~	1 707	35.7	1 461	37.0	347	35.6
	65~	1 269	26.5	1 091	27.6	266	27.3
	70~	921	19.3	769	19.5	199	20.4
	75~	884	18.5	628	15.9	162	16.6
	小计	4 781	100.0	3 949	100.0	974	100.0
普通农村	60~	2 850	38.7	1 212	45.1	156	41.2
	65~	1 932	26.2	690	25.7	98	25.9
	70~	1 352	18.3	399	14.8	71	18.7
	75~	1 236	16.8	389	14.5	54	14.2
	小计	7 370	100.0	2 690	100.0	379	100.0

续表

地区	年龄/岁	0～9 999 元		10 000～24 999 元		25 000 元及以上	
		人数	%	人数	%	人数	%
贫困农村	60～	1 838	37.4	316	42.1	30	44.8
	65～	1 370	27.8	224	29.8	21	31.3
	70～	933	19.0	124	16.5	11	16.4
	75～	779	15.8	87	11.6	5	7.5
	小计	4 920	100.0	751	100.0	67	100.0

（二）营养不良率

全国 0～6 岁儿童生长迟缓率为 8.1%，其中男孩 8.7%，女孩 7.4%；城市 4.2%，农村为 11.3%，农村高于城市。不同月龄组中，12～23 月龄、24～35 月龄组生长迟缓率最高。大城市、中小城市、普通农村、贫困农村的 0～6 岁儿童生长迟缓率依次增加，贫困农村最高，结果见表 3-17。

全国 0～6 岁儿童低体重率为 2.5%，其中男孩 2.6%，女孩 2.4%。性别差异不大，城市 1.7%，农村为 3.2%，约为城市的 2 倍。不同月龄组中，24～35 月龄、36～47 月龄、48～59 月龄、60～71 月龄组均处于较高水平。大城市、中小城市、普通农村、贫困农村的 0～5 岁儿童低体重率依次升高，结果见表 3-18。

全国 0～6 岁儿童消瘦率为 2.0%，其中男孩为 2.0%，女孩 2.0%；城市 1.5%，农村 2.4%，农村略高于城市，结果见表 3-19。

全国 6～17 岁儿童青少年的生长迟缓率均较低，平均为 3.2%。其中，男孩 3.6%，女孩为 2.8%，男孩略高于女孩，12～17 岁组的青少年生长迟缓率相对较高。城市和农村的生长迟缓率分别为 1.5% 和 4.7%，农村高于城市，且均为男孩高于女孩。大城市、中小城市、普通农村和贫困农村 6～17 岁儿童青少年的生长迟缓率依次升高，分别为 1.3%、1.6%、3.4% 和 7.4%，最高为贫困农村。除中小城市外，其他地区各年龄组女孩的生长迟缓率均低于男孩，结果见表 3-20。

全国 6～17 岁儿童青少年的消瘦率平均为 9.0%。其中，男孩和女孩的消瘦率分别为 10.4% 和 7.3%，男孩高于女孩；6～11 岁、12～17 岁两年龄组差异不是很大。城市和农村 6～17 岁儿童青少年消瘦率分别为 7.8% 和 10.0%，农村高于城市。大城市、中小城市、普通农村和贫困农村 6～17 岁儿童青少年的消瘦率分别为 6.0%、8.1%、9.8% 和 10.7%，依次升高，最高为贫困农村，结果见表 3-21。

全国 18 岁及以上成人营养不良率为 6.0%。男性基本同女性（6.0% 和 5.9%）；农村比城市高 1.3 个百分点，结果见表 3-22。

全国 60 岁及以上老年人营养不良率为 6.1%，城市和农村分别为 4.2% 和 8.1%，存在较明显的城乡差异，低体重营养不良率农村高于城市。4 类地区中，最高是贫困农村，为 9.2%，最低是大城市，为 2.3%；老年男女人群中，最高是贫困农村老年女性，为 9.3%，最低是大城市老年女性，为 2.1%。结果见表 3-23。

表3-17　中国不同地区0～6岁儿童生长迟缓率

月龄/月		合计 %	合计 95%CI	城市小计 %	城市小计 95%CI	农村小计 %	农村小计 95%CI	大城市 %	大城市 95%CI	中小城市 %	中小城市 95%CI	普通城市 %	普通城市 95%CI	贫困城市 %	贫困城市 95%CI
合计		8.1	5.7~10.5	4.2	2.5~6.0	11.3	7.3~15.2	2.7	1.7~3.7	4.4	2.4~6.5	7.5	4.9~10.1	19.0	9.0~29.0
	男	8.7	5.9~11.5	4.4	2.4~6.4	12.1	7.6~16.6	3.3	1.9~4.8	4.6	2.3~6.9	8.5	4.8~12.2	19.5	8.2~30.8
	女	7.4	5.3~9.5	4.0	2.5~5.5	10.2	6.8~13.7	2.0	1.3~2.6	4.3	2.5~6.0	6.2	4.7~7.7	18.4	10.0~26.8
0~5	小计	5.3	3.8~6.9	2.7	2.0~3.4	7.5	4.9~10.1	3.5	1.0~6.1	2.6	1.8~3.4	6.6	2.8~10.4	9.4	5.9~12.8
	男	6.1	3.9~8.2	3.7	2.6~4.7	8.1	4.2~12.0	4.0	0.2~7.9	3.6	2.5~4.7	7.4	1.7~13.0	9.5	4.4~14.7
	女	4.5	3.0~6.0	1.6	2.6~4.7	6.8	4.6~9.1	3.0	1.2~4.7	1.4	0.2~2.5	5.8	2.7~8.8	9.1	5.0~13.3
6~11	小计	4.9	3.0~6.8	2.5	0.9~4.2	6.8	3.8~9.9	0.9	0.0~1.8	2.7	0.8~4.6	6.5	2.5~10.5	7.5	2.4~12.6
	男	6.3	3.1~9.5	3.4	0.8~5.9	8.5	3.4~13.7	1.0	0.0~2.4	3.6	0.6~6.6	8.8	1.5~16.0	8.0	2.0~14.1
	女	3.3	2.1~4.4	1.6	0.5~2.7	4.7	2.8~6.6	0.8	0.0~1.8	1.7	0.4~3.0	3.6	2.0~5.2	6.9	1.8~12.0
12~23	小计	9.9	6.8~13.0	6.1	4.3~8.0	13.1	8.0~18.1	3.6	2.2~5.1	6.5	4.3~8.6	9.0	5.7~12.3	21.4	9.9~33.0
	男	11.9	7.8~16.1	6.7	5.1~8.3	16.2	9.7~22.7	4.8	2.4~7.2	6.9	5.1~8.8	11.7	5.4~18.0	25.5	11.6~39.4
	女	7.5	4.9~10.1	5.5	3.0~8.0	9.2	4.8~13.7	2.3	1.2~3.4	5.9	3.1~8.8	5.7	3.1~8.3	16.4	7.2~25.7
24~35	小计	9.3	5.6~12.9	4.1	2.1~6.2	13.5	7.5~19.4	2.5	0.7~4.3	4.4	2.0~6.8	8.5	6.2~10.7	23.7	9.3~38.2
	男	9.8	5.6~14.1	4.2	1.7~6.7	14.4	7.6~21.2	3.8	1.0~6.5	4.3	1.4~7.2	9.0	5.6~12.5	25.3	9.6~41.1
	女	8.6	6.0~11.4	4.0	2.1~5.9	12.4	7.3~17.4	1.0	0.0~2.0	4.4	2.2~6.7	7.8	6.4~9.2	21.8	9.1~34.6
36~47	小计	8.5	5.9~11.1	4.8	2.2~7.4	11.6	7.4~15.8	2.2	0.7~3.7	5.2	2.2~8.3	7.9	5.1~10.7	19.2	8.4~30.0
	男	8.3	5.6~11.0	4.9	1.5~8.3	11.2	7.1~15.3	3.6	1.2~6.1	5.1	1.1~9.1	8.2	5.1~11.3	17.2	6.0~28.4
	女	8.7	6.0~11.4	4.7	2.5~7.0	12.1	7.5~16.7	0.5	0.0~1.2	5.3	2.7~7.9	7.5	4.8~10.1	21.7	10.5~32.9
48~59	小计	7.2	4.8~9.7	3.7	1.9~5.4	10.1	5.8~14.3	1.4	0.5~2.3	4.0	2.0~6.0	5.4	3.0~7.8	19.4	9.6~29.3
	男	7.3	4.6~10.0	3.5	1.1~5.9	10.3	5.5~15.1	1.4	0.0~3.0	3.8	1.0~6.5	5.7	2.9~8.6	19.5	7.8~31.2
	女	7.2	4.8~9.5	3.9	2.2~5.6	9.8	5.9~13.7	1.5	0.2~2.8	4.2	2.2~6.2	5.0	2.7~7.4	19.3	11.2~27.5
60~71	小计	8.2	5.2~11.2	3.8	1.5~6.0	11.8	6.8~16.9	4.2	1.9~6.6	3.7	1.0~6.4	7.5	0.9~14.1	20.7	12.1~29.3
	男	8.1	4.3~12.0	3.6	0.7~6.5	11.8	5.5~18.2	3.6	1.9~5.2	3.6	0.2~7.0	8.1	0.0~17.1	19.4	10.0~28.8
	女	8.2	5.8~10.7	3.9	1.9~5.9	11.8	7.7~15.9	5.0	1.3~8.7	3.8	1.5~6.1	6.7	2.7~10.7	22.2	13.8~30.6

表 3-18　中国不同地区 0~6 岁儿童低体重率

月龄/月	合计 %	合计 95%CI	城市小计 %	城市小计 95%CI	农村小计 %	农村小计 95%CI	大城市 %	大城市 95%CI	中小城市 %	中小城市 95%CI	普通城市 %	普通城市 95%CI	贫困城市 %	贫困城市 95%CI
合计	2.5	1.6~3.4	1.7	0.6~2.7	3.2	1.9~4.5	1.3	0.6~2.0	1.7	0.5~2.9	2.3	1.0~3.5	5.1	2.1~8.0
男	2.6	1.6~3.5	1.6	0.6~2.7	3.3	1.8~4.7	1.3	0.6~2.0	1.7	0.5~2.9	2.3	1.0~3.6	5.3	1.9~8.7
女	2.4	1.6~3.2	1.7	0.6~2.8	3.1	1.9~4.2	1.3	0.4~2.2	1.7	0.4~3.0	2.2	1.0~3.4	4.8	2.3~7.3
0~5														
小计	1.7	1.0~2.4	0.9	0.2~1.5	2.4	1.3~3.5	1.7	0.1~3.4	0.7	0.0~1.5	1.6	0.7~2.5	4.8	2.3~7.3
男	2.0	0.9~3.1	0.9	0.1~1.8	3.0	1.1~4.9	1.5	0.2~2.8	0.8	0.0~1.8	1.9	0.3~3.5	5.0	0.1~9.8
女	1.3	0.6~2.0	0.8	0.1~1.5	1.7	0.6~2.8	2.0	0.0~4.1	0.6	0.0~1.4	1.3	0.3~2.3	2.6	0.0~5.5
6~11														
小计	1.6	1.0~2.2	0.8	0.0~1.5	2.2	1.3~3.1	0.3	0.0~0.8	0.8	0.0~1.7	1.4	0.5~2.3	3.9	2.1~5.6
男	2.2	1.2~3.2	1.4	0.0~2.9	2.9	1.5~4.3	0.1	0.0~0.4	1.5	0.0~3.3	1.8	0.5~3.1	5.3	2.3~8.3
女	0.8	0.3~1.2	0.1	0.0~0.2	1.4	0.5~2.2	0.6	0.0~1.4	0.0	0.0~0.0	0.9	0.0~1.8	2.2	0.3~4.2
12~23														
小计	1.9	1.0~2.7	1.1	0.7~1.5	2.4	0.9~4.0	1.6	0.9~2.4	1.1	0.6~1.5	0.7	0.0~1.4	6.0	2.9~9.1
男	1.8	1.0~2.7	1.1	0.5~1.8	2.4	0.9~3.9	2.1	1.0~3.2	1.0	0.2~1.8	1.0	0.0~2.1	5.4	3.1~7.6
女	1.9	0.8~3.0	1.1	0.4~1.9	2.5	0.5~4.5	1.1	0.3~1.8	1.1	0.3~2.0	0.4	0.0~0.8	6.8	1.6~11.9
24~35														
小计	2.6	1.2~4.0	1.8	0.3~3.4	3.2	1.0~5.5	0.7	0.1~1.4	2.0	0.2~3.8	2.0	0.0~4.8	5.7	2.1~9.2
男	2.8	1.1~4.4	2.2	0.4~4.0	3.3	0.7~5.9	1.1	0.0~2.3	2.3	0.2~4.4	2.0	0.0~5.0	6.0	1.8~10.3
女	2.3	1.0~3.7	1.4	0.0~3.2	3.1	1.1~5.1	0.3	0.0~0.8	1.6	0.0~3.7	2.1	0.0~4.7	5.2	1.2~9.2
36~47														
小计	2.8	1.8~3.8	1.9	0.4~3.5	3.5	2.2~4.8	1.3	0.5~2.1	2.0	0.2~3.8	2.8	1.1~4.5	4.9	3.2~6.7
男	3.1	1.8~4.3	2.1	0.0~4.5	3.8	2.5~5.1	1.4	0.6~22.1	2.3	0.0~5.1	3.0	1.6~4.5	5.5	3.3~7.6
女	2.5	1.5~3.4	1.7	0.5~2.8	3.1	1.6~4.6	1.2	0.0~2.4	1.7	0.3~3.1	2.6	0.5~4.7	4.3	2.4~6.2
48~59														
小计	2.9	1.8~4.1	1.8	0.2~3.4	3.8	2.3~5.4	0.6	0.0~1.4	2.0	0.1~3.8	3.1	1.5~4.8	5.2	1.5~9.0
男	2.5	1.3~3.8	1.0	0.1~1.9	3.8	1.7~5.9	0.6	0.0~1.3	1.0	0.0~2.1	3.0	0.7~5.2	5.4	0.3~10.5
女	3.4	2.1~4.7	2.7	0.2~5.3	3.9	2.7~5.0	0.7	0.0~1.7	3.0	0.0~6.1	3.3	2.1~4.5	5.0	2.1~8.0
60~71														
小计	3.2	1.7~4.6	2.4	0.7~4.0	3.8	1.5~6.1	2.6	0.1~5.1	2.3	0.4~4.3	3.4	1.0~5.8	4.6	0.0~10.5
男	2.9	1.4~4.4	2.2	0.6~3.7	3.5	1.1~6.0	2.6	0.1~5.1	2.2	0.4~4.0	3.1	0.4~5.8	4.4	0.0~10.4
女	3.4	1.8~5.1	2.6	0.5~4.8	4.1	1.6~6.6	3.7	0.0~7.4	2.5	0.0~4.9	3.8	1.0~6.5	4.8	0.0~10.8

表3-19 中国不同地区0~6岁儿童消瘦率

月龄/月	合计 %	合计 95%CI	城市小计 %	城市小计 95%CI	农村小计 %	农村小计 95%CI	大城市 %	大城市 95%CI	中小城市 %	中小城市 95%CI	普通城市 %	普通城市 95%CI	贫困城市 %	贫困城市 95%CI
合计	2.0	1.5~2.5	1.5	0.8~2.3	2.4	1.7~3.0	2.4	0.8~4.1	1.4	0.5~2.3	2.2	1.3~3.1	2.7	1.6~3.9
男	2.0	1.5~2.4	1.4	0.7~2.0	2.4	1.8~3.0	1.8	0.6~3.1	1.3	0.6~2.1	2.1	1.3~2.8	3.2	2.0~4.4
女	2.0	1.4~2.6	1.7	0.7~2.7	2.3	1.5~3.1	3.0	0.9~5.2	1.5	0.4~2.6	2.3	1.3~3.3	2.2	0.8~3.6
0~5 小计	3.1	2.0~4.3	1.3	0.5~2.0	4.7	2.7~6.7	2.4	0.8~4.0	1.1	0.3~2.0	4.1	1.3~6.9	6.0	3.4~8.5
男	2.8	1.6~4.1	0.8	0.2~1.5	4.6	2.2~6.9	2.0	0.5~3.6	0.7	0.0~1.4	3.4	0.5~6.2	6.9	3.0~10.7
女	3.5	2.2~4.8	1.8	0.8~2.8	4.8	2.6~7.1	2.8	0.9~4.8	1.7	0.5~2.8	4.9	1.8~7.9	4.8	1.7~7.9
6~11 小计	1.7	1.1~2.2	0.6	0.2~1.1	2.4	1.5~3.4	0.6	0.1~1.1	0.6	0.1~1.2	1.6	0.8~2.5	4.2	1.9~6.5
男	1.9	1.1~2.8	0.7	0.1~1.4	2.8	1.4~4.3	0.4	0.0~0.9	0.8	0.0~1.5	1.7	0.5~3.0	5.3	1.4~9.2
女	1.3	0.8~1.8	0.5	0.0~1.1	2.0	1.2~2.8	0.9	0.0~1.8	0.5	0.0~1.1	1.5	0.6~2.4	2.9	1.2~4.7
12~23 小计	1.7	1.0~2.3	1.0	0.4~1.6	2.2	1.1~3.3	1.3	0.7~2.0	1.0	0.3~1.7	1.8	0.4~3.2	3.1	1.2~5.0
男	1.9	0.8~2.9	1.1	0.2~2.0	2.5	0.7~4.4	1.4	0.6~2.2	1.0	0.0~2.1	2.0	0.0~4.6	3.6	2.2~5.0
女	1.4	0.7~2.2	1.0	0.2~1.8	1.8	0.7~3.0	1.2	0.5~1.9	0.9	0.0~1.9	1.5	0.3~2.7	2.6	0.0~5.8
24~35 小计	1.6	1.0~2.2	1.3	0.3~2.2	1.9	1.2~2.6	1.3	0.0~3.2	1.3	0.2~2.3	1.4	0.9~1.9	2.9	0.4~5.0
男	1.7	1.0~2.3	1.3	0.3~2.3	1.9	1.0~2.9	1.5	0.0~4.3	1.3	0.1~2.4	1.1	0.3~1.9	3.7	0.6~6.8
女	1.5	0.7~2.4	1.2	0.0~2.6	1.8	0.7~2.9	1.2	0.0~2.3	1.2	0.0~2.8	1.8	0.5~3.1	1.9	0.0~4.2
36~47 小计	1.7	1.1~2.2	1.3	0.3~2.2	2.0	1.3~2.6	2.4	1.2~3.7	1.1	0.0~2.1	1.9	1.0~2.7	2.2	1.0~3.4
男	1.7	1.1~2.3	1.1	0.2~2.0	2.2	1.5~2.9	1.9	0.4~3.4	1.0	0.0~2.1	2.0	1.2~2.7	2.6	1.1~4.2
女	1.6	0.8~2.4	1.5	0.3~2.6	1.7	0.7~2.8	3.1	1.5~4.7	1.2	0.0~2.6	1.7	0.4~3.1	1.7	0.0~3.7
48~59 小计	2.2	1.4~3.1	1.7	0.4~3.1	2.6	1.6~3.7	2.8	0.0~6.0	1.6	0.1~3.1	2.9	1.4~4.3	2.1	0.9~3.3
男	1.9	0.7~3.1	1.2	0.3~2.0	2.5	0.5~4.5	2.3	0.0~4.8	1.0	0.1~2.0	2.9	0.1~5.7	1.7	0.0~3.4
女	2.6	1.6~3.6	2.4	0.3~4.5	2.7	1.9~3.5	3.5	0.0~7.9	2.3	0.0~4.7	2.8	1.7~3.9	2.6	1.3~3.8
60~71 小计	2.5	1.4~3.6	3.0	1.2~4.8	2.0	0.6~3.5	5.3	0.3~10.2	2.7	0.7~4.7	2.4	0.3~4.6	1.2	0.2~2.3
男	2.3	1.3~3.4	2.9	1.1~4.8	1.9	0.6~3.1	2.9	0.0~6.1	2.9	0.8~5.0	1.9	0.2~3.6	1.7	0.0~3.4
女	2.7	1.1~4.2	3.1	1.1~5.0	2.3	0.0~4.7	7.9	0.5~15.3	2.5	0.4~4.5	3.1	0.0~6.8	0.7	0.0~1.8

表 3-20　中国不同地区 6~17 岁儿童青少年生长迟缓率

	合计		城市小计		农村小计		大城市		中小城市		普通城市		贫困城市	
	%	95%CI	%	95%CI	%	95%CI	%	95%CI	%	95%CI	%	95%CI	%	95%CI
合计	3.2	2.6~3.8	1.5	1.0~2.1	4.7	3.8~5.6	1.3	0.7~1.9	1.6	0.9~2.2	3.4	2.3~4.4	7.7	5.7~9.7
男	3.6	2.9~4.3	1.6	0.8~2.4	5.4	4.2~6.5	1.4	0.7~2.1	1.6	0.7~2.5	3.9	2.6~5.2	8.8	6.1~11.5
女	2.8	2.2~3.3	1.5	1.0~2.0	3.9	3.0~4.8	1.2	0.5~1.8	1.6	1.0~2.1	2.7	1.7~3.7	6.4	4.0~8.8
6~11 岁														
小计	3.0	2.4~3.7	1.3	0.7~19	4.6	3.6~5.7	1.7	0.6~2.7	1.2	0.6~1.9	3.2	1.8~4.5	7.2	4.9~9.5
男	3.3	2.5~4.1	1.3	0.5~2.1	5.1	3.7~5.8	1.8	0.8~2.7	1.3	0.4~2.2	3.2	1.8~4.7	7.9	5.2~10.5
女	2.8	2.1~3.5	1.2	0.7~1.8	4.2	2.9~5.4	1.5	0.3~2.8	1.2	0.6~1.8	3.1	1.6~4.5	6.4	3.9~8.8
12~17 岁														
小计	3.3	2.6~4.0	1.7	1.0~2.4	4.7	3.7~5.8	1.1	0.3~1.9	1.8	1.0~2.6	3.5	2.3~4.6	7.4	5.5~9.3
男	3.8	2.9~4.6	1.8	0.8~2.7	5.5	4.2~6.9	1.2	0.4~2.1	1.8	0.7~3.0	4.4	2.8~6.0	8.2	5.9~10.5
女	2.8	2.2~3.4	1.7	1.1~2.3	3.8	2.8~4.7	0.9	0.2~1.7	1.8	1.1~2.5	2.4	1.6~3.2	6.4	4.5~8.3

表 3-21　中国不同地区 6~17 岁儿童青少年消瘦率

	合计		城市小计		农村小计		大城市		中小城市		普通城市		贫困城市	
	%	95%CI	%	95%CI	%	95%CI	%	95%CI	%	95%CI	%	95%CI	%	95%CI
合计	9.0	8.0~9.9	7.8	6.6~9.0	10.0	8.6~11.4	6.0	5.0~7.1	8.1	6.7~9.5	9.8	7.9~11.6	10.7	7.1~14.2
男	10.4	9.3~11.6	8.8	7.3~10.3	11.9	10.1~13.7	6.4	5.0~7.8	9.2	7.4~10.9	11.7	9.4~13.9	10.8	7.1~14.5
女	7.3	6.5~8.1	6.7	5.6~7.8	7.8	6.6~9.0	5.7	4.5~6.9	6.9	5.6~8.1	7.6	6.0~9.1	10.5	6.7~14.2
6~11 岁														
小计	8.9	7.6~10.2	7.5	5.9~9.2	10.2	8.2~12.2	5.4	3.9~6.9	7.8	5.9~9.7	9.9	7.4~12.4	10.3	8.3~12.4
男	9.2	7.7~10.7	7.4	5.5~9.2	10.9	8.6~13.1	4.7	3.3~6.1	7.7	5.6~9.8	10.9	8.0~13.8	13.4	10.4~16.3
女	8.6	7.3~9.9	7.7	6.0~9.4	9.4	7.5~11.3	6.1	4.2~7.9	7.9	5.9~9.9	8.9	6.6~11.2	6.8	5.2~8.4
12~17 岁														
小计	9.0	8.1~9.9	8.0	6.7~9.3	9.9	8.6~11.2	6.4	5.4~7.5	8.3	6.7~9.8	9.7	8.0~11.4	10.5	8.2~12.7
男	11.2	10.0~12.5	9.7	8.0~11.4	12.6	10.7~14.4	7.3	5.6~9.0	10.1	8.1~12.1	12.2	9.8~14.5	12.4	9.5~15.3
女	6.4	5.6~7.2	6.1	4.9~7.3	6.7	5.7~7.8	5.5	4.3~6.7	6.2	4.8~7.6	6.7	5.3~8.1	8.2	6.3~10.2

表3-22　中国不同地区18岁及以上成人营养不良率

	合计		城市小计		农村小计		大城市		中小城市		普通农村		贫困农村	
	%	95% CI	%	95% CI	%	95% CI	%	95% CI	%	95% CI	%	95% CI	%	95% CI
合计	6.0	5.2~6.8	5.3	4.2~6.5	6.6	5.5~7.7	4.8	3.3~6.3	5.4	4.1~6.8	6.6	5.1~8.0	6.7	5.7~7.6
男	5.9	4.9~6.8	4.9	3.8~6.1	6.8	5.5~8.2	3.9	2.7~5.1	5.1	3.7~6.5	6.9	5.1~8.7	6.7	5.2~8.3
女	6.0	5.3~6.8	5.7	4.5~7.0	6.3	5.3~7.3	5.7	3.9~7.6	5.7	4.4~7.1	6.2	4.9~7.6	6.6	5.5~7.6
18~44岁														
小计	7.5	6.5~8.6	7.5	5.8~9.2	7.6	6.3~8.9	7.8	5.8~9.9	7.4	5.5~9.4	7.8	6.0~9.5	7.2	5.9~8.4
男	7.3	5.9~8.6	6.7	4.9~8.4	7.8	6.0~9.6	6.2	4.5~7.8	6.7	4.7~8.7	8.0	5.6~10.5	7.3	4.9~9.6
女	7.9	6.8~8.9	8.4	6.6~10.2	7.3	6.3~8.4	9.7	6.9~12.5	8.2	6.2~10.2	7.5	6.1~8.9	7.0	5.9~8.1
45~59岁														
小计	2.5	2.1~2.9	1.9	1.4~2.3	3.3	2.6~4.0	1.8	1.4~2.1	1.9	1.4~2.4	3.1	2.2~4.0	3.6	2.5~4.7
男	2.5	2.1~3.0	1.8	1.3~2.3	3.4	2.7~4.2	1.3	0.8~1.7	1.9	1.3~2.5	3.3	2.3~4.2	3.8	2.7~4.9
女	2.5	2.0~2.9	2.0	1.4~2.5	3.1	2.4~3.9	2.3	1.8~2.9	1.9	1.2~2.6	3.0	2.0~3.9	3.5	2.2~4.8
60岁及以上														
小计	6.1	5.2~7.0	4.2	3.1~5.3	8.1	6.7~9.4	2.3	1.7~3.0	4.6	3.3~5.9	7.6	5.9~9.2	9.2	7.0~11.4
男	6.5	5.5~7.4	4.5	3.1~5.9	8.5	7.3~9.8	2.6	1.5~3.7	4.9	3.3~6.5	8.3	6.8~9.7	9.1	6.8~11.5
女	5.7	4.7~6.7	4.0	2.9~5.0	7.6	5.8~9.4	2.1	1.6~2.6	4.3	3.1~5.6	6.9	4.6~9.2	9.3	7.0~11.6

表3-23　中国不同地区60岁及以上成人营养不良率

	合计		城市		农村		大城市		中小城市		普通农村		贫困农村	
	%	95%CI	%	95%CI	%	95%CI	%	95%CI	%	95%CI	%	95%CI	%	95%CI
合计	6.1	5.2~7.0	4.2	3.1~5.3	8.1	6.7~9.4	2.3	1.7~3.0	4.6	3.3~5.9	7.6	5.9~9.2	9.2	7.0~11.4
男	6.5	5.5~7.4	4.5	3.1~5.9	8.5	7.3~9.8	2.6	1.5~3.7	4.9	3.3~6.5	8.3	6.8~9.7	9.1	6.8~11.5
女	5.7	4.7~6.7	4.0	2.9~5.0	7.6	5.8~9.4	2.1	1.6~2.6	4.3	3.1~5.6	6.9	4.6~9.2	9.3	7.0~11.6
60~64岁														
小计	3.8	3.4~4.2	2.6	2.1~3.2	5.0	4.3~5.7	1.4	0.9~1.9	2.9	2.2~3.5	5.0	4.1~5.8	5.2	4~6.3
男	3.9	3.3~4.6	2.8	1.9~3.6	5.2	4.1~6.2	1.6	0.9~2.3	3.0	2.0~4.0	5.2	3.9~6.5	5.1	3.6~6.6
女	3.7	3.1~4.2	2.5	1.8~3.2	4.9	4~5.8	1.2	0.6~1.9	2.8	2.0~3.6	4.8	3.6~7	5.3	3.5~7
65~69岁														
小计	4.9	4.3~5.5	3.2	2.5~3.9	6.6	5.6~7.5	2.4	1.1~3.8	3.4	2.6~4.2	5.8	4.7~6.9	8.2	6.6~9.9
男	5.1	4.2~6	3.4	2.3~4.5	6.9	5.5~8.2	3.1	0.5~5.7	3.4	2.2~4.7	6.4	4.7~8.1	7.9	5.5~10.3
女	4.6	3.9~5.4	3.1	2.2~3.9	6.3	5.1~7.4	1.8	1.0~2.7	3.3	2.3~4.3	5.2	3.8~6.6	8.6	6.2~10.9
70~74岁														
小计	7.3	6.4~8.2	5.2	4.1~6.3	9.6	8.2~11.1	3.2	1.3~5.1	5.6	4.3~6.9	9.2	7.4~10.9	10.8	8.2~13.4
男	7.7	6.3~9.0	6.1	4.3~7.8	9.4	7.4~11.4	3.4	0.3~6.5	6.6	4.5~8.6	9.5	6.9~12	9.2	6.1~12.3
女	7.0	5.8~8.2	4.4	3.1~5.7	9.9	7.8~12	3.0	0.7~5.3	4.6	3.1~6.1	8.9	6.5~11.2	12.3	8.2~16.4
75~岁														
小计	9.8	8.7~10.8	6.8	5.5~8.1	13.0	11.3~14.7	2.8	2.1~3.6	7.7	6.1~9.2	11.9	10~13.9	15.7	12.3~19.1
男	11.4	9.8~13.1	7.3	5.4~9.2	15.9	3.2~18.7	2.8	1.7~4.0	8.3	6~10.6	15.0	11.8~18.1	18.3	12.9~23.8
女	8.5	7.1~9.8	6.4	4.6~8.2	10.7	8.6~12.8	2.8	1.8~3.9	7.1	5.0~9.3	9.6	7.1~12.0	13.6	9.2~17.9

（三）年龄别营养不良率

我国6岁以下儿童生长迟缓率以6~11月龄婴儿最低（4.9%）。12~23月龄儿童生长迟缓率最高（9.9%），24~35月龄也较高（9.3%），城市12~23月龄婴幼儿生长迟缓率较高，为6.1%，农村自12月龄后生长迟缓率均在10%以上，尤其2岁组高达13.5%；低体重率6~11个月龄婴儿最低（1.6%），自12个月后儿童低体重率开始不断增高。城市60~71月幼儿低体重率较高，约2.4%，农村自24月龄后低体重率逐渐增加，至48~71月达3.8%。消瘦率6个月以内为3.1%，消瘦率较高。6岁以下儿童生长迟缓、低体重和消瘦率均无性别差异。结果见表3-17至表3-19。

我国6~17岁组儿童青少年的生长迟缓和消瘦率在农村地区依然较高，并且大多男孩高于女孩，结果见表3-20和表3-21。

城市18岁及以上成人营养不良率以青年组最高（7.5%），老年组其次（4.2%），中年组最低（1.9%）；农村地区老年组最高（8.1%），青年组其次（7.6%），中年组最低（3.3%）。结果见表3-22。

无论城市和农村60岁及以上老年人营养不良率均随年龄增加呈明显的上升趋势，如农村60~64岁组营养不良率为5.0%，此后相邻年龄组间营养不良患病率以1.6~3.4个百分点的速度增加，75岁及以上老年人营养不良率为13.0%。城市与农村老年男性营养不良率略高于老年女性，结果见表3-23。

（四）4类地区居民营养不良率

我国大城市0~6岁儿童生长迟缓率明显低于中小城市（2.7%和4.4%），大城市除60~71月龄组最高（4.2%）；贫困农村（19.0%）显著高于普通农村地区，结果见表3-17。

大城市60~71月龄低体重率最高（2.6%），中小城市60~71月龄低体重率也最高（2.3%）。普通农村低体重率为2.3%，贫困农村为5.1%，结果见表3-18。

大城市0~6岁儿童消瘦率高于中小城市，贫困农村消瘦率最高（2.7%），中小城市消瘦率最低（1.4%），结果见表3-19。

大城市、中小城市、普通农村、贫困农村6~17岁儿童青少年生长迟缓率分别为1.3%、1.6%、3.4%和7.7%。贫困农村生长迟缓率最高，普通农村其次，大城市最低，中小城市略高大城市，结果见表3-20。

4类地区中，中小城市18岁及以上成人营养不良率高于大城市约0.6个百分点，无论大城市和中小城市，青年组营养不良率较高，其中大城市青年女性营养不良率为9.7%，高于中小城市及两类农村；贫困农村高于普通农村，但在两类型农村中，老年组的营养不良率均较高，结果见表3-22。

我国60岁及以上老年人营养不良率以大城市最低仅为2.3%，中小城市其次为4.6%，普通和贫困农村老年人营养不良率最高超过9.2%。不同类型地区老年人的营养不良率均随年龄增加呈明显升高趋势。贫困农村75岁及以上老年人营养不良率高达15.7%。结果见表3-23。

（五）不同经济水平居民营养不良率

城市 0~6 岁儿童生长迟缓率从 0~9 999 元收入组的 5.2% 持续下降到 25 000 元以上收入组的 2.5%，下降了 51.9%。城市低体重率下降趋势比农村平缓，下降了 47.0%；但城市 5 岁以下儿童消瘦率各收入组几乎变化较小。结果见表 3-24 至表 3-26，图 3-1 至图 3-3。

表 3-24　中国城乡不同经济水平 0~6 岁儿童的生长迟缓率 /%

地区	月龄 / 月	总体	0~9 999 元	10 000~24 999 元	25 000 元及以上
全部	0~	5.0	6.2	5.2	2.9
	6~	3.7	4.7	3.7	1.9
	12~	8.6	12.0	6.6	5.1
	24~	7.3	11.0	5.4	3.3
	36~	7.5	10.6	5.7	4.5
	60~	6.3	8.2	5.6	3.8
	小计	6.5	9.1	5.4	3.6
城市	0~	2.9	4.1	2.7	2.5
	6~	1.7	2.5	2.0	1.0
	12~	5.1	6.7	4.8	4.1
	24~	3.3	6.7	2.1	2.1
	36~	4.0	5.6	4.0	3.0
	60~	3.0	4.9	2.4	2.2
	小计	3.4	5.2	3.0	2.5
农村	0~	7.0	7.3	7.3	4.6
	6~	5.5	5.7	5.1	6.1
	12~	11.4	14.1	7.9	8.8
	24~	10.5	12.7	7.8	8.2
	36~	10.3	12.8	7.0	10.4
	60~	9.0	9.6	8.1	9.8
	小计	9.2	10.8	7.2	8.1

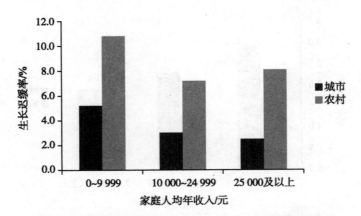

图 3-1　中国城乡不同经济水平 0~6 岁儿童的生长迟缓率

表 3-25　中国城乡不同经济水平 0～6 岁以下儿童的低体重率 /%

地区	月龄 / 月	总体	0～9 999 元	10 000～24 999 元	25 000 元及以上
全部	0～	2.0	2.8	1.5	1.4
	6～	1.4	1.7	1.6	0.5
	12～	2.0	2.6	1.7	1.3
	24～	2.1	3.0	1.9	0.9
	36～	2.4	2.9	2.5	1.4
	60～	2.3	3.3	1.8	1.3
	小计	2.0	2.7	1.8	0.9
城市	0～	1.2	1.3	1.0	1.4
	6～	0.7	0.6	1.1	0.3
	12～	1.3	1.5	1.5	0.9
	24～	1.3	2.6	0.7	0.8
	36～	1.7	2.0	2.1	1.0
	60～	1.5	2.3	1.3	1.2
	小计	1.3	1.7	1.3	0.9
农村	0～	2.6	3.5	1.9	1.5
	6～	2.0	2.1	2.1	1.2
	12～	2.5	3.0	1.8	2.8
	24～	2.8	3.2	2.7	1.1
	36～	3.1	3.2	2.8	3.0
	60～	3.0	3.7	2.3	1.6
	小计	2.7	3.1	2.3	1.9

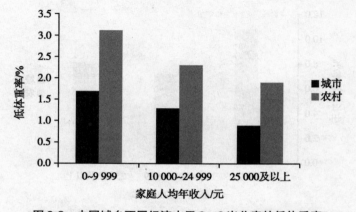

图 3-2　中国城乡不同经济水平 0～6 岁儿童的低体重率

表 3-26 中国城乡不同经济水平 0 ~ 6 岁以下儿童的消瘦率 /%

地区	月龄 / 月	总体	0～9 999 元	10 000～24 999 元	25 000 元及以上
全部	0～	3.1	4.2	2.5	2.5
	6～	1.6	1.9	1.8	0.7
	12～	1.5	2.2	1.1	1.0
	24～	1.9	2.1	2.3	1.1
	36～	1.9	1.8	1.9	2.1
	60～	2.2	2.5	2.1	2.1
	小计	2.0	2.4	1.9	1.6
城市	0～	1.8	1.1	2.2	1.8
	6～	0.7	0.6	1.0	0.4
	12～	1.0	1.3	0.9	0.9
	24～	1.2	1.2	1.2	1.2
	36～	1.9	1.8	1.7	2.1
	60～	2.2	2.5	2.0	2.3
	小计	1.5	1.4	1.5	1.4
农村	0～	4.4	5.8	2.7	5.1
	6～	2.4	2.5	2.5	1.8
	12～	2.0	2.6	1.2	1.4
	24～	2.5	2.4	3.1	0.5
	36～	1.9	1.7	2.0	2.0
	60～	2.3	2.5	2.2	1.0
	小计	2.5	2.8	2.2	2.0

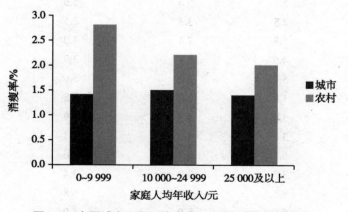

图 3-3 中国城乡不同经济水平 0 ~ 6 岁儿童的消瘦率

城乡6~17岁儿童青少年营养不良率较低，且不存在差异，结果见表3-27和图3-4。

表3-27 中国城乡不同经济水平6~17岁儿童青少年的营养不良率/%

地区	年龄/岁	总体	0~9 999元	10 000~24 999元	25 000元及以上
全国	6~	0.0	0.0	0.0	0.0
	12~	0.2	0.2	0.2	0.2
	合计	0.1	0.1	0.1	0.1
城市	6~	0.0	0.0	0.0	0.0
	12~	0.2	0.2	0.2	0.3
	合计	0.1	0.1	0.1	0.1
农村	6~	0.0	0.0	0.0	0.0
	12~	0.2	0.2	0.1	0.0
	合计	0.1	0.1	0.1	0.0

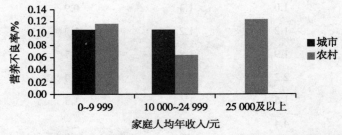

图3-4 中国城乡不同经济水平6~17岁儿童青少年的营养不良率

城市18岁及以上成人营养不良率0~9 999元组最高为4.0%，25 000元及以上组为3.7%，10 000~24 999元组最低为3.3%；农村18岁及以上成人营养不良率从家庭人均收入0~9 999元的6.0%下降到25 000元以上的4.1%。农村60岁及以上老年人营养不良率以0~9 999元组最高，为8.8%，结果见表3-28和图3-5。

表3-28 中国4类地区不同经济水平18岁及以上成人的营养不良率/%

地区	年龄/岁	总体	0~9 999元	10 000~24 999元	25 000元及以上
全国	18~	5.7	5.6	5.6	6.3
	45~	2.8	3.3	2.5	1.9
	60~	5.8	7.4	4.0	3.1
	合计	4.6	5.3	3.9	3.8
城市	18~	5.7	5.2	5.6	6.7
	45~	1.9	2.2	1.8	1.7
	60~	3.6	4.9	2.9	2.7
	小计	3.6	4.0	3.3	3.7
农村	18~	5.7	5.7	5.6	5.1
	45~	3.7	3.9	3.4	2.7
	60~	8.3	8.8	6.8	5.4
	小计	5.6	6.0	5.0	4.1

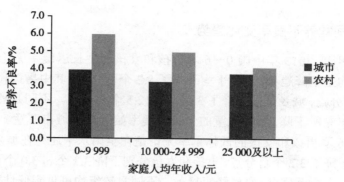

图 3-5 中国城乡不同经济水平 18 岁以上成年人营养不良率

城市 60 岁及以上老年人营养不良率从 0～9 999 组的 4.9% 下降到 25 000 及以上组的 2.7%，下降了 44.9%，结果见表 3-29 和图 3-6。

表 3-29 中国城乡不同经济水平 60 岁及以上老年人的营养不良率 /%

地区	年龄 / 岁	总体	0～9 999 元	10 000～24 999 元	25 000 元及以上
全部	60～	4.0	4.9	3.0	2.8
	65～	5.2	6.8	3.3	2.3
	70～	6.8	8.7	4.9	3.5
	75～	9.4	12.2	6.3	4.2
	小计	5.8	7.4	4.0	3.1
城市	60～	2.5	3.2	1.9	2.5
	65～	3.1	4.6	2.3	2.0
	70～	4.3	5.3	3.9	3.1
	75～	5.8	8.0	4.6	3.6
	小计	3.6	4.9	2.9	2.7
农村	60～	5.6	5.8	5.3	4.3
	65～	7.4	8.0	5.7	4.2
	70～	10.1	10.6	8.4	6.1
	75～	14.2	14.8	12.0	10.2
	小计	8.3	8.8	6.8	5.4

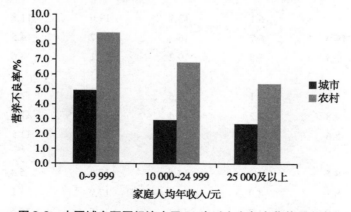

图 3-6 中国城乡不同经济水平 60 岁以上老年人营养不良率

（六）十年间营养不良率变化趋势

与 2002 年相比，2013 年中国 0～6 岁男孩和女孩的生长迟缓率无论是在全国水平还是在城乡水平，均呈下降趋势，全国平均下降了 8.2 个百分点，其中男孩和女孩分别下降了 8.4 个和 8.0 个百分点，城乡分别下降了 3.0 个和 12.5 个百分点。不同月龄组均可见到生长迟缓率较 2002 年有所下降，农村儿童的生长迟缓率始终高于城市儿童。与 2002 年相比，2013 年中国 0～6 岁男孩和女孩的低体重率无论是在全国水平还是在城乡水平，均呈下降趋势，全国平均下降了 3.2 个百分点，男孩和女孩分别下降 3.3 个和 3.0 个百分点，城乡分别下降了 0.5 个和 5.3 个百分点，农村降幅显著。不同月龄组均可见到低体重率较 2002 年有所下降，农村儿童的低体重率始终高于城市儿童。与 2002 年相比，2013 年中国 0～6 岁男孩和女孩的消瘦率无论是在全国水平还是在城乡水平，改善趋势均不明显。不同月龄组比较发现，24 月龄以内儿童的消瘦率较 2002 年略有所改善，其他月龄组基本上没有变化，农村儿童的消瘦率始终高于城市儿童，见表 3-30 至表 3-32，图 3-7 至图 3-9。

表 3-30　2002 年与 2013 年中国不同地区 0～6 岁儿童生长迟缓率比较 /%

月龄 / 月	2013 年			2002 年		
	合计	城市	农村	合计	城市	农村
合计	8.1	4.2	11.3	16.3	7.2	23.8
男	8.7	4.4	12.1	17.1	8.0	24.4
女	7.4	4.0	10.2	15.4	6.2	23.1
0～5						
小计	5.3	2.7	7.5	11.8	5.3	18.8
男	6.1	3.7	8.1	13.5	7.9	19.3
女	4.5	1.6	6.8	9.8	2.2	18.3
6～11						
小计	4.9	2.5	6.8	12.1	5.3	16.5
男	6.3	3.4	8.5	12.9	6.1	17.3
女	3.3	1.6	4.7	11.3	4.4	15.6
12～23						
小计	9.9	6.1	13.1	19.6	11.8	26.0
男	11.9	6.7	16.2	21.7	14.5	27.6
女	7.5	5.5	9.2	17.1	8.6	24.1
24～35						
小计	9.3	4.1	13.5	20.9	11.5	28.7
男	9.8	4.2	14.4	21.0	11.6	28.6
女	8.6	4.0	12.4	20.9	11.5	28.7
36～47						
小计	8.5	4.8	11.6	17.4	5.4	27.6
男	8.3	4.9	11.2	17.9	5.2	28.5
女	8.7	4.7	12.1	16.9	5.6	26.6

续表

月龄/月	2013年			2002年		
	合计	城市	农村	合计	城市	农村
48~59						
小计	7.2	3.7	10.1	15.4	5.2	23.5
男	7.3	3.5	10.3	15.2	5.1	23.3
女	7.2	3.9	9.8	15.6	5.4	23.8
60~71						
小计	8.2	3.8	11.8	11.7	3.2	18.8
男	8.1	3.6	11.8	12.5	3.8	19.6
女	8.2	3.9	11.8	10.9	2.5	17.8

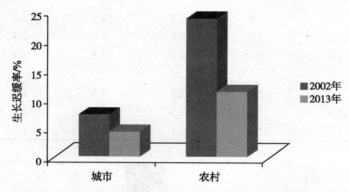

图 3-7 2002—2013 年中国 0~6 岁儿童生长迟缓率的比较

表 3-31 2002 年与 2013 年中国不同地区 0~6 岁儿童低体重率比较 /%

月龄/月	2013年			2002年		
	合计	城市	农村	合计	城市	农村
合计	2.5	1.7	3.2	5.7	2.2	8.5
男	2.6	1.6	3.3	5.9	2.7	8.4
女	2.4	1.7	3.1	5.4	1.7	8.6
0~5						
小计	1.7	0.9	2.4	3.8	2.9	4.8
男	2.0	0.9	3.0	4.9	4.1	5.7
女	1.3	0.8	1.7	2.5	1.5	3.7
6~11						
小计	1.6	0.8	2.2	3.5	2.6	4.1
男	2.2	1.4	2.9	3.9	3.1	4.4
女	0.8	0.1	1.4	3.0	2.0	3.7
12~23						
小计	1.9	1.1	2.4	4.4	2.6	5.9
男	1.8	1.1	2.4	4.8	3.0	6.2
女	1.9	1.1	2.5	4.0	2.2	5.5

续表

月龄 / 月	2013 年			2002 年		
	合计	城市	农村	合计	城市	农村
24～35						
小计	2.6	1.8	3.1	6.0	2.4	9.0
男	2.8	2.2	3.3	6.9	4.0	9.3
女	2.3	1.4	3.1	4.9	0.5	8.6
36～47						
小计	2.8	1.9	3.5	5.9	1.2	9.9
男	3.1	2.1	3.8	5.8	1.3	9.6
女	2.5	1.7	3.1	6.0	1.1	10.2
48～59						
小计	2.9	1.8	3.8	6.4	2.5	9.5
男	2.5	1.0	3.8	5.6	2.3	8.3
女	3.4	2.7	3.9	7.3	2.9	11.0
60～71						
小计	3.2	2.4	3.8	7.5	1.9	12.1
男	2.9	2.2	3.5	7.7	2.1	12.2
女	3.4	2.6	4.1	7.4	1.7	12.1

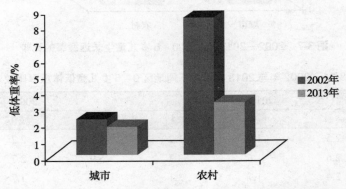

图 3-8　2002—2013 年中国不同地区 0～6 岁儿童低体重率的比较

表 3-32　2002 年与 2013 年中国不同地区 0～6 岁儿童消瘦率比较 /%

月龄 / 月	2013 年			2002 年		
	合计	城市	农村	合计	城市	农村
合计	2.0	1.5	2.4	2.6	2.1	3.0
男	2.0	1.4	2.4	2.8	2.4	3.1
女	2.0	1.7	2.3	2.3	1.7	2.7
0～5						
小计	3.1	1.3	4.7	4.9	5.5	4.5
男	2.8	0.8	4.6	5.9	6.0	5.7
女	3.5	1.8	4.8	3.6	4.8	2.3

续表

月龄/月	2013年			2002年		
	合计	城市	农村	合计	城市	农村
6~11						
小计	1.7	0.6	2.4	2.9	2.4	3.3
男	1.9	0.7	2.8	3.4	3.4	3.4
女	1.3	0.5	2.0	2.3	1.2	3.0
12~23						
小计	1.7	1.0	2.2	3.3	3.3	3.2
男	1.9	1.1	2.5	3.9	3.4	4.1
女	1.4	1.0	1.8	2.5	3.0	2.2
24~35						
小计	1.6	1.3	1.9	2.2	0.7	3.5
男	1.7	1.3	1.9	2.3	0.9	3.5
女	1.5	1.2	1.8	2.1	0.5	3.5
36~47						
小计	1.7	1.3	2.0	1.8	1.2	2.3
男	1.7	1.1	2.2	1.9	1.3	2.5
女	1.6	1.5	1.7	1.6	1.1	2.1
48~59						
小计	2.2	1.7	2.6	2.3	1.8	2.7
男	1.9	1.2	2.5	2.0	1.7	2.1
女	2.6	2.4	2.7	2.6	1.8	3.3
60~71						
小计	2.5	3.0	2.0	2.0	1.6	2.4
男	2.3	2.9	1.9	2.2	1.9	2.4
女	2.7	3.1	2.3	1.9	1.3	2.4

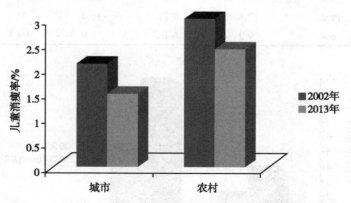

图3-9　2002—2013年中国不同地区0~6岁儿童消瘦率的比较

　　与2002年相比，2013年我国6~17岁儿童青少年生长迟缓率降低了3.1个百分点，降幅为49%，其中女孩降幅较大；农村儿童青少年生长迟缓率的降幅大于城市。我国6~17岁儿童青少年消瘦率降低了 4.4 个百分点，降幅为 32.8%，其中男孩降幅较大；农村儿童青少年消瘦率的降幅大于城市，结果见表 3-33，图 3-10 和图 3-11。

表 3-33　2002 年与 2013 年中国城乡 6～17 岁儿童青少年的生长迟缓率、消瘦率比较 /%

	合计		城市小计		农村小计	
	2010—2012 年	2002 年	2010—2012 年	2002 年	2010—2012 年	2002 年
生长迟缓率						
合计	3.2	6.3	1.5	3.2	4.7	9.1
男	3.6	6.6	1.6	3.0	5.4	9.7
女	2.8	5.9	1.5	3.3	3.9	8.3
6～11 岁						
小计	3.0	6.5	1.3	2.5	4.6	10.2
男	3.3	6.7	1.3	2.5	5.1	10.5
女	2.8	6.4	1.2	2.6	4.2	9.9
12～17 岁						
小计	3.3	6.0	1.7	3.7	4.7	8.1
男	3.8	6.4	1.8	3.5	5.5	9.0
女	2.8	5.5	1.7	3.9	3.8	7.0
消瘦率						
合计	9.0	13.4	7.8	11.4	10.0	15.1
男	10.4	15.7	8.8	13.2	11.9	17.8
女	7.3	10.8	6.7	9.4	7.8	12.0
6～11 岁						
小计	8.9	12.9	7.5	9.8	10.2	15.8
男	9.2	13.1	7.4	9.5	10.9	16.4
女	8.6	12.6	7.7	10.1	9.4	15.0
12～17 岁						
小计	9.0	13.8	8.0	12.9	9.9	14.6
男	11.2	17.8	9.7	16.4	12.6	19.0
女	6.4	9.2	6.1	8.9	6.7	9.4

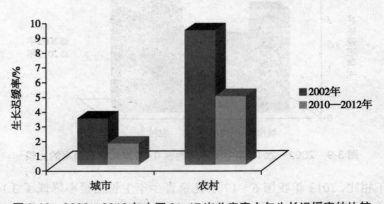

图 3-10　2002—2012 年中国 6～17 岁儿童青少年生长迟缓率的比较

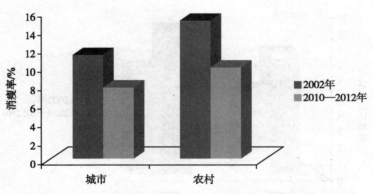

图 3-11 2002—2012 年中国 6 ~ 17 岁儿童青少年消瘦率的比较

2012 年我国 18 岁及以上成年人营养不良率与 2002 年相比,总体下降了 2.5 个百分点。其中,城市成年人下降了 2.4 个百分点,农村下降了 2.3 个百分点;成年男性和女性均有下降。分性别和年龄组,男性和女性青年低体重营养不良率有所增加,城市青年女性达到 8.4%,除青年组外,其他各组营养不良均有不同程度的改善,农村中年组改善最显著,城乡差异逐渐减少,2012 年我国城市 60 岁及以上老年人营养不良率与 2002 年相比下降了 1.2 个百分点,农村下降了 6.8 个百分点,结果见表 3-34 和图 3-12。

表 3-34 2002 年与 2012 年中国城乡 18 岁及以上成年人营养不良率比较 /%

年龄 / 岁	2010—2012 年			2002 年		
	合计	城市	农村	合计	城市	农村
合计	6.0	5.3	6.6	8.5	7.5	8.9
男	5.9	4.9	6.8	7.6	6.5	8.1
女	6.0	5.7	6.3	9.1	8.3	9.5
18~44 岁						
小计	7.5	7.5	7.6	6.9	7.1	6.9
男	7.3	6.7	7.8	6.0	5.8	6.2
女	7.9	8.4	7.3	7.7	8.1	7.5
45~59						
小计	2.5	1.9	3.3	5.5	2.8	6.5
男	2.5	1.8	3.4	5.3	3.5	6.0
女	2.5	2.0	3.1	5.7	2.4	7.0
60 岁及以上						
小计	6.1	4.2	8.1	12.4	5.4	14.9
男	6.5	4.5	8.5	12.5	6.0	14.9
女	5.7	4.0	7.6	12.2	4.9	14.9

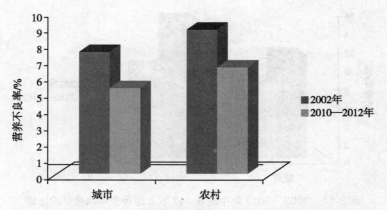

图 3-12　2002—2012 年中国 18 岁及以上成年人营养不良率的变化

二、主要发现和建议

2013 年中国 0～6 岁儿童生长迟缓率为 8.1%。其中男孩 8.7%，女孩 7.4%；城市 4.2%，农村 11.3%，农村高于城市。不同月龄组中，12～23 月龄组生长迟缓率最高。大城市、中小城市、普通农村、贫困农村的 0～6 岁儿童生长迟缓率依次增加，贫困农村最高。

与 2002 年相比，2013 年 0～6 岁男孩和女孩的生长迟缓率无论是在全国水平还是在城乡水平，均呈下降趋势，全国平均下降了 8.2 个百分点，其中男孩和女孩分别下降了 8.4 和 8.0 个百分点，城乡分别下降了 3.0 和 12.5 个百分点。不同月龄组均可见到生长迟缓率较 2002 年有所下降，农村儿童的生长迟缓率始终高于城市儿童。

2013 年中国 0～6 岁儿童低体重率为 2.5%，其中男孩 2.6%，女孩 2.4%。性别差异不大，城市 1.7%，农村为 3.2%，农村高于城市。不同月龄组中，24～35 月龄、36～47 月龄、48～59 月龄、60～71 月龄组均处于较高水平。大城市、中小城市、普通农村、贫困农村的 0～6 岁儿童低体重率依次升高。

与 2002 年相比，2013 年 0～6 岁男孩和女孩的低体重率无论是在全国水平还是在城乡水平，均呈下降趋势，全国平均下降了 3.2 个百分点，男孩和女孩分别下降了 3.3 和 3.0 个百分点，城乡分别下降了 0.5 和 5.3 个百分点，农村降幅显著。不同月龄组均可见到低体重率较 2002 年有所下降，农村儿童的低体重率始终高于城市儿童。

2013 年中国 0～6 岁儿童消瘦率为 2.0%，其中男孩为 2.0%，女孩 2.0%；城市 1.5%，农村 2.4%，农村略高于城市。

与 2002 年相比，2013 年 0～6 岁男孩和女孩的消瘦率无论是在全国水平还是在城乡水平，改善趋势均不明显。不同月龄组比较发现，24 月龄以内儿童的消瘦率较 2002 年略有所改善，其他月龄组基本上没有变化，24 月龄以内儿童的消瘦率较 2002 年略有所改善，其他月龄组基本上没有变化，农村儿童的消瘦率始终高于城市儿童。

2010—2012 年，我国 6～17 岁儿童青少年的生长迟缓率均较低，平均为 3.2%。其中，男孩 3.6%，女孩为 2.8%，男孩略高于女孩，12～17 岁组的青少年生长迟缓率相对较高。城市和农村的生长迟缓率分别为 1.5% 和 4.7%，农村高于城市，且均为男孩高于女孩。大城市、中小城市、普通农村和贫困农村 6～17 岁儿童青少年的生长迟缓率依次升高，分别为 1.3%、1.6%、3.4% 和 7.4%，最高为贫困农村。除中小城市外，其他地区各年龄组女孩的生长迟缓率均低于男孩。

2010—2012 年，我国 6～17 岁儿童青少年的消瘦率平均为 9.0%。其中，男孩和女孩的消瘦率分别为 10.4% 和 7.3%，男孩高于女孩；6～11 岁、12～17 岁两年龄组差异不是很大。城市和农村 6～17 岁儿童青少年消瘦率分别为 7.8% 和 10.0%，农村高于城市。大城市、中小城市、普通农村和贫困农村 6～17 岁儿童青少年的消瘦率分别为 6.0%、8.1%、9.8% 和 10.7%，依次升高。

与 2002 年相比，我国 6～17 岁儿童生长迟缓率降低了 3.1 个百分点，降幅为 49%，其中女孩降幅较大；农村儿童青少年生长迟缓率的降幅大于城市。我国 6～17 岁儿童青少年消瘦率降低了 4.4 个百分点，降幅为 32.8%，其中男孩降幅较大；农村儿童青少年消瘦率的降幅大于城市。

与 2002 年相比，我国居民营养不良状况有所改善，特别是成年居民改善明显。但 6～17 岁儿童青少年的营养不良率在农村地区依然较高，需要关注。我国成年人营养不良状况存在显著的城乡差异；城市青年组营养不良率最高，尤其是女性人群；而在农村则老年组营养不良率最高。建议按照城乡差异针对重点人群进行相应的营养干预措施。

2010—2012 年我国 18 岁及以上成人低体重率 6.0%，男性为 5.9%，女性为 6.0%。其中 18～44 岁年龄组低体重率最高，为 7.5%；45～59 岁及以上年龄组低体重最高，为 7.5%；45～59 岁和 60 岁及以上年龄组低体重率分别为 2.5% 和 6.1%。

城市 18 岁及以上成人低体重率为 5.3%，男性为 4.9%，女性为 5.7%。其中 18～44 岁年龄组低体重率最高，为 7.5%；45～59 岁和 60 岁及以上年龄组低体重率分别为 1.9% 和 4.2%。大城市 18 岁及以上成年人低体重率 4.8%，男性为 3.9%，女性为 5.7%。其中 18～44 岁、45～59 岁和 60 岁及以上年龄组低体重率分别为 7.8%、1.8% 和 2.3%。中小城市 18 岁及以上成人低体重率为 5.4%，男性为 5.1%，女性为 5.7%；其中 18～44 岁、45～59 岁和 60 岁及以上年龄组低体重率分别为 7.4%、1.9% 和 4.6%。

农村 18 岁以上成人低体重率为 6.6%，男性为 6.8%，女性为 6.3%。其中 60 岁及以上年龄组低体重率最高，为 8.1%；18～44 岁和 45～59 岁年龄组的低体重率分别为 7.6% 和 3.3%。普通农村 18 岁及以上成人低体重率为 6.6%，男性为 6.9%，女性为 6.2%；其中 18～44 岁、45～59 岁和 60 岁及以上年龄组低体重率分别为 7.8%、3.1% 和 7.6%。贫困农村 18 岁及以上成人低体重率为 6.7%，男性为 6.7%，女性为 6.6%；其中 18～44 岁、45～59 岁和 60 岁及以上年龄组低体重率分别为 7.2%、3.6% 和 9.2%。

成人低体重率总体上是农村高于城市，并按照大城市、中小城市、普通农村、贫困农村的顺序逐渐增加。45～59 岁和 60 岁及以上年龄组低体重率也按大城市、中小城市、普通农村、贫困农村的顺序逐渐增加，但是 18～44 岁年龄组合计低体重率没有呈现规律性变化。在 18～44 岁年龄组内，低体重率按照大城市、中小城市、普通农村、贫困农村的顺序，男性呈逐渐增加的趋势，女性逐渐降低。分性别看，城市女性低体重率高于男性，农村男性低体重率高于女性。大城市、中小城市和普通农村均以 18～44 岁低体重率最高，贫困农村 60 岁及以上低体重率最高。

与 2002 年相比，2010—2012 年我国 18 岁及以上成人低体重率下降了 2.5 个百分点，城市居民下降了 2.2 个百分点，农村居民下降了 2.3 个百分点。年龄分组比较发现，18～44 岁组城市和农村居民的低体重率均较 2002 年升高，45～59 岁、60 岁及以上年龄组城市和农村居民的低体重率与 2002 年相比均有较大幅度下降，且下降幅度农村大于城市。

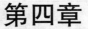

第四章
中国居民血红蛋白水平和贫血患病率

一、血红蛋白水平及其分布

（一）样本特征

全国接受血红蛋白测定的居民共计 147 458 人（不含孕妇），其中城市居民 74 276 人（50.4%），农村居民 73 182 人（49.6%）。性别构成比：男性居民 66 509 人，占 45.1%；女性居民 80 949 人，占 54.9%。男性居民城乡构成比：城市居民 32 683 人（49.1%），农村居民 33 826 人（50.9%）。女性居民城乡构成比：城市居民 41 593 人（51.4%），农村居民 39 356 人（48.6%）。见表 4-1。

在测定血红蛋白的居民中大城市居民 32 263 人，占 21.9%；中小城市居民为 42 013 人，占 28.5%；普通农村居民为 46 809 人，占 31.7%；贫困农村居民为 26 373 人，占 17.9%。见表 4-2。

表 4-1　中国居民血红蛋白含量测定样本特征

年龄/岁	合计			男性			女性		
	全国	城市	农村	全国	城市	农村	全国	城市	农村
合计	147 458	74 276	73 182	66 509	32 683	33 826	80 949	41 593	39 356
6～	2 353	1 146	1 207	1 196	578	618	1 157	568	589
7～	2 774	1 399	1 375	1 392	697	695	1 382	702	680
8～	2 776	1 371	1 405	1 423	710	713	1 353	661	692
9～	2 781	1 419	1 362	1 425	704	721	1 356	715	641
10～	2 925	1 491	1 434	1 478	733	745	1 447	758	689
11～	2 983	1 531	1 452	1 508	758	750	1 475	773	702
12～	2 914	1 408	1 506	1 468	725	743	1 446	683	763
13～	2 978	1 480	1 498	1 522	746	776	1 456	734	722
14～	2 902	1 436	1 466	1 466	742	724	1 436	694	742
15～	2 752	1 377	1 375	1 405	717	688	1 347	660	687
16～	2 570	1 325	1 245	1 265	656	609	1 305	669	636
17～	2 307	1 205	1 102	1 173	601	572	1 134	604	530
18～	756	335	421	349	167	182	407	168	239
20～	3 569	1 614	1 955	1 535	680	855	2 034	934	1 100
25～	4 855	2 342	2 513	1 926	910	1 016	2 929	1 432	1 497
30～	6 323	3 160	3 163	2 541	1 227	1 314	3 782	1 933	1 849
35～	8 968	4 418	4 550	3 716	1 767	1 949	5 252	2 651	2 601
40～	12 048	5 281	6 767	5 004	2 124	2 880	7 044	3 157	3 887

续表

年龄/岁	合计			男性			女性		
	全国	城市	农村	全国	城市	农村	全国	城市	农村
45～	14 568	6 561	8 007	5 991	2 582	3 409	8 577	3 979	4 598
50～	12 579	6 705	5 874	5 378	2 724	2 654	7 201	3 981	3 220
55～	15 848	8 242	7 606	6 805	3 383	3 422	9 043	4 859	4 184
60～	13 085	6 809	6 276	6 008	3 031	2 977	7 077	3 778	3 299
65～	9 185	4 950	4 235	4 315	2 212	2 103	4 870	2 738	2 132
70～	6 671	3 816	2 855	3 286	1 825	1 461	3 385	1 991	1 394
75～	3 959	2 285	1 674	2 033	1 164	869	1 926	1 121	805
80～	2 029	1 170	859	901	520	381	1 128	650	478

表 4-2　中国 4 类地区居民血红蛋白含量测定样本特征

年龄/岁	大城市	中小城市	普通农村	贫困农村
合计	32 263	42 013	46 809	26 373
6～	487	659	796	411
7～	602	797	900	475
8～	590	781	923	482
9～	577	842	874	488
10～	619	872	924	510
11～	586	945	956	496
12～	568	840	944	562
13～	600	880	927	571
14～	586	850	900	566
15～	582	795	832	543
16～	577	748	802	443
17～	485	720	723	379
18～	132	203	233	188
20～	729	885	1 087	868
25～	1 118	1 224	1 449	1 064
30～	1 405	1 755	1 849	1 314
35～	1 768	2 650	2 616	1 934
40～	1 949	3 332	4 219	2 548
45～	2 447	4 114	5 136	2 871
50～	3 136	3 569	3 850	2 024
55～	3 700	4 542	5 166	2 440
60～	3 172	3 637	4 290	1 986
65～	2 227	2 723	2 792	1 443
70～	1 867	1 949	1 869	986
75～	1 153	1 132	1 159	515
80～	601	569	593	266

　　男性居民共计 66 509 人，其中大城市 13 800 人，占 20.7%；中小城市 18 883 人，占 28.4%；普通农村 21 588 人，占 32.5%；贫困农村 12 238 人，占 18.4%。女性居民共计 80 949 人，其中大城市 18 463 人，占 22.8%；中小城市 23 130 人，占 28.6%；普通农村 25 221 人，占 31.1%；贫困农村 14 135 人，占 17.5%。见表 4-3。

表4-3　中国4类地区不同性别居民血红蛋白含量测定样本特征

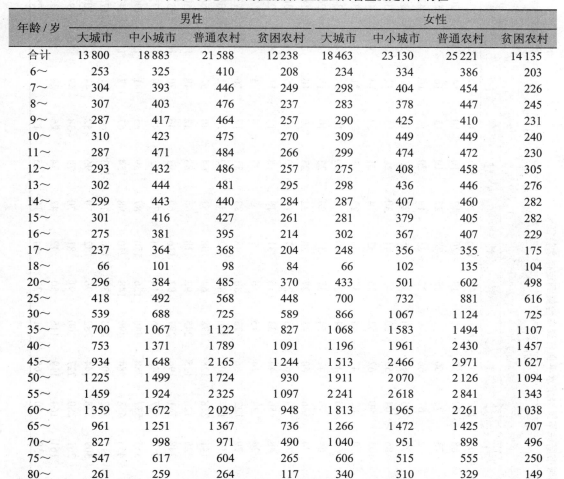

年龄/岁	男性				女性			
	大城市	中小城市	普通农村	贫困农村	大城市	中小城市	普通农村	贫困农村
合计	13 800	18 883	21 588	12 238	18 463	23 130	25 221	14 135
6～	253	325	410	208	234	334	386	203
7～	304	393	446	249	298	404	454	226
8～	307	403	476	237	283	378	447	245
9～	287	417	464	257	290	425	410	231
10～	310	423	475	270	309	449	449	240
11～	287	471	484	266	299	474	472	230
12～	293	432	486	257	275	408	458	305
13～	302	444	481	295	298	436	446	276
14～	299	443	440	284	287	407	460	282
15～	301	416	427	261	281	379	405	282
16～	275	381	395	214	302	367	407	229
17～	237	364	368	204	248	356	355	175
18～	66	101	98	84	66	102	135	104
20～	296	384	485	370	433	501	602	498
25～	418	492	568	448	700	732	881	616
30～	539	688	725	589	866	1 067	1 124	725
35～	700	1 067	1 122	827	1 068	1 583	1 494	1 107
40～	753	1 371	1 789	1 091	1 196	1 961	2 430	1 457
45～	934	1 648	2 165	1 244	1 513	2 466	2 971	1 627
50～	1 225	1 499	1 724	930	1 911	2 070	2 126	1 094
55～	1 459	1 924	2 325	1 097	2 241	2 618	2 841	1 343
60～	1 359	1 672	2 029	948	1 813	1 965	2 261	1 038
65～	961	1 251	1 367	736	1 266	1 472	1 425	707
70～	827	998	971	490	1 040	951	898	496
75～	547	617	604	265	606	515	555	250
80～	261	259	264	117	340	310	329	149

　　城市居民不同经济水平样本特征：家庭人均年收入＜5 000元的居民10 994人（男性4 717人，女性6 277人）；5 000～9 999元的居民13 159人（男性5 790人，女性7 369人）；10 000～14 999元的居民13 924人（男性6 009人，女性7 915人）；15 000～19 999元的居民9 221人（男性4 069人，女性5 152人）；20 000～24 999元的居民7 083人（男性3 192人，女性3 891人）；25 000～29 999元的居民3 226人（男性1 440人，女性1 786人）；30 000～34 999元的居民2 473人（男性1 118人，女性1 355人）；35 000～39 999元的居民1 653人（男性713人，女性940人）；≥40 000元的居民3 862人（男性1 758人，女性2 104人），见表4-4。

　　农村居民不同经济水平样本特征：家庭人均年收入＜5 000元的居民24 359人（男性11 173人，女性13 186人）；5 000～9 999元的居民20 199人（男性9 236人，女性10 963人）；10 000～14 999元的居民12 290人（男性5 740人，女性6 550人）；15 000～19 999元的居民5 018人（男性2 360人，女性2 658人）；20 000～24 999元的居民2 892人（男性1 368人，女性1 524人）；25 000～29 999元的居民1 164人（男性538人，女性626人）；30 000～34 999元的居民769人（男性369人，女性400人）；35 000～39 999元的居民378人（男性179人，女性199人）；≥40 000元的居民1 005人（男性472人，女性533人），见表4-5。

表4-4 中国城市居民不同经济水平血红蛋白含量测定样本特征

年龄/岁	<5000元		5000~9999元		10000~14999元		15000~19999元		20000~24999元		25000~29999元		30000~34999元		35000~39999元		≥40000元	
	男性	女性	男性	女性	男性	女性	男性	女性	男性	女性	男性	女性	男性	女性	男性	女性	男性	女性
合计	4717	6277	5790	7369	6009	7915	4069	5152	3192	3891	1440	1786	1118	1355	713	940	1758	2104
6~	71	81	95	88	91	105	68	59	52	49	19	20	17	10	10	14	38	20
7~	79	94	126	117	111	99	73	73	50	42	25	28	27	19	15	16	41	53
8~	98	77	108	98	109	110	72	67	66	46	22	21	19	20	13	16	47	42
9~	94	81	117	83	128	120	73	83	47	60	35	25	24	25	12	13	22	37
10~	77	107	128	128	115	121	85	64	53	50	40	41	30	28	13	22	31	38
11~	82	92	129	123	113	118	103	90	62	52	35	33	14	21	22	14	40	48
12~	96	90	120	107	99	114	70	62	47	44	30	29	22	23	29	21	36	30
13~	73	107	130	115	118	119	68	60	45	54	25	23	26	20	17	26	45	34
14~	99	76	107	126	124	103	64	70	41	43	35	32	29	23	10	18	40	26
15~	93	94	115	100	85	99	74	66	60	38	27	28	32	23	10	10	29	18
16~	84	82	74	88	108	115	78	78	60	33	20	7	18	20	11	15	31	30
17~	77	78	87	88	96	92	48	56	44	15	16	31	18	18	13	11	24	22
18~	24	26	34	34	26	29	24	24	14	28	6	7	5	3	4	3	6	7
20~	83	129	122	179	160	184	79	122	66	73	30	48	23	31	17	16	35	73
25~	110	174	167	237	153	271	110	157	105	146	40	82	41	62	25	52	82	109
30~	145	252	199	340	228	356	141	218	128	198	62	108	51	64	40	52	125	168
35~	240	402	359	548	310	487	225	326	175	245	92	118	66	88	32	48	118	150
40~	310	535	443	638	429	622	248	361	196	277	92	116	69	92	46	70	109	152
45~	386	615	511	846	501	801	352	517	245	366	114	154	78	115	49	70	147	177
50~	433	586	525	690	521	812	355	537	288	446	126	170	87	139	65	101	125	196
55~	497	726	631	876	680	1013	455	658	384	499	148	210	98	154	67	112	175	243
60~	475	612	533	658	622	729	415	502	309	413	137	176	118	133	65	91	133	175
65~	382	493	365	446	423	557	309	378	244	282	96	132	79	96	52	43	115	101
70~	315	330	293	303	328	405	261	280	227	200	91	81	70	79	38	49	76	94
75~	208	197	191	213	226	202	161	164	119	115	50	42	42	34	26	28	52	33
80~	86	141	81	100	105	132	58	80	65	61	27	24	15	15	12	9	36	28

注：8681人无应答

表4-5 中国农村居民不同经济水平血红蛋白含量测定样本特征

年龄/岁	<5 000 元		5 000~9 999 元		10 000~14 999 元		15 000~19 999 元		20 000~24 999 元		25 000~29 999 元		30 000~34 999 元		35 000~39 999 元		≥40 000 元	
	男性	女性	男性	女性	男性	女性	男性	女性	男性	女性	男性	女性	男性	女性	男性	女性	男性	女性
合计	11173	13186	9236	10963	5740	6550	2360	2658	1368	1524	538	626	369	400	179	199	472	533
6~	181	167	150	133	115	85	39	33	29	26	15	17	3	5	4	4	2	14
7~	203	199	157	149	125	121	51	37	27	24	10	22	3	6	3	2	2	10
8~	180	194	175	165	123	134	50	42	37	30	16	15	16	8	3	4	11	12
9~	194	186	180	142	113	106	48	40	30	19	7	10	11	9	1	3	14	12
10~	192	165	180	180	142	113	50	46	19	24	8	15	9	6	7	9	7	8
11~	189	193	187	169	132	117	59	43	19	18	10	17	7	13	10	6	10	9
12~	168	178	165	175	108	113	67	59	38	20	15	18	6	10	6	9	19	16
13~	161	146	192	182	127	107	49	54	28	22	19	14	9	7	7	6	12	11
14~	157	158	167	172	128	112	64	57	28	29	18	18	7	4	2	4	10	22
15~	147	159	160	175	100	104	55	44	31	29	9	10	21	6	4	6	9	2
16~	156	153	137	175	87	81	51	42	28	30	17	14	8	7	6	7	9	10
17~	134	109	153	152	84	77	49	32	37	26	17	10	4	8	1	1	5	4
18~	59	81	58	85	34	40	12	16	7	6	2	2	1	1	0	1	1	3
20~	260	359	249	327	181	206	56	73	37	43	17	15	12	13	0	5	15	17
25~	306	459	330	460	187	276	73	120	43	60	9	12	8	21	1	2	21	23
30~	391	547	393	547	266	376	94	135	49	94	24	26	17	29	4	6	24	24
35~	631	840	542	790	345	444	138	202	89	108	43	51	25	28	18	17	40	36
40~	871	1172	827	1149	576	763	218	298	146	183	60	69	39	45	15	18	50	63
45~	1032	1442	979	1326	646	835	291	370	170	218	63	87	42	49	27	29	58	85
50~	805	1022	830	980	463	592	199	215	125	146	39	50	31	29	20	19	52	47
55~	1197	1516	1005	1205	584	718	249	288	147	164	43	48	26	35	16	21	47	46
60~	1170	1364	878	973	466	476	176	193	90	78	38	34	19	28	11	10	25	21
65~	968	994	525	562	306	248	118	100	50	56	16	24	24	17	5	8	11	13
70~	730	723	361	322	170	159	58	56	30	33	15	19	13	4	5	1	11	13
75~	499	421	176	164	87	93	28	36	18	27	6	8	4	1	1	1	5	8
80~	192	239	80	104	45	54	18	27	16	11	2	1	4	3	2	0	2	4

注：5108 人无应答

（二）血红蛋白水平

我国居民平均血红蛋白水平为 145.0g/L，其中城市居民为 144.2g/L，农村居民为 145.9g/L。男性血红蛋白水平为 153.4g/L，其中城市为 152.9g/L，农村为 153.8g/L；女性血红蛋白水平为 136.2g/L，其中城市居民为 135.0g/L，农村居民为 137.4g/L，见表 4-6。

表 4-6　中国居民血红蛋白水平

年龄 / 岁	合计			男性			女性		
	全国	城市	农村	全国	城市	农村	全国	城市	农村
合计	145.0	144.2	145.9	153.4	152.9	153.8	136.2	135.0	137.4
6～	134.5	134.4	134.6	135.0	135.3	134.8	133.9	133.5	134.3
7～	135.2	135.2	135.3	134.9	135.4	134.4	135.6	135.0	136.1
8～	136.8	137.0	136.6	136.9	137.2	136.7	136.6	136.8	136.5
9～	137.1	137.0	137.1	137.1	137.1	137.1	137.1	136.9	137.2
10～	138.9	138.9	138.9	138.6	138.8	138.5	139.2	139.0	139.4
11～	140.2	140.4	139.9	140.5	140.8	140.2	139.8	139.9	139.7
12～	140.5	140.3	140.7	141.9	141.6	142.2	138.9	138.8	139.0
13～	142.3	141.7	142.8	144.6	144.6	144.6	139.5	138.5	140.6
14～	144.2	143.5	144.9	149.1	148.9	149.3	138.4	137.4	139.4
15～	145.9	146.2	145.7	152.0	152.4	151.7	139.0	139.1	138.8
16～	146.3	146.5	146.2	153.4	154.4	152.4	138.4	137.4	139.3
17～	147.8	148.1	147.5	155.1	155.7	154.5	139.4	139.3	139.5
18～	150.2	149.1	151.2	159.9	158.0	161.5	139.2	138.9	139.5
20～	148.2	147.0	149.2	159.2	158.7	159.7	135.0	133.4	136.4
25～	147.2	146.4	148.1	157.8	157.9	157.7	135.2	133.8	136.7
30～	146.3	145.2	147.4	157.6	157.4	157.8	134.5	132.6	136.5
35～	145.6	144.7	146.4	156.7	156.8	156.6	134.1	132.4	135.8
40～	145.6	144.0	147.1	156.1	154.6	157.6	134.7	133.2	136.3
45～	145.3	144.2	146.6	154.9	153.9	156.0	135.4	134.1	137.0
50～	146.0	145.3	147.0	154.0	153.6	154.6	137.7	136.7	139.0
55～	145.5	144.8	146.4	152.9	152.5	153.4	138.0	136.9	139.2
60～	145.0	143.8	146.3	151.9	151.1	152.7	137.8	136.3	139.6
65～	143.5	143.0	144.1	149.8	149.1	150.6	137.2	136.9	137.4
70～	141.7	141.1	142.3	148.0	147.3	148.7	135.7	135.4	136.1
75～	139.9	138.8	141.2	145.3	144.8	145.8	135.3	133.4	137.4
80～	136.4	136.1	136.8	141.4	141.6	141.2	133.2	132.7	133.9

全国居民中，在 6～18 岁年龄段，血红蛋白水平均随着年龄的增加而增加；20～45 岁年龄段，随着年龄的增加而减少；55～80 岁年龄段，随着年龄的增加而减少。

（三）年龄别血红蛋白水平百分位数分布

我国居民血红蛋白水平第 5、10、25、50、75、90 和 95 百分位数分布分别为 114.5g/L、122.6g/L、133.5g/L、145.0g/L、157.6g/L、168.3g/L、174.6g/L（表 4-7）。城市居民血红蛋白水平第 5、10、25、50、75、90 和 95 百分位数分布分别为 114.1g/L、122.3g/L、133.0g/L、144.0g/L、156.7g/L、167.3g/L、173.4g/L（表 4-8、表 4-9）；男性分别为 123.9g/L、131.4g/L、143.0g/L、154.1g/L、164.0g/L、172.9g/L、178.4g/L，女性分别为 108.2g/L、116.9g/L、127.1g/L、136.2g/L、144.3g/L、151.9g/L、157.1g/L。农村居民血红蛋白水平第 5、10、25、50、75、90 和 95 百分位数分布分别为 114.8g/L、123.0g/L、134.2g/L、145.9g/L、158.5g/L、169.4g/L、175.9g/L（表 4-10、表 4-11）；男性分别为 123.5g/L、131.1g/L、143.0g/L、155.2g/L、165.5g/L、174.8g/L、180.4g/L，女性分别为 109.0g/L、117.5g/L、128.7g/L、138.2g/L、147.4g/L、155.9g/L、161.1g/L。

表 4-7　中国居民年龄别血红蛋白水平百分位数分布 /（ g·L^{-1} ）

年龄 / 岁	n	P_5	P_{10}	P_{25}	P_{50}	P_{75}	P_{90}	P_{95}
合计	147 458	114.5	122.6	133.5	145.0	157.6	168.3	174.6
6～	2 353	113.7	119.0	127.3	135.0	142.3	150.0	155.0
7～	2 774	114.0	119.6	127.6	135.6	143.4	150.4	155.4
8～	2 776	114.4	120.1	129.8	137.1	145.0	151.9	156.9
9～	2 781	114.9	121.6	130.0	137.9	145.0	151.9	156.9
10～	2 925	117.1	123.5	131.6	139.3	146.6	154.5	159.1
11～	2 983	119.6	125.0	132.6	140.6	147.8	155.6	160.1
12～	2 914	116.8	124.3	133.0	141.2	148.8	156.9	161.7
13～	2 978	116.6	124.3	134.0	143.2	151.7	160.0	165.3
14～	2 902	115.5	124.2	134.7	144.7	154.4	163.3	169.8
15～	2 752	119.0	126.1	136.0	146.7	156.5	165.9	171.3
16～	2 570	118.0	125.4	136.2	146.8	157.6	166.8	172.2
17～	2 307	120.7	127.5	136.7	147.9	159.1	169.6	175.0
18～	756	119.4	126.0	139.9	149.6	164.4	173.0	179.0
20～	3 569	114.7	123.3	134.0	148.2	162.2	173.1	180.1
25～	4 855	115.1	123.7	134.3	147.2	160.9	171.1	176.8
30～	6 323	113.9	122.0	134.0	146.9	159.7	170.6	177.0
35～	8 968	111.5	120.9	133.1	146.0	160.2	170.3	176.3
40～	12 048	111.7	121.5	133.8	146.1	159.2	170.0	175.5
45～	14 568	111.6	121.7	134.0	146.0	158.6	169.1	175.5
50～	12 579	116.9	124.4	135.1	146.2	157.7	168.4	174.1
55～	15 848	117.5	124.8	134.7	145.9	157.0	166.8	172.8
60～	13 085	115.8	123.5	134.1	145.1	156.5	166.4	173.0
65～	9 185	115.4	122.6	133.2	144.0	154.4	164.1	170.0
70～	6 671	113.5	120.9	131.1	142.1	152.9	163.0	169.4
75～	3 959	108.9	117.8	129.3	140.7	152.2	162.8	167.8
80～	2 029	107.4	115.3	126.2	136.5	147.1	157.9	165.0

表 4-8　中国城市居民年龄别血红蛋白水平百分位数分布 /(g•L^{-1})

年龄 / 岁	n	P_5	P_{10}	P_{25}	P_{50}	P_{75}	P_{90}	P_{95}
合计	74 276	114.1	122.3	133.0	144.0	156.7	167.3	173.4
6～	1 146	113.6	119.4	127.3	134.9	142.5	150.0	154.6
7～	1 399	115.8	120.0	127.7	135.4	143.0	150.5	155.2
8～	1 371	115.4	121.0	130.1	137.0	145.1	151.7	157.0
9～	1 419	114.9	121.9	130.0	137.5	144.6	152.1	157.4
10～	1 491	118.0	123.6	131.2	139.0	146.6	154.6	159.2
11～	1 531	120.0	125.0	133.2	140.7	147.5	156.0	161.0
12～	1 408	115.6	124.5	133.2	141.1	148.3	156.9	162.0
13～	1 480	111.9	122.5	133.6	143.2	151.2	160.5	166.4
14～	1 436	111.0	122.3	134.5	144.7	154.5	163.3	169.8
15～	1 377	118.8	126.0	136.0	147.0	156.7	166.5	172.8
16～	1 325	116.0	124.3	136.1	146.8	158.6	167.4	173.0
17～	1 205	120.5	127.8	136.4	148.4	159.9	169.4	174.5
18～	335	120.6	125.9	138.5	147.3	162.8	174.3	179.1
20～	1 614	113.5	122.1	133.0	147.4	162.0	172.1	177.5
25～	2 342	117.0	123.7	133.6	145.7	160.5	170.6	176.9
30～	3 160	113.1	120.6	132.6	146.3	158.7	169.2	176.3
35～	4 418	111.6	121.0	132.1	145.0	159.8	169.3	175.1
40～	5 281	110.9	120.4	132.6	144.1	157.0	168.3	173.9
45～	6 561	110.9	121.0	133.3	145.0	157.2	167.7	174.4
50～	6 705	117.4	125.0	134.8	145.0	156.7	167.0	173.0
55～	8 242	117.4	124.6	134.4	144.9	156.7	166.1	171.7
60～	6 809	115.9	123.1	133.4	143.9	155.2	164.7	171.5
65～	4 950	115.4	123.1	133.6	143.6	153.1	162.0	168.3
70～	3 816	112.7	120.0	131.1	141.5	152.5	162.0	168.4
75～	2 285	106.9	117.1	128.7	139.3	150.8	161.8	166.8
80～	1 170	107.3	115.6	125.4	135.9	146.3	158.8	165.1

表4-9 中国不同性别城市居民年龄别血红蛋白水平百分位数分布/(g·L⁻¹)

年龄/岁	男性								女性							
	n	P_5	P_{10}	P_{25}	P_{50}	P_{75}	P_{90}	P_{95}	n	P_5	P_{10}	P_{25}	P_{50}	P_{75}	P_{90}	P_{95}
合计	32 683	123.9	131.4	143.0	154.1	164.0	172.9	178.4	41 593	108.2	116.9	127.1	136.2	144.3	151.9	157.1
6~	578	116.5	119.6	127.9	136.0	142.2	151.5	156.3	568	112.8	117.9	126.5	133.6	142.6	149.2	152.6
7~	697	116.6	121.4	128.0	136.0	142.6	148.7	154.1	702	114.7	118.7	126.9	134.8	143.0	151.5	156.5
8~	710	115.8	121.4	130.9	137.3	145.2	151.1	157.5	661	114.4	120.9	129.6	136.8	145.0	151.9	157.0
9~	704	114.4	123.3	130.0	138.0	144.8	151.7	156.8	715	115.7	121.0	129.7	137.1	144.5	152.6	158.1
10~	733	117.2	123.5	131.7	139.0	146.7	154.6	159.3	758	119.2	123.7	130.8	139.0	146.5	154.8	159.2
11~	758	121.8	125.9	133.1	140.7	147.7	157.0	162.6	773	117.8	124.8	133.2	141.0	147.3	154.4	158.0
12~	725	117.6	125.5	134.0	142.1	150.4	159.8	163.0	683	114.3	124.1	131.8	140.2	146.4	154.3	159.3
13~	746	111.8	126.5	136.8	146.6	155.2	162.7	168.4	734	112.0	120.1	131.7	139.9	148.0	154.2	160.2
14~	742	115.9	128.9	141.0	150.7	158.8	167.7	172.4	694	108.3	117.1	130.3	139.0	147.0	154.6	158.5
15~	717	124.2	133.7	144.8	153.4	162.0	170.7	175.2	660	115.2	122.0	131.3	139.0	148.0	156.0	162.8
16~	656	125.8	134.6	145.9	156.0	164.5	171.4	177.3	669	111.7	118.6	130.7	139.5	146.3	152.7	158.0
17~	601	130.2	135.1	147.8	156.5	166.3	173.3	179.3	604	116.9	122.6	131.3	139.6	147.7	156.6	162.5
18~	167	123.7	142.1	148.9	159.0	170.7	179.1	181.0	168	119.4	125.4	129.2	139.9	145.6	158.0	162.8
20~	680	129.2	138.7	149.2	160.5	169.6	176.3	181.0	934	107.0	115.2	125.6	134.0	143.4	151.1	155.6
25~	910	131.5	135.8	149.2	159.6	167.5	176.0	182.1	1 432	108.0	117.5	126.9	135.1	142.2	149.3	154.4
30~	1 227	131.1	139.9	149.3	157.5	166.7	175.6	179.6	1 933	104.4	113.4	123.7	134.0	142.5	151.1	155.2
35~	1 767	128.1	136.6	147.5	158.5	166.9	174.3	181.0	2 651	102.0	113.0	125.2	133.9	142.4	149.6	154.0
40~	2 124	126.6	135.3	145.4	155.4	165.1	173.5	178.0	3 157	101.8	113.0	125.2	135.1	143.1	151.3	156.4
45~	2 582	125.0	134.4	145.6	155.0	164.4	173.7	179.6	3 979	102.9	113.1	126.8	136.0	143.7	151.8	157.8
50~	2 724	125.0	133.0	144.4	154.8	164.2	172.4	177.7	3 981	112.6	121.6	129.5	138.0	145.2	152.6	157.0
55~	3 383	126.6	133.3	143.4	153.7	163.0	170.9	175.2	4 859	113.9	120.1	129.3	137.9	145.9	153.3	157.9
60~	3 031	123.0	131.0	142.1	152.0	161.5	170.2	175.4	3 778	112.9	119.0	128.7	137.1	145.0	152.8	157.9
65~	2 212	122.5	129.3	140.7	150.2	158.9	167.5	173.0	2 738	111.5	119.3	130.0	137.9	146.0	153.1	157.6
70~	1 825	117.0	125.0	137.6	148.2	158.5	167.3	173.8	1 991	110.0	116.8	126.8	136.0	144.4	153.5	158.7
75~	1 164	112.5	124.4	134.8	145.8	157.4	166.1	171.4	1 121	104.0	112.9	123.6	134.0	144.1	154.0	158.6
80~	520	111.9	117.2	129.9	141.9	155.7	166.5	173.7	650	106.5	114.2	124.7	133.3	141.0	151.9	156.5

表 4-10　中国农村居民年龄别血红蛋白水平百分位数分布 /(g·L^{-1})

年龄 / 岁	n	P_5	P_{10}	P_{25}	P_{50}	P_{75}	P_{90}	P_{95}
合计	73 182	114.8	123.0	134.2	145.9	158.5	169.4	175.9
6~	1 207	113.8	118.8	127.2	135.1	142.1	149.6	155.4
7~	1 375	112.5	119.1	127.5	135.6	143.8	150.4	155.5
8~	1 405	113.4	119.5	129.4	137.2	145.0	151.9	156.2
9~	1 362	114.7	121.5	130.1	138.0	145.1	151.6	156.3
10~	1 434	115.8	123.3	132.0	139.7	146.7	154.3	158.9
11~	1 452	119.0	124.9	132.3	140.4	148.0	155.4	159.2
12~	1 506	117.2	123.8	133.0	141.3	149.2	157.0	161.2
13~	1 498	119.2	125.7	134.6	143.1	151.9	159.4	164.6
14~	1 466	119.9	126.0	134.9	144.7	154.3	163.4	169.7
15~	1 375	120.0	126.3	136.0	146.2	156.2	164.9	170.0
16~	1 245	119.6	125.8	136.3	146.7	157.0	166.2	171.4
17~	1 102	121.1	127.2	137.0	147.6	158.0	169.8	175.3
18~	421	118.4	128.3	140.5	151.8	165.3	172.9	177.6
20~	1 955	114.8	124.2	134.9	148.8	162.4	176.0	184.3
25~	2 513	114.1	123.5	135.8	149.8	161.5	171.8	176.8
30~	3 163	115.7	124.0	135.3	147.4	160.4	171.7	178.4
35~	4 550	111.4	120.7	134.3	147.3	160.7	171.5	176.9
40~	6 767	112.7	122.4	134.7	148.2	161.2	171.2	177.1
45~	8 007	112.9	122.6	134.8	147.8	160.0	170.1	176.4
50~	5 874	116.3	123.4	135.8	147.9	159.0	169.7	176.4
55~	7 606	117.6	124.8	135.0	147.1	158.0	167.7	174.1
60~	6 276	115.7	124.2	135.0	146.6	158.0	168.0	174.6
65~	4 235	115.3	122.1	132.9	144.6	155.7	165.9	172.4
70~	2 855	114.1	121.4	131.1	142.6	153.5	163.9	170.9
75~	1 674	110.4	117.9	130.6	142.0	153.7	163.3	169.3
80~	859	108.4	115.0	126.8	137.2	148.3	156.6	165.0

表4-11　中国不同性别农村居民年龄别血红蛋白水平百分位数分布 /(g·L⁻¹)

年龄/岁	男性								女性							
	n	P_5	P_{10}	P_{25}	P_{50}	P_{75}	P_{90}	P_{95}	n	P_5	P_{10}	P_{25}	P_{50}	P_{75}	P_{90}	P_{95}
合计	33 826	123.5	131.1	143.0	155.2	165.5	174.8	180.4	39 356	109.0	117.5	128.7	138.2	147.4	155.9	161.1
6~	618	116.5	118.9	127.1	134.8	142.7	151.0	155.6	589	112.5	118.6	127.5	135.3	141.9	147.9	154.1
7~	695	111.7	118.7	126.4	135.3	143.5	149.4	154.0	680	112.6	119.5	128.2	136.0	144.4	151.5	157.2
8~	713	113.4	119.7	129.7	137.6	144.6	151.4	155.5	692	113.4	119.0	129.2	137.0	145.1	152.5	156.6
9~	721	113.7	120.4	129.8	138.0	145.4	151.3	156.3	641	116.3	122.3	130.5	138.1	144.8	152.0	156.4
10~	745	114.8	123.0	131.4	139.3	146.1	153.8	158.5	689	116.5	123.7	132.4	140.2	147.1	155.2	160.0
11~	750	119.6	124.5	132.1	140.3	148.2	156.5	160.3	702	118.2	125.1	132.4	140.6	147.6	154.4	158.2
12~	743	119.5	125.0	134.1	142.6	150.7	158.9	163.7	763	115.1	122.2	131.4	139.8	147.8	155.1	159.5
13~	776	120.2	127.5	136.5	145.4	153.6	161.3	167.4	722	117.6	124.0	132.7	141.5	148.6	156.1	161.3
14~	724	125.0	130.4	139.5	149.2	158.8	168.1	173.8	742	115.6	122.0	131.6	139.8	148.3	155.6	160.7
15~	688	126.3	131.8	143.0	152.9	161.2	169.5	174.3	687	113.7	121.0	131.4	140.2	147.8	154.4	157.9
16~	609	123.2	130.8	142.6	154.0	163.3	170.5	175.4	636	116.0	123.0	132.2	140.5	147.8	154.9	159.3
17~	572	126.8	133.0	145.0	155.2	165.3	173.8	177.7	530	117.3	122.6	132.1	140.0	147.8	155.2	160.8
18~	182	137.6	142.3	154.3	164.6	169.7	176.4	185.4	239	112.8	118.6	131.6	142.2	149.6	157.5	161.4
20~	855	129.8	136.6	148.4	160.0	170.3	181.1	191.0	1 100	108.2	114.9	127.3	136.6	146.8	156.1	160.2
25~	1 016	127.5	136.8	150.4	158.9	168.0	176.1	183.8	1 497	108.4	116.0	127.9	137.2	146.7	156.2	161.3
30~	1 314	131.8	137.8	148.4	158.8	168.3	176.9	183.0	1 849	109.0	116.5	128.3	137.3	145.5	154.2	159.6
35~	1 949	125.4	134.7	147.6	158.5	167.2	176.3	182.7	2 601	104.2	113.2	127.3	138.0	146.4	155.0	161.2
40~	2 880	128.5	136.0	148.7	159.4	168.3	176.3	181.5	3 887	104.4	114.6	128.0	137.5	147.4	155.2	160.3
45~	3 409	127.0	135.6	146.9	157.0	166.6	175.4	180.2	4 598	104.7	115.0	128.1	138.0	148.1	157.7	164.5
50~	2 654	124.4	133.3	144.8	155.9	166.1	175.3	180.5	3 220	111.9	119.6	130.0	140.1	149.4	157.0	162.4
55~	3 422	124.8	132.6	144.6	154.9	163.9	172.5	178.1	4 184	112.6	120.4	129.9	139.8	148.9	157.1	163.4
60~	2 977	123.0	130.3	142.2	154.0	164.2	173.2	179.3	3 299	111.3	119.9	130.4	140.4	150.0	158.3	163.3
65~	2 103	120.7	129.0	140.2	151.7	161.7	170.3	176.7	2 132	110.0	118.7	128.1	137.9	147.5	155.8	161.4
70~	1 461	120.8	127.0	138.7	149.3	160.0	169.1	175.7	1 394	108.6	117.3	126.5	136.4	146.1	155.0	160.5
75~	869	110.8	120.4	135.6	147.8	157.5	167.1	174.6	805	109.2	117.5	127.4	138.4	148.2	158.6	163.8
80~	381	111.6	117.4	129.6	142.2	153.0	162.9	171.9	478	104.4	113.1	125.2	135.2	144.4	152.4	158.1

（四）4类地区居民血红蛋白水平

4类地区居民血红蛋白水平分别为：大城市 145.6g/L，中小城市 143.9g/L，普通农村 146.2g/L，贫困农村 145.1g/L（表 4-12）。

表 4-12 中国 4 类地区居民血红蛋白水平 /(g·L⁻¹)

年龄/岁	大城市			中小城市			普通农村			贫困农村		
	n	$\overline{X}$	SD	n	$\overline{X}$	SD	n	$\overline{X}$	SD	n	$\overline{X}$	SD
合计	32 704	145.6	18.0	41 572	143.9	18.6	46 809	146.2	19.0	26 373	145.1	19.5
6~	488	135.5	12.1	658	134.3	13.3	796	134.6	13.0	411	134.6	12.4
7~	603	136.6	13.0	796	135.0	13.5	900	135.3	13.4	475	135.3	14.6
8~	590	137.3	13.4	781	136.9	12.8	923	136.5	13.5	482	136.9	15.1
9~	578	139.0	12.9	841	136.7	13.1	874	137.6	12.9	488	136.0	14.1
10~	623	139.4	13.3	868	138.8	13.4	924	139.6	13.0	510	137.5	15.9
11~	591	141.0	13.5	940	140.3	13.1	956	140.2	13.1	496	139.4	14.4
12~	570	142.5	14.3	838	139.9	14.3	944	141.8	13.6	562	138.7	15.3
13~	603	144.1	14.4	877	141.3	17.0	927	144.2	14.3	571	139.8	13.8
14~	590	145.2	15.3	846	143.3	18.6	900	146.3	16.5	566	141.7	13.8
15~	586	147.5	16.3	791	146.0	17.3	832	147.0	15.9	543	142.5	15.8
16~	584	148.0	16.6	741	146.2	18.1	802	147.0	17.1	443	144.6	16.9
17~	487	146.8	17.3	718	148.3	17.5	723	148.4	16.8	379	145.5	16.3
18~	135	149.4	17.7	200	149.1	18.5	233	152.1	19.6	188	149.3	18.1
20~	746	147.3	18.8	868	146.9	19.8	1 087	149.1	21.8	868	149.3	20.7
25~	1 153	148.9	18.6	1 189	145.9	19.3	1 449	148.1	20.2	1 064	147.9	21.0
30~	1 448	146.9	19.7	1 712	145.0	19.6	1 849	147.9	18.7	1 314	146.4	20.2
35~	1 823	145.1	19.8	2 595	144.7	20.2	2 616	146.9	20.3	1 934	145.3	20.2
40~	2 006	145.1	19.6	3 275	143.8	19.7	4 219	147.1	19.9	2 548	147.2	20.2
45~	2 506	147.0	18.3	4 055	143.7	19.7	5 136	146.9	19.4	2 871	145.8	20.5
50~	3 189	146.4	16.9	3 516	145.0	18.0	3 850	147.3	18.1	2 024	146.3	20.1
55~	3 733	146.8	17.8	4 509	144.4	17.1	5 166	146.4	18.2	2 440	146.6	17.8
60~	3 197	145.7	17.4	3 612	143.4	16.9	4 290	146.8	17.8	1 986	145.1	19.7
65~	2 243	144.3	16.9	2 707	142.7	16.1	2 792	144.7	17.7	1 443	142.7	19.1
70~	1 875	143.4	17.9	1 941	140.7	17.6	1 869	142.7	17.2	986	141.6	19.4
75~	1 155	141.5	17.7	1 130	138.2	19.0	1 159	141.4	17.7	515	140.6	19.9
80~	602	139.7	16.9	568	135.3	17.9	593	136.2	17.5	266	138.3	19.0

4 类地区男性血红蛋白水平为：大城市 154.0g/L，中小城市 152.7g/L，普通农村 154.6g/L，贫困农村 151.9g/L（表 4-13）。

表 4-13 中国 4 类地区男性居民血红蛋白水平 /(g·L⁻¹)

年龄/岁	大城市			中小城市			普通农村			贫困农村		
	n	$\overline{X}$	SD	n	$\overline{X}$	SD	n	$\overline{X}$	SD	n	$\overline{X}$	SD
合计	13 800	154.0	16.7	18 883	152.7	17.2	21 588	154.6	17.7	12 238	151.9	18.8
6～	253	135.2	12.0	325	135.3	12.6	410	134.5	12.6	208	135.6	12.9
7～	304	136.5	12.2	393	135.2	12.4	446	134.3	12.6	249	134.9	15.2
8～	307	137.1	14.3	403	137.2	12.1	476	136.6	12.9	237	137.0	15.8
9～	287	140.1	12.6	417	136.7	12.7	464	137.6	12.9	257	136.0	14.6
10～	310	139.5	14.0	423	138.6	13.0	475	139.2	12.0	270	137.0	15.9
11～	287	140.5	13.6	471	140.8	12.8	484	140.3	14.0	266	139.9	14.5
12～	293	144.4	15.1	432	141.1	14.5	486	143.4	12.8	257	139.7	15.9
13～	302	148.3	14.4	444	144.0	17.3	481	146.1	14.5	295	141.4	13.4
14～	299	151.5	12.5	443	148.5	18.4	440	151.2	15.8	284	145.1	14.0
15～	301	155.6	12.9	416	151.9	16.7	427	153.4	14.7	261	147.7	14.7
16～	275	156.5	14.1	381	154.1	16.1	395	153.8	16.8	214	149.2	16.8
17～	237	155.0	14.3	364	155.8	16.2	368	156.1	14.8	204	150.8	16.3
18～	66	160.4	12.6	101	157.7	18.0	98	163.2	14.6	84	157.4	15.7
20～	296	157.1	16.9	384	158.9	15.5	485	160.3	19.0	370	158.2	18.9
25～	418	159.5	15.3	492	157.6	15.4	568	158.1	17.5	448	156.8	19.6
30～	539	157.0	17.1	688	157.4	14.6	725	158.6	14.7	589	156.0	18.4
35～	700	156.1	16.3	1 067	156.9	16.1	1 122	158.0	16.4	827	153.0	19.2
40～	753	154.6	17.5	1 371	154.5	16.1	1 789	158.0	16.1	1 091	156.7	16.7
45～	934	156.6	15.3	1 648	153.5	17.5	2 165	156.9	15.9	1 244	153.7	18.2
50～	1 225	154.3	15.4	1 499	153.5	17.3	1 724	155.3	16.9	930	152.8	19.6
55～	1 459	154.5	16.7	1 924	152.1	15.9	2 325	153.6	17.1	1 097	152.8	15.5
60～	1 359	153.4	15.9	1 672	150.7	16.3	2 029	153.3	17.1	948	151.0	20.1
65～	961	151.5	17.1	1 251	148.6	15.4	1 367	151.4	16.9	736	148.5	18.7
70～	827	150.0	17.3	998	146.7	17.8	971	149.3	17.1	490	147.1	17.3
75～	547	147.4	17.0	617	144.3	18.7	604	146.5	18.6	265	144.0	20.2
80～	261	145.0	17.4	259	140.8	20.4	264	139.4	18.6	117	145.7	17.9

4 类地区女性血红蛋白水平为：大城市 137.0g/L，中小城市 134.7g/L，普通农村 137.2g/L，贫困农村 137.7g/L（表 4-14）。

表 4-14　中国 4 类地区女性居民血红蛋白水平 /（g·L⁻¹）

年龄/岁	大城市			中小城市			普通农村			贫困农村		
	n	$\overline{X}$	SD	n	$\overline{X}$	SD	n	$\overline{X}$	SD	n	$\overline{X}$	SD
合计	18 463	137.0	15.2	23 130	134.7	15.3	25 221	137.2	16.1	14 135	137.7	17.4
6~	234	135.8	12.1	334	133.3	13.9	386	134.7	13.5	203	133.4	11.8
7~	298	136.8	13.8	404	134.8	14.5	454	136.3	14.1	226	135.7	13.9
8~	283	137.6	12.6	378	136.7	13.4	447	136.3	14.2	245	136.9	14.3
9~	290	137.9	13.1	425	136.7	13.5	410	137.7	13.0	231	136.1	13.6
10~	309	139.4	12.5	449	138.9	13.8	449	140.1	14.1	240	138.1	15.9
11~	299	141.5	13.3	474	139.6	13.4	472	140.1	11.9	230	138.9	14.3
12~	275	140.4	13.1	408	138.5	14.0	458	139.8	14.3	305	137.4	14.4
13~	298	139.7	13.1	436	138.3	16.1	446	141.7	13.5	276	137.9	14.1
14~	287	138.5	15.2	407	137.2	17.0	460	140.4	15.2	282	137.3	12.3
15~	281	138.3	14.9	379	139.2	15.5	405	139.7	14.0	282	136.8	15.0
16~	302	138.4	13.8	367	137.2	15.9	407	139.2	13.9	229	139.7	15.4
17~	248	137.4	15.7	356	139.6	14.5	355	139.5	14.4	175	139.5	14.2
18~	66	137.0	13.9	102	139.2	13.3	135	139.1	16.5	104	140.3	16.3
20~	433	136.5	14.3	501	133.0	14.5	602	135.4	16.6	498	138.7	17.7
25~	700	136.8	14.2	732	133.3	14.4	881	136.4	16.5	616	137.3	17.3
30~	866	135.4	15.8	1 067	132.2	15.4	1 124	136.7	15.6	725	136.0	16.7
35~	1 068	133.6	16.2	1 583	132.3	16.0	1 494	135.3	17.4	1 107	137.2	17.8
40~	1 196	135.1	16.5	1 961	132.9	16.8	2 430	135.9	16.9	1 457	137.2	18.6
45~	1 513	136.7	15.4	2 466	133.6	16.6	2 971	136.8	17.3	1 627	137.6	19.4
50~	1 911	138.4	14.5	2 070	136.4	14.2	2 126	139.0	15.5	1 094	139.1	18.1
55~	2 241	138.8	15.1	2 618	136.5	14.5	2 841	138.9	16.2	1 343	140.0	17.8
60~	1 813	138.3	15.5	1 965	135.9	14.0	2 261	139.8	15.8	1 038	138.8	17.2
65~	1 266	137.8	13.8	1 472	136.8	14.4	1 425	137.7	15.7	707	136.8	17.6
70~	1 040	137.6	16.4	951	134.9	15.3	898	136.2	14.7	496	136.2	19.8
75~	606	136.4	16.7	515	132.7	17.6	555	137.4	15.8	250	137.6	19.1
80~	340	135.8	15.3	310	132.1	15.3	329	134.0	16.2	149	133.6	18.2

（五）血红蛋白水平百分位数分布

1. 大城市居民血红蛋白水平百分位数分布　大城市居民第 5、10、25、50、75、90 和 95 百分位数分布：116.3g/L、124.0g/L、134.6g/L、145.8g/L、157.7g/L、167.9g/L、174.2g/L（表 4-15）；其中男性分别为：132.6g/L、144.2g/L、155.3g/L、164.8g/L、173.7g/L、179.1g/L，女性分别为 111.1g/L、119.0g/L、125.4g/L、129.2g/L、138.4g/L、146.4g/L、153.7g/L、158.5g/L（表 4-16）。

表 4-15　中国大城市居民年龄别血红蛋白水平百分位数分布 /(g•L⁻¹)

年龄 / 岁	n	P_5	P_{10}	P_{25}	P_{50}	P_{75}	P_{90}	P_{95}
合计	32 263	116.3	124.0	134.6	145.8	157.7	167.9	174.2
6～	487	116.5	121.4	128.5	136.0	142.8	150.0	154.0
7～	602	114.8	121.0	129.1	136.8	143.8	152.0	158.0
8～	590	116.2	122.4	130.4	137.0	145.0	153.5	158.0
9～	577	118.3	124.3	132.2	138.7	145.7	154.9	161.0
10～	619	121.2	124.8	132.2	139.2	146.5	155.1	160.7
11～	586	120.6	125.0	133.3	141.7	148.6	156.3	161.9
12～	568	118.6	126.6	135.0	143.5	151.0	158.1	163.0
13～	600	120.5	129.0	137.0	144.9	153.0	161.0	165.2
14～	586	119.6	126.7	137.1	146.2	155.2	162.3	167.0
15～	582	122.0	129.0	137.9	148.1	157.5	166.8	172.0
16～	577	120.6	127.7	138.1	147.4	159.8	168.0	173.0
17～	485	118.6	127.1	137.0	147.4	157.5	167.7	174.2
18～	132	119.4	125.0	137.9	151.8	162.0	167.0	178.1
20～	729	116.5	123.8	133.9	147.5	160.7	171.8	177.3
25～	1 118	118.0	125.0	135.9	149.2	161.8	173.0	179.6
30～	1 405	112.3	122.1	135.5	147.7	161.4	170.9	178.0
35～	1 768	110.4	120.0	132.2	145.7	159.6	169.3	174.8
40～	1 949	110.2	121.2	134.4	145.3	157.4	169.3	176.0
45～	2 447	115.5	125.3	135.9	148.0	159.4	168.6	175.3
50～	3 136	119.1	126.0	136.0	146.6	157.7	167.0	172.9
55～	3 700	119.6	126.5	135.6	146.5	158.6	169.0	175.4
60～	3 172	118.0	124.3	135.3	146.0	157.0	167.0	174.0
65～	2 227	117.5	124.0	133.8	144.9	154.4	164.7	172.1
70～	1 867	113.7	121.5	133.0	144.1	154.8	163.9	171.1
75～	1 153	111.0	121.9	131.0	142.2	152.6	162.5	168.9
80～	601	110.9	120.0	128.7	140.0	150.9	160.3	165.6

2. 中小城市居民血红蛋白水平百分位数分布　中小城市居民第 5、10、25、50、75、90 和 95 百分位数分布：113.8g/L、122.0g/L、132.7g/L、143.7g/L、156.4g/L、167.2g/L、173.2g/L（表 4-17）；其中男性分别为：123.7g/L、131.3g/L、142.9g/L、153.8g/L、164.0g/L、172.7g/L、178.2g/L，女性分别为 107.9g/L、116.6g/L、126.9g/L、135.9g/L、144.0g/L、151.5g/L、157.0g/L（表 4-18）。

表 4-16 中国大城市不同性别居民血红蛋白水平百分位数分布 /(g·L⁻¹)

年龄/岁	男性								女性							
	n	P_5	P_{10}	P_{25}	P_{50}	P_{75}	P_{90}	P_{95}	n	P_5	P_{10}	P_{25}	P_{50}	P_{75}	P_{90}	P_{95}
合计	13 800	125.4	132.6	144.2	155.3	164.8	173.7	179.1	18 463	111.1	119.0	129.2	138.4	146.4	153.7	158.5
6~	253	115.8	120.7	128.1	135.9	141.5	150.0	155.3	234	118.2	122.3	128.8	136.2	143.6	150.4	153.0
7~	304	117.6	121.9	129.9	136.8	142.4	150.0	156.4	298	113.2	120.1	128.8	137.0	144.4	154.9	159.2
8~	307	115.0	122.7	130.4	136.7	145.0	153.9	158.0	283	118.2	122.3	130.3	137.4	145.0	153.1	157.8
9~	287	122.0	125.8	133.0	139.1	145.6	157.0	163.5	290	115.3	121.0	131.1	138.2	146.0	153.5	158.2
10~	310	120.1	123.9	132.0	139.0	147.0	156.2	161.0	309	122.0	126.0	132.6	139.5	145.9	154.9	158.2
11~	287	120.1	123.5	133.0	141.0	148.1	155.7	162.6	299	121.3	126.0	134.0	142.0	149.0	156.4	161.9
12~	293	121.2	127.8	136.6	145.5	154.4	161.3	164.8	275	115.0	124.1	134.1	142.2	148.0	153.7	158.0
13~	302	123.3	132.4	141.0	149.3	157.4	164.7	168.6	298	115.8	125.2	134.8	141.0	147.4	154.0	157.8
14~	299	129.9	136.0	144.6	152.6	160.0	167.0	170.5	287	113.0	120.5	132.0	141.1	147.5	153.8	157.6
15~	301	135.0	139.0	148.0	155.6	163.8	171.5	176.8	281	113.9	123.0	131.6	139.2	147.2	153.8	158.2
16~	275	133.5	141.0	148.9	157.8	165.1	171.2	178.0	302	118.4	121.9	131.3	139.6	145.2	153.7	159.7
17~	237	131.5	137.0	146.7	155.0	164.0	173.0	179.0	248	114.8	120.0	130.1	139.1	146.9	152.0	156.8
18~	66	140.8	147.8	154.3	160.6	163.7	176.0	179.5	66	118.1	119.4	127.8	138.1	147.7	155.9	158.5
20~	296	125.4	133.3	147.8	158.9	168.2	175.7	181.9	433	112.6	120.4	129.0	137.4	146.4	154.4	158.5
25~	418	133.0	140.2	150.9	159.6	169.1	178.7	183.9	700	112.8	118.0	127.0	138.1	146.3	154.7	156.8
30~	539	127.4	135.9	149.2	159.3	167.9	177.2	181.1	866	105.0	115.4	127.0	137.7	145.0	152.3	157.8
35~	700	127.7	134.7	147.1	158.1	166.6	174.0	180.0	1 068	100.8	111.7	125.4	135.9	144.0	151.1	155.3
40~	753	125.0	136.9	145.0	155.4	165.6	175.2	179.8	1 196	105.1	115.6	126.9	137.3	145.5	152.0	157.5
45~	934	129.9	138.5	148.9	157.4	166.0	174.0	179.6	1 513	109.5	118.0	130.0	138.5	146.7	153.7	158.1
50~	1 225	127.1	135.1	145.9	156.0	164.4	171.7	177.0	1 911	115.7	122.7	131.2	138.9	147.0	153.8	159.6
55~	1 459	125.1	133.0	144.6	156.3	165.6	174.2	177.7	2 241	116.3	122.7	131.0	139.0	147.4	155.9	161.0
60~	1 359	124.2	131.6	144.6	154.5	164.2	172.9	177.4	1 813	111.0	121.0	130.3	139.0	147.5	155.0	160.1
65~	961	120.7	129.0	142.6	153.0	161.3	171.7	180.0	1 266	115.5	121.0	129.6	138.5	146.7	153.9	158.5
70~	827	119.6	129.4	139.4	150.5	161.4	170.6	175.6	1 040	109.3	116.5	129.3	139.3	147.8	155.3	159.2
75~	547	122.5	127.4	137.1	147.6	158.6	168.5	173.9	606	108.0	117.4	127.6	138.1	147.0	154.5	160.8
80~	261	117.0	123.0	133.1	146.3	157.0	164.8	171.3	340	108.5	118.2	126.3	135.6	146.6	154.5	158.6

表 4-17　中国中小城市居民年龄别血红蛋白水平百分位数分布 /(g·L⁻¹)

年龄 / 岁	n	P_5	P_{10}	P_{25}	P_{50}	P_{75}	P_{90}	P_{95}
合计	42 013	113.8	122.0	132.7	143.7	156.4	167.2	173.2
6~	659	113.3	119.1	127.1	134.6	142.5	150.0	155.0
7~	797	115.8	119.9	127.4	135.2	142.7	150.0	155.0
8~	781	115.2	120.9	130.1	137.0	145.2	151.5	157.0
9~	842	114.1	121.9	129.6	137.1	144.3	151.7	156.8
10~	872	117.6	123.5	131.1	139.0	146.6	154.4	159.2
11~	945	119.6	125.0	133.2	140.7	147.3	156.0	161.0
12~	840	115.4	124.4	132.8	141.0	148.0	156.8	161.8
13~	880	110.6	122.0	133.1	143.0	151.1	160.4	166.7
14~	850	110.8	121.0	134.3	144.3	154.4	163.6	169.9
15~	795	117.2	125.8	135.6	146.7	156.6	166.5	172.8
16~	748	115.3	124.2	136.0	146.6	158.5	167.4	173.0
17~	720	120.5	127.8	136.2	148.5	160.0	170.0	174.5
18~	203	123.0	125.9	138.5	145.9	162.8	174.6	179.8
20~	885	113.5	122.0	132.6	147.4	162.2	172.1	177.5
25~	1 224	116.8	123.0	133.3	145.1	160.5	170.3	176.3
30~	1 755	113.2	120.4	132.1	146.0	158.2	169.0	176.0
35~	2 650	111.8	121.2	132.1	145.0	159.9	169.3	175.3
40~	3 332	111.1	120.4	132.2	144.0	157.0	168.3	173.6
45~	4 114	110.1	120.1	133.0	144.4	156.7	167.4	174.3
50~	3 569	116.8	124.6	134.6	144.5	156.5	166.9	173.0
55~	4 542	116.9	124.2	134.1	144.6	155.8	165.2	170.8
60~	3 637	115.7	122.8	133.2	143.2	154.7	164.2	171.0
65~	2 723	115.0	123.0	133.6	143.5	152.9	161.8	167.5
70~	1 949	112.2	120.0	130.5	141.0	152.0	161.2	167.5
75~	1 132	106.0	115.6	128.0	138.6	150.0	161.5	166.2
80~	569	106.5	115.0	125.2	135.3	145.2	158.7	164.6

表4-18 中国中小城市不同性别居民血红蛋白水平百分位数分布/（g·L⁻¹）

年龄/岁	男性								女性							
	n	P_5	P_{10}	P_{25}	P_{50}	P_{75}	P_{90}	P_{95}	n	P_5	P_{10}	P_{25}	P_{50}	P_{75}	P_{90}	P_{95}
合计	18 883	123.7	131.3	142.9	153.8	164.0	172.7	178.2	23 130	107.9	116.6	126.9	135.9	144.0	151.5	157.0
6~	325	116.5	119.6	127.9	136.0	142.4	151.5	156.3	334	112.6	117.3	126.0	133.3	142.5	148.8	152.6
7~	393	116.6	121.4	128.0	135.8	142.6	148.5	154.0	404	115.0	118.7	126.8	134.2	143.0	151.1	156.4
8~	403	116.3	121.2	130.9	137.6	145.2	151.0	157.0	378	114.0	120.6	129.5	136.8	145.0	151.9	157.0
9~	417	112.1	121.9	129.6	137.5	144.5	150.7	155.9	425	116.4	121.0	129.7	137.0	144.1	152.2	158.1
10~	423	117.2	123.5	131.5	139.0	146.7	153.7	158.6	449	118.5	123.6	130.5	139.0	146.6	154.8	159.2
11~	471	122.0	126.0	133.1	140.6	147.7	157.0	162.6	474	116.5	124.4	133.2	140.9	147.1	153.4	157.8
12~	432	117.4	125.0	133.8	141.7	149.6	159.5	163.0	408	113.0	123.5	131.7	139.8	146.3	154.4	159.3
13~	444	110.6	126.0	135.6	146.2	154.6	162.7	168.2	436	111.0	119.8	130.7	139.7	148.0	154.2	161.5
14~	443	115.2	128.1	140.3	150.3	158.6	167.7	172.6	407	107.9	116.4	130.0	138.9	147.0	154.6	159.0
15~	416	120.5	132.1	144.1	153.1	161.7	170.5	175.1	379	115.2	121.8	131.1	139.0	148.0	156.3	163.6
16~	381	125.8	134.3	145.4	156.0	164.5	171.4	176.9	367	111.0	118.0	130.4	139.5	146.5	152.2	157.5
17~	364	130.2	134.3	148.0	156.6	166.4	173.3	179.3	356	116.9	123.9	131.6	139.7	147.8	157.7	164.2
18~	101	123.7	142.1	152.6	159.9	171.1	178.3	180.3	102	120.6	123.2	131.6	140.3	149.1	159.3	164.6
20~	384	129.3	139.0	150.4	160.4	169.2	178.9	184.3	501	106.5	115.9	125.8	135.9	144.6	153.5	158.8
25~	492	130.0	136.4	150.0	160.5	169.0	177.6	183.8	732	106.8	116.7	126.8	135.8	143.5	151.1	157.0
30~	688	131.1	140.0	150.0	158.0	167.0	176.5	182.5	1067	106.0	114.1	124.5	134.6	144.0	152.6	158.2
35~	1067	127.3	136.8	148.2	159.5	168.0	176.8	183.0	1583	105.1	114.0	125.4	135.0	144.3	152.2	158.5
40~	1371	126.8	135.0	146.5	156.6	166.6	175.2	181.3	1961	100.7	112.7	125.3	136.0	144.7	154.0	159.9
45~	1648	125.3	134.1	146.1	156.0	165.6	175.0	181.1	2466	102.7	112.9	126.3	136.3	145.3	154.1	160.1
50~	1499	124.1	132.5	145.3	155.8	165.0	174.3	179.2	2070	111.1	120.0	129.4	138.2	146.3	154.4	159.5
55~	1924	125.4	133.5	143.8	153.9	163.3	171.3	175.2	2618	111.9	120.0	129.3	138.1	146.5	154.5	159.8
60~	1672	120.3	130.1	141.6	152.0	161.9	171.0	177.7	1965	110.9	117.8	128.4	137.3	145.1	153.9	159.0
65~	1251	122.7	130.5	141.0	150.4	159.9	168.3	173.8	1472	111.2	118.3	129.8	138.2	146.0	154.8	160.0
70~	998	115.8	125.0	137.5	148.6	159.6	169.3	176.7	951	108.8	116.2	126.7	135.9	145.1	154.5	159.5
75~	617	112.0	123.3	135.8	145.9	157.5	166.4	172.8	515	97.0	110.4	122.2	133.8	143.7	153.0	160.4
80~	259	100.8	116.0	129.6	141.9	156.1	167.6	174.9	310	104.9	112.2	122.4	132.3	141.0	150.1	156.5

3. 普通农村居民血红蛋白水平百分位数分布　普通农村居民第 5、10、25、50、75、90 和 95 百分位数分布：115.0g/L、123.2g/L、134.5g/L、146.1g/L、158.9g/L、169.7g/L、176.0g/L（表 4-19）；其中男性分别为：124.6g/L、132.3g/L、144.0g/L、156.1g/L、166.0g/L、175.0g/L、180.6g/L，女性分别为 109.3g/L、117.5g/L、128.6g/L、138.1g/L、147.1g/L、155.2g/L、160.1g/L（表 4-20）。

表 4-19　中国普通农村居民年龄别血红蛋白水平百分位数分布 /(g·L⁻¹)

年龄/岁	n	P_5	P_{10}	P_{25}	P_{50}	P_{75}	P_{90}	P_{95}
合计	46 809	115.0	123.2	134.5	146.1	158.9	169.7	176.0
6~	796	114.1	118.4	127.2	135.3	142.1	149.2	155.6
7~	900	113.6	119.1	127.5	135.9	143.8	150.0	154.7
8~	923	112.6	119.4	129.6	137.4	145.0	151.4	155.8
9~	874	115.6	121.6	130.7	138.3	145.4	151.7	156.4
10~	924	119.0	125.0	132.8	140.1	146.6	153.7	158.5
11~	956	119.0	124.8	132.7	140.9	148.0	154.7	158.4
12~	944	118.4	125.5	134.4	142.2	149.8	157.8	161.3
13~	927	119.1	126.5	136.4	144.8	153.4	161.1	166.4
14~	900	119.9	126.7	136.3	146.4	156.3	166.2	171.6
15~	832	120.5	127.8	137.6	147.8	157.3	166.7	171.0
16~	802	120.0	127.6	137.3	147.3	157.4	166.4	172.2
17~	723	120.2	127.5	138.0	148.0	159.2	170.9	175.9
18~	233	118.3	126.7	141.1	154.3	167.4	173.0	177.6
20~	1 087	114.7	124.0	134.7	148.5	162.0	176.5	186.8
25~	1 449	114.9	123.7	135.8	150.0	161.4	171.8	176.6
30~	1 849	116.5	124.3	135.8	148.2	160.8	171.9	178.4
35~	2 616	111.0	120.0	134.7	147.6	161.2	172.1	178.3
40~	4 219	112.7	122.4	134.4	148.4	161.3	171.1	176.5
45~	5 136	114.1	123.3	135.1	148.1	160.0	170.3	176.2
50~	3 850	117.4	123.4	136.2	148.1	159.2	169.7	176.0
55~	5 166	117.2	124.5	134.9	146.9	158.0	168.2	174.8
60~	4 290	117.0	124.9	135.6	147.2	158.2	167.8	174.4
65~	2 792	116.3	122.9	133.5	144.8	156.3	166.5	172.4
70~	1 869	115.8	122.0	131.4	143.0	153.8	163.8	171.1
75~	1 159	111.8	118.2	130.6	142.0	153.0	163.5	169.0
80~	593	109.5	115.0	125.9	136.3	147.2	156.3	163.8

表 4-20　中国普通农村不同性别居民血红蛋白水平百分位数分布 /（g·L⁻¹）

年龄/岁	男性								女性							
	n	P_5	P_{10}	P_{25}	P_{50}	P_{75}	P_{90}	P_{95}	n	P_5	P_{10}	P_{25}	P_{50}	P_{75}	P_{90}	P_{95}
合计	21 588	124.6	132.3	144.0	156.1	166.0	175.0	180.6	25 221	109.3	117.5	128.6	138.1	147.1	155.2	160.1
6~	410	116.6	118.7	126.6	134.7	142.0	151.1	155.5	386	112.5	117.8	127.8	135.9	142.4	148.9	156.6
7~	446	113.6	118.7	126.0	135.5	143.2	149.0	152.8	454	113.2	119.5	128.2	136.7	144.9	151.4	157.2
8~	476	112.1	119.6	129.9	137.7	144.5	151.3	154.7	447	112.6	118.8	129.0	137.1	145.0	151.7	156.2
9~	464	115.5	121.3	130.3	138.2	145.5	151.2	156.0	410	116.3	122.1	131.2	138.4	145.1	152.9	156.6
10~	475	119.3	124.6	132.4	139.9	146.0	153.0	157.8	449	118.5	125.3	133.5	140.4	147.1	154.8	160.0
11~	484	119.6	124.4	132.4	140.8	148.0	155.1	159.1	472	118.2	125.9	133.1	141.1	148.0	154.1	157.3
12~	486	121.2	127.6	135.8	143.4	151.7	159.4	163.7	458	116.0	122.8	132.7	141.0	148.1	155.1	159.8
13~	481	120.9	128.2	138.0	146.3	155.4	163.4	169.0	446	117.4	124.7	134.9	142.5	151.0	156.8	161.7
14~	440	126.4	132.2	141.5	151.0	160.9	170.4	175.3	460	115.3	122.5	132.1	141.0	149.0	156.4	164.1
15~	427	127.5	135.3	145.1	154.3	162.7	170.4	175.3	405	115.7	121.6	132.3	141.5	148.7	154.7	157.9
16~	395	127.5	134.1	145.1	155.2	164.1	171.1	176.6	407	117.2	123.6	133.6	140.6	147.8	154.1	157.2
17~	368	130.7	137.2	147.9	156.0	166.7	174.5	178.1	355	116.3	121.6	132.1	140.4	147.7	154.6	161.6
18~	98	137.6	145	154.4	164.25	171.1	179.4	185.9	135	112.8	118.6	129.1	140.3	149.1	159.2	165.3
20~	485	127.9	136.0	149.6	160.1	169.9	180.1	189.0	602	106.2	114.9	127.6	136.6	146.0	154.5	159.3
25~	568	130.6	137.0	150.5	159.4	168.7	176.1	181.6	881	108.4	116.6	127.4	137.0	146.6	156.0	162.5
30~	725	132.8	138.8	150.0	160.5	169.3	178.8	183.3	1 124	108.0	114.8	128.0	137.6	147.0	154.7	161.4
35~	1 122	127.0	135.3	148.4	159.6	168.5	176.8	183.1	1 494	101.9	111.9	125.5	136.7	145.6	154.8	160.9
40~	1 789	127.6	135.7	149.6	159.2	168.2	175.9	181.2	2 430	104.0	113.0	126.9	137.1	146.2	154.7	159.8
45~	2 165	128.6	135.4	147.0	157.2	166.9	175.4	179.7	2 971	103.8	114.3	126.9	137.5	146.9	155.4	161.6
50~	1 724	125.0	134.6	145.6	156.0	166.3	175.3	180.0	2 126	111.9	118.9	129.8	139.7	149.0	157.2	163.2
55~	2 325	123.8	132.1	144.2	154.9	164.1	172.5	178.0	2 841	111.0	118.9	129.3	138.9	148.1	156.3	161.7
60~	2 029	122.7	130.4	142.1	153.8	163.6	172.3	177.8	2 261	110.3	118.8	129.0	139.1	148.5	156.0	160.4
65~	1 367	120.3	128.4	139.7	151.1	161.9	171.1	177.1	1 425	109.8	117.9	127.7	137.5	147.0	156.3	161.9
70~	971	119.0	126.3	137.4	148.1	159.3	169.4	174.7	898	107.6	115.6	125.9	135.6	145.2	155.0	159.8
75~	604	110.8	121.0	135.3	146.8	158.7	168.2	176.0	555	107.9	115.4	125.7	136.8	146.2	156.6	162.1
80~	264	109.6	115.0	127.8	139.8	152.9	163.1	168.9	329	104.4	111.1	122.5	134.0	143.2	153.3	159.3

4. 贫困农村居民血红蛋白水平百分位数分布　贫困农村居民第 5、10、25、50、75、90 和 95 百分位数分布：113.7g/L、122.7g/L、133.4g/L、145.0g/L、157.7g/L、168.5g/L、175.6g/L（表 4-21）；其中男性分别为：122.0g/L、129.0g/L、140.6g/L、152.8g/L、163.9g/L、174.1g/L、180.0g/L，女性分别为 108.2g/L、117.5g/L、128.9g/L、138.5g/L、148.1g/L、157.4g/L、163.0g/L（表 4-22）。

表 4-21　中国贫困农村居民年龄别血红蛋白水平百分位数分布 /(g·L⁻¹)

年龄 / 岁	n	P_5	P_{10}	P_{25}	P_{50}	P_{75}	P_{90}	P_{95}
合计	26 373	113.7	122.7	133.4	145.0	157.7	168.5	175.6
6～	411	112.9	121.0	127.2	134.5	142.3	150.3	154.1
7～	475	109.3	119.0	127.7	135.2	143.6	151.1	157.2
8～	482	114.7	120.6	129.2	137.0	145.1	153.6	158.9
9～	488	110.8	121.4	128.6	137.5	144.6	150.8	156.3
10～	510	110.8	119.1	129.9	138.2	147.1	155.5	159.5
11～	496	119.4	124.9	131.1	139.4	148.1	156.6	160.4
12～	562	113.7	121.0	130.3	138.8	147.6	155.5	160.7
13～	571	119.7	124.5	131.8	140.8	148.3	156.0	160.3
14～	566	119.7	124.3	132.7	142.0	150.2	158.0	161.1
15～	543	116.5	123.2	133.0	143.0	153.0	160.2	166.9
16～	443	119.4	123.2	133.1	145.0	155.2	166.2	170.7
17～	379	121.6	125.4	133.8	144.8	155.8	166.4	171.8
18～	188	120.6	130.6	138.9	146.7	162.7	168.7	178.0
20～	868	116.6	125.2	135.1	148.9	162.4	174.6	181.1
25～	1 064	112.4	123.0	135.6	149.6	161.7	171.4	179.1
30～	1 314	115.0	123.1	133.4	145.4	159.4	171.7	178.0
35～	1 934	112.3	122.0	133.7	145.9	158.9	169.4	176.0
40～	2 548	113.0	122.9	135.6	147.8	160.9	171.6	177.6
45～	2 871	110.0	120.7	134.1	147.2	159.5	169.7	176.8
50～	2 024	113.0	123.5	134.4	147.0	158.9	169.9	177.8
55～	2 440	118.7	125.6	135.4	147.4	158.0	166.6	172.9
60～	1 986	112.9	122.1	133.5	145.3	157.2	168.7	175.0
65～	1 443	108.1	120.0	131.5	144.3	154.7	164.5	172.2
70～	986	108.6	118.9	130.3	141.7	152.9	163.9	170.0
75～	515	104.0	113.9	129.7	142.7	154.0	163.1	169.4
80～	266	105.6	115.6	129.8	139.3	149.1	158.1	167.3

表4-22 中国贫困农村不同性别居民血红蛋白水平百分位数分布 /(g·L⁻¹)

年龄/岁	男性								女性							
	n	P_5	P_{10}	P_{25}	P_{50}	P_{75}	P_{90}	P_{95}	n	P_5	P_{10}	P_{25}	P_{50}	P_{75}	P_{90}	P_{95}
合计	12238	122.0	129.0	140.6	152.8	163.9	174.1	180.0	14135	108.2	117.5	128.9	138.5	148.1	157.4	163.0
6~	208	115.0	121.0	127.9	134.9	144.9	150.9	156.1	203	112.8	120.9	126.9	134.0	141.2	146.5	150.9
7~	249	108.2	117.1	127.3	135.2	144.5	150.9	157.1	226	111.1	120.3	127.9	135.2	143.2	154.4	157.6
8~	237	113.5	120.0	128.5	137.3	144.9	152.8	157.1	245	115.4	121.0	129.4	136.6	145.4	154.1	159.1
9~	257	106.7	118.2	128.1	137.6	144.9	153.2	157.5	231	117.9	123.0	129.5	137.4	144.6	150.0	155.2
10~	270	108.0	119.0	128.9	138.2	146.3	155.2	159.4	240	111.7	119.4	131.4	138.7	147.6	156.6	160.2
11~	266	120.1	125.2	131.3	139.3	149.2	157.7	161.1	230	117.6	124.5	130.5	139.6	146.3	155.5	159.8
12~	257	113.7	120.7	131.1	140.5	148.9	156.6	167.0	305	113.6	121.0	129.6	137.5	146.4	154.7	158.9
13~	295	119.7	126.8	133.5	141.7	149.4	157.6	160.5	276	118.9	123.1	130.2	138.4	146.5	153.3	158.9
14~	284	123.1	127.0	136.6	145.6	153.6	160.2	165.2	282	115.6	121.4	130.4	137.4	146.3	152.3	156.0
15~	261	123.2	128.1	137.7	148.9	157.9	163.9	170.0	282	112.3	118.6	129.0	137.5	145.9	153.0	157.8
16~	214	121.2	126.3	136.9	152.0	160.5	168.2	171.9	229	116.0	121.4	130.3	140.0	147.7	156.0	164.1
17~	204	122.5	128.0	139.2	151.5	162.1	171.5	176.2	175	121.4	123.2	132.3	139.6	148.5	156.1	160.5
18~	84	130.0	138.1	146.3	162.0	166.1	177.7	185.4	104	113.8	121.0	135.9	141.6	150.0	155.3	163.5
20~	370	129.6	135.1	147.2	159.4	169.8	178.3	184.8	498	108.7	117.3	129.4	137.5	148.9	159.3	166.9
25~	448	122.6	133.7	147.9	158.6	168.2	178.1	185.3	616	108.7	114.8	128.3	137.3	148.4	158.8	163.7
30~	589	126.9	133.0	144.4	155.9	168.0	177.1	185.0	725	107.0	115.8	126.9	136.7	145.6	156.5	161.0
35~	827	122.0	129.8	142.5	154.4	165.1	175.0	179.3	1107	107.0	115.9	128.4	138.6	148.2	158.1	163.0
40~	1091	127.9	135.2	145.4	158.1	167.6	177.5	182.4	1457	102.3	114.3	128.1	139.3	149.1	156.8	162.3
45~	1244	123.0	131.9	142.9	155.6	165.5	175.5	181.6	1627	104.6	112.9	127.8	139.6	149.8	160.6	165.3
50~	930	122.7	130.0	141.9	154.5	165.0	176.0	182.6	1094	108.5	119.7	130.5	140.0	150.4	158.5	163.2
55~	1097	126.8	132.3	144.4	154.5	162.1	169.8	175.4	1343	110.4	120.6	129.6	140.7	149.9	159.0	166.1
60~	948	119.3	127.4	140.7	151.4	162.5	173.6	179.3	1038	109.0	116.5	129.2	139.6	149.3	159.0	165.5
65~	736	116.3	125.2	138.0	149.3	159.5	170.5	176.7	707	100.6	115.7	127.8	139.0	148.0	156.1	161.8
70~	490	120.8	126.5	135.4	148.2	158.5	166.7	174.2	496	105.2	110.2	125.0	136.8	147.2	157.4	163.8
75~	265	108.1	114.8	134.0	148.2	156.5	166.4	171.3	250	97.0	112.0	127.4	140.6	150.4	159.4	163.6
80~	117	111.0	129.0	136.4	144.1	155.0	164.4	181.7	149	90.1	112.9	126.9	135.2	145.4	153.0	159.7

（六）不同经济水平居民平均血红蛋白水平

1. 城市居民不同经济水平居民平均血红蛋白水平 城市不同经济水平男性居民平均血红蛋白水平见表 4-23。家庭人均年收入 <5 000 元的为 151.7g/L，5 000～9 999 元的为 152.4g/L，10 000～14 999 元的为 153.4g/L，15 000～19 999 元的为 153.5g/L，20 000～24 999 元的为 154.1g/L，25 000～29 999 元的为 154.0g/L，30 000～34 999 元的为 154.2g/L，35 000～39 999 元的为 153.5g/L，≥40 000 元的为 153.8g/L（表 4-23）。

城市不同经济水平女性居民平均血红蛋白水平见表 4-24。家庭人均年收入 <5 000 元的为 135.1g/L，5 000～9 999 元的为 134.2g/L，10 000～14 999 元的为 135.0g/L，15 000～19 999 元的为 135.5g/L，20 000～24 999 元的为 135.3g/L，25 000～29 999 元的为 136.1g/L，30 000～34 999 元的为 133.7g/L，35 000～39 999 元的为 136.0g/L，≥40 000 元的为 135.6g/L（表 4-24）。

2. 农村居民不同经济水平居民平均血红蛋白水平 农村不同经济水平男性居民平均血红蛋白水平见表 4-25。家庭人均年收入 <5 000 元的为 153.3g/L，5 000～9 999 元的为 154.4g/L，10 000～14 999 元的为 155.0g/L，15 000～19 999 元的为 153.2g/L，20 000～24 999 元的为 153.9g/L，25 000～29 999 元的为 153.6g/L，30 000～34 999 元的为 159.7g/L，35 000～39 999 元的为 151.2g/L，≥40 000 元的为 156.8g/L（表 4-25）。

农村不同经济水平女性居民平均血红蛋白水平见表 4-23。家庭人均年收入 <5 000 元的为 137.5g/L，5 000～9 999 元的为 137.1g/L，10 000～14 999 元的为 137.5g/L，15 000～19 999 元的为 136.9g/L，20 000～24 999 元的为 137.4g/L，25 000～29 999 元的为 137.3g/L，30 000～34 999 元的为 137.9g/L，35 000～39 999 元的为 138.3g/L，≥40 000 元的为 138.0g/L（表 4-26）。

表4-23　中国不同经济水平城市男性居民血红蛋白平均血红蛋白水平/(g·L⁻¹)

年龄/岁	<5000元		5000~9999元		10000~14999元		15000~19999元		20000~24999元		25000~29999元		30000~34999元		35000~39999元		≥40000元	
	$\bar{X}$	SD	$\bar{X}$	SD	$\bar{X}$	SD	$\bar{X}$	SD	$\bar{X}$	SD	$\bar{X}$	SD	$\bar{X}$	SD	$\bar{X}$	SD	$\bar{X}$	SD
合计	151.7	17.6	152.4	17.6	153.4	16.7	153.5	17.3	154.1	16.3	154.0	16.1	154.2	16.5	153.5	15.3	153.8	15.8
6~	134.1	12.4	135.5	13.1	130.9	12.7	134.6	11.3	136.3	12.0	139.6	10.8	140.7	13.0	139.8	3.6	136.8	10.5
7~	131.9	11.7	135.0	9.9	136.4	12.3	135.0	12.8	135.8	10.9	129.6	20.3	139.7	15.3	133.9	5.9	135.5	12.0
8~	137.5	12.7	136.6	12.1	136.6	13.9	136.1	11.6	137.5	11.4	136.5	13.5	138.9	8.6	144.4	11.0	141.1	10.9
9~	133.7	14.2	136.3	12.6	138.4	12.0	136.4	15.1	133.7	12.2	140.5	9.5	135.7	11.7	137.2	8.3	139.6	10.5
10~	135.4	15.1	138.3	13.3	140.9	12.0	135.6	13.4	141.7	9.0	142.4	9.7	140.8	13.6	142.6	10.2	143.8	10.4
11~	136.7	11.8	140.5	13.5	141.1	11.1	140.9	14.8	142.1	14.0	140.7	10.6	147.3	12.2	145.6	10.3	138.7	12.9
12~	139.6	14.1	143.2	14.8	140.9	15.0	139.5	15.6	142.9	12.6	146.4	8.6	144.6	12.3	145.6	10.7	142.1	7.8
13~	142.5	17.5	143.8	17.3	144.9	15.7	148.0	11.9	142.7	20.1	143.6	18.8	152.0	12.7	148.2	12.9	143.6	13.7
14~	150.4	18.9	148.0	16.6	151.0	13.5	144.5	23.4	155.7	18.1	150.0	15.3	148.1	19.3	154.9	7.4	149.5	17.1
15~	149.9	17.3	151.0	16.8	152.1	16.1	148.5	20.8	153.7	17.2	153.1	6.2	155.8	10.2	158.0	16.0	158.4	15.5
16~	155.1	18.2	149.3	17.5	155.9	15.1	155.8	12.4	154.2	15.0	159.5	15.5	159.8	11.1	151.1	15.0	150.9	13.0
17~	154.2	15.7	156.2	19.5	152.1	17.2	160.1	16.7	157.7	14.3	162.1	11.9	153.0	12.2	159.6	13.3	161.1	15.7
18~	156.2	18.8	157.3	14.8	158.8	14.2	160.9	14.3	166.5	9.0	168.4	8.7	169.6	3.8	141.0	16.6	131.8	25.5
20~	156.7	14.8	157.8	17.6	157.4	15.9	162.2	12.1	160.9	13.7	164.9	15.1	159.3	15.7	157.8	14.7	156.4	13.5
25~	154.6	17.7	157.8	16.1	157.7	15.1	159.9	14.5	157.7	16.2	158.2	12.0	158.8	16.0	151.8	11.6	159.8	11.1
30~	159.0	12.5	157.0	14.6	157.8	14.3	153.9	20.2	158.3	14.2	156.5	14.3	158.5	16.1	155.8	14.7	159.1	11.7
35~	156.5	15.3	155.0	17.6	158.5	17.5	156.0	15.2	156.0	15.3	154.7	13.9	156.9	15.2	164.6	17.4	157.1	13.7
40~	154.6	15.8	155.1	16.3	154.0	16.0	154.7	14.7	154.4	15.1	156.2	15.3	156.9	14.5	156.7	15.5	157.5	14.3
45~	155.1	17.3	151.9	18.0	154.5	16.4	152.6	19.2	154.0	14.8	155.5	16.4	154.9	17.8	152.9	17.7	156.1	15.7
50~	152.4	18.8	152.5	16.7	153.1	16.8	155.4	17.5	156.3	16.7	153.3	16.2	151.6	15.0	151.7	14.3	153.1	13.5
55~	151.1	14.9	151.8	17.8	152.4	15.8	153.5	16.7	152.1	15.3	154.9	15.6	156.2	12.2	152.6	12.9	152.8	15.1
60~	150.8	17.7	150.5	15.7	151.1	16.0	151.0	14.2	151.3	17.0	154.1	15.1	152.4	20.8	153.5	13.8	153.3	14.9
65~	148.9	14.2	148.9	15.0	149.7	15.3	148.4	16.3	149.4	15.2	149.8	20.4	151.4	18.2	153.1	13.5	148.0	15.4
70~	145.9	17.7	147.3	20.4	148.5	16.5	146.6	16.6	148.2	16.5	148.9	16.5	147.6	15.2	150.1	12.4	149.1	16.3
75~	141.4	20.9	145.1	19.4	146.0	16.2	148.2	16.9	143.4	18.2	145.2	15.9	149.5	14.2	148.2	12.0	142.4	20.1
80~	138.7	22.5	143.6	19.5	141.8	17.0	137.0	23.8	143.2	16.1	143.0	16.7	134.9	18.1	146.0	10.5	149.6	20.3

注: 3 877人无应答

表 4-24 中国不同经济水平城市女性居民平均血红蛋白水平/(g·L⁻¹)

年龄/岁	<5000元		5000~9999元		10000~14999元		15000~19999元		20000~24999元		25000~29999元		30000~34999元		35000~39999元		≥40000元	
	$\bar{X}$	SD	$\bar{X}$	SD	$\bar{X}$	SD	$\bar{X}$	SD	$\bar{X}$	SD	$\bar{X}$	SD	$\bar{X}$	SD	$\bar{X}$	SD	$\bar{X}$	SD
合计	135.1	15.7	134.2	15.8	135.0	14.6	135.5	16.0	135.3	15.1	136.1	14.7	133.7	14.6	136.0	14.1	135.6	14.2
6~	132.5	12.3	131.5	15.9	134.0	13.5	133.9	12.8	135.2	13.0	138.5	9.2	132.6	10.8	139.1	9.6	133.9	10.7
7~	133.5	12.8	135.8	10.0	135.9	12.9	132.3	20.8	135.6	14.6	135.4	11.2	145.4	22.1	134.2	11.2	131.6	14.2
8~	135.6	14.2	138.1	11.2	135.1	14.4	136.8	12.9	135.8	12.6	134.2	10.1	143.7	10.0	142.2	11.3	132.2	11.4
9~	133.5	16.3	136.9	15.2	137.5	13.6	139.2	11.6	136.1	10.1	133.1	10.9	139.4	12.0	141.1	8.8	138.9	10.5
10~	137.5	13.4	140.1	13.4	140.8	11.3	138.8	13.0	138.0	15.1	138.4	12.4	138.2	11.2	148.6	9.2	137.6	11.6
11~	138.3	13.8	140.5	13.6	140.3	13.6	138.1	16.2	144.5	9.8	137.0	11.8	139.2	11.6	141.3	13.6	140.4	9.8
12~	139.5	15.5	139.8	12.3	139.3	11.5	136.8	12.7	139.0	12.0	139.9	10.1	141.1	12.2	137.8	11.1	131.8	15.5
13~	136.2	14.8	140.3	17.4	139.0	15.2	139.7	16.4	136.9	16.1	138.5	14.1	136.2	16.5	142.9	12.3	138.4	14.9
14~	136.3	14.3	138.2	13.4	139.9	16.7	133.8	17.6	140.3	16.4	132.3	20.9	137.8	13.0	142.6	8.4	148.5	21.1
15~	139.0	16.0	138.7	13.4	140.7	16.1	137.8	15.3	142.1	17.1	139.0	19.4	136.9	11.5	145.5	14.3	136.9	15.5
16~	140.9	12.9	138.0	17.3	137.6	14.6	137.7	15.5	139.0	12.6	137.2	13.9	137.0	14.0	136.8	10.1	138.1	12.4
17~	140.3	16.7	139.3	16.9	138.2	14.6	142.2	11.9	138.8	12.5	141.7	13.6	133.0	7.2	141.2	13.0	140.7	13.9
18~	138.0	12.6	138.8	11.7	140.2	10.7	146.8	14.5	131.9	14.4	132.2	14.0	132.0	8.0	140.9	7.5	149.2	11.3
20~	132.0	15.2	131.6	15.2	132.2	12.2	140.7	15.8	134.4	10.8	139.1	15.2	127.8	13.2	130.4	9.2	134.3	13.7
25~	132.9	16.9	131.0	16.2	135.9	11.7	133.7	15.1	135.4	12.3	133.4	11.6	134.8	12.9	130.7	16.1	135.5	12.0
30~	133.7	16.7	130.4	15.9	131.0	15.2	132.7	14.1	134.8	14.6	137.4	12.5	126.8	14.1	134.3	15.6	135.8	16.0
35~	133.8	16.5	132.4	15.8	131.1	16.9	132.3	17.3	131.0	15.5	134.2	16.1	131.2	14.5	137.2	12.8	132.7	12.6
40~	135.6	15.9	131.7	17.6	133.1	15.7	134.6	15.4	133.2	18.7	133.8	16.6	131.3	15.7	133.9	16.8	131.9	16.3
45~	134.4	17.6	135.0	15.7	134.9	14.6	130.3	19.9	134.8	15.7	134.4	15.1	133.2	15.0	131.0	15.0	132.8	13.9
50~	135.8	15.0	135.9	14.3	137.3	14.0	137.0	13.6	138.0	14.9	135.9	15.1	136.6	13.1	134.3	13.1	137.6	12.1
55~	137.0	15.0	137.2	15.3	137.2	14.9	135.8	13.6	136.2	14.5	138.3	13.8	137.6	16.3	140.0	11.3	136.1	13.1
60~	136.7	13.3	134.8	14.6	136.7	14.1	137.6	15.4	135.4	15.0	138.9	13.3	135.0	15.2	136.9	12.7	139.7	13.4
65~	138.1	13.5	136.3	14.6	137.1	14.2	136.7	13.4	136.0	13.5	139.6	12.3	136.4	13.9	136.6	13.7	138.1	14.9
70~	134.5	17.5	135.7	15.1	135.5	13.0	136.1	13.8	137.3	16.1	132.7	21.1	134.5	16.2	141.1	12.1	135.6	15.8
75~	133.0	16.3	133.6	18.2	128.2	18.6	136.4	18.4	132.2	19.1	142.7	14.8	136.7	9.8	140.0	13.3	137.0	8.4
80~	131.0	15.3	133.4	17.9	132.0	14.8	134.8	15.9	135.1	11.7	136.6	7.7	132.5	14.4	135.0	19.7	135.2	13.8

注：4 804 人无应答

表4-25 中国不同经济水平农村男性居民血红蛋白平均血红蛋白水平/（g·L⁻¹）

年龄/岁	<5000元		5000~9999元		10000~14999元		15000~19999元		20000~24999元		25000~29999元		30000~34999元		35000~39999元		≥40000元	
	$\bar{X}$	SD	$\bar{X}$	SD	$\bar{X}$	SD	$\bar{X}$	SD	$\bar{X}$	SD	$\bar{X}$	SD	$\bar{X}$	SD	$\bar{X}$	SD	$\bar{X}$	SD
合计	153.3	17.9	154.4	17.6	155.0	18.2	153.2	16.6	153.9	17.6	153.6	18.1	159.7	22.9	151.2	17.7	156.8	17.2
6~	135.2	14.1	133.8	11.1	135.2	12.8	134.0	13.7	134.2	12.2	136.2	15.5	132.3	7.9	147.4	5.8	145.8	10.9
7~	134.1	15.0	134.5	13.5	135.9	11.6	137.9	12.4	133.7	15.5	127.7	14.9	133.2	10.2	137.7	9.6	132.3	1.3
8~	136.3	15.1	137.5	13.8	136.2	12.4	140.7	12.0	133.7	16.6	133.0	7.9	136.7	8.8	130.3	5.9	136.7	4.7
9~	136.0	13.9	135.8	14.0	139.2	13.1	137.4	16.4	134.0	16.3	133.0	12.4	140.9	7.4	135.9	0.0	144.6	8.1
10~	137.5	13.3	137.7	14.3	140.5	12.4	137.5	15.5	138.7	12.8	145.0	13.1	147.4	9.9	130.6	15.5	137.0	5.4
11~	140.0	16.8	139.6	12.8	141.5	12.9	141.0	14.4	143.2	17.4	142.5	9.7	138.7	10.1	143.4	5.5	142.0	10.5
12~	142.4	12.3	141.9	15.9	144.0	15.1	144.7	11.7	141.3	12.9	151.2	7.4	142.0	9.4	135.2	9.1	148.6	9.8
13~	143.3	14.9	143.7	15.1	148.5	13.5	151.3	11.9	147.1	16.7	145.9	11.5	144.6	9.4	136.5	19.1	152.9	10.0
14~	148.2	16.3	149.9	13.8	151.1	14.6	152.0	14.9	148.2	13.8	147.8	15.6	149.0	17.0	132.1	1.1	152.6	8.7
15~	151.8	13.2	153.9	14.9	149.3	16.4	152.2	14.6	157.6	14.9	154.1	17.4	144.8	14.6	161.0	20.6	159.0	9.1
16~	151.4	16.9	153.7	16.5	153.0	12.5	149.9	16.2	148.1	17.4	150.8	20.1	144.1	13.5	146.7	8.3	165.3	10.2
17~	152.8	17.0	155.6	15.5	153.4	14.6	153.1	14.0	155.9	17.6	161.2	12.6	147.2	6.7	167.7	0.0	159.0	10.8
18~	161.4	15.9	157.4	13.1	164.9	14.5	158.1	10.4	167.0	8.0	146.7	11.7	163.6	0.0	172.5	0.0	168.1	0.0
20~	159.3	15.8	159.8	17.8	159.3	21.9	159.7	17.6	158.9	15.6	168.1	17.7	178.6	28.4	136.1	17.5	146.4	23.8
25~	156.7	16.3	158.3	17.5	163.2	18.0	155.7	13.8	154.9	12.8	147.9	10.9	155.4	20.4	151.3	17.8	161.9	13.4
30~	158.3	17.1	158.0	14.4	156.2	15.7	155.1	15.3	161.2	17.4	158.1	14.8	162.0	15.2	155.5	16.7	152.6	12.4
35~	156.1	17.7	157.4	16.7	156.5	17.6	154.8	15.7	153.3	15.5	150.6	15.8	162.0	15.1	161.7	13.3	169.8	15.8
40~	157.3	15.7	158.2	16.1	158.0	16.3	156.8	14.5	156.3	19.4	157.5	18.8	159.5	20.1	161.5	12.1	157.7	14.8
45~	155.4	17.3	155.2	17.5	156.6	15.5	154.9	15.7	155.2	15.8	154.1	17.2	163.6	15.9	146.6	14.7	158.4	11.9
50~	154.3	18.7	154.6	18.3	153.7	16.2	155.7	16.3	155.9	15.0	154.9	15.4	163.1	18.4	146.8	15.5	154.4	12.5
55~	153.4	15.8	153.1	16.9	153.4	17.3	152.2	18.5	153.9	17.2	147.7	17.8	156.0	13.9	162.4	7.8	155.9	15.4
60~	153.2	18.0	153.2	18.0	151.9	17.2	146.0	16.6	147.5	18.4	154.1	16.4	150.8	12.1	143.6	17.0	148.8	13.7
65~	150.7	17.9	149.5	17.4	151.1	16.0	147.0	18.9	151.6	17.9	147.0	15.1	148.2	17.4	158.9	0.0	160.2	15.6
70~	148.5	17.6	148.4	16.8	149.0	14.7	144.2	20.3	154.0	18.2	146.7	19.2	160.8	24.6	133.1	6.6	159.5	20.8
75~	144.8	19.5	145.6	15.3	144.9	20.0	153.6	18.2	152.7	22.4	159.9	19.9	137.5	23.4	147.4	5.8	143.2	10.3
80~	141.6	18.9	140.6	16.9	140.1	19.6	139.0	20.6	140.5	15.0	130.8	2.9	117.0	8.4	137.7	9.6	180.7	11.6

注：2393人无应答

表4-26　中国不同经济水平农村女性居民血红蛋白平均血红蛋白水平/(g·L⁻¹)

年龄/岁	<5000元		5000~9999元		10000~14999元		15000~19999元		20000~24999元		25000~29999元		30000~34999元		35000~39999元		≥40000元	
	$\bar{X}$	SD	$\bar{X}$	SD	$\bar{X}$	SD	$\bar{X}$	SD	$\bar{X}$	SD	$\bar{X}$	SD	$\bar{X}$	SD	$\bar{X}$	SD	$\bar{X}$	SD
合计	137.5	17.6	137.1	16.2	137.5	15.6	136.9	15.6	137.4	15.3	137.3	14.3	137.9	16.8	138.3	14.1	138.0	14.1
6~	133.7	15.3	133.5	13.3	134.7	12.2	132.8	14.5	136.3	9.5	136.1	10.0	134.9	9.4	144.8	14.7	134.7	10.2
7~	135.4	14.0	137.4	12.6	136.2	17.6	135.0	12.7	134.8	13.7	136.6	12.5	139.1	3.0	139.1	3.1	138.4	7.6
8~	137.3	14.1	136.8	15.8	134.8	14.4	136.3	11.3	135.9	15.8	136.5	8.5	142.8	5.0	138.8	7.7	137.2	8.7
9~	137.3	13.8	135.4	11.9	136.3	13.5	139.8	15.1	136.2	9.6	137.7	19.5	137.8	19.4	139.3	13.1	143.5	11.1
10~	140.4	18.0	140.5	12.2	135.8	14.7	142.6	12.5	145.4	10.1	149.3	10.4	135.7	10.1	141.6	8.2	144.8	8.4
11~	139.7	13.0	140.0	13.5	141.7	10.9	139.0	14.8	136.9	12.4	138.9	13.2	142.7	10.2	146.6	13.9	138.2	12.8
12~	140.4	13.3	140.5	15.1	137.1	17.7	138.5	11.4	131.9	14.6	142.7	9.0	151.3	9.3	151.6	11.7	141.6	8.6
13~	140.3	14.2	140.5	13.9	141.1	15.3	144.8	14.0	145.2	10.5	141.8	10.2	147.3	10.8	146.2	10.0	145.3	11.4
14~	137.7	15.9	141.9	16.4	138.6	12.9	140.6	13.1	146.0	13.0	141.7	13.5	134.2	14.1	137.3	3.9	137.6	13.1
15~	138.2	14.0	139.1	14.1	140.3	12.7	137.1	16.5	136.7	15.3	144.3	10.8	134.4	12.5	135.9	10.6	138.8	7.1
16~	140.2	14.3	137.5	14.4	138.0	17.4	136.4	15.6	139.6	13.4	138.6	13.7	142.1	7.1	144.1	9.5	144.7	9.5
17~	141.0	15.1	138.9	13.6	139.4	11.5	142.4	16.2	142.2	14.5	142.7	11.0	140.9	14.8	120.5	0.0	140.3	5.8
18~	142.6	15.2	135.9	19.6	141.2	12.4	140.0	11.2	126.6	8.7	128.7	9.7	149.6	0.0	156.8	0.0	145.5	2.7
20~	136.4	18.6	135.6	17.1	137.3	15.1	136.7	14.2	137.4	15.0	131.9	14.9	127.1	15.1	137.7	5.7	135.7	10.7
25~	135.1	18.4	136.7	13.9	138.9	15.6	136.0	14.2	137.7	12.3	129.2	21.9	144.5	16.3	124.0	9.3	142.6	13.8
30~	137.0	16.2	135.2	15.0	136.3	15.4	138.6	19.8	139.2	15.2	140.9	9.2	143.2	13.6	127.6	16.0	136.9	17.4
35~	136.8	17.8	134.8	18.3	134.9	15.9	135.4	15.6	137.5	16.2	136.1	12.9	134.2	23.5	128.4	11.4	137.3	17.2
40~	135.8	19.3	137.0	16.4	136.0	15.9	136.0	17.5	137.6	17.7	136.0	14.6	135.4	14.5	134.3	17.1	135.8	14.2
45~	137.1	18.7	136.7	18.0	138.2	17.8	137.1	16.7	134.2	17.3	135.7	16.0	134.7	19.3	141.2	12.7	135.4	20.3
50~	138.4	17.1	139.8	15.9	139.8	15.5	137.0	14.1	136.4	14.5	142.5	12.9	140.8	10.5	143.6	15.1	136.7	10.9
55~	140.3	18.3	139.0	15.3	139.2	16.4	136.8	15.8	137.8	13.7	137.6	15.5	136.2	12.6	136.9	13.7	134.0	12.1
60~	139.7	17.1	139.2	15.2	140.2	14.5	136.5	15.4	136.4	16.1	135.3	11.9	142.1	14.5	140.0	10.3	143.2	11.7
65~	137.5	17.1	138.3	16.3	136.1	15.2	133.9	12.7	136.3	15.7	142.1	15.6	144.1	16.1	132.2	18.0	142.7	7.6
70~	135.9	16.9	137.4	15.0	135.8	14.5	137.6	11.6	133.4	11.5	135.2	15.2	136.8	11.1	144.7	0.0	134.4	17.6
75~	137.7	17.7	137.7	14.1	135.6	16.6	133.2	11.8	140.1	14.3	143.8	12.4	150.6	23.8	144.1	0.0	124.5	12.0
80~	133.6	18.3	134.3	14.7	133.5	15.7	132.9	12.7	142.3	13.6	143.9	0.0	130.5	9.7	/	/	137.6	2.9

注：2715人无应答

二、贫血患病情况

（一）不同性别贫血患病率

全国居民平均贫血患病率为 9.7%，其中男性为 7.0%，女性为 12.6%；城市居民平均贫血患病率为 9.7%，其中男性为 6.8%，女性为 12.8%；农村居民平均贫血患病率为 9.7%，其中男性为 7.2%，女性为 12.4%，见表 4-27。

表 4-27 中国居民贫血患病率 /%

年龄 / 岁	合计			男性			女性		
	全国	城市	农村	全国	城市	农村	全国	城市	农村
合计	9.7	9.7	9.7	7.0	6.8	7.2	12.6	12.8	12.4
6~	5.8	5.7	5.9	4.7	4.9	4.6	7.0	6.6	7.3
7~	5.8	4.7	6.7	5.5	4.1	6.8	6.0	5.4	6.6
8~	5.6	5.0	6.3	5.4	4.5	6.1	5.9	5.4	6.4
9~	5.4	5.2	5.5	5.7	5.4	6.0	5.0	5.0	5.0
10~	4.4	3.9	4.9	4.5	3.7	5.3	4.2	4.0	4.4
11~	3.2	2.7	3.7	2.4	1.7	3.1	4.2	3.9	4.6
12~	6.9	6.8	7.0	6.3	6.5	6.0	7.6	7.1	8.2
13~	7.3	8.5	6.0	6.5	7.3	5.6	8.2	10.0	6.4
14~	7.6	9.2	5.9	4.8	6.5	3.2	10.8	12.3	9.1
15~	9.0	7.8	10.0	8.5	7.6	9.2	9.6	8.0	10.9
16~	9.4	9.1	9.7	8.9	6.9	10.6	10.0	11.5	8.7
17~	7.3	6.0	8.3	6.5	4.8	8.0	8.1	7.5	8.6
18~	7.2	6.6	7.8	5.6	7.3	4.0	9.2	5.8	12.1
20~	9.9	10.3	9.6	5.8	5.5	6.0	14.8	15.8	14.0
25~	9.1	8.6	9.7	5.2	4.3	6.1	13.6	13.2	14.0
30~	10.2	11.4	9.0	5.1	5.0	5.2	15.6	18.1	13.1
35~	11.5	11.0	12.0	6.3	5.3	7.3	16.8	16.8	16.8
40~	10.9	11.4	10.3	6.2	6.5	5.9	15.7	16.5	14.9
45~	10.9	11.4	10.3	6.9	7.1	6.6	15.0	15.8	14.1
50~	8.6	8.1	9.4	7.6	7.5	7.8	9.7	8.8	11.1
55~	8.8	8.6	9.0	7.8	7.4	8.3	9.8	9.8	9.6
60~	10.1	10.0	10.1	9.6	9.3	10.0	10.5	10.7	10.3
65~	10.7	10.3	11.3	10.7	10.1	11.3	10.8	10.4	11.2
70~	13.4	13.6	13.0	13.5	14.1	12.9	13.2	13.3	13.2
75~	16.3	16.9	15.7	17.1	16.6	17.6	15.7	17.1	14.2
80~	20.0	19.7	20.4	25.9	25.0	26.7	16.3	16.5	16.1

从年龄段来看，女性从 14 岁开始贫血患病率明显增加，接近 10%；男性 60 岁及以上贫血患病率才接近 10%。老年人随年龄增加，贫血患病率继续增加，70 岁以上老年人贫血患病率达到 13.4%，80 岁以上老年人贫血患病率达到 20%。

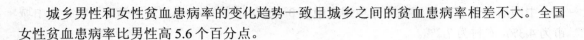

城乡男性和女性贫血患病率的变化趋势一致且城乡之间的贫血患病率相差不大。全国女性贫血患病率比男性高 5.6 个百分点。

（二）4 类地区居民贫血患病率

4 类地区贫血患病率分别为 8.5%、10.0%、9.0% 和 11.5%，见表 4-28。其中 4 类地区男性贫血患病率分别为 6.4%、6.9%、6.2% 和 9.9%，女性贫血患病率分别为 10.7%、13.1%、12.0% 和 13.3%，见表 4-29。

4 类地区中大城市贫血患病率最低，贫困农村贫血患病率最高。同类地区男女性间贫血患病率存在差异，大城市、中小城市、普通农村和贫困农村女性贫血患病率比男性分别高 4.3 个百分点、6.2 个百分点、5.8 个百分点和 3.4 个百分点。普通农村男性居民贫血患病率最低，贫困农村女性居民贫血患病率最高（表 4-29）。

表 4-28 中国 4 类地区居民贫血患病率 /%

年龄 / 岁	大城市	中小城市	普通农村	贫穷农村
合计	8.5	10.0	9.0	11.5
6～	4.3	5.9	5.5	6.8
7～	5.6	4.6	6.3	7.6
8～	4.5	5.0	6.4	6.0
9～	3.5	5.5	4.6	7.4
10～	3.2	4.0	3.2	8.4
11～	1.9	2.9	3.6	4.0
12～	5.5	7.0	6.1	8.9
13～	5.1	9.1	5.5	7.0
14～	5.6	9.8	5.4	6.9
15～	5.8	8.1	7.7	15.6
16～	5.8	9.5	7.0	16.0
17～	6.9	5.9	6.1	13.2
18～	8.3	6.3	8.3	6.7
20～	8.7	10.5	9.3	10.4
25～	7.0	8.9	8.8	11.9
30～	10.5	11.6	7.8	12.0
35～	11.6	10.9	11.4	13.3
40～	10.1	11.6	9.8	11.6
45～	8.5	11.9	9.1	13.3
50～	7.0	8.4	8.7	11.1
55～	8.0	8.7	8.9	9.1
60～	9.1	10.1	8.9	13.4
65～	9.3	10.4	9.8	14.7
70～	11.7	14.0	12.0	15.6
75～	13.1	17.7	14.9	18.0
80～	15.6	20.6	21.5	17.6

中国居民营养与健康监测专项调查中国 3～5 岁儿童 1 443 人，贫血率为 5.8%，其中城市为 4.3%，农村为 7.2%。

表 4-29 中国 4 类地区不同性别居民年龄别贫血患病率 /%

年龄 / 岁	男性				女性			
	大城市	中小城市	普通农村	贫穷农村	大城市	中小城市	普通农村	贫穷农村
合计	6.4	6.9	6.2	9.9	10.7	13.1	12.0	13.3
6～	4.7	4.9	3.9	6.3	3.8	6.9	7.3	7.4
7～	4.3	4.1	6.5	7.6	7.0	5.2	6.2	7.5
8～	5.2	4.5	5.9	6.8	3.9	5.6	6.9	5.3
9～	1.7	6.0	4.5	8.9	5.2	4.9	4.6	5.6
10～	3.5	3.8	3.6	8.9	2.9	4.2	2.7	7.9
11～	1.7	1.7	2.9	3.4	2.0	4.2	4.4	4.8
12～	4.1	6.9	4.9	8.2	6.9	7.1	7.4	9.8
13～	3.6	7.9	4.8	7.5	6.7	10.6	6.3	6.5
14～	1.7	7.2	3.0	3.9	9.8	12.8	8.5	10.6
15～	3.3	8.2	7.0	14.6	8.5	7.9	8.4	16.7
16～	4.0	7.3	6.8	19.6	7.9	12.0	7.1	12.2
17～	3.4	4.9	4.6	15.7	10.9	7.0	7.9	10.3
18～	3.0	7.9	3.4	5.6	14.3	4.5	14.0	8.0
20～	8.0	5.2	5.4	7.5	9.4	16.6	14.0	13.9
25～	3.0	4.5	4.9	9.0	11.4	13.5	13.5	15.2
30～	7.1	4.6	3.5	9.1	14.4	18.7	12.3	15.1
35～	5.9	5.2	5.7	11.2	17.5	16.8	17.3	15.6
40～	6.0	6.6	5.5	6.9	14.3	16.8	14.3	16.6
45～	5.0	7.5	5.4	9.8	12.1	16.5	13.0	16.8
50～	6.1	7.8	6.4	11.4	7.9	9.0	11.2	10.8
55～	8.3	7.2	8.3	8.5	7.6	10.3	9.6	9.8
60～	9.0	9.3	8.5	13.7	9.2	11.0	9.3	13.0
65～	10.7	10.0	9.5	15.7	8.0	10.9	10.2	13.7
70～	10.9	14.7	11.1	15.2	12.5	13.4	12.1	16.1
75～	14.4	17.1	15.7	22.7	12.0	18.1	14.3	13.8
80～	20.2	26.2	31.7	14.0	12.2	17.3	14.5	19.9

（三）不同经济水平居民贫血患病率

同等经济水平男性贫血患病率普遍低于女性，且 18 岁以上女性贫血患病率高于同等经济水平下儿童、青少年贫血患病率。各年龄段人群家庭人均年收入在 25 000 元以上时贫血患病率普遍降低，见表 4-30、表 4-31 和表 4-32、表 4-33。

表 4-30 中国城市不同经济水平居民年龄别贫血患病率

年龄/岁	<5000元		5000~9999元		10000~14999元		15000~19999元		20000~24999元		25000~29999元		30000~34999元		35000~39999元		≥50000元	
	男性	女性	男性	女性	男性	女性	男性	女性	男性	女性	男性	女性	男性	女性	男性	女性	男性	女性
合计	7.7	12.3	8.1	15.0	7.1	12.7	5.8	12.7	6.4	11.7	4.9	10.6	5.9	14.2	5.9	10.1	5.3	11.0
6~	4.5	4.7	3.0	12.0	10.9	5.7	5.1	5.5	4.3	8.5	0	0	10.4	0	0	0	0.7	1.4
7~	7.9	6.2	4.2	1.3	3.5	1.6	0	13.1	3.5	5.0	8.2	7.8	4.6	0	0	7.4	3.9	5.6
8~	4.8	8.5	3.6	1.7	6.7	8.8	4.7	2.6	6.1	7.8	12.9	1.6	0	0	0	0	0	6.9
9~	10.9	7.1	9.3	5.9	3.4	4.9	8.0	2.2	3.0	1.1	0	4.9	4.8	1.4	2.8	0	0	1.1
10~	7.0	2.9	4.9	3.4	1.9	0.3	7.4	3.3	0	3.1	0	3.7	4.2	1.4	0	0	0	3.1
11~	2.0	4.2	2.1	2.3	0	4.7	3.2	5.0	0.6	0	0	5.0	0	6.9	0	0	6.7	3.0
12~	6.4	8.6	5.4	4.2	8.1	7.2	13.5	8.0	3.2	0	14.1	0	1.7	3.2	0	10.4	0	21.1
13~	6.0	12.1	8.3	7.1	9.2	9.5	2.0	7.4	11.9	10.8	3.8	11.2	0	16.0	0	4.8	3.7	4.8
14~	3.1	12.5	6.5	8.8	1.2	9.1	16.7	17.6	5.0	12.6	0	17.5	4.8	13.9	0	0	9.6	6.8
15~	8.8	7.9	7.4	7.5	9.7	9.5	12.2	13.6	10.0	6.7	7.4	11.5	4.3	0	13.2	3.7	0	5.7
16~	5.9	10.1	14.2	9.9	4.8	11.0	3.4	14.4	8.0	11.6	0	0	0	16.2	22.3	4.6	5.5	8.2
17~	6.0	8.7	9.3	10.6	7.4	9.4	0.7	7.5	3.3	2.0	0	6.3	0	1.8	0	12.8	0	10.6
18~	5.4	0.2	9.0	9.4	7.9	0	0	1.3	0	15.8	0	15.7	0	0	—	8.5	—	0
20~	4.4	19.2	8.5	19.0	8.3	17.1	0	9.4	3.0	8.6	4.2	7.6	2.9	27.1	5.4	3.2	4.2	11.3
25~	7.3	19.0	4.8	16.0	4.9	10.0	1.7	14.8	5.0	9.9	0.3	13.5	8.7	12.1	7.2	8.0	1.2	10.1
30~	1.1	13.1	4.6	26.0	3.5	20.3	12.3	13.9	4.1	14.3	0.8	10.1	7.4	30.9	10.0	21.2	3.0	11.4
35~	5.6	11.9	7.2	18.8	4.8	18.6	4.5	18.6	6.1	19.5	7.7	13.6	5.4	17.7	1.4	4.9	2.5	18.9
40~	6.4	12.1	6.6	21.8	7.9	14.3	3.2	13.8	7.5	15.7	4.8	19.8	0.8	16.2	3.3	20.0	2.3	17.8
45~	6.5	16.1	10.5	14.7	6.8	13.7	6.0	24.0	6.5	14.1	3.5	9.6	11.0	14.4	10.4	19.0	4.8	17.0
50~	8.0	15.1	8.3	8.3	8.9	9.3	6.9	7.3	6.7	8.6	5.5	8.9	5.9	6.5	10.1	12.0	2.6	6.7
55~	9.2	8.9	9.8	10.8	6.1	10.8	7.1	10.2	6.8	11.1	4.7	7.4	2.2	13.5	2.7	3.5	6.5	8.1
60~	10.2	8.9	9.1	14.2	9.9	10.0	8.2	9.8	10.0	10.3	7.1	9.3	10.0	15.2	6.5	10.7	6.1	3.6
65~	7.7	9.8	10.8	12.3	9.4	11.6	12.5	8.3	11.1	9.5	15.5	5.4	9.5	9.0	6.6	9.2	8.0	8.8
70~	16.0	15.1	17.0	13.9	10.2	12.7	13.9	9.2	12.1	12.2	12.8	16.8	16.1	9.9	5.3	3.4	18.4	12.2
75~	24.4	19.8	15.9	15.0	10.9	23.7	11.1	16.1	23.4	16.6	17.0	4.5	4.0	5.5	3.2	7.1	15.6	2.4
80~	31.0	15.7	16.8	18.6	26.2	19.7	34.7	19.0	23.3	5.6	17.0	2.1	-	9.7	8.4	25.6	16.4	15.7

表4-31 中国农村不同经济水平居民年龄别贫血患病率

年龄/岁	<5000元		5000~9999元		10000~14999元		15000~19999元		20000~24999元		25000~29999元		30000~34999元		35000~39999元		≥40000元	
	男性	女性	男性	女性	男性	女性	男性	女性	男性	女性	男性	女性	男性	女性	男性	女性	男性	女性
合计	8.2	13.6	7.2	12.8	6.6	11.5	6.3	10.9	7.5	12.1	5.9	9.4	7.6	11.2	8.1	10.4	4.7	9.1
6~	6.6	8.3	5.9	10.8	2.5	7.4	5.3	11.7	2.9	3.3	0	4.9	0	0	0	0	0	0
7~	8.6	10.0	9.0	5.5	3.0	6.6	3.0	5.5	11.0	11.4	16.3	9.0	0	0	0	0	0	0
8~	9.7	5.0	5.0	8.8	4.8	7.3	2.1	4.9	13.6	9.1	6.5	0	0	11.5	0	0	0	0
9~	7.4	5.4	8.6	6.4	4.6	7.6	5.8	4.8	10.4	0	0	9.1	0	0	14.3	0	0	0
10~	8.2	6.0	7.1	1.6	1.9	7.9	5.9	0	0	5.5	0	11.8	0	0	0	0	0	11.1
11~	3.3	3.6	3.8	6.0	2.9	1.7	1.8	11.6	4.7	14.4	0	0	0	0	0	0	0	6.3
12~	3.6	6.0	9.3	5.8	8.3	14.2	1.5	6.6	8.2	4.7	0	0	0	0	11.9	0	0	6.9
13~	8.3	8.4	8.3	6.7	1.7	10.2	0	3.4	7.8	2.8	0	0	0	0	0	0	0	0
14~	6.2	12.8	2.3	10.0	2.7	8.8	4.8	6.4	0	17.1	4.1	5.9	0	23.7	0	29.5	0	7.9
15~	9.3	9.6	6.3	12.3	12.8	10.6	12.4	14.0	4.9	6.8	0	0	18.1	11.1	0	16.7	0	0
16~	14.4	10.5	12.5	10.9	4.1	10.5	8.8	11.7	17.6	15.4	23.5	7.2	12.5	0	0	0	0	0
17~	12.5	11.6	8.7	6.7	6.6	9.1	6.3	9.4	10.5		0	0	0	0	0	0	0	0
18~	5.8	14.5	5.6	14.1	3.8	6.6	0	8.6	0	—	0	0	8.5	18.4	—	0	0	0
20~	4.0	16.5	6.7	16.2	7.7	9.9	4.3	6.0	3.6	10.7	0	15.1	13.8	0	0	0	—	9.3
25~	6.5	18.9	5.4	11.6	4.6	10.7	2.4	11.4	4.3	7.9	0	26.7	3.8	4.4	—	52.2	3.8	6.3
30~	4.6	13.9	4.7	12.4	6.5	15.3	7.3	9.2	6.1	11.6	1.6	3.1	5.1	27.2	11.8	41.2	2.3	17.0
35~	8.9	15.7	6.2	19.8	7.6	16.5	6.3	16.5	8.5	10.6	11.5	15.8	8.4	17.2	4.2	26.2	1.4	13.0
40~	5.3	16.7	5.4	14.7	6.0	13.5	4.5	14.5	8.9	11.0	9.1	10.2	0.6	22.2	0	13.1	6.6	14.2
45~	8.0	15.9	7.1	14.8	5.6	10.9	6.8	11.5	8.5	15.9	5.7	12.4	2.5	3.3	0	10.8	0.2	15.3
50~	8.6	10.6	8.4	10.1	7.5	10.5	8.1	11.2	5.2	23.4	0.3	2.9	8.8	4.6	0	4.3	1.2	6.7
55~	7.3	9.5	9.3	8.7	8.7	11.1	11.5	12.0	9.1	9.6	13.8	11.5	0.5	7.9	18.7	4.3	3.5	9.1
60~	8.7	10.5	10.2	11.0	8.8	9.2	19.1	8.7	18.0	10.9	10.8	11.5	19.6	7.3	14.9	6.3	11.1	0
65~	11.6	11.5	12.0	9.2	9.5	12.2	11.1	11.9	12.9	15.8	8.6	13.2	12.1	7.3	0	11.6	6.6	0.6
70~	13.7	14.6	12.7	10.9	10.1	11.0	22.1	7.8	12.0	9.6	27.4	10.8	—	—	—	0	1.0	21.6
75~	20.4	14.0	14.9	12.2	18.3	17.5	0.3	8.8	8.5	10.5	9.4	0	—	19.5	0	0	6.9	27.3
80~	26.5	18.6	26.4	16.0	25.0	10.3	24.8	10.6	20.4	0	—	0	—	0	—	—	2.8	0

表4-32　中国城市不同经济水平居民年龄别贫血患病率

年龄/岁	<5 000元		5 000~9 999元		10 000~14 999元		15 000~19 999元		20 000~24 999元		25 000~29 999元		30 000~34 999元		35 000~39 999元		≥40 000元	
	男性	女性	男性	女性	男性	女性	男性	女性	男性	女性	男性	女性	男性	女性	男性	女性	男性	女性
合计	7.7	12.3	8.1	15.0	7.1	13.7	5.8	13.7	6.4	11.7	4.9	10.7	5.9	14.2	5.9	10.1	5.3	11.0
6~	6.1	5.3	4.5	4.3	4.3	4.5	4.7	5.2	3.1	4.2	2.1	4.4	4.2	1.6	0.4	1.5	2.1	4.1
12~	6.1	9.8	8.4	8.1	6.7	9.3	7.7	11.9	7.1	7.5	3.9	8.5	2.2	8.2	4.5	6.2	3.4	9.7
18~	5.2	13.6	6.6	19.5	6.3	14.7	3.5	13.6	4.8	14.1	3.8	13.7	5.0	19.8	6.2	12.1	5.2	13.0
45~	7.9	11.7	9.5	11.4	7.3	11.3	6.6	14.0	6.7	11.2	4.5	8.7	6.7	11.1	8.2	11.6	4.6	11.0
60~	14.7	13.0	12.3	14.3	11.0	13.3	11.8	11.1	13.4	11.0	12.4	8.6	12.6	11.0	6.0	8.6	11.2	7.3

表4-33　中国农村不同经济水平居民年龄别贫血患病率

年龄/岁	<5 000元		5 000~9 999元		10 000~14 999元		15 000~19 999元		20 000~24 999元		25 000~29 999元		30 000~34 999元		35 000~39 999元		≥40 000元	
	男性	女性	男性	女性	男性	女性	男性	女性	男性	女性	男性	女性	男性	女性	男性	女性	男性	女性
合计	8.2	13.6	7.2	12.8	6.6	11.5	6.3	10.9	7.5	12.1	5.9	9.4	7.6	11.2	8.1	10.4	4.7	9.1
6~	7.3	6.5	6.5	6.5	3.2	6.5	3.9	6.3	7.9	5.3	4.0	5.8	0	2.1	3.4	0	0	1.3
12~	9.7	9.9	8.1	9.0	6.1	10.5	6.2	9.0	9.0	11.0	5.8	2.6	10.0	6.0	2.3	5.9	0	4.5
18~	5.9	16.2	5.7	15.1	6.3	12.7	4.4	11.9	5.9	11.5	5.4	12.1	7.5	13.1	12.7	17.3	6.8	10.7
45~	7.9	12.1	8.2	11.5	7.1	10.8	8.4	11.6	7.6	16.4	6.1	9.4	2.9	12.5	3.7	6.0	1.4	11.1
60~	13.7	12.9	12.4	11.0	10.9	11.6	15.8	9.5	15.1	11.1	14.2	10.3	25.0	9.2	20.3	8.3	7.2	8.8

（四）特殊人群的贫血患病率

1. 60 岁及以上老年人的贫血患病率 60 岁及以上老年人的贫血患病率为 12.6%，城市和农村分别为 12.5% 和 12.6%；60 岁及以上老年男性的贫血患病率为 12.7%，城市和农村分别为 12.4% 和 12.9%；60 岁及以上老年女性的贫血患病率为 12.4%，城市和农村分别为 12.6% 和 12.2%，见表 4-34。

2. 孕妇的贫血患病率 孕妇总贫血患病率为 17.2%。城市孕妇贫血患病率为 17.0%，其中大城市为 15.5%，中小城市为 18.0%；农村孕妇贫血患病率为 17.5%，其中普通农村为 16.1%，贫困农村为 20.2%。与 2002 年相比，孕妇贫血患病率下降 11.7 个百分点，见表 4-34。

3. 乳母的贫血患病率 乳母总贫血患病率为 9.3%。城市孕妇贫血患病率为 7.9%，其中大城市为 6.8%，中小城市为 8.0%；农村孕妇贫血患病率为 10.2%，其中普通农村为 8.3%，贫困农村为 14.4%，见表 4-34。

表 4-34 中国特殊人群贫血患病率 /%

年龄 / 岁	全国	城市	农村	大城市	中小城市	普通农村	贫穷农村
60 岁及以上老年人							
合计	12.6	12.5	12.6	10.8	12.9	11.6	15.1
男	12.7	12.4	12.9	11.4	12.6	11.9	15.7
女	12.4	12.6	12.2	10.3	13.1	11.3	14.5
孕妇	17.2	17.0	17.5	15.5	18.0	16.1	20.2
乳母	9.3	7.9	10.2	6.8	8.0	8.3	14.4

三、血红蛋白水平和贫血患病率十年间变化趋势

（一）十年间血红蛋白水平变化

2010—2012 年城市男性的血红蛋白水平比 2002 年提高了 8g/L，农村男性血红蛋白水平比 2002 年提高了 8.5g/L；2010—2012 年城市女性的血红蛋白水平比 2002 年提高了 4.2g/L，农村女性血红蛋白水平比 2002 年提高了 6.3g/L，见表 4-35。

表4-35 2002年与2010—2012年中国居民血红蛋白值比较（g·L⁻¹）

年龄/岁	男 城市 2002年 $\overline{X}$	SD	男 城市 2010—2012年 $\overline{X}$	SD	男 农村 2002年 $\overline{X}$	SD	男 农村 2010—2012年 $\overline{X}$	SD	女 城市 2002年 $\overline{X}$	SD	女 城市 2010—2012年 $\overline{X}$	SD	女 农村 2002年 $\overline{X}$	SD	女 农村 2010—2012年 $\overline{X}$	SD
6~	134.5	12.8	137.8	13	132	13	137	13.8	134.4	12.7	137.5	13.6	132.4	12.9	137.3	13.8
12~	143.9	15.9	150.1	16.4	141.5	15.8	148.4	15.8	135.1	15.8	138.5	15.1	134.2	14.2	139.3	14.3
18~	150.6	16.4	157.5	16.5	148.8	16.9	157	17.5	131	16.9	135	16.4	130.5	15.7	136.4	17.2
45~	148.2	16.2	154.3	17	143.7	17.1	154	17.1	131.4	17.1	137.3	16	129.5	16.2	137.9	17.1
60~	144.1	17.3	149.7	17.7	138.4	17.8	149.3	18.4	131.5	17.8	136.9	16	128.3	15.9	137.1	16.7
合计*	143.1	17.8	151.1	17.6	142.4	18.3	150.9	18	132.6	14.6	136.8	15.8	131.1	15.6	137.4	16.5

注：*2002年数据合计未计入6岁以下人群

（二）十年间贫血患病率变化

与 2002 年相比，2010—2012 年我国城乡居民贫血率明显下降，其中城市居民下降了 46.7%，农村居民下降了 53.4%，见表 4-36。

表 4-36　中国城乡居民贫血率比较 /%

年龄 / 岁	2010—2012 年			2002 年		
	小计	城市	农村	小计	城市	农村
合计	9.7	9.7	9.7	20.1	18.2	20.8
男	7.0	6.8	7.3	15.8	12.0	18.0
女	12.6	12.8	12.4	23.3	20.1	24.9
儿童（6～11 岁）						
小计	5.0	4.5	5.5	12.1	8.7	13.7
男	4.7	4.0	5.3	11.1	8.4	14.0
女	5.4	5.0	5.8	12.4	9.0	13.3
青少年（12～17 岁）						
小计	8.0	7.8	8.1	15.9	12.1	17.5
男	7.1	6.6	7.5	14.6	11.2	16.2
女	9.1	9.4	8.8	17.4	13.0	19.0
青年（18～44 岁）						
小计	10.2	10.3	10.0	20.8	18.4	21.8
男	5.8	5.5	6.0	13.6	10.9	14.4
女	15.0	15.4	14.5	26.1	23.7	27.2
中年（45～59 岁）						
小计	9.5	9.4	9.6	23.3	17.6	25.0
男	7.4	7.3	7.6	19.8	13.1	20.6
女	11.6	11.5	11.8	26.1	21.1	28.0
老年（60 岁及以上）						
小计	12.6	12.5	12.6	29.1	19.6	31.6
男	12.7	12.4	12.9	29.6	18.3	34.1
女	12.4	12.6	12.2	28.5	20.9	31.3

（三）主要发现

1. 2010—2012 年中国居民血红蛋白水平均高于 2002 年。

2. 城市居民和农村居民贫血患病率比 10 年前明显下降；农村居民贫血患病率下降更为突出。

3. 儿童、青少年的贫血患病率改善明显，青年女性、中年女性及老年人仍为贫血高发的人群。

（四）国外贫血患病率现状

2008 年 WHO 关于 1993—2005 年全球贫血率的报告表明贫血影响着全球 16.2 亿人，相当于 24.8% 人口。学龄前儿童患病率最高为 47.4%，男性最低为 12.7%，详见表 4-37。

表 4-37　全球贫血患病率及贫血人数

人群分组	贫血		影响人口	
	患病率 /%	95%CI	人数 / 百万	95%CI
学龄前儿童	47.4	45.7～49.1	293	283～303
学龄儿童	25.4	19.9～30.9	305	238～371
孕妇	41.8	39.9～43.8	56	54～59
非孕妇女	30.2	28.7～31.6	468	446～491
男性	12.7	8.6～16.9	260	175～345
老年人	23.9	18.3～29.4	164	126～202
平均	24.8	22.9～26.7	1 620	1 500～1 740

2015 年 WHO 发布全球、WHO 地区和联合国地区儿童和妇女贫血患病率的流行情况，见表 4-38 和表 4-39，截至 2011 年，全世界大约 8 亿儿童和妇女患有贫血。贫血患病率最高的是儿童，患病率为 42.6%（95% CI：37%～47%）；发病率最低的是育龄妇女，患病率为 29.0%（95% CI：23.9%～34.8%），孕妇贫血患病率分别为 38.2%（95% CI：33.5%～42.6%）。因此，降低儿童和妇女贫血患病率是维护儿童和妇女健康的重要组成部分。2014 年世界卫生大会（World Health Assembly，WHA）提出了全球营养目标：在 2025 年前将育龄期妇女的贫血率降低 50%。2011 年，东南亚、东地中海以及非洲地区人群平均血红蛋白水平最低，这三个地区儿童平均血红蛋白水平在 104g/L 和 109g/L 之间，其中东南亚和非洲地区一半以上（53.8% 或者更多）的儿童患有贫血；非洲地区儿童严重贫血患病率最高为 3.6%；这些地区育龄妇女贫血患病率为 37.7%～41.5%，孕妇贫血患病率为 38.9%～48.7%。

表 4-38　2011 年全球和 WHO 地区儿童和妇女贫血患病率 /%

地区	儿童（6～59 个月）	育龄妇女（15～49 岁）	孕妇（15～49 岁）
非洲	62.3	37.8	46.3
美洲	22.3	16.5	24.9
东南亚	53.8	41.5	48.7
欧洲	22.9	22.5	25.8
地中海东部	48.6	37.7	38.9
西太平洋	21.9	19.8	24.3
全球	42.6	29.0	38.2

表 4-39　2011 年全球和联合国地区儿童和妇女贫血患病率 /%

地区	儿童（6～59 个月）	育龄妇女（15～49 岁）	孕妇（15～49 岁）
非洲	60.2	36.9	44.6
拉丁美洲和加勒比海	29.1	18.7	28.3
北美	7.0	12.2	17.1
亚洲	42.0	31.6	39.3
欧洲	19.3	19.9	24.5
澳洲	26.2	19.5	29.0
全球	42.6	29.0	38.2

一篇有关全球疾病负担的系统综述表明了学龄前儿童的贫血患病率最高，成年女性贫血患病率也维持较高水平。1990 年和 2013 年全球贫血患病率的流行情况见图 4-1。二十多年来，全球男性贫血患病率改善最明显。

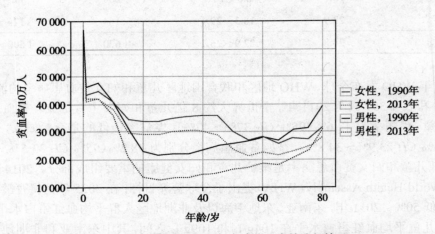

图 4-1　1990 年和 2013 年全球贫血率的流行情况

与全球贫血率相比，我国居民贫血患病率为 9.7%，其中男性为 7.0%，女性为 12.6%，低于全球贫血患病率，并且我国十年来贫血率患病率的改善非常明显，全国居民贫血患病率下降了 52%，高于全球贫血患病率的改善水平。

四、产生贫血的原因

铁缺乏是全球贫血的最常见的原因，长期的负铁平衡、膳食铁摄入不足或吸收过低、孕期或生长期的铁需要量的增加，经期铁的丢失以及肠道寄生虫感染等都可以导致铁缺乏，继而引发贫血。全球贫血的其他重要原因包括感染、其他营养素缺乏（尤其是叶酸、维生素 B_{12}、维生素 A 和维生素 C）和遗传原因（包括镰状细胞病、地中海贫血症、遗传性血液病和慢性炎症）。贫血在严重的疟疾中很常见，可能与继发性细菌感染有关，尤其在孕妇疟疾中贫血是一个特别重要的并发症。

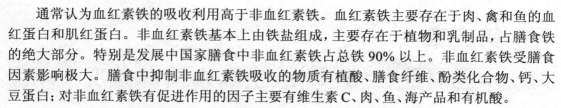

　　通常认为血红素铁的吸收利用高于非血红素铁。血红素铁主要存在于肉、禽和鱼的血红蛋白和肌红蛋白。非血红素铁基本上由铁盐组成,主要存在于植物和乳制品,占膳食铁的绝大部分。特别是发展中国家膳食中非血红素铁占总铁90%以上。非血红素铁受膳食因素影响极大。膳食中抑制非血红素铁吸收的物质有植酸、膳食纤维、酚类化合物、钙、大豆蛋白;对非血红素铁有促进作用的因子主要有维生素C、肉、鱼、海产品和有机酸。

　　现有的荟萃分析表明,补充铁可以增加血红蛋白水平,儿童平均增加8.0g/L,孕妇平均增加10.2g/L,非孕妇女(19～21岁)平均增加8.6g/L,这意味着约42%贫血儿童和50%贫血妇女可以通过补充铁来消除贫血。

　　中国居民营养与健康状况监测数据表明,2002年全国平均铁摄入量为23.2mg/d,其中城市为23.7mg/d,农村为23.1mg/d;2010—2012年我国居民铁摄入量的平均水平为21.5mg/d,其中城市为21.9mg/d,农村为21.2mg/d。

参 考 文 献

1. WHO. Global Nutrition Targets 2025: Anemia Policy Brief. WHO/NMH/NHD/14.4, 2014.

2. WHO. The global prevalence of anaemia in 2011. Geneva: World Health Organization, 2015.

3. GBD 2013 Mortality and Causes of Death Collaborators. Global, regional, and national age-sex specific all-cause and cause-specific mortality for 240 causes of death, 1990-2013: A systematic analysis for the global burden of disease study 2013. Lancet 2015, 385, 117-171.

4. Kassebaum NJ on behalf of GBD 2013 Anemia Collaborators. The Global Burden of Anemia. Hematology/Oncology Clinics of North America, 2016, 30(2): 247-308.

5. World Health Organization(WHO). Assessing the iron status of populations. Including literature reviews. Joint World Health Organization/Centers for Disease Control and Prevention Technical Consultation on the Assessment of Iron Status at the Population Level. Geneva, Switzerland, 2007.

6. WHO. Worldwide prevalence of anaemia 1993-2005, WHO Global Database on Anaemia[DB/OL]. Geneva: World Health Organization, 2008.

7. 常继乐,王宇. 中国居民营养与健康状况监测. 2010—2013年综合报告. 北京:北京大学医学出版社,2016.

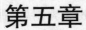

第五章
中国居民(≥6岁)维生素A营养状况

一、血清视黄醇水平及其分布

(一)样本特征

视黄醇是维生素A在血液循环中的主要存在形式。全国居民(≥6岁)一共完成血清视黄醇测定的居民共计26 828人,其中城市居民13 554人(50.5%),农村居民13 274人(49.5%)。性别构成比:男性居民13 189人,占49.2%;女性居民13 639人,占50.8%。男性居民城乡构成比:城市居民6 614人(50.1%),农村居民6 575人(49.9%)。女性居民城乡构成比:城市居6 940人(50.9%),农村居民6 699人(49.1%)。见表5-1。

表5-1 中国居民(≥6岁)血清视黄醇含量测定样本特征

年龄/岁	合计			男性			女性		
	全国	城市	农村	全国	城市	农村	全国	城市	农村
合计	26 828	13 554	13 274	13 189	6 614	6 575	13 639	6 940	6 699
6~	730	324	406	366	167	199	364	157	207
7~	843	352	491	429	180	249	414	172	242
8~	869	364	505	443	192	251	426	172	254
9~	870	365	505	439	175	264	431	190	241
10~	823	343	480	423	171	252	400	172	228
11~	859	367	492	435	188	247	424	179	245
12~	893	380	513	461	199	262	432	181	251
13~	879	346	533	451	185	266	428	161	267
14~	892	354	538	447	175	272	445	179	266
15~	844	339	505	436	178	258	408	161	247
16~	802	331	471	409	170	239	393	161	232
17~	706	302	404	348	148	200	358	154	204
18~	118	65	53	65	34	31	53	31	22
19~	67	35	32	38	20	18	29	15	14
20~	667	345	322	308	156	152	359	189	170

续表

年龄/岁	合计			男性			女性		
	全国	城市	农村	全国	城市	农村	全国	城市	农村
25~	819	469	350	376	213	163	443	256	187
30~	956	572	384	461	276	185	495	296	199
35~	1 240	696	544	596	320	276	644	376	268
40~	1 734	918	816	838	441	397	896	477	419
45~	1 923	1 013	910	903	492	411	1 020	521	499
50~	1 678	958	720	790	438	352	888	520	368
55~	2 005	1 118	887	959	520	439	1 046	598	448
60~	2 071	1 120	951	991	520	471	1 080	600	480
65~	1 454	854	600	702	401	301	752	453	299
70~	1 089	625	464	562	335	227	527	290	237
75~	645	383	262	343	214	129	302	169	133
80~	352	216	136	170	106	64	182	110	72

　　在测定血清视黄醇的居民中大城市居民4 483人，占16.7%；中小城市居民为9 071人，占33.8%；普通农村居民为7 925人，占29.5%；贫困农村居民为5 349人，占19.9%。见表5-2。

表5-2　中国各类地区居民(≥6岁)血清视黄醇含量测定样本特征

年龄/岁	大城市	中小城市	普通农村	贫困农村
合计	4 483	9 071	7 925	5 349
6~	36	288	283	123
7~	46	306	341	150
8~	47	317	343	162
9~	39	326	341	164
10~	45	298	328	152
11~	39	328	332	160
12~	38	342	300	213
13~	36	310	286	247
14~	38	316	287	251
15~	28	311	273	232
16~	33	298	262	209
17~	25	277	227	177
18~	24	41	38	15
19~	15	20	17	15
20~	143	202	155	167
25~	231	238	193	157

续表

年龄/岁	大城市	中小城市	普通农村	贫困农村
30～	251	321	203	181
35～	311	385	303	241
40～	371	547	475	341
45～	407	606	514	396
50～	443	515	435	285
55～	488	630	556	331
60～	451	669	599	352
65～	355	499	335	265
70～	275	350	251	213
75～	164	219	164	98
80～	104	112	84	52

男性居民共计 13 189 人，其中大城市 2 174 人，占 16.5%；中小城市 4 440 人，占 33.7%；普通农村 3 929 人，占 29.8%；贫困农村 2 646 人，占 20.1%。女性居民共计 13 639 人，其中大城市 2 309 人，占 16.9%；中小城市 4 631 人，占 34.0%；普通农村 3 996 人，占 28.6%；贫困农村 2 703 人，占 19.8%。见表 5-3。

表 5-3　中国 4 类地区不同性别居民（≥6 岁）视黄醇含量测定样本特征

年龄/岁	男性				女性			
	大城市	中小城市	普通农村	贫困农村	大城市	中小城市	普通农村	贫困农村
合计	2 174	4 440	3 929	2 646	2 309	4 631	3 996	2 703
6～	16	151	140	59	20	137	143	64
7～	24	156	169	80	22	150	172	70
8～	26	166	172	79	21	151	171	83
9～	19	156	180	84	20	170	161	80
10～	22	149	169	83	23	149	159	69
11～	23	165	171	76	16	163	161	84
12～	19	180	161	101	19	162	139	112
13～	22	163	138	128	14	147	148	119
14～	22	153	143	129	16	163	144	122
15～	15	163	142	116	13	148	131	116
16～	13	157	131	108	20	141	131	101
17～	11	137	110	90	14	140	117	87
18～	13	21	21	10	11	20	17	5
19～	8	12	9	9	7	8	8	6

续表

年龄/岁	男性				女性			
	大城市	中小城市	普通农村	贫困农村	大城市	中小城市	普通农村	贫困农村
20～	73	83	72	80	70	119	83	87
25～	113	100	88	75	118	138	105	82
30～	122	154	98	87	129	167	105	94
35～	135	185	160	116	176	200	143	125
40～	178	263	233	164	193	284	242	177
45～	206	286	229	182	201	320	285	214
50～	204	234	209	143	239	281	226	142
55～	230	290	270	169	258	340	286	162
60～	220	300	298	173	231	369	301	179
65～	155	246	169	132	200	253	166	133
70～	147	188	127	100	128	162	124	113
75～	90	124	82	47	74	95	82	51
80～	48	58	38	26	56	54	46	26

城市居民（≥6岁）不同经济水平样本特征：家庭人均年收入＜5 000元的居民1 898人（男性951人，女性947人）；5 000～9 999元的居民2 499人（男性1 237人，女性1 262人）；10 000～14 999元的居民2 675人（男性1 288人，女性1 387人）；15 000～19 999元的居民1 794人（男性881人，女性913人）；20 000～24 999元的居民1 283人（男性621人，女性662人）；25 000～29 999元的居民562人（男性275人，女性287人）；30 000～34 999元的居民460人（男性209人，女性251人）；35 000～39 999元的居民315人（男性156人，女性159人）；≥40 000元的居民669人（男性318人，女性351人），见表5-4。

农村居民（≥6岁）不同经济水平样本特征：家庭人均年收入＜56 000元的居民4 246人（男性2 074人，女性2 172人）；5 000～9 999元的居民2 410人（男性1 690人，女性1 720人）；10 000～14 999元的居民2 242人（男性1 143人，女性1 099人）；15 000～19 999元的居民1 010人（男性514人，女性496人）；20 000～24 999元的居民582人（男性286人，女性296人）；25 000～29 999元的居民207人（男性104人，女性103人）；30 000～34 999元的居民119人（男性65人，女性54人）；35 000～39 999元的居民87人（男性35人，女性52人）；≥40 000元的居民157人（男性73人，女性84人），见表5-5。

表5-4　中国城市居民(≥6岁)不同经济水平视黄醇含量测定样本特征

年龄/岁	<5000元		5000~9999元		10000~14999元		15000~19999元		20000~24999元		25000~29999元		30000~34999元		35000~39999元		≥40000元	
	男性	女性	男性	女性	男性	女性	男性	女性	男性	女性	男性	女性	男性	女性	男性	女性	男性	女性
合计	951	947	1237	1262	1288	1387	881	913	621	662	275	287	209	251	156	159	318	351
6~	23	17	38	33	31	32	20	19	14	11	7	2	3	2	2	4	11	6
7~	25	29	37	43	27	16	17	19	11	8	6	7	9	5	5	4	9	14
8~	41	28	38	27	25	28	13	15	20	13	4	6	10	8	5	5	8	12
9~	26	19	37	26	34	37	20	19	9	24	12	10	6	10	4	2	3	8
10~	24	22	36	41	30	37	23	15	9	13	7	5	8	3	4	4	5	7
11~	20	21	33	43	30	19	32	28	16	9	10	11	4	7	6	7	11	19
12~	31	25	37	37	34	36	23	20	13	16	6	6	4	7	8	8	14	5
13~	26	18	35	33	30	35	23	14	15	10	5	10	5	5	4	4	10	5
14~	28	17	40	33	32	33	13	22	7	13	4	5	6	14	2	5	7	4
15~	16	22	40	32	34	26	19	19	12	12	3	8	11	4	3	2	4	2
16~	29	16	22	29	27	28	24	30	17	6	4	0	4	5	1	4	9	8
17~	24	21	25	24	28	31	11	16	6	6	1	5	8	6	1	1	2	7
18~	3	2	13	6	3	7	5	5	3	6	0	0	1	0	1	1	2	2
19~	5	0	2	6	4	3	3	4	2	0	1	0	0	1	1	1	0	1
20~	27	22	27	39	37	42	15	30	10	15	10	9	4	9	5	3	6	6
25~	21	20	39	33	36	59	28	33	31	31	11	19	7	16	7	7	15	20
30~	40	33	40	52	53	69	36	31	25	33	16	18	15	11	9	9	21	18
35~	41	60	61	71	56	63	44	54	34	35	18	18	8	14	6	7	27	22
40~	45	62	106	88	96	104	65	54	43	50	12	20	12	20	10	11	19	33
45~	57	78	94	93	101	107	71	80	56	68	21	13	16	8	11	6	23	25
50~	68	82	79	80	85	101	67	70	42	54	25	21	9	15	13	17	22	35
55~	57	65	92	101	130	142	81	89	70	66	19	21	10	17	15	19	22	40
60~	86	95	102	115	101	119	67	78	37	59	26	31	19	21	10	12	26	24
65~	71	79	59	82	77	93	68	60	38	48	21	22	11	19	10	8	22	13
70~	64	46	51	44	67	62	61	48	43	30	17	8	9	18	4	7	6	9
75~	36	31	38	30	51	34	22	22	27	19	4	9	5	4	4	5	10	4
80~	17	17	16	21	29	24	10	19	11	9	5	3	5	2	2	0	4	2

表5-5 中国农村居民(≥6岁)不同经济水平视黄醇含量测定样本特征

年龄/岁	<5000元 男性	<5000元 女性	5000~9999元 男性	5000~9999元 女性	10000~14999元 男性	10000~14999元 女性	15000~19999元 男性	15000~19999元 女性	20000~24999元 男性	20000~24999元 女性	25000~29999元 男性	25000~29999元 女性	30000~34999元 男性	30000~34999元 女性	35000~39999元 男性	35000~39999元 女性	≥40000元 男性	≥40000元 女性
合计	2074	2172	1690	1720	1143	1099	514	496	286	296	104	103	65	54	35	52	73	84
6~	51	52	54	48	38	34	14	17	12	12	2	5	1	1	1	2	1	3
7~	65	73	57	50	48	49	16	11	15	13	3	3	2	2	1	1	0	3
8~	67	82	65	63	41	46	19	16	12	9	6	3	4	2	0	1	4	6
9~	68	73	81	52	41	48	15	14	13	7	1	2	3	2	1	0	6	4
10~	75	51	55	68	48	41	19	17	5	10	2	3	4	0	1	5	3	1
11~	59	69	69	51	43	44	17	17	6	10	1	3	0	1	2	3	4	4
12~	70	70	62	55	45	36	23	22	10	6	4	9	2	1	2	3	3	3
13~	74	79	58	55	45	38	19	20	13	11	6	4	4	3	3	1	3	3
14~	67	71	79	65	40	40	23	21	12	8	3	7	4	7	2	1	1	1
15~	58	69	63	61	42	39	19	17	12	12	5	3	12	3	3	5	1	1
16~	71	62	56	58	30	36	20	16	8	13	1	1	3	1	3	1	2	1
17~	59	41	49	60	35	29	13	12	8	6	1	4	3	5	0	0	0	1
18~	8	4	11	7	5	7	0	1	1	1	1	0	1	0	1	1	0	0
19~	7	5	6	2	2	3	2	2	0	0	0	0	0	0	0	0	0	0
20~	51	51	42	43	33	34	7	15	7	11	2	3	2	3	4	2	4	4
25~	50	60	41	53	35	30	17	19	7	6	2	0	2	1	2	2	3	3
30~	49	54	53	51	37	40	18	15	9	22	2	4	2	2	2	2	2	0
35~	71	77	66	84	55	47	32	20	18	13	11	7	2	7	1	4	3	8
40~	116	126	109	117	71	83	39	37	28	18	11	10	1	5	3	4	8	8
45~	126	158	125	131	77	84	39	49	16	28	4	11	0	4	6	9	6	7
50~	99	131	107	106	65	49	36	26	20	21	8	9	3	4	3	4	3	8
55~	167	165	104	119	75	74	42	36	18	22	10	4	5	4	1	2	4	2
60~	187	174	123	158	86	75	31	33	19	15	5	3	1	2	4	3	5	5
65~	137	143	64	70	53	35	17	16	6	11	4	5	3	3	0	3	2	3
70~	116	132	48	49	32	29	11	9	5	5	4	2	0	2	0	0	1	1
75~	75	67	26	28	13	21	3	9	2	4	2	0	1	0	0	0	0	0
80~	31	33	17	16	8	8	3	9	2	2	1	0	2	0	0	0	0	0

（二）血清视黄醇水平

我国居民（≥6岁）平均血清视黄醇水平为1.71μmol/L，其中城市居民为1.70μmol/L，农村居民为1.73μmol/L。男性血清视黄醇水平为1.79μmol/L，其中城市为1.78μmol/L，农村为1.82μmol/L；女性血清视黄醇水平为1.63μmol/L，其中城市为1.63μmol/L，农村为1.64μmol/L。见表5-6。

从总体上看，在6~18岁儿童青少年的年龄阶段，中国农村居民人群血清视黄醇水平大多数都低于城市居民，18~74岁的成人居民人群血清视黄醇水平都高于城市居民。成年男性居民血清视黄醇水大多高于女性。

表5-6　中国居民血清视黄醇水平 /(μmol·L⁻¹)

年龄/岁	合计			男性			女性		
	全国	城市	农村	全国	城市	农村	全国	城市	农村
合计	1.71	1.70	1.73	1.79	1.78	1.82	1.63	1.63	1.64
6~	1.32	1.36	1.28	1.30	1.38	1.24	1.33	1.34	1.33
7~	1.36	1.43	1.31	1.35	1.40	1.31	1.37	1.45	1.31
8~	1.33	1.40	1.29	1.34	1.40	1.30	1.33	1.40	1.28
9~	1.41	1.48	1.37	1.40	1.48	1.35	1.43	1.48	1.39
10~	1.38	1.44	1.34	1.39	1.45	1.35	1.38	1.43	1.33
11~	1.45	1.52	1.39	1.45	1.51	1.40	1.45	1.53	1.38
12~	1.47	1.52	1.43	1.46	1.48	1.45	1.47	1.55	1.42
13~	1.50	1.52	1.48	1.50	1.51	1.49	1.50	1.53	1.48
14~	1.53	1.53	1.52	1.52	1.54	1.51	1.53	1.52	1.54
15~	1.59	1.57	1.60	1.62	1.62	1.63	1.55	1.51	1.58
16~	1.56	1.57	1.56	1.60	1.58	1.61	1.52	1.55	1.50
17~	1.55	1.56	1.55	1.59	1.61	1.58	1.51	1.50	1.51
18~	1.76	1.76	1.75	1.85	1.84	1.86	1.65	1.68	1.60
19~	1.74	1.60	1.90	1.87	1.69	2.06	1.57	1.47	1.69
20~	1.78	1.74	1.83	2.00	1.93	2.08	1.59	1.58	1.61
25~	1.91	1.82	2.03	2.11	1.99	2.28	1.73	1.67	1.81
30~	1.92	1.87	1.99	2.15	2.08	2.27	1.70	1.69	1.72
35~	1.96	1.92	2.00	2.22	2.20	2.24	1.72	1.68	1.76
40~	1.99	1.95	2.03	2.28	2.22	2.34	1.71	1.70	1.73
45~	1.97	1.93	2.03	2.18	2.12	2.26	1.79	1.74	1.84
50~	2.01	1.94	2.10	2.19	2.11	2.30	1.84	1.80	1.91
55~	2.02	1.98	2.07	2.12	2.08	2.17	1.93	1.90	1.97
60~	2.04	2.02	2.08	2.16	2.13	2.20	1.93	1.91	1.96
65~	2.00	1.96	2.05	2.10	2.06	2.16	1.90	1.88	1.94
70~	1.91	1.87	1.97	1.93	1.90	1.99	1.90	1.85	1.95
75~	1.92	1.93	1.90	1.92	1.91	1.95	1.91	1.96	1.86
80~	1.81	1.83	1.77	1.83	1.87	1.76	1.79	1.80	1.77

另外，中国居民营养与健康状况监测项目在 2013 年专门对 3～5 岁儿童进行了调查，共检测了 1485 人，血清视黄醇水平为 1.19μmol/L，其中城市为 1.23μmol/L，农村为 1.14μmol/L。

（三）年龄别血清视黄醇水平百分位数分布

全国居民（≥6 岁）血清视黄醇水平第 5、10、25、50、75、90 和 95 百分位数分布分别为 0.72μmol/L、0.91μmol/L、1.22μmol/L、1.60μmol/L、2.07μmol/L、2.61μmol/L、3.01μmol/L。见表 5-7。

表 5-7　中国居民年龄别血清视黄醇水平百分比分布 /(μmol·L⁻¹)

年龄 / 岁	n	P_5	P_{10}	P_{25}	P_{50}	P_{75}	P_{90}	P_{95}
合计	26 828	0.72	0.91	1.22	1.60	2.07	2.61	3.01
6～	730	0.55	0.69	0.90	1.21	1.59	1.99	2.31
7～	843	0.58	0.70	0.94	1.24	1.60	2.10	2.53
8～	869	0.61	0.74	0.97	1.25	1.59	1.96	2.33
9～	870	0.61	0.75	0.97	1.32	1.68	2.16	2.49
10～	823	0.66	0.77	1.00	1.31	1.67	2.09	2.45
11～	859	0.61	0.78	1.05	1.36	1.74	2.17	2.57
12～	893	0.66	0.83	1.06	1.39	1.76	2.17	2.50
13～	879	0.66	0.83	1.10	1.41	1.79	2.22	2.53
14～	892	0.72	0.86	1.13	1.44	1.85	2.29	2.60
15～	844	0.71	0.88	1.13	1.48	1.93	2.39	2.73
16～	802	0.66	0.86	1.12	1.47	1.85	2.35	2.64
17～	706	0.73	0.87	1.17	1.52	1.84	2.19	2.44
18～	118	0.74	0.94	1.29	1.63	2.15	2.65	2.98
19～	67	0.78	0.86	1.32	1.62	2.05	2.57	2.93
20～	667	0.72	0.93	1.27	1.69	2.17	2.76	3.16
25～	819	0.75	1.00	1.33	1.74	2.28	2.98	3.52
30～	956	0.77	1.01	1.33	1.82	2.36	2.92	3.41
35～	1 240	0.76	0.99	1.38	1.82	2.43	3.14	3.59
40～	1 734	0.81	1.03	1.38	1.85	2.45	3.12	3.58
45～	1 923	0.81	1.04	1.39	1.87	2.43	3.01	3.44
50～	1 678	0.80	1.04	1.43	1.88	2.44	3.15	3.60
55～	2 005	0.83	1.09	1.47	1.90	2.44	3.08	3.52
60～	2 071	0.86	1.09	1.49	1.91	2.49	3.08	3.70
65～	1 454	0.83	1.04	1.43	1.88	2.42	3.04	3.44
70～	1 089	0.72	0.96	1.34	1.80	2.36	2.93	3.48
75～	645	0.79	1.00	1.37	1.75	2.35	2.99	3.54
80～	352	0.75	0.90	1.21	1.67	2.24	2.86	3.31

城市居民（≥6岁）血清视黄醇水平第5、10、25、50、75、90和95百分位数分布分别为 0.67μmol/L、0.86μmol/L、1.22μmol/L、1.66μmol/L、2.20μmol/L、2.85μmol/L、3.33μmol/L。见表5-8。

表5-8　中国城市居民年龄别血清视黄醇水平百分比分布/(μmol·L⁻¹)

年龄/岁	n	P_5	P_{10}	P_{25}	P_{50}	P_{75}	P_{90}	P_{95}
合计	13 554	0.67	0.86	1.22	1.66	2.2	2.85	3.33
6～	324	0.54	0.64	0.88	1.25	1.6	2.04	2.59
7～	352	0.58	0.68	0.95	1.3	1.69	2.33	2.7
8～	364	0.62	0.74	0.96	1.3	1.66	2.17	2.44
9～	365	0.57	0.68	0.95	1.35	1.76	2.27	2.8
10～	343	0.58	0.72	1.02	1.37	1.77	2.27	2.5
11～	367	0.56	0.74	1.1	1.43	1.82	2.3	2.78
12～	380	0.64	0.8	1.04	1.4	1.83	2.32	2.78
13～	346	0.65	0.78	1.08	1.42	1.8	2.25	2.7
14～	354	0.67	0.83	1.09	1.48	1.89	2.3	2.54
15～	339	0.63	0.76	1.05	1.5	1.93	2.39	2.75
16～	331	0.61	0.84	1.07	1.45	1.87	2.32	2.75
17～	302	0.73	0.83	1.16	1.53	1.85	2.19	2.49
18～	65	0.83	0.91	1.29	1.59	2.23	2.69	2.98
19～	35	0.78	0.86	1.17	1.6	2.03	2.28	2.57
20～	345	0.66	0.92	1.2	1.66	2.12	2.74	3.17
25～	469	0.7	0.89	1.26	1.69	2.19	2.8	3.21
30～	572	0.72	0.96	1.3	1.77	2.32	2.89	3.32
35～	696	0.69	0.91	1.3	1.8	2.4	3.18	3.71
40～	918	0.74	0.94	1.31	1.81	2.41	3.18	3.59
45～	1 013	0.66	0.95	1.3	1.81	2.36	3.02	3.45
50～	958	0.73	0.95	1.36	1.8	2.36	3.08	3.57
55～	1 118	0.77	1.03	1.43	1.88	2.42	3.02	3.47
60～	1 120	0.79	1.06	1.46	1.88	2.44	3.08	3.69
65～	854	0.76	0.99	1.38	1.86	2.38	3.07	3.43
70～	625	0.64	0.87	1.29	1.76	2.31	2.91	3.45
75～	383	0.79	1.01	1.37	1.82	2.36	2.95	3.56
80～	216	0.63	0.83	1.22	1.71	2.24	2.98	3.41

　　城市男性居民（≥6岁）血清视黄醇水平第5、10、25、50、75、90和95百分位数分布分别为 0.68μmol/L、0.87μmol/L、1.25μmol/L、1.74μmol/L、2.35μmol/L、3.03μmol/L、3.55μmol/L，城市女性居民血清视黄醇水平第5、10、25、50、75、90和95百分位数分布分别为 0.66μmol/L、0.85μmol/L、1.19μmol/L、1.60μmol/L、2.08μmol/L、2.64μmol/L、3.09μmol/L。见表5-9。

表5-9　中国不同性别城市居民年龄别血清视黄醇水平百分比分布/（μmol·L⁻¹）

年龄/岁	男性								女性							
	n	P_5	P_{10}	P_{25}	P_{50}	P_{75}	P_{90}	P_{95}	n	P_5	P_{10}	P_{25}	P_{50}	P_{75}	P_{90}	P_{95}
合计	6614	0.68	0.87	1.25	1.74	2.35	3.03	3.55	6940	0.66	0.85	1.19	1.60	2.08	2.64	3.09
6~	167	0.54	0.65	0.84	1.26	1.66	2.02	2.60	157	0.53	0.61	0.88	1.21	1.57	2.08	2.59
7~	180	0.55	0.66	0.95	1.32	1.69	2.16	2.65	172	0.62	0.76	0.96	1.27	1.71	2.34	2.96
8~	192	0.62	0.73	0.96	1.30	1.66	2.21	2.50	172	0.61	0.75	0.97	1.28	1.66	2.10	2.44
9~	175	0.57	0.66	0.95	1.32	1.64	2.29	2.80	190	0.56	0.75	0.95	1.39	1.83	2.26	2.85
10~	171	0.63	0.74	1.01	1.39	1.75	2.37	2.51	172	0.56	0.72	1.04	1.35	1.79	2.17	2.50
11~	188	0.54	0.74	1.06	1.44	1.80	2.30	2.80	179	0.58	0.75	1.12	1.43	1.84	2.30	2.74
12~	199	0.55	0.77	1.01	1.37	1.74	2.26	2.89	181	0.67	0.84	1.10	1.42	1.97	2.33	2.72
13~	185	0.62	0.78	1.06	1.44	1.79	2.22	2.60	161	0.69	0.82	1.09	1.37	1.82	2.32	3.09
14~	175	0.61	0.79	1.09	1.45	1.94	2.38	2.65	179	0.68	0.83	1.13	1.49	1.87	2.22	2.50
15~	178	0.63	0.71	1.05	1.52	1.97	2.45	3.43	161	0.64	0.82	1.08	1.45	1.81	2.30	2.50
16~	170	0.66	0.85	1.11	1.47	1.93	2.32	2.75	161	0.59	0.81	1.06	1.42	1.79	2.32	2.68
17~	148	0.69	0.87	1.24	1.55	1.88	2.32	2.54	154	0.74	0.81	1.12	1.46	1.82	2.17	2.47
18~	34	0.87	1.10	1.45	1.87	2.23	2.55	2.98	31	0.68	0.87	1.03	1.50	2.45	2.94	2.99
19~	20	0.79	0.91	1.12	1.67	2.04	2.54	2.92	15	0.60	0.86	1.32	1.48	1.67	2.04	2.28
20~	156	0.67	0.96	1.48	1.80	2.25	3.16	3.40	189	0.61	0.86	1.11	1.50	1.99	2.49	2.72
25~	213	0.74	0.96	1.37	1.93	2.44	2.98	3.49	256	0.69	0.82	1.23	1.57	1.98	2.43	2.98
30~	276	0.71	1.01	1.45	1.97	2.60	3.12	3.73	296	0.72	0.93	1.25	1.65	2.04	2.56	2.89
35~	320	0.70	1.07	1.47	2.07	2.76	3.59	4.10	376	0.67	0.84	1.19	1.61	2.04	2.57	3.05
40~	441	0.83	1.14	1.55	2.07	2.72	3.52	3.85	477	0.72	0.86	1.19	1.56	2.13	2.73	3.15
45~	492	0.89	1.08	1.49	1.98	2.60	3.24	3.93	521	0.58	0.80	1.21	1.70	2.12	2.74	3.15
50~	438	0.77	0.99	1.51	1.99	2.59	3.33	3.93	520	0.72	0.92	1.28	1.70	2.20	2.78	3.32
55~	520	0.74	1.03	1.49	1.98	2.59	3.23	3.67	598	0.81	1.02	1.38	1.84	2.28	2.78	3.21
60~	520	0.83	1.07	1.51	2.01	2.56	3.30	4.00	600	0.77	1.05	1.39	1.81	2.31	2.86	3.30
65~	401	0.83	0.98	1.37	1.95	2.54	3.19	3.56	453	0.70	1.01	1.38	1.80	2.26	2.88	3.32
70~	335	0.61	0.86	1.28	1.71	2.36	3.01	3.66	290	0.65	0.90	1.33	1.80	2.27	2.74	3.34
75~	214	0.78	0.98	1.35	1.85	2.35	2.90	3.31	169	0.84	1.03	1.39	1.79	2.38	3.10	3.68
80~	106	0.70	0.86	1.24	1.77	2.39	3.08	3.44	110	0.63	0.82	1.20	1.69	2.23	2.75	3.12

农村居民（≥6岁）血清视黄醇水平第5、10、25、50、75、90和95百分位数分布分别为0.76μmol/L、0.92μmol/L、1.21μmol/L、1.62μmol/L、2.15μmol/L、2.77μmol/L、3.21μmol/L。见表5-10。

表5-10　中国农村居民年龄别血清视黄醇水平百分比分布/(μmol·L⁻¹)

年龄/岁	n	P_5	P_{10}	P_{25}	P_{50}	P_{75}	P_{90}	P_{95}
合计	13 274	0.76	0.92	1.21	1.62	2.15	2.77	3.21
6～	406	0.59	0.73	0.92	1.20	1.56	1.89	2.22
7～	491	0.59	0.70	0.93	1.21	1.54	2.00	2.35
8～	505	0.60	0.74	0.97	1.23	1.53	1.90	2.16
9～	505	0.63	0.76	0.98	1.29	1.66	2.04	2.34
10～	480	0.68	0.78	0.98	1.28	1.59	2.02	2.29
11～	492	0.66	0.81	1.03	1.32	1.64	2.05	2.41
12～	513	0.68	0.88	1.07	1.38	1.73	2.13	2.33
13～	533	0.67	0.85	1.12	1.41	1.75	2.18	2.45
14～	538	0.78	0.89	1.13	1.41	1.82	2.29	2.63
15～	505	0.82	0.94	1.17	1.48	1.93	2.38	2.73
16～	471	0.68	0.89	1.16	1.48	1.84	2.36	2.62
17～	404	0.73	0.96	1.18	1.51	1.84	2.19	2.43
18～	53	0.74	1.07	1.34	1.65	2.09	2.27	2.74
19～	32	0.71	1.19	1.39	1.79	2.50	2.71	3.72
20～	322	0.78	0.98	1.33	1.78	2.22	2.79	3.13
25～	350	0.97	1.08	1.39	1.81	2.43	3.25	4.00
30～	384	0.83	1.06	1.44	1.92	2.44	2.98	3.44
35～	544	0.88	1.12	1.43	1.85	2.47	3.13	3.49
40～	816	0.92	1.14	1.46	1.88	2.49	3.07	3.54
45～	910	0.98	1.13	1.46	1.93	2.49	3.01	3.43
50～	720	0.98	1.17	1.54	1.96	2.51	3.20	3.71
55～	887	0.96	1.17	1.51	1.93	2.47	3.15	3.59
60～	951	0.91	1.16	1.51	1.94	2.53	3.09	3.70
65～	600	0.90	1.13	1.50	1.93	2.45	3.01	3.46
70～	464	0.93	1.10	1.41	1.85	2.40	2.95	3.48
75～	262	0.82	0.94	1.37	1.71	2.34	3.03	3.51
80～	136	0.84	0.99	1.19	1.59	2.26	2.84	3.16

农村男性居民（≥6岁）血清视黄醇水平第5、10、25、50、75、90和95百分位数分布分别为0.76μmol/L、0.94μmol/L、1.25μmol/L、1.69μmol/L、2.31μmol/L、2.98μmol/L、3.47μmol/L。农村女性居民血清视黄醇水平第5、10、25、50、75、90和95百分位数分布分别为0.76μmol/L、0.91μmol/L、1.19μmol/L、1.57μmol/L、2.02μmol/L、2.54μmol/L、2.93μmol/L。见表5-11。

表5-11　中国不同性别农村居民(≥6岁)血清视黄醇水平百分比分布/(μmol·L⁻¹)

年龄/岁	男性								女性							
	n	P_5	P_{10}	P_{25}	P_{50}	P_{75}	P_{90}	P_{95}	n	P_5	P_{10}	P_{25}	P_{50}	P_{75}	P_{90}	P_{95}
合计	6575	0.76	0.94	1.25	1.69	2.31	2.98	3.47	6699	0.76	0.91	1.19	1.57	2.02	2.54	2.93
6~	199	0.55	0.67	0.90	1.19	1.53	1.86	2.12	207	0.64	0.78	0.94	1.21	1.60	1.99	2.57
7~	249	0.57	0.70	0.95	1.22	1.56	2.01	2.24	242	0.61	0.70	0.92	1.21	1.54	1.98	2.39
8~	251	0.58	0.76	0.98	1.26	1.52	1.88	2.13	254	0.61	0.73	0.96	1.21	1.54	1.93	2.17
9~	264	0.62	0.77	0.98	1.27	1.60	1.97	2.28	241	0.64	0.76	0.98	1.32	1.70	2.17	2.39
10~	252	0.67	0.77	0.97	1.28	1.61	2.04	2.37	228	0.70	0.81	0.99	1.29	1.58	1.98	2.16
11~	247	0.61	0.78	1.04	1.34	1.69	2.14	2.39	245	0.73	0.83	1.02	1.31	1.61	2.05	2.41
12~	262	0.64	0.85	1.07	1.41	1.74	2.15	2.34	251	0.73	0.91	1.07	1.34	1.72	2.04	2.22
13~	266	0.66	0.82	1.11	1.43	1.76	2.18	2.53	267	0.75	0.87	1.13	1.39	1.75	2.23	2.41
14~	272	0.72	0.89	1.11	1.38	1.87	2.29	2.65	266	0.80	0.91	1.17	1.44	1.77	2.24	2.63
15~	258	0.81	0.92	1.17	1.50	1.94	2.39	2.99	247	0.82	0.97	1.16	1.45	1.91	2.33	2.66
16~	239	0.71	0.86	1.21	1.51	1.93	2.52	2.71	232	0.66	0.92	1.12	1.45	1.81	2.09	2.47
17~	200	0.73	0.95	1.18	1.53	1.89	2.21	2.45	204	0.71	0.96	1.15	1.49	1.81	2.17	2.36
18~	31	0.74	1.07	1.41	1.67	2.18	2.45	3.03	22	0.94	1.09	1.25	1.61	2.03	2.18	2.23
19~	18	0.50	0.83	1.37	1.92	2.60	3.72	3.97	14	0.71	1.19	1.46	1.65	1.87	2.48	2.51
20~	152	1.07	1.25	1.56	2.04	2.45	3.03	3.37	170	0.74	0.83	1.16	1.51	1.98	2.38	2.78
25~	163	1.06	1.26	1.56	2.10	2.81	3.66	4.36	187	0.83	1.05	1.27	1.66	2.14	2.64	3.13
30~	185	1.09	1.24	1.68	2.20	2.77	3.36	3.76	199	0.75	0.96	1.25	1.67	2.07	2.47	2.82
35~	276	1.04	1.25	1.62	2.10	2.79	3.45	3.83	268	0.76	0.98	1.31	1.68	2.15	2.61	2.96
40~	397	1.15	1.32	1.74	2.22	2.80	3.48	3.98	419	0.81	1.02	1.33	1.63	2.14	2.56	2.87
45~	411	1.09	1.23	1.65	2.16	2.74	3.35	3.88	499	0.94	1.06	1.35	1.78	2.17	2.74	3.03
50~	352	1.00	1.21	1.63	2.15	2.80	3.45	4.04	368	0.96	1.11	1.49	1.83	2.23	2.77	3.22
55~	439	1.00	1.26	1.58	2.03	2.56	3.30	3.88	448	0.84	1.06	1.46	1.83	2.33	2.92	3.48
60~	471	0.99	1.20	1.58	2.05	2.64	3.34	3.98	480	0.89	1.13	1.47	1.89	2.34	2.92	3.34
65~	301	0.99	1.24	1.58	2.05	2.54	3.21	3.69	299	0.89	1.06	1.46	1.82	2.31	2.86	3.31
70~	227	0.77	1.08	1.42	1.87	2.44	3.12	3.54	237	0.95	1.12	1.39	1.85	2.39	2.93	3.35
75~	129	0.77	0.94	1.40	1.72	2.38	3.22	3.56	133	0.89	0.94	1.33	1.69	2.28	2.92	3.36
80~	64	0.96	1.04	1.29	1.56	2.24	2.84	3.16	72	0.84	0.95	1.12	1.73	2.27	2.73	3.08

（四）4类地区居民血清视黄醇水平

4类地区居民的血清视黄醇水平分别为大城市1.80μmol/L、中小城市1.79μmol/L、普通农村1.73μmol/L、贫困农村1.80μmol/L。19岁以上大城市居民血清视黄醇相对较低。见表5-12。

另外，中国居民营养与健康状况监测项目在2013年专门对3～5岁儿童进行了调查，共检测了1 489人，大城市1.23μmol/L、中小城市1.22μmol/L、普通农村1.17μmol/L、贫困农村1.10μmol/L。

表5-12 中国4类地区居民血清视黄醇水平/（μmol·L⁻¹）

年龄/岁	大城市 $\overline{X}$	SD	中小城市 $\overline{X}$	SD	普通农村 $\overline{X}$	SD	贫困农村 $\overline{X}$	SD
合计	1.80	0.87	1.79	0.85	1.73	0.79	1.80	0.79
6～	1.67	1.09	1.33	0.75	1.23	0.51	1.40	0.56
7～	1.49	0.76	1.42	0.73	1.27	0.56	1.41	0.71
8～	1.50	0.53	1.38	0.67	1.29	0.49	1.30	0.53
9～	1.60	0.80	1.46	0.90	1.36	0.57	1.38	0.67
10～	1.39	0.55	1.45	0.61	1.33	0.51	1.37	0.53
11～	1.58	0.66	1.52	0.73	1.37	0.52	1.44	0.60
12～	1.41	0.71	1.53	0.73	1.42	0.49	1.45	0.58
13～	1.55	0.79	1.52	0.69	1.53	0.56	1.43	0.54
14～	1.35	0.47	1.55	0.65	1.55	0.57	1.50	0.61
15～	2.01	1.17	1.53	0.66	1.59	0.63	1.62	0.65
16～	1.48	0.49	1.57	0.79	1.53	0.58	1.60	0.62
17～	1.45	0.62	1.57	0.66	1.54	0.55	1.55	0.55
18～	1.79	0.75	1.75	0.68	1.83	0.97	1.57	0.39
19～	1.52	0.74	1.65	0.42	1.84	0.73	1.97	0.86
20～	1.68	0.69	1.78	0.80	1.81	0.72	1.86	0.72
25～	1.82	0.89	1.82	0.85	1.99	0.89	2.07	0.95
30～	1.77	0.83	1.96	0.80	1.95	0.89	2.03	0.73
35～	1.90	0.98	1.94	0.83	2.04	0.83	1.95	0.81
40～	1.85	0.93	2.02	0.88	2.02	0.84	2.04	0.80
45～	1.80	0.91	2.01	0.88	2.04	0.80	2.02	0.75
50～	1.88	0.90	1.99	0.85	2.08	0.83	2.13	0.87
55～	1.87	0.85	2.07	0.83	2.04	0.90	2.11	0.84
60～	1.87	0.83	2.12	0.92	2.02	0.83	2.17	0.87
65～	1.78	0.77	2.09	0.88	2.03	0.88	2.06	0.77
70～	1.78	0.98	1.95	0.91	1.92	0.79	2.02	0.86
75～	1.75	0.75	2.06	0.94	1.97	1.02	1.78	0.72
80～	1.81	0.90	1.85	0.84	1.69	0.70	1.89	0.76

4 类地区男性居民（≥6 岁）的血清视黄醇水平分别为大城市 1.91μmol/L、中小城市 1.87μmol/L、普通农村 1.83μmol/L、贫困农村 1.89μmol/L。见表 5-13。

表 5-13　中国 4 类地区男性居民（≥6 岁）血清视黄醇水平 /（μmol·L⁻¹）

年龄 / 岁	大城市		中小城市		普通农村		贫困农村	
	$\overline{X}$	SD	$\overline{X}$	SD	$\overline{X}$	SD	$\overline{X}$	SD
合计	1.91	0.93	1.87	0.93	1.83	0.85	1.89	0.87
6～	1.61	1.08	1.36	0.8	1.17	0.46	1.4	0.48
7～	1.63	0.84	1.37	0.68	1.23	0.47	1.49	0.77
8～	1.59	0.58	1.37	0.7	1.28	0.49	1.34	0.52
9～	1.58	0.84	1.47	1.05	1.33	0.54	1.4	0.76
10～	1.39	0.57	1.46	0.62	1.35	0.55	1.35	0.52
11～	1.5	0.68	1.52	0.72	1.38	0.53	1.45	0.64
12～	1.38	0.71	1.5	0.75	1.43	0.51	1.48	0.65
13～	1.55	0.85	1.51	0.68	1.59	0.6	1.37	0.5
14～	1.36	0.52	1.57	0.71	1.54	0.57	1.48	0.64
15～	2.08	1.38	1.58	0.74	1.65	0.64	1.6	0.73
16～	1.55	0.59	1.58	0.7	1.6	0.62	1.62	0.68
17～	1.62	0.75	1.61	0.72	1.6	0.6	1.56	0.57
18～	1.97	0.71	1.76	0.55	2.04	1.21	1.49	0.22
19～	1.69	0.87	1.7	0.51	1.9	0.87	2.22	1.01
20～	1.76	0.7	2.09	0.91	2.1	0.72	2.06	0.72
25～	1.95	0.95	2.04	0.83	2.27	1	2.28	0.96
30～	1.96	0.95	2.16	0.88	2.34	0.83	2.19	0.81
35～	2.24	1.12	2.18	0.91	2.28	0.89	2.18	0.9
40～	2.15	1.03	2.27	0.95	2.37	0.9	2.31	0.89
45～	1.95	0.97	2.24	0.94	2.3	0.84	2.2	0.86
50～	2.02	0.96	2.18	0.95	2.29	0.89	2.32	1
55～	1.97	0.87	2.17	0.93	2.15	0.84	2.19	0.89
60～	1.95	0.83	2.27	1.04	2.13	0.87	2.31	0.96
65～	1.85	0.81	2.2	0.97	2.11	0.79	2.21	0.75
70～	1.79	1.07	1.98	0.96	1.93	0.79	2.06	0.93
75～	1.75	0.71	2.02	0.9	1.99	0.93	1.88	0.79
80～	1.82	0.88	1.91	0.9	1.68	0.7	1.89	0.74

4 类地区女性居民（≥6 岁）的血清视黄醇水平分别为大城市 1.69μmol/L、中小城市 1.71μmol/L、普通农村 1.64μmol/L、贫困农村 1.71μmol/L。见表 5-14。

表 5-14　中国 4 类地区女性居民血清视黄醇水平 /（ μmol·L⁻¹ ）

年龄/岁	大城市		中小城市		普通农村		贫困农村	
	$\overline{X}$	SD	$\overline{X}$	SD	$\overline{X}$	SD	$\overline{X}$	SD
合计	1.69	0.78	1.71	0.76	1.64	0.72	1.71	0.69
6~	1.71	1.12	1.29	0.69	1.30	0.54	1.39	0.63
7~	1.33	0.66	1.47	0.78	1.31	0.64	1.31	0.62
8~	1.39	0.45	1.40	0.65	1.29	0.50	1.26	0.54
9~	1.63	0.79	1.46	0.75	1.40	0.59	1.36	0.57
10~	1.39	0.53	1.44	0.60	1.31	0.46	1.39	0.53
11~	1.70	0.64	1.52	0.74	1.36	0.51	1.43	0.56
12~	1.44	0.72	1.56	0.71	1.41	0.47	1.43	0.51
13~	1.56	0.72	1.53	0.69	1.47	0.52	1.49	0.58
14~	1.35	0.40	1.54	0.58	1.55	0.57	1.52	0.57
15~	1.94	0.93	1.47	0.55	1.53	0.62	1.64	0.57
16~	1.44	0.42	1.57	0.88	1.45	0.53	1.57	0.55
17~	1.32	0.48	1.52	0.60	1.50	0.49	1.54	0.52
18~	1.58	0.77	1.73	0.80	1.57	0.45	1.73	0.61
19~	1.33	0.57	1.59	0.24	1.76	0.58	1.59	0.36
20~	1.60	0.68	1.56	0.62	1.55	0.61	1.67	0.67
25~	1.69	0.80	1.66	0.84	1.75	0.72	1.87	0.92
30~	1.58	0.66	1.77	0.66	1.59	0.79	1.88	0.61
35~	1.63	0.75	1.73	0.68	1.78	0.67	1.75	0.65
40~	1.58	0.74	1.78	0.75	1.68	0.60	1.80	0.63
45~	1.64	0.82	1.81	0.76	1.82	0.70	1.86	0.60
50~	1.76	0.82	1.84	0.73	1.89	0.73	1.94	0.67
55~	1.79	0.83	1.98	0.73	1.94	0.94	2.01	0.79
60~	1.79	0.82	1.99	0.79	1.92	0.77	2.03	0.77
65~	1.74	0.73	1.98	0.77	1.99	0.85	1.92	0.76
70~	1.77	0.88	1.91	0.86	1.92	0.78	1.99	0.80
75~	1.76	0.80	2.12	0.98	1.96	1.10	1.69	0.65
80~	1.80	0.92	1.79	0.77	1.70	0.71	1.89	0.78

（五）血清视黄醇百分位数分布

1. 大城市居民（≥6岁）血清视黄醇百分位数分布　大城市居民血清视黄醇第 5、10、25、50、75、90 和 95 百分位数分布分别为 0.64μmol/L、0.83μmol/L、1.21μmol/L、1.67μmol/L、2.23μmol/L、2.88μmol/L、3.37μmol/L。见表 5-15。其中男性分别为 0.67μmol/L、0.87μmol/L、

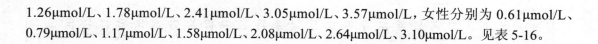

1.26μmol/L、1.78μmol/L、2.41μmol/L、3.05μmol/L、3.57μmol/L，女性分别为0.61μmol/L、0.79μmol/L、1.17μmol/L、1.58μmol/L、2.08μmol/L、2.64μmol/L、3.10μmol/L。见表5-16。

表5-15　中国大城市居民（≥6岁）血清视黄醇水平百分位数分布

年龄/岁	大城市	P_5	P_{10}	P_{25}	P_{50}	P_{75}	P_{90}	P_{95}
合计	4 483	0.64	0.83	1.21	1.67	2.23	2.88	3.37
6～	36	0.50	0.65	0.90	1.38	1.90	3.17	4.47
7～	46	0.47	0.54	0.91	1.53	1.94	2.59	2.83
8～	47	0.72	0.93	1.10	1.40	1.85	2.30	2.36
9～	39	0.65	0.67	1.00	1.32	2.20	2.79	3.57
10～	45	0.49	0.56	1.01	1.34	1.79	2.00	2.17
11～	39	0.67	0.79	1.08	1.47	2.02	2.45	2.98
12～	38	0.41	0.63	0.86	1.42	1.63	2.44	3.13
13～	36	0.72	0.83	1.01	1.42	1.76	2.23	3.78
14～	38	0.56	0.73	1.14	1.29	1.61	2.03	2.07
15～	28	0.74	0.74	1.19	1.70	2.41	4.08	4.51
16～	33	0.78	1.00	1.07	1.39	1.84	2.15	2.36
17～	25	0.78	0.82	1.00	1.36	1.64	2.05	2.32
18～	24	0.68	0.91	1.16	1.69	2.34	2.69	2.94
19～	15	0.60	0.80	0.99	1.35	2.03	2.57	3.27
20～	143	0.64	0.78	1.20	1.64	2.12	2.59	2.96
25～	231	0.65	0.82	1.23	1.70	2.21	2.82	3.12
30～	251	0.55	0.84	1.26	1.63	2.14	2.85	3.30
35～	311	0.60	0.86	1.22	1.71	2.40	3.22	3.85
40～	371	0.68	0.85	1.19	1.65	2.39	3.21	3.58
45～	407	0.56	0.74	1.17	1.68	2.20	2.99	3.48
50～	443	0.73	0.91	1.27	1.72	2.33	2.98	3.51
55～	488	0.64	0.87	1.29	1.78	2.35	2.94	3.42
60～	451	0.69	0.90	1.31	1.77	2.39	2.82	3.21
65～	355	0.61	0.81	1.27	1.73	2.22	2.78	3.13
70～	275	0.58	0.80	1.16	1.60	2.24	2.82	3.33
75～	164	0.58	0.87	1.21	1.68	2.21	2.66	3.03
80～	104	0.63	0.82	1.22	1.66	2.19	2.89	3.41

表5-16 中国大城市不同性别居民血清视黄醇水平百分位数分布 /(μmol·L⁻¹)

年龄/岁	男性								女性							
	n	P5	P10	P25	P50	P75	P90	P95	n	P5	P10	P25	P50	P75	P90	P95
合计	2174	0.67	0.87	1.26	1.78	2.41	3.05	3.57	2309	0.61	0.79	1.17	1.58	2.08	2.64	3.10
6~	16	0.45	0.65	0.96	1.26	1.78	3.17	4.47	20	0.54	0.64	0.90	1.53	1.96	3.08	4.52
7~	24	0.41	0.54	1.05	1.59	2.08	2.63	2.83	22	0.52	0.66	0.88	1.13	1.66	2.18	2.34
8~	26	0.72	0.76	1.24	1.57	1.91	2.31	2.36	21	0.93	0.93	1.10	1.27	1.76	1.93	2.11
9~	19	0.58	0.67	1.03	1.32	2.20	2.79	3.84	20	0.71	0.81	0.97	1.41	2.14	2.66	3.24
10~	22	0.49	0.56	1.01	1.39	1.79	2.00	2.05	23	0.55	0.72	1.03	1.34	1.92	1.98	2.17
11~	23	0.70	0.80	1.00	1.28	1.98	2.23	2.45	16	0.67	0.79	1.25	1.78	2.03	2.61	2.98
12~	19	0.36	0.52	0.77	1.48	1.78	2.44	3.13	19	0.41	0.82	0.91	1.41	1.63	2.64	3.51
13~	22	0.75	0.83	0.97	1.42	1.68	2.23	3.78	14	0.72	0.87	1.07	1.42	2.08	2.14	3.45
14~	22	0.67	0.73	1.09	1.31	1.61	1.96	2.07	16	0.56	0.84	1.20	1.27	1.59	2.03	2.05
15~	15	0.67	0.74	0.91	1.70	3.15	4.08	4.96	13	0.74	1.23	1.55	1.70	2.02	2.81	4.51
16~	13	0.74	1.00	1.11	1.25	2.01	2.16	2.75	20	0.80	0.92	1.05	1.39	1.69	1.97	2.20
17~	11	0.62	1.00	1.23	1.47	2.02	2.02	3.54	14	0.78	0.82	0.94	1.15	1.64	2.05	2.32
18~	13	0.67	1.10	1.59	1.96	2.23	2.65	3.54	11	0.68	0.91	0.95	1.42	2.45	2.69	2.94
19~	8	0.80	0.80	1.04	1.39	2.30	3.27	3.27	7	0.60	0.60	0.86	1.35	1.62	2.28	2.28
20~	73	0.66	0.80	1.20	1.73	2.10	2.66	3.03	70	0.61	0.75	1.20	1.36	2.15	2.53	2.64
25~	113	0.64	0.80	1.36	1.84	2.44	2.95	3.14	118	0.65	0.82	1.22	1.61	1.98	2.57	2.97
30~	122	0.55	0.91	1.33	1.83	2.39	3.08	3.57	129	0.58	0.77	1.22	1.47	1.94	2.31	2.73
35~	135	0.80	1.10	1.38	2.08	2.82	3.84	4.25	176	0.58	0.78	1.08	1.52	2.06	2.61	3.05
40~	178	0.69	0.99	1.39	1.98	2.80	3.58	3.83	193	0.64	0.79	1.04	1.44	2.00	2.72	3.21
45~	206	0.72	0.94	1.23	1.78	2.44	3.08	3.78	201	0.53	0.64	1.10	1.57	2.02	2.62	3.26
50~	204	0.77	0.94	1.38	1.91	2.50	3.07	3.71	239	0.72	0.91	1.23	1.55	2.15	2.80	3.37
55~	230	0.59	0.91	1.37	1.85	2.47	3.25	3.54	258	0.64	0.83	1.27	1.75	2.16	2.73	3.20
60~	220	0.72	1.01	1.38	1.89	2.45	2.86	3.30	231	0.65	0.85	1.27	1.65	2.17	2.80	3.21
65~	155	0.72	0.90	1.25	1.81	2.28	2.93	3.23	200	0.57	0.76	1.30	1.68	2.14	2.62	2.97
70~	147	0.55	0.74	1.22	1.58	2.29	2.82	3.33	128	0.75	0.86	1.10	1.61	2.23	2.84	3.30
75~	90	0.58	0.83	1.24	1.87	2.19	2.55	2.81	74	0.77	0.90	1.16	1.59	2.28	2.88	3.10
80~	48	0.75	0.90	1.18	1.58	2.21	3.00	3.41	56	0.56	0.79	1.26	1.70	2.15	2.79	3.43

2. 中小城市居民（≥6岁）血清视黄醇百分位数分布 中小城市居民（≥6岁）血清视黄醇第 5、10、25、50、75、90 和 95 百分位数分布分别为 0.69μmol/L、0.87μmol/L、1.22μmol/L、1.66μmol/L、2.19μmol/L、2.82μmol/L、3.31μmol/L。见表 5-17。其中男性分别为 0.68μmol/L、0.87μmol/L、1.25μmol/L、1.72μmol/L、2.32μmol/L、3.03μmol/L、3.54μmol/L，女性分别为 0.69μmol/L、0.87μmol/L、1.21μmol/L、1.61μmol/L、2.08μmol/L、2.63μmol/L、3.08μmol/L。见表 5-18。

表 5-17 中国中小城市居民（≥6岁）血清视黄醇水平百分位数分布 /(μmol·L⁻¹)

年龄/岁	n	P_5	P_{10}	P_{25}	P_{50}	P_{75}	P_{90}	P_{95}
合计	9 071	0.69	0.87	1.22	1.66	2.19	2.82	3.31
6～	288	0.54	0.63	0.86	1.22	1.58	2.02	2.30
7～	306	0.60	0.70	0.96	1.30	1.69	2.17	2.67
8～	317	0.61	0.73	0.95	1.27	1.62	2.11	2.50
9～	326	0.56	0.68	0.95	1.35	1.72	2.22	2.79
10～	298	0.58	0.73	1.02	1.37	1.75	2.37	2.58
11～	328	0.56	0.74	1.11	1.43	1.80	2.29	2.78
12～	342	0.66	0.81	1.05	1.39	1.89	2.32	2.77
13～	310	0.65	0.78	1.09	1.42	1.80	2.26	2.64
14～	316	0.68	0.83	1.08	1.50	1.93	2.34	2.57
15～	311	0.62	0.77	1.05	1.45	1.91	2.36	2.55
16～	298	0.60	0.84	1.08	1.45	1.87	2.33	2.88
17～	277	0.70	0.83	1.18	1.53	1.85	2.20	2.52
18～	41	0.87	0.92	1.32	1.59	2.18	2.67	2.98
19～	20	0.90	1.13	1.37	1.63	2.00	2.12	2.35
20～	202	0.81	0.95	1.22	1.67	2.07	2.91	3.35
25～	238	0.74	0.93	1.30	1.67	2.17	2.75	3.38
30～	321	0.84	1.06	1.37	1.88	2.40	2.91	3.32
35～	385	0.73	0.99	1.38	1.82	2.41	3.11	3.45
40～	547	0.82	1.03	1.40	1.92	2.42	3.13	3.59
45～	606	0.81	1.05	1.42	1.90	2.45	3.03	3.44
50～	515	0.73	1.00	1.43	1.87	2.44	3.18	3.57
55～	630	0.91	1.14	1.52	1.96	2.46	3.04	3.50
60～	669	0.94	1.19	1.55	1.94	2.54	3.26	3.93
65～	499	0.91	1.08	1.46	1.95	2.56	3.22	3.64
70～	350	0.66	0.94	1.35	1.86	2.35	2.96	3.83
75～	219	0.98	1.16	1.47	1.87	2.42	3.17	3.90
80～	112	0.70	0.86	1.22	1.85	2.34	3.03	3.37

表5-18 中国中小城市居民不同性别血清视黄醇水平百分位数分布 /(μmol·L⁻¹)

年龄/岁	男性								女性							
	n	P_5	P_{10}	P_{25}	P_{50}	P_{75}	P_{90}	P_{95}	n	P_5	P_{10}	P_{25}	P_{50}	P_{75}	P_{90}	P_{95}
合计	4440	0.68	0.87	1.25	1.72	2.32	3.03	3.54	4631	0.69	0.87	1.21	1.61	2.08	2.63	3.08
6~	151	0.54	0.66	0.84	1.26	1.66	1.99	2.30	137	0.53	0.61	0.88	1.17	1.52	2.04	2.40
7~	156	0.58	0.68	0.95	1.31	1.62	2.01	2.56	150	0.63	0.78	0.97	1.28	1.71	2.41	3.10
8~	166	0.62	0.69	0.94	1.26	1.59	2.11	2.50	151	0.61	0.74	0.95	1.30	1.66	2.10	2.46
9~	156	0.56	0.66	0.94	1.32	1.62	2.27	2.80	170	0.54	0.74	0.95	1.39	1.79	2.14	2.78
10~	149	0.68	0.74	1.01	1.39	1.75	2.38	2.51	149	0.57	0.70	1.04	1.36	1.79	2.26	2.58
11~	165	0.54	0.74	1.09	1.45	1.79	2.30	2.80	163	0.58	0.75	1.12	1.42	1.81	2.21	2.65
12~	180	0.64	0.81	1.03	1.36	1.74	2.26	2.85	162	0.67	0.84	1.11	1.44	1.97	2.33	2.72
13~	163	0.62	0.78	1.09	1.44	1.81	2.19	2.56	147	0.67	0.78	1.09	1.37	1.80	2.38	3.09
14~	153	0.61	0.84	1.09	1.48	1.97	2.40	2.65	163	0.70	0.83	1.06	1.51	1.88	2.24	2.50
15~	163	0.63	0.71	1.05	1.51	1.96	2.39	2.68	148	0.62	0.81	1.05	1.42	1.80	2.29	2.49
16~	157	0.64	0.85	1.11	1.48	1.92	2.32	2.91	141	0.52	0.80	1.06	1.42	1.80	2.33	2.88
17~	137	0.69	0.87	1.25	1.56	1.87	2.32	2.54	140	0.73	0.81	1.14	1.51	1.84	2.18	2.50
18~	21	1.08	1.13	1.40	1.68	2.18	2.35	2.55	20	0.56	0.85	1.16	1.55	2.34	2.97	3.03
19~	12	0.78	1.02	1.30	1.81	2.04	2.20	2.51	8	1.32	1.32	1.40	1.54	1.73	2.04	2.04
20~	83	0.94	1.06	1.50	1.87	2.53	3.38	3.49	119	0.55	0.92	1.09	1.51	1.92	2.39	2.76
25~	100	0.91	1.01	1.45	2.02	2.43	3.06	3.67	138	0.71	0.80	1.25	1.55	1.99	2.42	3.04
30~	154	0.84	1.13	1.56	2.10	2.73	3.21	3.73	167	0.81	0.99	1.26	1.71	2.13	2.63	2.98
35~	185	0.68	1.03	1.55	2.06	2.74	3.33	3.83	200	0.75	0.95	1.28	1.66	2.01	2.53	3.05
40~	263	1.02	1.27	1.64	2.11	2.71	3.49	3.91	284	0.77	0.95	1.27	1.68	2.20	2.73	3.13
45~	286	1.02	1.22	1.61	2.15	2.66	3.29	3.99	320	0.66	0.95	1.30	1.74	2.16	2.85	3.12
50~	234	0.78	1.07	1.55	2.03	2.72	3.53	4.02	281	0.72	0.93	1.37	1.79	2.22	2.78	3.31
55~	290	0.83	1.13	1.56	2.10	2.68	3.23	3.81	340	0.96	1.17	1.50	1.89	2.34	2.82	3.21
60~	300	0.89	1.18	1.63	2.08	2.69	3.67	4.16	369	1.00	1.20	1.50	1.86	2.39	2.92	3.44
65~	246	0.88	1.05	1.53	2.08	2.75	3.30	3.98	253	0.98	1.14	1.43	1.87	2.37	3.13	3.44
70~	188	0.67	0.99	1.29	1.83	2.43	3.35	4.13	162	0.65	0.91	1.41	1.88	2.30	2.71	3.34
75~	124	0.98	1.10	1.43	1.84	2.41	3.13	3.84	95	1.00	1.17	1.48	1.89	2.45	3.39	4.12
80~	58	0.54	0.83	1.25	1.91	2.45	3.18	3.54	54	0.71	0.86	1.19	1.68	2.23	2.73	3.12

3. 普通农村居民（≥6岁）血清视黄醇百分位数分布　普通农村居民血清视黄醇第5、10、25、50、75、90和95百分位数分布分别为0.72μmol/L、0.89μmol/L、1.20μmol/L、1.60μmol/L、2.12μmol/L、2.72μmol/L、3.17μmol/L。见表5-19。其中男性分别为0.72μmol/L、0.90μmol/L、1.23μmol/L、1.68μmol/L、2.28μmol/L、2.95μmol/L、3.40μmol/L，女性分别为0.72μmol/L、0.88μmol/L、1.17μmol/L、1.55μmol/L、1.97μmol/L、2.49μmol/L、2.87μmol/L。见表5-20。

表5-19　中国普通农村居民（≥6岁）血清视黄醇水平百分位数分布 /(μmol·L⁻¹)

年龄 / 岁	n	P_5	P_{10}	P_{25}	P_{50}	P_{75}	P_{90}	P_{95}
合计	7 925	0.72	0.89	1.20	1.60	2.12	2.72	3.17
6~	283	0.58	0.70	0.87	1.19	1.48	1.82	2.14
7~	341	0.58	0.70	0.91	1.19	1.53	1.98	2.23
8~	343	0.61	0.75	0.99	1.22	1.50	1.86	2.11
9~	341	0.62	0.77	0.98	1.28	1.67	2.10	2.34
10~	328	0.61	0.75	0.98	1.29	1.59	2.00	2.25
11~	332	0.61	0.79	1.03	1.31	1.63	2.04	2.40
12~	300	0.64	0.80	1.08	1.40	1.73	2.06	2.31
13~	286	0.75	0.88	1.16	1.45	1.88	2.23	2.52
14~	287	0.77	0.93	1.17	1.46	1.84	2.27	2.63
15~	273	0.76	0.92	1.17	1.47	1.94	2.31	2.71
16~	262	0.66	0.86	1.13	1.45	1.84	2.25	2.55
17~	227	0.68	0.83	1.15	1.54	1.85	2.18	2.43
18~	38	0.64	0.94	1.41	1.70	2.15	2.45	3.03
19~	17	0.50	0.71	1.46	1.80	2.51	2.71	2.93
20~	155	0.77	0.90	1.30	1.77	2.22	2.71	3.11
25~	193	1.00	1.10	1.39	1.77	2.40	3.16	4.00
30~	203	0.75	0.94	1.33	1.88	2.39	2.99	3.51
35~	303	0.81	1.16	1.46	1.95	2.51	3.13	3.47
40~	475	0.89	1.14	1.45	1.87	2.50	3.17	3.55
45~	514	0.94	1.10	1.45	1.95	2.53	3.00	3.47
50~	435	0.95	1.16	1.53	1.96	2.45	3.19	3.60
55~	556	0.86	1.16	1.50	1.91	2.40	3.10	3.66
60~	599	0.88	1.10	1.48	1.90	2.50	3.03	3.55
65~	335	0.87	1.13	1.49	1.90	2.41	2.97	3.63
70~	251	0.76	1.07	1.39	1.84	2.44	2.81	3.24
75~	164	0.85	0.94	1.41	1.72	2.35	3.13	3.56
80~	84	0.83	0.95	1.13	1.53	2.12	2.45	2.86

表 5-20　中国普通农村居民不同性别血清视黄醇水平百分位数分布/(μmol·L^{-1})

年龄/岁	男性								女性							
	样品数	P_5	P_{10}	P_{25}	P_{50}	P_{75}	P_{90}	P_{95}	样品数	P_5	P_{10}	P_{25}	P_{50}	P_{75}	P_{90}	P_{95}
合计	3 929	0.72	0.90	1.23	1.68	2.28	2.95	3.40	3 996	0.72	0.88	1.17	1.55	1.97	2.49	2.87
6～	140	0.50	0.63	0.84	1.13	1.46	1.78	1.92	143	0.64	0.77	0.91	1.20	1.60	1.89	2.55
7～	169	0.57	0.66	0.88	1.18	1.49	2.00	2.12	172	0.61	0.72	0.93	1.20	1.54	1.98	2.39
8～	172	0.57	0.76	0.99	1.21	1.49	1.82	1.97	171	0.62	0.75	0.99	1.23	1.54	1.91	2.17
9～	180	0.62	0.77	0.97	1.23	1.61	2.02	2.29	161	0.64	0.78	0.98	1.36	1.70	2.23	2.37
10～	169	0.55	0.71	0.95	1.28	1.70	2.15	2.37	159	0.67	0.83	1.01	1.29	1.56	1.84	2.09
11～	171	0.61	0.76	1.04	1.34	1.69	2.04	2.33	161	0.72	0.81	1.03	1.29	1.60	2.03	2.40
12～	161	0.64	0.86	1.07	1.40	1.73	2.13	2.34	139	0.62	0.79	1.08	1.41	1.74	2.03	2.20
13～	138	0.75	0.89	1.19	1.51	1.93	2.35	2.93	148	0.75	0.87	1.13	1.41	1.76	2.15	2.32
14～	143	0.74	0.96	1.15	1.42	1.87	2.29	2.71	144	0.80	0.86	1.22	1.46	1.82	2.24	2.61
15～	142	0.90	0.94	1.21	1.54	1.99	2.38	2.71	131	0.70	0.88	1.13	1.42	1.81	2.27	2.43
16～	131	0.68	0.85	1.23	1.49	1.96	2.43	2.67	131	0.64	0.87	1.09	1.41	1.75	1.95	2.19
17～	110	0.68	0.88	1.15	1.55	1.94	2.26	2.69	117	0.68	0.81	1.11	1.47	1.82	2.11	2.28
18～	21	0.74	1.03	1.46	2.05	2.23	2.74	3.03	17	0.64	0.94	1.25	1.61	1.74	2.15	2.23
19～	9	0.50	0.50	1.37	1.90	2.60	2.93	2.93	8	0.71	0.71	1.52	1.75	2.17	2.51	2.51
20～	72	0.98	1.25	1.63	2.08	2.49	3.09	3.31	83	0.74	0.80	1.13	1.47	1.97	2.34	2.51
25～	88	1.06	1.26	1.53	2.09	2.71	3.85	4.41	105	0.98	1.06	1.30	1.60	2.11	2.54	2.85
30～	98	1.00	1.30	1.84	2.23	2.77	3.41	3.80	105	0.60	0.79	1.11	1.53	1.93	2.29	2.51
35～	160	1.15	1.32	1.67	2.13	2.80	3.44	3.87	143	0.72	0.91	1.38	1.69	2.25	2.67	2.96
40～	233	1.14	1.37	1.79	2.25	2.81	3.51	3.98	242	0.80	1.02	1.28	1.61	1.98	2.50	2.79
45～	229	1.02	1.23	1.68	2.36	2.76	3.35	3.93	285	0.88	1.02	1.30	1.79	2.14	2.67	3.13
50～	209	0.98	1.24	1.67	2.17	2.80	3.45	3.85	226	0.95	1.14	1.45	1.81	2.20	2.80	3.22
55～	270	0.97	1.27	1.60	2.02	2.56	3.30	3.96	286	0.81	1.05	1.44	1.81	2.29	2.79	3.44
60～	298	0.96	1.20	1.54	1.99	2.60	3.13	3.76	301	0.82	1.00	1.44	1.81	2.32	2.88	3.36
65～	169	0.87	1.12	1.49	1.97	2.53	3.21	3.80	166	0.89	1.13	1.50	1.80	2.35	2.79	3.34
70～	127	0.73	1.03	1.34	1.77	2.50	2.84	3.24	124	0.93	1.09	1.41	1.85	2.37	2.77	3.15
75～	82	0.77	0.88	1.47	1.74	2.40	3.31	3.56	82	0.90	0.94	1.38	1.72	2.32	3.06	3.40
80～	38	0.75	1.04	1.16	1.49	2.13	2.45	2.86	46	0.83	0.93	1.11	1.65	2.10	2.55	2.89

4. 贫困农村居民(≥6岁)血清视黄醇百分位数分布 贫困农村居民血清视黄醇第5、10、25、50、75、90和95百分位数分布分别为0.82μmol/L、0.97μmol/L、1.24μmol/L、1.65μmol/L、2.18μmol/L、2.84μmol/L、3.29μmol/L。见表5-21。其中男性分别为0.82μmol/L、0.99μmol/L、1.28μmol/L、1.71μmol/L、2.34μmol/L、3.05μmol/L、3.59μmol/L，女性分别为0.81μmol/L、0.96μmol/L、1.21μmol/L、1.61μmol/L、2.07μmol/L、2.64μmol/L、2.98μmol/L。见表5-22。

表 5-21　中国贫困农村(≥6岁)视黄醇水平百分位数分布 /(μmol·L⁻¹)

年龄/岁	n	P_5	P_{10}	P_{25}	P_{50}	P_{75}	P_{90}	P_{95}
合计	5 349	0.82	0.97	1.24	1.65	2.18	2.84	3.29
6~	123	0.71	0.84	1.03	1.30	1.71	2.12	2.28
7~	150	0.61	0.74	1.03	1.25	1.57	2.11	2.87
8~	162	0.58	0.71	0.94	1.25	1.58	2.00	2.17
9~	164	0.65	0.76	0.99	1.30	1.65	1.95	2.25
10~	152	0.76	0.82	0.98	1.28	1.58	2.03	2.51
11~	160	0.76	0.82	1.04	1.33	1.66	2.17	2.43
12~	213	0.78	0.91	1.04	1.34	1.71	2.14	2.33
13~	247	0.63	0.83	1.06	1.33	1.70	2.07	2.40
14~	251	0.79	0.87	1.08	1.36	1.77	2.29	2.63
15~	232	0.85	0.97	1.14	1.49	1.91	2.45	2.82
16~	209	0.71	0.93	1.19	1.51	1.87	2.51	2.71
17~	177	0.88	0.98	1.19	1.51	1.77	2.21	2.38
18~	15	1.07	1.20	1.27	1.47	1.69	2.18	2.56
19~	15	1.19	1.24	1.33	1.79	2.21	3.72	3.97
20~	167	0.89	1.05	1.37	1.80	2.22	2.92	3.33
25~	157	0.81	1.07	1.41	1.93	2.47	3.26	4.12
30~	181	1.06	1.21	1.48	1.98	2.45	2.97	3.38
35~	241	0.95	1.11	1.38	1.80	2.29	3.12	3.50
40~	341	0.99	1.15	1.47	1.93	2.49	2.98	3.47
45~	396	1.05	1.19	1.48	1.89	2.40	3.02	3.40
50~	285	1.01	1.17	1.57	1.96	2.54	3.21	3.78
55~	331	1.02	1.19	1.51	1.97	2.57	3.20	3.59
60~	352	1.05	1.21	1.58	2.04	2.60	3.29	3.84
65~	265	0.94	1.16	1.53	1.96	2.49	3.04	3.43
70~	213	0.99	1.16	1.45	1.87	2.37	3.18	3.68
75~	98	0.74	1.02	1.24	1.66	2.30	2.75	3.22
80~	52	0.96	1.05	1.34	1.69	2.39	3.08	3.44

表5-22　中国贫困农村居民（≥6岁）不同性别视黄醇水平百分位数分布/（μmol·L⁻¹）

年龄/岁	男								女							
	n	P_5	P_{10}	P_{25}	P_{50}	P_{75}	P_{90}	P_{95}	n	P_5	P_{10}	P_{25}	P_{50}	P_{75}	P_{90}	P_{95}
合计	2 646	0.82	0.99	1.28	1.71	2.34	3.05	3.59	2 703	0.81	0.96	1.21	1.61	2.07	2.64	2.98
6~	59	0.65	0.83	1.05	1.37	1.75	2.13	2.22	64	0.73	0.84	0.99	1.25	1.61	2.08	2.83
7~	80	0.72	0.93	1.09	1.26	1.60	2.41	3.51	70	0.59	0.67	0.88	1.23	1.54	1.99	2.64
8~	79	0.58	0.76	0.97	1.32	1.65	2.06	2.29	83	0.54	0.68	0.90	1.14	1.57	2.00	2.16
9~	84	0.68	0.79	1.02	1.35	1.60	1.93	2.06	80	0.64	0.74	0.98	1.27	1.66	2.01	2.52
10~	83	0.80	0.86	1.02	1.25	1.56	1.91	2.16	69	0.74	0.78	0.97	1.31	1.62	2.16	2.51
11~	76	0.56	0.78	1.10	1.33	1.73	2.31	2.65	84	0.77	0.88	1.01	1.33	1.63	2.05	2.41
12~	101	0.66	0.85	1.02	1.41	1.76	2.17	2.54	112	0.87	0.92	1.05	1.27	1.70	2.12	2.30
13~	128	0.58	0.70	1.03	1.32	1.68	2.05	2.34	119	0.67	0.87	1.12	1.34	1.75	2.28	2.77
14~	129	0.72	0.82	1.04	1.32	1.84	2.31	2.53	122	0.84	0.93	1.13	1.42	1.76	2.18	2.63
15~	116	0.81	0.90	1.11	1.44	1.87	2.54	3.07	116	0.87	1.03	1.17	1.55	1.96	2.45	2.73
16~	108	0.78	0.90	1.20	1.51	1.80	2.55	2.79	101	0.71	0.93	1.19	1.47	1.91	2.42	2.53
17~	90	0.74	1.00	1.21	1.50	1.81	2.16	2.38	87	0.90	0.98	1.19	1.51	1.77	2.26	2.56
18~	10	1.07	1.17	1.34	1.50	1.67	1.75	1.81	5	1.20	1.20	1.26	1.46	2.18	2.56	2.56
19~	9	1.24	1.24	1.42	1.94	2.52	3.97	3.97	6	1.19	1.19	1.33	1.51	1.79	2.21	2.21
20~	80	1.16	1.24	1.50	2.04	2.42	3.02	3.51	87	0.77	0.91	1.18	1.57	2.02	2.54	2.92
25~	75	0.97	1.26	1.58	2.10	2.88	3.56	4.36	82	0.73	1.04	1.27	1.72	2.21	2.82	3.24
30~	87	1.12	1.21	1.55	2.16	2.77	3.35	3.76	94	1.03	1.13	1.44	1.81	2.22	2.59	3.02
35~	116	1.04	1.13	1.57	1.99	2.75	3.45	3.79	125	0.86	1.08	1.31	1.66	2.07	2.49	2.93
40~	164	1.18	1.31	1.62	2.20	2.79	3.41	4.05	177	0.86	1.04	1.35	1.69	2.24	2.65	2.87
45~	182	1.11	1.21	1.59	2.04	2.69	3.37	3.86	214	0.99	1.17	1.43	1.77	2.24	2.82	3.00
50~	143	1.04	1.20	1.59	2.12	2.88	3.55	4.40	142	1.01	1.11	1.54	1.88	2.31	2.74	3.20
55~	169	1.13	1.23	1.53	2.07	2.59	3.30	3.84	162	0.96	1.06	1.47	1.88	2.47	3.12	3.48
60~	173	1.02	1.20	1.68	2.18	2.66	3.73	4.41	179	1.09	1.21	1.54	1.92	2.38	2.93	3.32
65~	132	1.04	1.28	1.64	2.20	2.58	3.22	3.51	133	0.90	1.01	1.42	1.82	2.26	2.96	3.13
70~	100	1.00	1.14	1.46	1.90	2.36	3.43	3.70	113	0.99	1.17	1.38	1.84	2.45	3.01	3.42
75~	47	0.83	1.10	1.31	1.71	2.36	3.11	3.53	51	0.74	1.02	1.19	1.62	2.28	2.56	2.91
80~	26	1.04	1.05	1.39	1.58	2.32	3.16	3.31	26	0.85	0.99	1.15	1.78	2.47	3.08	3.44

（六）不同经济水平居民(≥6岁)平均视黄醇水平

1. 城市男性居民（≥6岁）不同经济水平居民平均血清视黄醇水平　城市不同经济水平男性居民（≥6岁）平均视黄醇见表5-23。家庭人均年收入＜5 000 元的为 1.86μmol/L，5 000～9 999 元的为 1.90μmol/L，10 000～14 999 元的为 1.89μmol/L，15 000～19 999 元的为 1.92μmol/L，20 000～24 999 元的为 1.95μmol/L，25 000～29 999 元的为 2.16μmol/L，30 000～34 999 元的为 1.85μmol/L，35 000～39 999 元的为 1.88μmol/L，≥40 000 元的为 1.97μmol/L。

2. 中国城市女性居民不同经济水平居民（≥6岁）平均血清视黄醇水平　城市不同经济水平女性居民（≥6岁）平均视黄醇见表5-24。家庭人均年收入＜5 000 元的为 1.68μmol/L，5 000～9 999 元的为 1.68μmol/L，10 000～14 999 元的为 1.71μmol/L，15 000～19 999 元的为 1.69μmol/L，20 000～24 999 元的为 1.75mol/L，25 000～29 999 元的为 1.83μmol/L，30 000～34 999 元的为 1.83μmol/L，35 000～39 999 元的为 1.69μmol/L，≥40 000 元的为 1.82μmol/L。

3. 中国农村男性居民不同经济水平居民（≥6岁）平均血清视黄醇水平　农村不同经济水平男性居民（≥6岁）平均视黄醇见表5-25。家庭人均年收入＜5 000 元的为 1.89μmol/L，5 000～9 999 元的为 1.87μmol/L，10 000～14 999 元的为 1.87μmol/L，15 000～19 999 元的为 1.87μmol/L，20 000～24 999 元的为 1.86μmol/L，25 000～29 999 元的为 2.10μmol/L，30 000～34 999 元的为 1.83μmol/L，35 000～39 999 元的为 1.78μmol/L，≥40 000 元的为 1.96μmol/L。

4. 中国农村女性居民不同经济水平居民（≥6岁）平均血清视黄醇水平　农村不同经济水平女性居民（≥6岁）平均视黄醇见表5-26。家庭人均年收入＜5 000 元的为 1.72μmol/L，5 000～9 999 元的为 1.68μmol/L，10 000～14 999 元的为 1.66μmol/L，15 000～19 999 元的为 1.64μmol/L，20 000～24 999 元的为 1.60μmol/L，25 000～29 999 元的为 1.60μmol/L，30 000～34 999 元的为 1.50μmol/L，35 000～39 999 元的为 1.64μmol/L，≥40 000 元的为 1.83μmol/L。

表5-23 中国不同经济水平城市男性居民(≥6岁)平均视黄醇水平/(μmol·L⁻¹)

年龄/岁	<5000元		5000~9999元		10000~14999元		15000~19999元		20000~24999元		25000~29999元		30000~34999元		35000~39999元		≥40000元	
	$\bar{X}$	SD	$\bar{X}$	SD	$\bar{X}$	SD	$\bar{X}$	SD	$\bar{X}$	SD	$\bar{X}$	SD	$\bar{X}$	SD	$\bar{X}$	SD	$\bar{X}$	SD
合计	1.86	0.99	1.90	0.95	1.89	0.87	1.92	0.93	1.95	0.91	2.16	1.10	1.85	0.80	1.88	0.77	1.97	0.95
6~	1.05	0.48	1.38	0.82	1.34	0.58	1.39	0.65	1.93	1.72	1.62	0.52	1.08	0.46	1.17	0.18	1.53	1.06
7~	1.04	0.42	1.30	0.63	1.46	0.95	1.45	0.38	1.63	0.67	1.95	0.64	1.39	1.05	1.18	0.46	1.38	0.40
8~	1.16	0.38	1.37	0.58	1.33	0.49	1.60	1.09	1.61	0.96	2.34	1.71	1.21	0.42	1.66	0.78	1.64	0.56
9~	1.28	0.77	1.49	0.68	1.31	0.48	1.28	0.52	1.62	1.46	2.66	2.81	1.58	0.52	0.82	0.22	1.12	0.25
10~	1.30	0.72	1.37	0.55	1.58	0.79	1.63	0.58	1.33	0.44	1.89	0.64	1.21	0.55	1.19	0.30	1.61	0.65
11~	1.54	0.62	1.51	0.54	1.49	1.04	1.37	0.49	1.59	1.01	1.66	0.62	1.86	0.70	1.55	0.80	1.74	0.48
12~	1.47	0.56	1.45	0.63	1.46	0.60	1.24	0.57	1.32	0.70	2.38	1.56	1.40	0.46	1.92	0.73	1.73	0.80
13~	1.25	0.38	1.52	0.70	1.34	0.52	1.67	0.70	1.55	0.44	1.36	0.51	1.81	0.53	1.83	0.31	2.07	1.64
14~	1.63	1.12	1.38	0.55	1.58	0.50	1.53	0.46	1.99	0.71	2.16	0.58	1.50	0.37	2.38	0.20	1.88	0.78
15~	1.49	0.78	1.62	0.93	1.59	0.54	1.79	0.97	1.95	0.75	2.35	1.50	1.55	0.69	1.67	0.78	1.41	0.64
16~	1.76	0.89	1.69	0.93	1.49	0.43	1.61	0.68	1.70	0.43	1.62	0.45	1.63	0.79	1.73	0.59	1.22	0.46
17~	1.92	1.22	1.81	0.67	1.54	0.54	1.46	0.60	1.77	0.91	1.32	0.00	1.51	0.27	1.02	0.00	1.58	0.36
18~	1.55	0.77	1.87	0.71	1.38	0.25	2.02	0.80	2.11	0.22	/	/	2.30	0.00	1.68	0.00	1.91	0.12
19~	1.98	0.87	2.27	0.34	1.58	0.56	1.79	0.75	1.13	0.17	1.97	0.00	/	/	1.17	0.00	1.58	0.83
20~	2.01	0.84	1.89	0.85	1.88	0.73	1.79	0.71	2.74	1.30	1.58	0.64	1.49	0.36	2.27	0.35	/	/
25~	2.09	0.84	2.07	1.16	1.93	0.67	1.95	0.92	1.98	0.91	1.91	0.63	2.36	0.54	1.97	0.73	2.21	0.93
30~	2.26	1.05	2.04	0.94	2.11	0.89	1.95	0.84	2.02	0.81	2.48	1.20	2.08	0.46	2.04	0.65	1.80	0.65
35~	2.15	1.07	2.14	1.02	2.07	0.90	2.27	0.73	2.22	1.03	2.68	1.14	2.03	1.05	2.25	1.24	2.47	1.31
40~	2.19	1.03	2.31	1.06	2.05	0.84	2.40	1.02	2.11	0.81	2.41	1.33	2.05	0.82	1.81	0.66	2.66	1.20
45~	2.20	1.12	2.16	0.99	2.19	1.07	2.07	0.75	2.00	0.93	2.15	0.70	2.16	1.23	1.93	0.58	2.20	0.70
50~	2.06	0.90	2.13	1.18	2.02	0.87	2.29	0.89	2.12	0.85	1.94	0.75	2.42	0.69	2.43	1.07	2.05	0.87
55~	1.93	0.92	2.04	0.90	2.16	0.89	2.06	1.01	2.08	0.82	2.46	1.08	1.96	0.74	2.36	0.77	2.07	1.05
60~	2.16	1.17	2.18	0.93	2.10	1.01	2.00	0.95	2.14	0.80	2.20	0.77	2.31	0.85	1.95	0.71	2.23	0.77
65~	2.10	1.08	2.09	0.93	2.15	0.93	2.05	0.88	2.04	0.93	2.33	0.96	2.04	0.76	1.75	0.72	1.90	0.87
70~	1.73	0.72	2.16	1.07	1.80	0.78	1.90	1.45	1.95	1.00	2.09	1.10	1.77	0.60	1.57	0.97	1.94	0.55
75~	2.22	1.20	1.84	0.82	1.98	0.69	1.87	0.61	1.64	0.72	2.54	0.60	1.73	0.71	1.87	0.64	1.68	0.93
80~	2.20	1.12	1.93	0.66	1.84	0.80	1.38	0.58	1.82	0.59	1.67	1.11	1.87	1.07	2.49	0.40	1.41	0.39

表5-24 中国不同经济水平城市女性居民(≥6 岁)平均视黄醇水平 /(μmol·L⁻¹)

年龄 / 岁	<5 000 元		5 000~9 999 元		10 000~14 999 元		15 000~19 999 元		20 000~24 999 元		25 000~29 999 元		30 000~34 999 元		35 000~39 999 元		≥40 000 元	
	$\bar{X}$	SD	$\bar{X}$	SD	$\bar{X}$	SD	$\bar{X}$	SD	$\bar{X}$	SD	$\bar{X}$	SD	$\bar{X}$	SD	$\bar{X}$	SD	$\bar{X}$	SD
合计	1.68	0.83	1.68	0.78	1.71	0.78	1.69	0.70	1.75	0.72	1.83	0.70	1.83	0.80	1.69	0.65	1.82	0.76
6~	1.30	0.90	1.21	0.60	1.27	0.55	1.18	0.45	1.58	0.65	1.45	1.00	1.51	0.70	1.09	0.19	1.51	0.42
7~	1.34	0.60	1.45	1.00	1.47	0.50	1.36	0.63	1.66	0.74	1.70	0.71	2.06	1.14	1.19	0.53	1.26	0.30
8~	1.07	0.44	1.39	0.72	1.52	0.56	1.45	0.51	1.19	0.41	2.19	0.82	1.53	0.36	1.62	0.14	1.71	1.14
9~	1.08	0.43	1.60	0.99	1.43	0.89	1.34	0.49	1.57	0.57	1.91	0.81	1.68	0.72	1.60	0.34	1.68	0.94
10~	1.33	0.65	1.39	0.61	1.45	0.70	1.47	0.36	1.55	0.59	1.90	0.40	1.58	0.72	1.16	0.28	1.62	0.56
11~	1.41	0.63	1.67	0.83	1.80	1.18	1.54	0.53	1.39	0.88	1.23	0.40	1.41	0.36	1.36	0.83	1.65	0.61
12~	1.64	1.19	1.37	0.61	1.38	0.49	1.78	0.64	1.63	0.40	1.62	0.36	1.43	0.64	1.88	0.16	1.87	0.29
13~	1.56	0.63	1.37	0.57	1.50	0.72	1.36	0.51	1.90	0.71	1.95	1.06	1.57	0.58	1.59	0.42	2.04	0.64
14~	1.56	0.63	1.45	0.53	1.51	0.49	1.61	0.39	1.47	0.49	1.71	0.46	1.98	0.79	1.91	0.78	1.78	0.56
15~	1.49	0.56	1.59	0.56	1.51	0.84	1.48	0.59	1.57	0.45	1.63	0.36	1.52	0.42	2.23	0.09	1.62	0.53
16~	1.93	1.58	1.46	0.51	1.45	0.74	1.61	0.94	1.59	0.51	/	/	1.58	0.46	1.22	0.57	2.02	0.84
17~	1.36	0.46	1.43	0.47	1.56	0.78	1.56	0.57	1.85	0.44	1.70	0.45	1.66	0.80	1.71	0.81	1.64	0.48
18~	0.93	0.15	2.09	0.81	2.01	0.76	1.46	0.49	1.76	0.92	/	/	/	/	0.95	0.38	2.37	0.42
19~	/	/	1.51	0.55	1.56	0.21	1.34	0.25	/	/	/	/	0.86	0.00	/	/	2.04	/
20~	1.45	0.73	1.45	0.67	1.55	0.67	1.62	0.51	1.76	0.69	1.82	0.76	1.63	0.55	1.78	0.34	1.64	0.58
25~	1.53	0.61	1.55	0.98	1.69	0.89	1.80	0.70	1.73	0.98	1.68	0.43	1.70	0.75	1.52	0.61	1.85	0.97
30~	1.51	0.59	1.67	0.62	1.70	0.69	1.59	0.58	1.92	0.54	1.76	0.49	1.47	0.93	1.80	0.50	1.91	1.06
35~	1.77	0.83	1.60	0.59	1.71	0.83	1.60	0.71	1.51	0.51	1.94	0.83	2.06	0.68	1.69	0.58	1.60	0.69
40~	1.60	0.74	1.64	0.80	1.75	0.75	1.73	0.71	1.53	0.66	1.98	0.85	2.27	0.90	1.69	0.62	1.75	0.68
45~	1.91	1.04	1.73	0.68	1.73	0.75	1.79	0.79	1.73	0.76	1.86	0.74	1.82	0.57	1.43	0.38	1.64	0.61
50~	1.71	0.77	1.75	0.73	1.69	0.70	1.91	0.75	1.85	0.68	1.75	0.79	1.80	0.92	1.95	0.77	2.21	0.80
55~	1.73	0.62	2.05	1.02	1.88	0.80	1.74	0.55	1.89	0.76	1.88	0.63	1.93	0.94	1.98	0.56	2.04	0.69
60~	2.00	0.91	1.96	0.81	1.91	0.81	1.81	0.81	1.89	0.73	1.98	0.78	1.92	0.72	1.55	0.92	1.94	0.77
65~	1.95	0.80	1.89	0.78	1.94	0.76	1.81	0.81	1.88	0.72	1.99	0.66	2.02	0.79	1.43	0.50	1.73	0.57
70~	1.82	0.71	1.85	0.54	1.78	1.01	1.90	0.88	1.69	0.62	2.04	0.74	1.99	1.20	1.79	0.76	1.76	0.92
75~	1.93	1.06	1.87	0.70	1.84	0.72	1.80	0.68	2.33	1.33	1.78	0.74	1.61	0.43	2.25	0.98	2.57	1.02
80~	1.58	0.78	1.77	0.96	1.80	0.74	1.65	0.58	2.00	0.59	1.39	0.69	2.21	0.78	/	/	1.53	0.13

表 5-25　中国不同经济水平农村男性居民(≥6 岁)平均视黄醇水平 /(μmol·L⁻¹)

年龄/岁	<5 000 元		5 000~9 999 元		10 000~14 999 元		15 000~19 999 元		20 000~24 999 元		25 000~29 999 元		30 000~34 999 元		35 000~39 999 元		≥40 000 元	
	$\bar{X}$	SD	$\bar{X}$	SD	$\bar{X}$	SD	$\bar{X}$	SD	$\bar{X}$	SD	$\bar{X}$	SD	$\bar{X}$	SD	$\bar{X}$	SD	$\bar{X}$	SD
合计	1.89	0.83	1.87	0.87	1.87	0.89	1.87	0.83	1.86	0.79	2.10	1.01	1.83	0.86	1.78	0.88	1.96	0.85
6~	1.33	0.44	1.25	0.47	1.06	0.38	1.25	0.42	1.34	0.40	0.98	0.22	1.53	0.00	1.45	0.00	3.20	0.00
7~	1.43	0.61	1.37	0.72	1.19	0.42	1.46	0.76	1.25	0.59	1.08	0.13	0.70	0.04	0.61	0.00	/	/
8~	1.33	0.51	1.26	0.38	1.25	0.51	1.16	0.60	1.39	0.37	1.61	0.39	1.40	0.18	/	/	1.48	0.68
9~	1.33	0.39	1.35	0.79	1.51	0.70	1.40	0.50	1.44	0.41	1.30	0.00	1.24	0.34	1.13	0.00	1.58	0.59
10~	1.34	0.49	1.32	0.61	1.49	0.56	1.39	0.57	1.47	0.71	1.17	0.33	1.49	0.65	0.75	0.00	1.40	0.36
11~	1.36	0.43	1.53	0.63	1.36	0.63	1.46	0.55	1.67	0.59	0.78	0.00	/	/	1.51	0.36	1.15	0.12
12~	1.48	0.65	1.47	0.54	1.46	0.55	1.23	0.37	1.49	0.67	1.24	0.00	2.10	0.05	2.01	0.36	1.66	0.30
13~	1.48	0.59	1.45	0.56	1.44	0.58	1.53	0.40	1.48	0.36	2.23	1.05	2.16	0.72	1.53	0.00	1.66	0.40
14~	1.53	0.69	1.47	0.57	1.65	0.69	1.63	0.47	1.50	0.75	1.39	0.83	1.15	0.25	1.11	0.00	0.96	0.44
15~	1.40	0.57	1.80	0.77	1.67	0.59	1.52	0.52	1.87	0.75	1.65	0.85	1.54	0.64	1.12	0.29	2.06	0.70
16~	1.59	0.63	1.73	0.75	1.62	0.57	1.59	0.61	1.56	0.63	1.40	0.22	1.77	0.58	1.03	0.33	2.55	0.00
17~	1.67	0.47	1.56	0.49	1.62	0.78	1.43	0.40	1.39	0.50	1.23	0.00	1.42	1.07	/	/	1.58	0.24
18~	1.40	0.28	2.10	0.48	1.55	0.63	/	/	1.72	0.00	6.52	0.00	2.18	0.00	2.05	0.00	/	/
19~	2.49	0.99	1.99	0.77	1.72	1.71	1.57	0.44	/	/	/	/	/	/	/	/	/	/
20~	1.91	0.65	2.21	0.75	2.14	0.74	1.85	0.80	2.05	0.74	2.74	0.85	2.07	0.79	/	/	1.91	0.56
25~	2.26	0.71	2.30	1.03	2.21	1.09	2.33	1.03	2.03	1.10	2.27	1.41	2.62	0.39	2.42	1.70	2.05	0.00
30~	2.14	0.75	2.22	0.88	2.37	0.73	2.53	0.83	1.79	0.70	2.82	0.89	1.44	0.07	2.06	0.00	1.39	0.31
35~	2.10	0.94	2.20	0.96	2.28	0.82	2.52	0.79	2.12	0.69	2.36	0.95	1.79	0.00	1.81	0.73	2.42	1.08
40~	2.41	0.94	2.27	0.83	2.31	1.01	2.38	0.74	2.58	0.99	2.26	0.80	2.18	0.95	2.06	0.66	1.87	0.63
45~	2.32	0.77	2.25	0.89	2.14	0.88	2.28	0.95	2.25	0.85	2.64	0.61	/	/	3.04	1.76	2.56	1.11
50~	2.26	0.83	2.32	0.98	2.38	1.04	2.19	0.95	2.06	0.55	2.40	1.28	2.18	0.95	2.65	0.00	3.10	0.17
55~	2.13	0.80	2.17	0.81	2.37	1.10	1.95	0.82	2.28	0.69	2.15	0.57	1.95	0.72	1.72	0.41	2.30	1.39
60~	2.20	0.89	2.22	1.03	2.23	0.77	1.99	0.74	2.13	0.88	1.98	0.85	4.58	0.00	/	/	3.00	0.79
65~	2.19	0.91	2.04	0.75	2.12	0.88	2.20	0.68	1.92	0.48	2.57	0.43	2.72	0.51	1.32	0.00	2.36	0.64
70~	2.04	0.85	2.00	0.80	1.83	0.85	1.59	0.80	1.78	0.80	2.77	1.41	/	/	/	/	1.27	0.34
75~	2.01	0.94	1.84	0.73	1.63	0.77	1.28	0.46	2.08	0.52	2.11	0.00	3.84	0.00	/	/	/	/
80~	1.78	0.71	1.80	0.62	1.59	0.51	1.65	0.73	1.12	0.64	1.09	0.00	3.06	1.72	/	/	/	/

表5-26　中国不同经济水平农村女性居民（≥6岁）平均视黄醇水平 /（μmol·L⁻¹）

年龄 /岁	<5000元 $\bar{X}$	SD	5000~9999元 $\bar{X}$	SD	10000~14999元 $\bar{X}$	SD	15000~19999元 $\bar{X}$	SD	20000~24999元 $\bar{X}$	SD	25000~29999元 $\bar{X}$	SD	30000~34999元 $\bar{X}$	SD	35000~39999元 $\bar{X}$	SD	≥40000元 $\bar{X}$	SD
合计	1.72	0.74	1.68	0.67	1.66	0.75	1.64	0.63	1.68	0.77	1.60	0.58	1.50	0.55	1.64	0.79	1.83	0.68
6~	1.24	0.49	1.42	0.63	1.35	0.63	1.23	0.35	1.31	0.34	1.53	0.68	1.83	0.00	0.93	0.42	2.63	1.26
7~	1.37	0.63	1.25	0.48	1.32	0.66	1.19	0.58	1.39	1.22	1.07	0.75	1.93	0.65	1.28	0.00	1.84	0.54
8~	1.25	0.50	1.21	0.44	1.48	0.64	1.17	0.49	1.23	0.31	1.04	0.03	0.99	0.02	1.00	0.00	1.26	0.20
9~	1.32	0.48	1.47	0.61	1.50	0.63	1.31	0.48	1.67	1.28	1.74	0.86	1.35	0.33	/	/	1.34	0.82
10~	1.39	0.54	1.34	0.44	1.24	0.42	1.54	0.58	1.56	0.53	1.35	0.20	/	/	1.13	0.51	1.59	0.00
11~	1.31	0.48	1.47	0.58	1.34	0.43	1.59	0.72	1.63	0.67	1.23	0.11	2.65	0.00	1.74	0.57	1.63	0.43
12~	1.40	0.48	1.43	0.49	1.42	0.52	1.40	0.48	1.13	0.31	1.57	0.51	1.60	0.00	1.76	0.96	1.57	0.29
13~	1.48	0.54	1.50	0.57	1.37	0.52	1.62	0.51	1.69	0.46	1.66	0.21	1.53	0.36	0.98	0.44	1.63	0.65
14~	1.54	0.61	1.51	0.50	1.71	0.69	1.63	0.49	1.52	0.68	1.43	0.60	1.01	0.29	2.12	0.00	1.47	0.52
15~	1.60	0.61	1.73	0.55	1.66	0.75	1.47	0.44	1.69	0.78	1.28	0.36	0.73	0.03	1.06	0.05	1.02	0.00
16~	1.63	0.63	1.50	0.52	1.45	0.43	1.29	0.34	1.54	0.44	0.98	0.00	1.13	0.50	1.25	0.37	1.09	0.00
17~	1.48	0.47	1.54	0.56	1.51	0.36	1.63	0.50	1.38	0.37	1.20	0.29	1.71	0.29	1.72	0.00	1.70	0.00
18~	2.12	0.43	1.56	0.46	1.38	0.39	1.54	0.00	0.94	0.00	/	/	/	/	2.03	0.00	1.72	0.00
19~	1.85	0.51	1.63	0.24	1.59	0.90	1.60	0.38	/	/	/	/	1.70	0.00	/	/	/	/
20~	1.78	0.63	1.49	0.52	1.71	0.72	1.42	0.61	1.32	0.62	2.07	0.00	1.97	1.20	1.26	0.00	2.01	0.66
25~	1.89	0.82	1.70	0.63	1.86	1.06	1.49	0.56	1.95	1.19	1.58	0.46	1.36	0.00	1.92	0.00	2.06	0.73
30~	1.77	0.49	1.79	0.74	1.56	0.65	1.50	0.61	1.87	1.18	1.78	0.66	1.56	1.03	3.51	0.00	/	/
35~	1.87	0.75	1.67	0.61	1.69	0.60	1.87	0.70	1.56	0.32	1.38	0.37	1.08	0.00	0.93	0.00	2.01	0.84
40~	1.78	0.60	1.74	0.63	1.67	0.63	1.67	0.57	1.77	0.69	1.82	0.65	1.60	0.56	1.32	0.32	1.98	0.77
45~	1.80	0.64	1.84	0.66	1.88	0.74	1.82	0.59	1.82	0.60	1.95	0.67	1.89	0.47	2.62	0.87	1.97	0.54
50~	1.93	0.60	1.94	0.86	1.93	0.74	1.92	0.57	1.71	0.73	1.52	0.19	1.14	0.47	1.95	0.81	1.68	0.73
55~	2.02	1.05	1.95	0.75	1.94	0.80	2.00	0.91	1.99	0.73	2.23	0.87	1.47	0.27	2.52	0.86	2.53	0.77
60~	1.95	0.75	1.97	0.70	1.98	1.01	1.92	0.60	1.88	0.91	2.33	0.62	1.72	0.77	2.12	0.28	2.29	0.62
65~	1.98	0.93	1.97	0.69	1.70	0.68	1.78	0.72	1.98	0.75	1.50	0.14	1.47	0.39	1.19	0.76	1.91	0.22
70~	1.94	0.82	2.07	0.76	1.76	0.66	1.79	0.43	1.79	0.90			1.30	0.14			2.27	0.00
75~	1.80	0.80	1.55	0.63	2.37	1.58	1.95	0.75	2.53	1.08							/	/
80~	1.93	0.76	1.69	0.64	1.67	1.06	1.61	0.45	1.67	0.85								

二、维生素 A 缺乏率

（一）不同性别维生素 A 缺乏率

全国居民（≥6 岁）平均维生素 A 缺乏率为 16.4%，其中男性为 15.4%，女性为 17.4%；城市居民（≥6 岁）平均维生素 A 缺乏率为 15.6%，其中男性为 14.5%，女性为 16.7%；农村居民（≥6 岁）平均维生素 A 缺乏率为 17.3%，其中男性为 16.3%，女性为 18.2%，见表 5-27。

表 5-27 中国居民（≥6 岁）维生素 A 缺乏率 /%

年龄 / 岁	合计			男性			女性		
	全国	城市	农村	全国	城市	农村	全国	城市	农村
合计	16.4	15.6	17.3	15.4	14.5	16.3	17.4	16.7	18.2
6～	36.3	36.4	36.2	36.3	32.9	39.2	36.3	40.1	33.3
7～	33.3	32.4	34.0	33.8	33.9	33.7	32.9	30.8	34.3
8～	32.0	30.2	33.2	31.8	30.7	32.5	32.2	29.7	33.9
9～	31.7	32.6	31.1	30.8	33.1	29.2	32.7	32.1	33.2
10～	29.4	27.7	30.6	30.5	29.8	31.0	28.3	25.6	30.3
11～	24.8	22.6	26.4	24.8	23.9	25.5	24.8	21.2	27.3
12～	24.7	26.1	23.8	25.8	28.6	23.7	23.6	23.2	23.9
13～	21.2	22.5	20.3	22.2	23.8	21.1	20.1	21.1	19.5
14～	21.0	24.0	19.0	22.4	24.0	21.3	19.6	24.0	16.5
15～	19.4	24.2	16.2	20.0	24.7	16.7	18.9	23.6	15.8
16～	19.3	22.4	17.2	17.8	20.0	16.3	20.9	24.8	18.1
17～	17.4	20.2	15.3	15.2	17.6	13.5	19.6	22.7	17.2
18～	12.7	15.4	9.4	7.7	5.9	9.7	18.9	25.8	9.1
19～	14.9	20.0	9.4	15.8	20.0	11.1	13.8	20.0	7.1
20～	15.0	16.5	13.4	8.8	12.8	4.6	20.3	19.6	21.2
25～	12.1	15.1	8.0	10.1	14.1	4.9	13.8	16.0	10.7
30～	11.2	12.6	9.1	8.5	11.2	4.3	13.7	13.9	13.6
35～	11.6	14.4	8.1	7.6	9.7	5.1	15.4	18.4	11.2
40～	10.9	14.3	7.1	6.2	8.6	3.5	15.3	19.5	10.5
45～	10.2	13.4	6.7	7.1	9.6	4.1	13.1	17.1	8.8
50～	10.0	12.8	6.3	9.0	11.9	5.4	10.9	13.7	7.1
55～	9.1	10.5	7.4	8.1	10.6	5.2	10.0	10.4	9.6
60～	8.7	9.7	7.6	8.0	9.4	6.4	9.4	10.0	8.8
65～	10.3	11.8	8.2	10.0	12.5	6.6	10.6	11.3	9.7
70～	13.1	16.8	8.2	12.5	15.2	8.4	13.9	18.6	8.0
75～	11.5	11.5	11.5	11.4	11.7	10.9	11.6	11.2	12.0
80～	15.9	17.6	13.2	13.5	15.1	10.9	18.1	20.0	15.3

从年龄段来看，6 岁年龄段维生素 A 缺乏率最高，随着年龄的增长缺乏率呈下降状态；男性同女性缺乏率状况相同。老年人随年龄增加，维生素 A 缺乏率继续增加，70 岁以上老

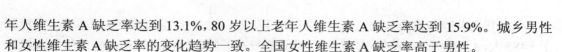

年人维生素 A 缺乏率达到 13.1%，80 岁以上老年人维生素 A 缺乏率达到 15.9%。城乡男性和女性维生素 A 缺乏率的变化趋势一致。全国女性维生素 A 缺乏率高于男性。

另外，中国居民营养与健康状况监测项目在 2013 年专门对 3～5 岁儿童进行了调查，共检测了 1 485 人，缺乏率为 29.6%，其中城市 755 人，缺乏率为 22.2%，农村 734 人，缺乏率为 37.2%。

（二）4 类地区居民(≥6 岁)维生素 A 缺乏率

4 类地区（大城市、中小城市、普通农村和贫困农村）居民(≥6 岁)维生素 A 缺乏率分别为 17.7%、17.1%、16.7% 和 13.9%（表 5-28）。其中 4 类地区男性维生素 A 缺乏率分别为 15.8%、16.5%、15.7% 和 12.7%，女性维生素 A 缺乏率分别为 19.5%、17.6%、17.7% 和 15.1%，见表 5-28。

表 5-28　中国 4 类地区居民(≥6 岁)维生素 A 缺乏率 /%

年龄 / 岁	大城市	中小城市	普通农村	贫穷农村
合计	17.7	17.1	16.7	13.9
6～	27.8	37.5	39.9	27.6
7～	34.8	32.0	36.7	28.0
8～	21.3	31.5	31.2	37.4
9～	33.3	32.5	30.8	31.7
10～	28.9	27.5	30.8	30.3
11～	23.1	22.6	27.1	25.0
12～	36.8	24.9	22.7	25.4
13～	25.0	22.3	17.8	23.1
14～	21.1	24.4	15.3	23.1
15～	17.9	24.8	16.8	15.5
16～	21.2	22.5	18.3	15.8
17～	32.0	19.1	16.7	13.6
18～	16.7	14.6	13.2	0
19～	33.3	10.0	17.6	0
20～	17.5	15.8	16.1	10.8
25～	16.0	14.3	6.7	9.6
30～	15.9	10.0	13.3	4.4
35～	17.0	12.2	7.9	8.3
40～	19.4	10.8	7.6	6.5
45～	18.7	9.9	8.6	4.3
50～	14.4	11.5	6.2	6.3
55～	14.5	7.3	8.3	6.0
60～	14.2	6.7	9.2	4.8
65～	15.2	9.4	8.1	8.3
70～	21.1	13.4	10.0	6.1
75～	18.3	6.4	11.6	11.2
80～	16.3	18.8	14.3	11.5

中国居民营养与健康状况监测项目在 2013 年专门对 3～5 岁儿童进行了调查，共检测了 1 485 人，4 类地区（大城市、中小城市、普通农村和贫困农村）居民（≥6 岁）维生素 A 缺乏率分别为 22.4%、22.1%、34.2% 和 43.7%。

4 类地区贫困农村居民（≥6 岁）维生素 A 缺乏率最低，大城市居民维生素 A 缺乏率最高。同类地区男女性之间缺乏率存在差异，大城市、中小城市、普通农村和贫困农村女性维生素 A 缺乏率比男性分别高 4.3 个百分点、6.2 个百分点、5.8 个百分点和 3.4 个百分点。见表 5-29。

表 5-29　中国 4 类地区不同性别居民（≥6 岁）年龄别维生素 A 缺乏率 /%

年龄 / 岁	男性				女性			
	大城市	中小城市	普通农村	贫穷农村	大城市	中小城市	普通农村	贫穷农村
合计	15.8	16.5	15.7	12.7	19.5	17.6	17.7	15.1
6～	25.0	33.8	45.0	25.4	30.0	41.6	35.0	29.7
7～	25.0	35.3	39.6	21.3	45.5	28.7	33.7	35.7
8～	19.2	32.5	32.6	32.5	23.8	30.5	29.8	42.2
9～	31.6	33.3	30.0	27.4	35.0	31.8	31.7	36.3
10～	31.8	29.5	31.4	30.1	26.1	25.5	30.2	30.4
11～	30.4	23.0	26.9	22.4	12.5	22.1	27.3	27.4
12～	36.8	27.8	22.4	25.7	36.8	21.6	23.0	25.0
13～	27.3	23.3	16.7	25.8	21.4	21.1	18.9	20.2
14～	22.7	24.2	16.1	27.1	18.8	24.5	14.6	18.9
15～	26.7	24.5	14.1	19.8	7.7	25.0	19.8	11.2
16～	15.4	20.4	16.0	16.7	25.0	24.8	20.6	14.9
17～	18.2	17.5	15.5	11.1	42.9	20.7	17.9	16.1
18～	7.7	4.8	14.3	0	27.3	25.0	11.8	0
19～	25.0	16.7	22.2	0	42.9	0	12.5	0
20～	16.4	9.6	6.9	2.5	18.6	20.2	24.1	18.4
25～	16.8	11.0	4.5	5.3	15.3	16.7	8.6	13.4
30～	16.4	7.1	5.1	3.4	15.5	12.6	21.0	5.3
35～	8.1	10.8	3.8	6.9	23.9	13.5	12.6	9.6
40～	12.4	6.1	4.3	2.4	25.9	15.1	10.7	10.2
45～	14.6	5.9	5.7	2.2	23.0	13.4	10.9	6.1
50～	14.2	9.8	5.3	5.6	14.6	12.8	7.1	7.0
55～	13.9	7.9	6.3	3.6	15.1	6.8	10.1	8.6
60～	12.7	7.0	6.7	5.8	15.6	6.5	11.6	3.9
65～	16.1	10.2	7.7	5.3	14.5	8.7	8.4	11.3
70～	19.0	12.2	10.2	6.0	23.4	14.8	9.7	6.2
75～	18.9	6.5	12.2	8.5	17.6	6.3	11.0	13.7
80～	12.5	17.2	13.2	7.7	19.6	20.4	15.2	15.4

（三）不同经济水平居民（≥6 岁）维生素 A 缺乏率

同等经济水平男性维生素 A 缺乏率普遍低于女性，且 18 岁以下女性维生素 A 缺乏率高于同等经济水平下成人维生素 A 缺乏率。见表 5-30 和表 5-31。

表 5-30　中国城市不同经济水平居民（≥6 岁）年龄别维生素 A 缺乏率

年龄/岁	<5 000元		5 000~9 999元		10 000~14 999元		15 000~19 999元		20 000~24 999元		25 000~29 999元		30 000~34 999元		35 000~39 999元		≥40 000元	
	男性	女性	男性	女性	男性	女性	男性	女性	男性	女性	男性	女性	男性	女性	男性	女性	男性	女性
合计	19.8	21.4	15.7	19.4	14.8	19.0	15.4	17.0	13.9	13.0	9.1	9.1	15.8	14.7	18.6	17.6	11.6	12.5
6~	56.5	47.1	34.2	45.5	22.6	43.8	35.0	36.8	14.3	18.2	14.3	50.0	66.7	50.0	50.0	75.0	27.3	16.7
7~	56.0	37.9	35.1	46.5	33.3	12.5	17.6	26.3	27.3	25.0	0	14.3	66.7	0	40.0	50.0	11.1	21.4
8~	36.6	50.0	34.2	37.0	28.0	17.9	30.8	13.3	20.0	38.5	25.0	16.7	30.0	25.0	40.0	0	25.0	33.3
9~	50.0	57.9	27.0	26.9	23.5	40.5	35.0	31.6	44.4	25.0	8.3	10.0	16.7	20.0	100.0	0	66.7	25.0
10~	45.8	36.4	30.6	22.0	30.0	35.1	17.4	13.3	22.2	30.8	14.3	0	37.5	33.3	42.9	50.0	20.0	0
11~	25.0	19.0	18.2	14.0	33.3	21.1	25.0	21.4	31.3	44.4	10.0	27.3	0	14.3	50.0	50.0	9.1	10.5
12~	22.6	32.0	27.0	24.3	20.6	33.3	47.8	10.0	46.2	0	16.7	0	0	28.6	12.5	0	21.4	0
13~	38.5	27.8	25.7	27.3	36.7	20.0	17.4	28.6	6.7	0	20.0	0	20.0	20.0	0	0	20.0	0
14~	32.1	17.6	32.5	27.3	15.6	15.2	15.4	18.2	14.3	30.8	0	10.0	0	7.1	0	20.0	14.3	25.0
15~	25.0	22.7	25.0	15.6	20.6	30.8	21.1	31.6	16.7	16.7	25.0	0	27.3	25.0	33.3	0	25.0	0
16~	20.7	18.8	18.2	24.1	14.8	32.1	20.8	23.3	5.9	16.7	0	12.5	25.0	20.0	0	50.0	22.2	0
17~	16.7	23.8	4.0	16.7	17.9	29.0	36.4	18.8	0	0	0	/	12.5	16.7	100.0	0	0	14.3
18~	33.3	100.0	7.7	16.7	0	0	0	20.0	0	25.0	0	20.0	0	100.0	100.0	50.0	0	0
19~	20.0	/	0	16.7	25.0	0		25.0	50.0	/	/	/	/	/	0	/	/	0
20~	7.4	36.4	18.5	30.8	13.5	21.4	13.3	13.3		6.7	20.0	0	25.0	11.1	0	0	16.7	0
25~	9.5	20.0	17.9	27.3	8.3	18.6	21.4	9.1	9.7	16.1	18.2	11.1	0	12.5	14.3	14.3	0	10.0
30~	7.5	18.2	15.0	11.5	13.2	11.6	5.6	22.6	12.0	3.0	0	12.5	6.7	45.5	0	0	14.3	16.7
35~	12.2	16.7	13.1	15.5	10.7	19.0	2.3	27.8	8.8	20.0	5.6	5.6	12.5	7.1	16.7	14.3	3.7	27.3
40~	11.1	19.4	9.4	29.5	6.3	16.3	7.7	16.7	11.6	20.0	8.3	5.6	8.3	5.0	20.0	27.3	5.3	18.2
45~	14.0	20.5	4.3	15.1	10.9	16.8	9.9	17.5	8.9	14.7	4.8	10.0	18.8	12.5	11.1	16.7	0	16.0
50~	17.6	14.6	8.9	18.8	11.8	19.8	10.4	10.0	9.5	1.9	12.0	7.7	0	13.3	0	11.8	9.1	2.9
55~	15.8	15.4	8.7	11.9	10.8	12.7	12.3	7.9	8.6	9.1	0	9.5	10.0	11.8	0	0	9.1	0
60~	10.5	10.5	5.9	5.2	15.8	11.8	11.9	11.5	5.4	8.5	0	9.5	5.3	4.8	6.7	33.3	3.8	16.0
65~	8.5	11.4	11.9	11.0	10.4	9.7	14.7	16.7	23.7	6.3	14.3	9.7	11.1	10.5	20.0	12.5	13.6	12.5
70~	15.6	17.4	15.7	9.1	13.4	21.0	18.0	18.8	16.3	16.7	11.8	4.5	20.0	22.2	50.0	28.6	30.0	15.4
75~	5.6	12.9	7.9	10.0	3.9	17.6	9.1	13.6	22.2	5.3	0	12.5	20.0	0	25.0	0	25.0	33.3
80~	11.8	41.2	6.3	28.6	13.8	20.8	20.0	10.5	9.1	0	40.0	33.3		0	0	/		0

263

表 5-31 中国农村不同经济水平居民年龄别维生素 A 缺乏率

年龄/岁	<5000元 男性	<5000元 女性	5000~9999元 男性	5000~9999元 女性	10000~14999元 男性	10000~14999元 女性	15000~19999元 男性	15000~19999元 女性	20000~24999元 男性	20000~24999元 女性	25000~29999元 男性	25000~29999元 女性	30000~34999元 男性	30000~34999元 女性	35000~39999元 男性	35000~39999元 女性	≥40000元 男性	≥40000元 女性
合计	11.9	14.9	13.5	15.4	16.5	17.8	14.2	15.5	11.9	17.2	10.6	16.5	13.9	20.4	14.3	25.0	8.2	10.7
6~	29.4	28.8	35.2	35.4	65.8	41.2	21.4	23.5	25.0	25.0	50.0	40.0	0	0	0	50.0	0	0
7~	21.5	28.8	31.6	34.0	39.6	42.9	31.3	27.3	33.3	46.2	33.3	33.3	100.0	0	100.0	0	/	0
8~	38.8	36.6	24.6	39.7	36.6	21.7	47.4	31.3	25.0	22.2	16.7	66.7	33.3	100.0	/	100.0	25.0	16.7
9~	22.1	32.9	35.8	32.7	26.8	29.2	20.0	42.9	23.1	42.9	0	0	/	/	0	/	16.7	50.0
10~	29.3	31.4	36.4	26.5	25.0	39.0	31.6	17.6	40.0	30.0	50.0	0	0	0	100.0	60.0	33.3	0
11~	20.3	34.8	18.8	17.6	34.9	31.8	29.4	35.3	0	20.0	100.0	0	/	/	/	0	/	/
12~	20.0	27.1	17.7	21.8	22.2	19.4	39.1	22.7	30.0	33.3	0	22.2	0	33.3	0	0	/	0
13~	23.0	12.7	22.4	20.0	28.9	28.9	10.5	15.0	7.7	9.1	0	0	0	0	0	66.7	33.3	33.3
14~	22.4	19.7	20.3	13.8	22.5	5.0	13.0	4.8	25.0	25.0	50.0	28.6	50.0	50.0	0	0	0	0
15~	27.6	18.8	11.1	4.9	7.1	12.8	15.8	11.8	8.3	25.0	33.3	0	8.3	100.0	50.0	50.0	/	100
16~	15.5	16.1	10.7	17.2	13.3	19.4	20.0	25.0	12.5	7.7	0	100.0	0	33.3	66.7	20.0	/	0
17~	3.4	26.8	10.2	15.0	20.0	6.9	15.4	25.0	37.5	0	0	25.0	66.7	0	0	0	/	0
18~	12.5	0	0	14.3	20.0	0	/	0	/	100.0	/	/	/	/	/	/	/	/
19~	0	0	16.7	0	50.0	33.3	0	0	/	/	0	/	/	/	/	/	/	/
20~	3.9	7.8	4.8	23.3	3.0	20.6	14.3	33.3	14.3	45.5	0	33.3	0	33.3	0	0	/	0
25~	2.0	6.7	2.4	17.0	11.4	10.0	5.9	15.8	11.1	16.7	0	0	/	/	/	/	/	/
30~	4.1	3.7	5.7	11.8	2.7	20.0	0	26.7	11.1	13.6	0	25.0	0	50.0	0	0	/	0
35~	11.3	9.1	4.5	15.5	1.8	8.5	3.1	10.0	0	7.7	0	14.3	0	0	0	100.0	/	12.5
40~	2.6	9.5	5.5	11.1	5.6	13.3	0	5.4	/	5.6	/	20.0	/	/	/	25.0	/	12.5
45~	1.6	10.1	3.2	6.1	9.1	8.3	7.7	8.2	/	10.7	/	18.2	/	20.0	/	/	/	/
50~	3.0	4.6	8.4	9.4	7.7	4.1	2.8	0	0	23.8	12.5	0	0	33.3	0	0	0	0
55~	6.6	9.1	1.9	10.1	5.3	8.1	11.9	11.1	0	0	20.0	0	20.0	/	0	/	/	25.0
60~	5.3	7.5	8.1	8.2	4.7	13.3	6.5	9.1	5.3	13.3	0	0	0	0	0	0	12.5	0
65~	8.0	9.8	9.4	5.7	5.7	20.0	0	12.5	/	/	/	/	/	/	/	66.7	0	0
70~	1.7	9.8	10.4	2.0	18.8	10.3	27.3	11.1	20.0	20.0	0	0	0	0	0	/	/	/
75~	10.7	11.9	11.5	17.9	15.4	4.8	33.3	11.1	/	/	/	/	/	/	/	/	50.0	/
80~	9.7	9.1	0	18.8	25.0	37.5	33.3	11.1	50.0	0	0	0	0	0	/	/	/	/

三、维生素A的研究现状

维生素A（vitamin A）又名视黄醇（retinol），是指具有视黄醇结构，并具有其生物学活性的一大类物质，包括已形成的维生素A（preformed vitamin A）和维生素A原（provitamin A）。它是维持人体生命过程所必需的一种微量营养素，对机体的生长发育、组织细胞增殖与分化具有广泛的调控作用。它不仅对视觉非常重要，在维持人体组织和器官的正常功能、提高免疫功能、抗氧化等方面也发挥着重要作用。维生素A缺乏是WHO认定的世界四大营养素缺乏病之一，目前全球学龄前儿童维生素A缺乏发生率大约有1.9亿，孕妇维生素缺乏发生率约为1900万，大部分来自非洲和东南亚等发展中国家。

1. 维生素A的代谢　维生素A是具有全反视黄醇生物活性的一组视黄醇类物质。视黄醇分子量为286.46，分子式为$C_{20}H_{30}O$，视黄醇类物质的典型化学组成结构包括4个头尾相连的类异戊二烯单元和5个共轭碳-碳双键。视黄醇可以可逆地还原为具有其全部生物活性的视黄醛；也可进一步不可逆氧化为视黄酸，视黄酸对视觉和生殖功能无作用。视黄酰棕榈酸酯（retinyl palmitate）是人体内维生素A主要的储存形式。

人体不能合成维生素A，只能由食物中摄取。其来源包括动物组织中的类视黄醇以及植物和储存在动物组织中的类胡萝卜素。天然存在的维生素A有2种类型：维生素A_1（视黄醇）与维生素A_2（3-脱氢视黄醇）。维生素A_1多存于哺乳动物及咸水鱼的肝脏中，维生素A_2主要存在于淡水鱼的肝脏中，维生素A_2的活性仅为维生素A_1的40%。植物中的胡萝卜素具有与维生素A相似的化学结构，能在体内转化为维生素A。自然界已发现有600多种形式的类胡萝卜素，其中有少量胡萝卜素类化合物可转化为维生素A，故又称为维生素A原类胡萝卜素（pro-vitamin A carotenoids），其中主要有α-、β-、γ-胡萝卜素和隐黄素4种，以β-胡萝卜素的活性最高。食物中已成形的维生素A主要为视黄酰酯。在胃内，视黄酰酯和维生素A原类胡萝卜素经蛋白酶水解从食物中游离出来，与其他膳食脂质结合。在小肠内，在胆汁和胰脂酶的共同作用下，视黄酰酯和胡萝卜醇（叶黄素）的酯被水解，水解后产物以胶粒的形式穿过小肠绒毛吸收上皮细胞的质膜。在小肠上皮细胞内，由类胡萝卜素分裂形成的视黄醛与细胞视黄醇结合蛋白结合。此后还原为结合的视黄醇，再经由转酯酰作用形成视黄基酯。产物与少量未酯化的视黄醇、类胡萝卜素烃以及叶黄素一起参入乳糜微粒进入淋巴。乳糜微粒的甘油三酯被血浆脂蛋白酯酶迅速水解，遗留下的乳糜微粒残体与类胡萝卜素烃和视黄酰酯结合在一起，主要由肝实质细胞摄取，少量进入脂肪组织。维生素A能很好地储存于体内，可储存维生素A总量的90%以上。当机体需要时，视黄基酯被水解为视黄醇，与视黄醇结合蛋白（Retinol-binding protein；RBP）及甲状腺素结合前白蛋白（Thyroxine-binding prealbumin；TBPA）1∶1∶1形成的复合体。将肝脏的维生素A运输到外周。

大约12μg的膳食β-胡萝卜素在体内可以转化成1μg视黄醇。α-胡萝卜素和隐黄质只有β-胡萝卜素活性的一半。

2. 人体维生素A营养状态的评价指标　维生素A营养状况可以通过膳食摄入情况的调查，实验室生化指标和功能检查以及维生素A缺乏体征的临床检查来评价。膳食摄入情况的调查不能直接评估人体维生素A的营养状况，智能作为人群和个体维生素A营养状况评价的参考指标。临床检查主要包括视觉暗适应功能和结膜痕迹细胞学法（CIC）检查。暗适应功能对人体无侵害，但为非特异性指标，需特殊设备并耗时，不适合小年龄段的儿童。结膜痕迹细胞学法通过显微镜检测，取样无创并可快速检出，但结果受泪水和眼部感染的影响。实验室生化指标和功能检查方法较多，目前国际上应用较多的方法包括：血清视黄醇中浓度测定，母乳中视黄醇浓度测定，视黄醇结合蛋白（RBP）浓度测定，相对剂量反应（relative dose response，RDR）试验，改良的相对剂量反应（modified relative dose response，MRDR）试验，稳定放射性核素稀释（deuterated retinol dilution，DRD）试验等。

测定血清（浆）视黄醇浓度是目前应用最广泛的评价方法，也是 WHO 推荐的测定方法。WHO 推荐，血清（浆）视黄醇浓度 <0.70μmol/L（20μg/dl）为维生素 A 缺乏，当 <0.35μmol/L（10μg/dl）一般就会表现出眼部的临床症状，当 0.70～1.05μmol/L（20～30μg/dl）为边缘性维生素 A 缺乏。人体对血清视黄醇浓度的内稳态控制，血清水平难以反映亚临床维生素 A 缺乏状态，并且还易受到感染、蛋白质状况、其他营养素缺乏等因素的干扰。因此，WHO 认为血清视黄醇在机体正常情况下可以保持一种稳定状态，并不适用于评估个体的维生素 A 状况，但某一特定人群血清视黄醇数值低于 0.70μmol/L 的患病率及其分布，可提供该人群维生素 A 营养状况的重要信息，并可反映维生素 A 缺乏作为一个公共卫生问题的严重程度（表 5-32）。最常见的是测量幼儿的血清视黄醇。WHO 将人群维生素 A 缺乏分为轻度、中度和严重三个等级。专家同时指出血清（浆）视黄醇浓度可能不呈正态分布，尤其是在维生素 A 缺乏的人群。理想情况下，应提供完整的血清视黄醇分布状况，同时提供其集中趋势（均数、中位数）的测量值以及用于描述其分布的上限和下限的界值。

表 5-32 以 6～71 月龄儿童低血清（浆）视黄醇（0.70μmol/L 或更低）的患病率
来确定公共卫生问题及其严重性（WHO）

公共卫生问题等级	流行率
轻度	2%～9%
中度	10%～19%
重度	≥20%

我国在 2017 年颁布了卫生行业标准 - 人群维生素 A 缺乏筛选方法，其中规定了血清（血浆）视黄醇测定方法 - 高效液相色谱法（HPLC）进行测定，并规定了人群维生素 A 边缘缺乏和缺乏的判定标准见表 5-33。

表 5-33 人群维生素 A 边缘缺乏和缺乏的判定指标及判定界值

维生素 A 状况	血清（血浆）视黄醇含量	
	边缘型缺乏（μmol/L，μg/ml）	缺乏，（μmol/L，μg/ml）
儿童（6 岁及以下）	≥0.35～<0.70，≥0.10～<0.20	<0.35，<0.10
6 岁以上及成人	≥0.70～<1.05，≥0.20～<0.30	<0.70，<0.20

注：转换系数 1mol 视黄醇 =286.45g 视黄醇

在年龄 1 岁及以上被评估人群中，计算血清（血浆）视黄醇含量 <0.70μmol/L 人数比例，根据维生素 A 缺乏公共卫生问题判定标准对该人群维生素 A 缺乏的公共卫生问题严重程度进行判定。判定问题等级及判定值，见表 5-34。

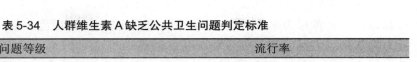

表 5-34　人群维生素 A 缺乏公共卫生问题判定标准

公共卫生问题等级	流行率
轻度	≥2%～≤10%
中度	>10%～<20%
重度	≥20%

注 1：适用于年龄≥1 岁人群

注 2：维生素 A 缺乏判定标准≤0.70μmol/L

血清视黄醇按 1∶1 的比例与其视黄醇结合蛋白（RBP）结合，由肝脏释放。也可以通过测定 RBP 评估维生素 A 的营养状况，现在在发现对肝脏、肾脏疾病的早期诊断和疗效观察中有重要临床意义。目前检测血尿中的 RBP 方法较多，常用的有免疫浊度、免疫电泳、酶联免疫和放射免疫分析等。

由于肝脏是人体储存维生素 A 的主要器官，所以维生素 A 营养评价的最佳指标应为肝脏维生素 A 储存量，RDR、MRDR 和 DRD 均是间接反映肝脏维生素 A 储存状态的方法，其中 RDR 和 MRDR 只能粗略地反映肝脏维生素 A 的储存状态，不能定量地反映肝脏维生素 A 储存的真实水平，RDR≥20% 为亚临床 VA 缺乏（PVAD）状态的诊断标准。DRD 是目前可定量的估算总体维生素 A 水平和肝脏维生素 A 浓度的唯一方法。但 DRD 测定方法较为复杂，更适用于科研探索。

3. 维生素 A 的推荐摄入量和膳食来源　中国营养学会于 2013 年制订了适用于我国人群的维生素 A 膳食参考摄入量，见表 5-35。

表 5-35　中国居民膳食维生素 A 参考摄入量/（μg RAE/d）

人群	RNI（μg RAE/d）		UL（μg RAE/d）
	男	女	
0 岁～	300（AI）		600
0.5 岁～	350（AI）		600
1 岁～	310		700
4 岁～	360		900
7 岁～	500		1 500
11 岁～	670	630	2 100
14 岁～	820	630	2 700
18 岁～	800	700	3 000
50 岁～	800	700	3 000
65 岁～	800	700	3 000
80 岁～	800	700	3 000
孕妇（早）		+0	3 000
孕妇（中）		+70	3 000
孕妇（晚）		+70	3 000
乳母		+600	3 000

维生素 A 最好的食物来源是动物肝脏，肉类，鱼油，奶油及其乳制品，其主要存在形式是视黄酰酯和游离的视黄醇。以 β- 胡萝卜素为代表的维生素 A 原类胡萝卜素在棕榈果和

红棕榈油中含量最为丰富，其他植物来源包括胡萝卜、深绿色蔬菜、西红柿、冬瓜、红薯等。西方发达国家人群的膳食维生素 A 摄入超过 75% 为已成形的维生素 A。而包括中国在内的发展中国家，70%～90% 的膳食维生素 A 是来自植物性食物的维生素 A 原类胡萝卜素。其吸收率仅为 20%～50%，并受到个体状况和其他膳食或非膳食因素的影响。

4. 维生素 A 的补充干预　2005 年，世界卫生组织（WHO）、联合国儿童基金会（UNICEF）和国际维生素 A 顾问组（IVACG）共同研究讨论，制定了《维生素 A 补充干预方案》，对于世界范围内的维生素 A 缺乏的防治，起到了积极的推动作用，特别是对发展中国家意义重大。补充维生素 A 可以使麻疹的死亡率降低 50%，腹泻的死亡率降低 40%，儿童因疾病引起的死亡风险降低 25%～35%。补充维生素 A 可以降低儿童罹患慢性腹泻、传染性疾病（如麻疹）的风险，同时可以减少住院时间和医疗服务成本。补充维生素 A 可以降低孕妇维生素 A 缺乏的发生率，降低分娩风险，增加孕妇抗感染的能力，同时预防贫血的发生。补充维生素 A 可以增加血红蛋白浓度，提高铁的利用率，降低孕妇及婴幼儿贫血的发生率。补充维生素 A 可以降低夜盲症、干眼症和失明的发生风险。补充维生素 A 还能够提高免疫接种的成功率，减少出生缺陷，更多的研究正在进行中。

关于维生素 A 的补充剂量，国际上采取的是定期大剂量的补充法（表 5-36），即每 4～6 个月补充一次，针对不同年龄，给予不同的剂量。报告同时强调，在有条件的地区，建议采取小剂量口服法（即每日或每周补充），安全性和依从性更高，是更值得推荐的维生素 A 补充方法。

表 5-36　国际维生素 A 补充剂量建议

＜6 月龄　婴儿	口服 50 000IU
6～12 月龄　婴儿	每 4～6 个月，口服 100 000IU
＞12 月龄　儿童	每 4～6 个月，口服 200 000IU
产后乳母	每 8 个星期，口服 200 000IU

2013 年，由李廷玉教授牵头，参考了国际上 2005 年的维生素 A 补充干预方案，并结合我国流行病学调查数据、研究进展及我国国情，制定了《维生素 A 缺乏的诊断、治疗及预防建议》，提出了维生素 A 缺乏的一级预防和二级预防策略：

一级预防：每日膳食中的维生素 A 摄入量应达到 RNI。提倡母乳喂养，并应在出生后及时添加维生素 A 和维生素 D，对母乳不足或无母乳的孩子指导其食用配方奶粉。在维生素 A 缺乏的高危地区，以及患有麻疹、腹泻、呼吸道感染、水痘等其他严重感染性疾病或蛋白质 - 能量营养不良的高危人群中执行预防性维生素 A 补充。

二级预防：针对早期可疑病例，进一步进行相对剂量反应试验（RDR 试验）、暗适应检测等，对亚临床及边缘型维生素 A 缺乏者，除增加膳食中维生素 A 及 β 胡萝卜素的摄入外，可每天服用维生素 A 1 500～2 000IU，与 1995 年我国《亚临床状态维生素 A 缺乏的防治方案》中推荐的剂量相同。

四、我国维生素 A 营养现状

近年来随着我国经济飞速发展，人们生活水平不断提高，膳食质量不断提高，人们的营养状况也会发生新的改变，及时准确的了解现阶段中国居民维生素A的营养状况，对于我国制定适宜的营养政策，完善维生素A膳食营养素参考摄入量（DRIs）具有一定的参考意义。

我国居民平均血清视黄醇水平为1.71μmol/L，其中城市居民为1.70μmol/L，农村居民为1.73μmol/L。男性血清视黄醇水平为1.79μmol/L，其中城市为1.78μmol/L，农村为1.82μmol/L；女性血清视黄醇水平为1.63μmol/L，其中城市为1.63μmol/L，农村为1.64μmol/L。4类地区男性居民的血清视黄醇水平分别为大城市1.91μmol/L、中小城市1.87μmol/L、普通农村1.83μmol/L、贫困农村1.89μmol/L。全国居民平均维生素A缺乏率为16.4%，其中男性为15.4%，女性为17.4%，要引起全社会的重视。城市居民平均维生素A缺乏率为15.6%，其中男性为14.5%，女性为16.7%；农村居民平均维生素A缺乏率为17.3%，其中男性为16.3%，女性为18.2%，4类地区（大城市、中小城市、普通农村和贫困农村）维生素A缺乏率分别为17.7%、17.1%、16.7%和13.9%。其中4类地区男性维生素A缺乏率分别为15.8%、16.5%、15.7%和12.7%，女性维生素A缺乏率分别为19.5%、17.6%、17.7%和15.1%。最近的一次美国的国民营养监测（NHANES）2005—2006年数据显示（NHANES此后不再监测人群血清视黄醇水平），美国平均血清视黄醇水平为1.91μmol/L，男性血清视黄醇水平为2.00μmol/L，女性血清视黄醇水平为1.84μmol/L，无维生素A缺乏者。

参 考 文 献

1. Trumbo P，Yates A A，Schlicker S，et al. Dietary Reference Intakes：Vitamin A，Vitamin K，Arsenic，Boron，Chromium，Copper，Iodine，Iron，Manganese，Molybdenum，Nickel，Silicon，Vanadium，and Zinc. Journal of the American Dietetic Association，2001，101（3）：294.

2. http://www.who.int/vmnis/indicators/retinol.pdf

3. 中华人民共和国卫生行业标准 人群维生素A缺乏筛查方法（WS/T 553—2017）.

4. 侯巍，杨述红，宣萍. 视黄醇结合蛋白测定的临床意义. 中国实验诊断学，2002，6（5）：348-349.

5. 彭金云，赵汉民. 视黄醇结合蛋白分析进展. 广西民族师范学院学报，2008，25（4）：115-116.

6. Wahed M A，Alvarez J O，Khaled M A，et al. Comparison of the modified relative dose response（MRDR）and the relative dose response（RDR）in the assessment of vitamin A status in malnourished children. American Journal of Clinical Nutrition，1995，61（6）：1253-1256.

7. Haskell M J，Handelman G J，Peerson J M，et al. Assessment of vitamin A status by the deuterated-retinol-dilution technique and comparison with hepatic vitamin A concentration in Bangladeshi surgical patients. American Journal of Clinical Nutrition，1997，66（1）：67-74.

8. Ribayamercado J D，Solon F S，Dallal G E，et al. Quantitative assessment of total body stores of vitamin A in adults with the use of a 3-d deuterated-retinol-dilution procedure. American Journal of Clinical Nutrition，2003，77（3）：694-699.

9. 中国营养学会. 中国居民膳食营养素参考摄入量（2016版）. 北京：人民卫生出版社，2016.

10. 李廷玉维生素A缺乏的诊断、治疗及预防. 中华实用儿科临床杂志，2013，28（19）：1519-1520.

11. Centers for Disease Control and Prevention. Fat-Soluble Vitamins & Micronutrients：Vitamins A and E and Carotenoids[EB/OL]. [2016-03-08]. http://www.cdc.gov/nutritionreport/99-02/part_2a.html.

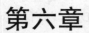

第六章

中国居民（≥6岁）血清维生素 D 水平

一、血清维生素 D 水平及其分布

（一）样本特征

全国居民一共完成血清维生素 D 测定的居民（≥6岁）共计 32 367 人，其中城市居民 17 022 人（52.6%），农村居民 15 345 人（47.4%）。性别构成比：男性居民 15 943 人，占 49.3%；女性居民 16 424 人，占 50.7%。男性居民城乡构成比：城市居民 8 401 人（52.7%），农村居民 7 542 人（47.3%）。女性居民城乡构成比：城市居民 8 621 人（52.5%），农村居民 7 803 人（47.5%）。见表 6-1。

在测定血清维生素 D 的居民（≥6岁）中大城市居民 7 347 人，占 22.7%；中小城市居民为 9 675 人，占 29.8%；普通农村居民为 9 307 人，占 28.8%；贫困农村居民为 6 038 人，占 17.9%。见表 6-2。

表 6-1　中国居民（≥6岁）血清 25- 羟基维生素 D 含量测定样本特征

年龄/岁	合计			男性			女性		
	全国	城市	农村	全国	城市	农村	全国	城市	农村
合计	32 367	17 022	15 345	15 943	8 401	7 542	16 424	8 621	7 803
6～	1 049	568	481	521	289	232	528	279	249
7～	1 171	637	534	602	321	281	569	316	253
8～	1 175	636	539	583	323	260	592	313	279
9～	1 202	642	560	600	319	281	602	323	279
10～	1 193	660	533	606	339	267	587	321	266
11～	1 229	668	561	624	336	288	605	332	273
12～	1 285	669	616	640	343	297	645	326	319
13～	1 332	674	658	678	345	333	654	329	325
14～	1 301	642	659	658	320	338	643	322	321
15～	1 272	638	634	646	320	326	626	318	308
16～	1 161	614	547	583	306	277	578	308	270
17～	1 063	614	449	526	307	219	537	307	230

续表

年龄/岁	合计			男性			女性		
	全国	城市	农村	全国	城市	农村	全国	城市	农村
18～	138	66	72	76	32	44	62	34	28
19～	73	28	45	36	14	22	37	14	23
20～	755	358	397	342	157	185	413	201	212
25～	916	471	445	414	217	197	502	254	248
30～	998	528	470	477	249	228	521	279	242
35～	1 297	679	618	638	329	309	659	350	309
40～	1 831	920	911	910	463	447	921	457	464
45～	2 132	1 068	1 064	969	493	476	1 163	575	588
50～	1 749	920	829	865	446	419	884	474	410
55～	2 089	1 121	968	1 022	548	474	1 067	573	494
60～	2 223	1 141	1 082	1 054	529	525	1 169	612	557
65～	1 548	844	704	750	412	338	798	432	366
70～	1 137	634	503	584	331	253	553	303	250
75～	671	355	316	359	203	156	312	152	160
80～	377	227	150	180	110	70	197	117	80

表6-2 中国各类地区居民(≥6岁)维生素D含量测定样本特征

年龄/岁	大城市	中小城市	普通农村	贫困农村
合计	7 347	9 675	9 307	6 038
6～	240	328	302	179
7～	279	358	328	206
8～	258	378	330	209
9～	250	392	353	207
10～	266	394	336	197
11～	253	415	354	207
12～	264	405	355	261
13～	294	380	366	292
14～	269	373	359	300
15～	277	361	327	307
16～	272	342	329	218
17～	243	371	276	173
18～	22	44	47	25
19～	12	16	23	22
20～	145	213	198	199

续表

年龄/岁	大城市	中小城市	普通农村	贫困农村
25～	249	222	266	179
30～	247	281	284	186
35～	296	383	372	246
40～	372	548	579	332
45～	430	638	653	411
50～	456	464	533	296
55～	523	598	630	338
60～	506	635	708	374
65～	347	497	405	299
70～	293	341	289	214
75～	166	189	210	106
80～	118	109	95	55

男性居民共计15 943人,其中大城市3 605人,占22.6%;中小城市4 796人,占30.1%;普通农村4 567人,占28.6%;贫困农村2 975人,占18.7%。女性居民共计16 424人,其中大城市3 742人,占22.8%;中小城市4 879人,占29.7%;普通农村4 740人,占28.9%;贫困农村3 063人,占18.6%。见表6-3。

表6-3 中国4类地区不同性别居民(≥6岁)维生素D含量测定样本特征

年龄/岁	男性				女性			
	大城市	中小城市	普通农村	贫困农村	大城市	中小城市	普通农村	贫困农村
合计	3 605	4 796	4 567	2 975	3 742	4 879	4 740	3 063
6～	121	168	149	83	119	160	153	96
7～	133	188	171	110	146	170	157	96
8～	132	191	162	98	126	187	168	111
9～	125	194	179	102	125	198	174	105
10～	140	199	167	100	126	195	169	97
11～	128	208	186	102	125	207	168	105
12～	136	207	179	118	128	198	176	143
13～	148	197	183	150	146	183	183	142
14～	138	182	181	157	131	191	178	143
15～	136	184	165	161	141	177	162	146
16～	134	172	162	115	138	170	167	103
17～	124	183	134	85	119	188	142	88
18～	10	22	27	17	12	22	20	8

续表

年龄/岁	男性				女性			
	大城市	中小城市	普通农村	贫困农村	大城市	中小城市	普通农村	贫困农村
19~	6	8	10	12	6	8	13	10
20~	67	90	95	90	78	123	103	109
25~	113	104	121	76	136	118	145	103
30~	120	129	135	93	127	152	149	93
35~	138	191	190	119	158	192	182	127
40~	188	275	283	164	184	273	296	168
45~	194	299	290	186	236	339	363	225
50~	220	226	262	157	236	238	271	139
55~	250	298	307	167	273	300	323	171
60~	243	286	339	186	263	349	369	188
65~	162	250	202	136	185	247	203	163
70~	156	175	148	105	137	166	141	109
75~	88	115	101	55	78	74	109	51
80~	55	55	39	31	63	54	56	24

城市居民不同经济水平样本特征：家庭人均年收入＜5 000 元的居民 2 399 人（男性 1 175人，女性 1 224 人）；5 000～9 999 元的居民 2 711 人（男性 1 346 人，女性 1 365 人）；10 000～14 999 元的居民 2 988 人（男性 1 467 人，女性 1 521 人）；15 000～19 999 元的居民 2 049 人（男性 1 031 人，女性 1 018 人）；20 000～24 999 元的居民 1 562 人（男性 800 人，女性 762 人）；25 000～29 999 元的居民 694 人（男性 349 人，女性 345 人）；30 000～34 999 元的居民 580人（男性 288 人，女性 292 人）；35 000～39 999 元的居民 412 人（男性 203 人，女性 209 人）；≥40 000 元的居民 900 人（男性 431 人，女性 469 人），见表 6-4。

农村居民不同经济水平样本特征：家庭人均年收入＜5 000 元的居民 4 821 人（男性 2 351人，女性 2 470 人）；5 000～9 999 元的居民 3 851 人（男性 1 875 人，女性 1 976 人）；10 000～14 999 元的居民 2 564 人（男性 1 307 人，女性 1 257 人）；15 000～19 999 元的居民 1 098 人（男性 547 人，女性 551 人）；20 000～24 999 元的居民 663 人（男性 317 人，女性 346 人）；25 000～29 999 元的居民 271 人（男性 132 人，女性 139 人）；30 000～34 999 元的居民 151 人（男性 78 人，女性 73 人）；35 000～39 999 元的居民 99 人（男性 42 人，女性 57 人）；≥40 000元的居民 205 人（男性 90 人，女性 115 人），见表 6-5。

表6-4 中国城市居民（≥6岁）不同经济水平维生素D含量测定样本特征

年龄/岁	<5000元 男性	<5000元 女性	5000~9999元 男性	5000~9999元 女性	10000~14999元 男性	10000~14999元 女性	15000~19999元 男性	15000~19999元 女性	20000~24999元 男性	20000~24999元 女性	25000~29999元 男性	25000~29999元 女性	30000~34999元 男性	30000~34999元 女性	35000~39999元 男性	35000~39999元 女性	≥40000元 男性	≥40000元 女性
合计	1175	1224	1346	1365	1467	1521	1031	1018	800	762	349	354	288	292	203	209	431	469
6~	37	35	47	48	39	49	31	22	24	19	14	7	7	5	5	6	19	13
7~	36	42	56	52	47	41	37	25	19	21	11	13	15	14	8	8	15	17
8~	42	40	56	36	45	49	31	28	30	19	12	14	11	10	5	10	22	28
9~	45	39	50	33	55	41	32	44	21	28	20	11	11	10	4	2	9	18
10~	32	39	61	50	55	59	40	31	20	22	15	13	14	8	5	9	13	17
11~	40	34	51	56	46	43	44	38	26	21	15	18	7	14	11	6	19	26
12~	44	36	48	55	50	49	35	30	21	21	10	16	13	9	15	11	17	12
13~	39	38	51	52	54	58	31	22	22	19	9	13	15	12	8	11	23	15
14~	42	34	47	54	58	48	25	32	16	24	10	11	13	14	4	10	21	11
15~	39	35	50	42	34	53	41	35	22	18	9	16	15	8	5	3	11	10
16~	45	35	36	34	47	58	28	32	27	18	10	9	9	6	6	7	13	15
17~	37	39	45	41	53	49	31	24	16	18	4	13	8	8	8	5	10	13
18~	2	7	11	4	2	7	4	4	3	5	1	0	1	0	1	2	3	1
19~	5	3	2	4	2	2	1	1	2	1	0	0	0	1	0	0	0	1
20~	22	31	19	35	39	43	19	33	13	18	10	9	7	7	5	2	6	6
25~	32	29	33	36	42	51	27	25	28	28	6	19	8	17	9	11	12	18
30~	34	40	38	51	48	58	29	26	30	29	13	16	11	14	9	12	21	20
35~	49	53	54	67	49	59	45	57	43	30	17	16	12	11	8	6	28	29
40~	65	61	99	88	89	102	64	52	43	45	15	19	15	15	11	11	29	23
45~	66	91	88	111	93	101	72	86	58	68	21	14	16	16	16	10	21	28
50~	71	83	76	68	82	81	66	74	54	45	23	18	7	20	11	15	22	26
55~	66	74	95	92	120	126	78	76	75	65	26	25	16	17	11	16	25	39
60~	86	108	92	102	105	109	70	75	53	68	22	31	19	20	17	16	23	38
65~	76	88	60	75	77	73	62	55	50	46	17	23	15	14	9	14	21	21
70~	61	59	43	29	64	61	53	46	47	37	19	19	10	16	6	9	14	14
75~	40	31	27	30	46	27	19	23	29	20	3	5	9	3	3	3	12	5
80~	22	20	11	20	26	24	16	22	8	9	11	4	4	3	3	0	2	5

表6-5　中国农村居民(≥6岁)不同经济水平维生素D含量测定样本特征

年龄/岁	<5000元		5000~9999元		10000~14999元		15000~19999元		20000~24999元		25000~29999元		30000~34999元		35000~39999元		≥40000元	
	男性	女性	男性	女性	男性	女性	男性	女性	男性	女性	男性	女性	男性	女性	男性	女性	男性	女性
合计	2351	2470	1875	1976	1307	1257	547	551	317	346	132	139	78	73	42	57	90	115
6~	64	69	56	57	41	35	13	17	13	14	4	8	2	2	2	2	1	5
7~	86	75	52	51	54	47	23	15	11	9	5	6	2	2	3	2	1	8
8~	68	85	64	64	40	48	21	16	15	13	2	4	2	3	1	3	6	5
9~	68	82	75	63	40	47	20	17	17	8	2	2	3	3	1	0	7	7
10~	74	56	51	67	58	42	21	16	8	13	0	4	2	2	3	6	2	3
11~	70	71	65	58	57	48	21	24	7	8	2	5	1	2	3	4	4	5
12~	72	80	63	64	53	49	23	31	12	9	4	11	3	2	3	2	3	3
13~	82	84	65	75	53	45	22	22	15	14	9	4	4	5	4	3	3	4
14~	69	73	83	70	57	52	25	22	15	12	8	7	4	5	3	5	5	11
15~	72	76	77	73	44	45	23	23	15	16	8	4	13	4	3	2	5	2
16~	82	70	66	65	33	36	22	21	8	17	6	4	4	3	3	5	3	4
17~	54	42	60	68	38	35	11	12	8	7	3	4	3	5	0	1	3	1
18~	13	6	17	10	7	7	1	2	1	1	0	0	1	0	1	0	0	1
19~	11	8	6	5	2	6	2	2	0	1	0	0	0	1	0	0	0	0
20~	66	69	53	57	38	40	8	17	6	14	4	0	2	3	0	5	3	5
25~	47	83	63	69	46	46	16	18	9	7	3	4	2	0	1	0	2	4
30~	64	70	64	63	49	49	20	16	10	22	4	6	2	1	1	1	2	0
35~	85	96	82	99	58	55	27	18	19	14	13	8	3	1	1	1	3	8
40~	140	138	116	112	75	100	40	40	32	23	11	14	4	4	4	4	10	8
45~	149	193	146	148	91	106	36	55	20	31	5	11	2	5	5	5	6	9
50~	115	130	123	113	81	64	39	27	25	24	10	14	4	7	3	3	6	9
55~	179	186	114	130	84	73	42	41	20	26	11	5	4	4	1	2	4	4
60~	210	217	139	185	91	82	35	34	15	14	8	4	3	3	0	2	3	5
65~	158	172	66	92	63	41	18	13	7	15	4	7	5	2	0	1	2	3
70~	135	131	55	59	28	30	11	10	5	6	6	3	1	1	0	1	2	1
75~	85	71	34	42	16	21	4	12	3	5	2	2	2	0	0	0	0	0
80~	33	37	20	17	10	8	3	10	1	3	1	0	2	0	0	0	0	0

（二）我国居民（≥6岁）血清25-羟基维生素 D 水平

我国居民平均血清 25- 羟基维生素 D 水平为 22.20ng/ml，其中城市居民为 21.84ng/ml，农村居民为 22.61ng/ml。男性 25- 羟基维生素 D 水平为 23.05ng/ml，其中城市为 22.62ng/ml，农村为 23.54ng/ml；女性 25- 羟基维生素 D 水平为 21.38ng/ml，其中城市为 21.07ng/ml，农村为 21.71ng/ml。见表 6-6。

从总体上看，在同一年龄段，中国农村居民人群血清 25- 羟基维生素 D 水平大多数都高于城市居民，男性居民血清 25- 羟基维生素 D 水平均高于女性。处于青春发育期的青少年血清 25- 羟基维生素 D 水平最低，需要引起重视。

表 6-6　中国居民（≥6岁）血清25-羟基维生素 D 水平 /（ng·ml⁻¹）

年龄/岁	合计			男性			女性		
	全国	城市	农村	全国	城市	农村	全国	城市	农村
合计	22.20	21.84	22.61	23.05	22.62	23.54	21.38	21.07	21.71
6～	22.96	23.68	22.10	23.53	24.36	22.50	22.39	22.98	21.73
7～	22.70	22.84	22.53	22.89	23.41	22.30	22.49	22.26	22.78
8～	22.29	22.38	22.20	23.03	23.12	22.91	21.57	21.61	21.53
9～	21.24	21.53	20.91	21.85	22.34	21.30	20.64	20.73	20.52
10～	20.93	20.93	20.93	21.68	21.52	21.89	20.15	20.30	19.96
11～	20.56	20.45	20.68	21.29	21.42	21.13	19.80	19.46	20.21
12～	19.60	19.92	19.26	20.11	20.68	19.46	19.10	19.12	19.08
13～	19.45	19.76	19.14	20.04	20.31	19.75	18.85	19.17	18.52
14～	19.51	18.97	20.03	20.31	19.68	20.92	18.68	18.28	19.09
15～	18.86	18.99	18.73	19.59	19.43	19.75	18.11	18.56	17.65
16～	19.17	18.87	19.51	19.69	19.53	19.86	18.66	18.22	19.16
17～	19.06	18.82	19.38	19.32	18.79	20.07	18.80	18.86	18.72
18～	19.88	18.62	21.03	21.38	20.42	22.08	18.03	16.92	19.37
19～	21.22	21.50	21.04	21.43	22.30	20.87	21.01	20.70	21.21
20～	22.18	20.87	23.36	22.45	20.80	23.84	21.96	20.93	22.95
25～	22.97	21.74	24.27	23.89	22.14	25.82	22.21	21.40	23.04
30～	23.14	21.64	24.84	24.01	22.36	25.81	22.35	20.99	23.92
35～	23.45	22.02	25.02	24.10	22.76	25.52	22.82	21.33	24.52
40～	23.14	21.94	24.36	23.90	22.07	25.81	22.39	21.81	22.97
45～	23.44	22.67	24.21	24.69	23.82	25.60	22.40	21.69	23.08
50～	24.23	23.62	24.91	25.16	24.62	25.73	23.33	22.68	24.08
55～	24.17	23.65	24.78	25.44	24.46	26.57	22.97	22.87	23.07
60～	23.86	23.55	24.19	25.32	24.98	25.66	22.54	22.32	22.79
65～	24.21	23.94	24.53	25.84	25.67	26.06	22.67	22.28	23.12
70～	23.33	22.87	23.92	24.65	23.84	25.72	21.94	21.82	22.09
75～	24.14	24.31	23.95	25.61	25.66	25.55	22.46	22.52	22.40
80～	23.65	23.46	23.96	25.03	24.45	25.94	22.40	22.52	22.22

中国居民营养与健康状况监测项目在 2013 年专门对 3～5 岁儿童进行了调查，共检测了 1 489 人，测定方法是液相质谱法，平均血清 25- 羟基维生素 D 水平为 19.9ng/ml，其中城市儿童为 19.1ng/ml，农村儿童为 20.8ng/ml。

（三）年龄别血清 25- 羟基维生素 D 水平百分位数分布

全国居民血清 25- 羟基维生素 D 水平第 5、10、25、50、75、90 和 95 百分位数分布分别为 9.6ng/ml、11.5ng/ml、15.2ng/ml、21.0ng/ml、27.8ng/ml、34.9ng/ml、39.2ng/ml。见表 6-7。

表 6-7 中国居民（≥6 岁）年龄别血清 25- 羟基维生素 D 水平百分比分布 /（ng·ml⁻¹）

年龄 / 岁	n	P_5	P_{10}	P_{25}	P_{50}	P_{75}	P_{90}	P_{95}
合计	32 367	9.6	11.5	15.2	21.0	27.8	34.9	39.2
6～	1 049	10.3	12.1	16.3	22.1	28.4	35.0	38.5
7～	1 171	10.0	12.0	15.9	21.4	28.3	34.8	39.1
8～	1 175	10.2	12.1	15.5	21.3	27.7	34.0	39.0
9～	1 202	9.5	11.1	15.0	20.2	26.1	31.8	35.8
10～	1 193	9.5	11.3	14.7	19.9	25.6	32.2	36.6
11～	1 229	9.3	10.9	14.3	19.6	25.3	32.1	36.0
12～	1 285	8.9	10.4	13.3	18.1	24.3	31.5	35.6
13～	1 332	8.4	10.2	13.4	18.5	24.0	30.5	34.7
14～	1 301	8.7	10.3	13.4	18.0	24.2	31.0	35.8
15～	1 272	8.3	10.0	13.0	17.7	23.1	29.3	34.1
16～	1 161	8.6	10.3	13.4	17.9	23.7	29.8	33.6
17～	1 063	9.2	10.6	13.5	17.7	23.4	29.0	32.9
18～	138	8.5	10.0	14.9	19.1	24.6	30.3	34.4
19～	73	8.3	11.3	16.1	20.4	25.9	33.0	39.2
20～	755	9.8	11.5	15.4	21.3	28.0	34.4	38.3
25～	916	10.2	12.0	16.2	21.8	28.6	35.4	39.5
30～	998	10.0	12.2	16.0	22.3	28.7	35.8	40.6
35～	1 297	10.9	12.4	16.3	22.1	29.5	35.7	40.3
40～	1 831	9.8	11.9	15.9	22.2	28.9	36.0	40.2
45～	2 132	10.3	12.2	16.4	22.5	29.6	35.9	39.8
50～	1 749	10.6	13.0	17.2	23.4	30.2	37.2	40.5
55～	2 089	10.5	12.4	17.1	23.5	30.4	37.6	40.8
60～	2 223	10.0	12.0	16.5	23.0	30.2	37.1	41.2
65～	1 548	10.5	12.5	16.6	23.1	30.8	38.0	41.6
70～	1 137	9.5	11.6	16.3	22.0	29.5	36.9	40.4
75～	671	10.2	12.2	16.7	23.1	30.8	37.6	41.1
80～	377	10.1	12.1	15.9	22.4	30.0	37.8	41.5

中国城市居民(≥6 岁)血清 25- 羟基维生素 D 水平第 5、10、25、50、75、90 和 95 百分位数分布分别为 9.7ng/ml、11.5ng/ml、15.0ng/ml、20.4ng/ml、27.3ng/ml、34.5ng/ml、38.7ng/ml。见表 6-8。

表 6-8　中国城市居民(≥6 岁)年龄别血清 25- 羟基维生素 D 水平百分比分布 /(ng·ml⁻¹)

年龄/岁	n	P_5	P_{10}	P_{25}	P_{50}	P_{75}	P_{90}	P_{95}
合计	17 022	9.7	11.5	15.0	20.4	27.3	34.5	38.7
6～	568	11.2	13.1	16.9	22.7	29.0	36.7	40.2
7～	637	10.7	12.7	16.3	21.3	28.1	35.4	39.8
8～	636	10.5	12.4	15.3	21.0	28.1	34.3	39.0
9～	642	10.3	12.3	15.3	20.6	26.1	32.1	35.8
10～	660	10.1	11.6	15.1	19.5	25.5	32.4	36.3
11～	668	9.7	11.2	14.7	19.8	24.9	31.3	35.1
12～	669	9.6	10.9	13.8	18.3	24.7	32.2	36.2
13～	674	8.2	10.0	13.3	18.4	24.4	32.2	37.2
14～	642	8.2	10.0	12.9	17.4	23.4	30.3	35.6
15～	638	8.9	10.1	13.3	17.7	22.9	29.0	34.8
16～	614	8.3	9.9	13.2	17.4	23.3	29.8	33.4
17～	614	8.9	10.5	13.8	17.5	22.7	28.6	32.2
18～	66	8.5	8.9	13.7	18.0	22.2	28.7	33.7
19～	28	10.4	11.3	16.9	20.3	25.4	35.8	39.5
20～	358	9.6	11.0	14.0	19.6	26.2	32.5	35.8
25～	471	10.0	11.6	15.2	19.9	27.7	34.4	37.5
30～	528	9.9	12.1	15.5	20.6	26.9	33.2	37.6
35～	679	10.6	12.0	15.4	20.7	27.2	34.1	38.3
40～	920	9.5	11.6	14.9	21.0	27.2	34.4	39.2
45～	1 068	10.1	11.8	15.6	21.3	28.8	34.9	38.8
50～	920	10.3	12.7	16.7	22.7	29.6	36.8	39.9
55～	1 121	10.8	12.5	16.5	22.9	29.5	36.6	39.9
60～	1 141	10.0	12.2	16.4	22.3	29.6	36.7	41.0
65～	844	10.5	12.7	16.3	22.4	30.6	38.2	42.3
70～	634	9.1	11.3	15.4	21.2	29.3	37.3	40.7
75～	355	10.9	12.5	16.5	23.1	30.9	37.6	41.0
80～	227	9.7	12.1	15.9	21.8	30.0	38.5	42.2

　　城市男性居民血清 25- 羟基维生素 D 水平第 5、10、25、50、75、90 和 95 百分位数分布分别为 9.9ng/ml、11.8ng/ml、15.5ng/ml、21.3ng/ml、28.5ng/ml、35.8ng/ml、39.8ng/ml,城市女性居民血清 25- 羟基维生素 D 水平第 5、10、25、50、75、90 和 95 百分位数分布分别为 9.5ng/ml、11.3ng/ml、14.6ng/ml、19.8ng/ml、21.6ng/ml、33.0ng/ml、37.2ng/ml。见表 6-9。

表6-9 中国不同性别城市居民(≥6岁)年龄别血清25-羟基维生素D水平百分比分布

年龄/岁	男性								女性							
	n	P_5	P_{10}	P_{25}	P_{50}	P_{75}	P_{90}	P_{95}	n	P_5	P_{10}	P_{25}	P_{50}	P_{75}	P_{90}	P_{95}
合计	8401	9.9	11.8	15.5	21.3	28.5	35.8	39.8	8621	9.5	11.3	14.6	19.8	26.1	33.0	37.2
6~	289	11.4	13.3	17.0	23.2	29.7	37.5	41.9	279	10.6	13.0	16.7	22.0	28.3	34.4	38.0
7~	321	10.7	13.1	17.2	21.9	29.2	35.5	39.5	316	10.8	12.0	15.6	21.0	27.0	34.3	40.0
8~	323	11.0	12.4	15.6	21.2	29.7	36.9	39.9	313	10.2	12.3	15.2	20.8	27.2	31.6	34.9
9~	319	10.6	12.5	15.4	21.7	27.8	33.9	36.6	323	9.8	12.0	15.1	20.1	25.4	30.7	34.5
10~	339	10.8	12.6	15.5	20.1	26.4	32.7	36.5	321	9.5	11.0	14.5	19.1	24.4	32.2	36.3
11~	336	9.9	12.3	15.6	20.7	25.6	32.2	36.1	332	9.2	10.7	13.7	17.7	24.0	30.1	34.2
12~	343	9.6	10.9	14.5	18.9	26.1	33.2	37.2	326	9.6	10.9	13.4	17.7	22.9	30.3	34.6
13~	345	8.0	9.8	13.6	18.7	26.5	33.1	38.0	329	8.3	10.3	13.2	17.6	23.2	31.0	34.6
14~	320	8.3	10.1	12.7	17.9	24.8	33.2	36.2	322	8.2	9.9	13.1	16.7	22.3	28.3	33.9
15~	320	8.8	10.1	13.4	17.9	24.5	30.9	34.3	318	8.9	10.1	13.0	17.6	21.9	27.6	34.9
16~	306	8.8	10.1	13.9	18.1	24.1	30.1	34.5	308	7.9	9.8	12.9	17.2	22.4	29.0	32.8
17~	307	9.6	10.5	14.0	17.4	22.7	28.7	31.2	307	8.8	10.3	13.4	17.7	22.9	28.1	32.6
18~	32	11.8	12.5	15.2	18.9	23.5	30.3	34.4	34	7.3	8.5	10.6	16.6	21.5	24.6	27.1
19~	14	9.3	10.4	16.5	19.7	29.5	35.8	39.5	14	11.3	11.3	17.7	20.3	22.4	26.2	40.2
20~	157	9.5	10.6	13.7	20.5	25.8	33.0	36.5	201	10.1	11.3	14.9	19.4	26.4	32.4	35.6
25~	217	10.1	11.6	15.6	19.8	28.1	35.2	38.2	254	9.9	11.4	14.6	19.9	26.3	33.5	37.4
30~	249	11.4	12.6	15.9	21.5	27.4	33.7	38.8	279	9.2	10.5	15.2	19.9	26.5	32.3	36.2
35~	329	10.6	11.7	15.8	21.2	28.3	36.3	39.2	350	10.5	12.2	15.1	20.2	26.4	32.9	34.9
40~	463	9.8	11.4	14.7	20.9	28.0	34.5	39.6	457	8.9	11.9	15.1	21.1	26.4	34.3	38.2
45~	493	10.8	12.6	16.4	22.5	30.2	36.8	41.0	575	9.5	11.0	14.7	20.3	27.5	33.3	37.4
50~	446	11.4	13.1	17.6	23.8	30.8	37.8	40.5	474	9.6	12.2	15.9	21.6	28.4	34.8	39.0
55~	548	10.6	12.1	17.1	23.8	31.2	37.9	40.5	573	10.8	12.5	16.0	22.1	28.1	35.0	39.1
60~	529	10.6	12.6	17.4	24.3	31.3	38.3	42.8	612	9.8	11.8	15.6	20.9	27.9	34.8	39.1
65~	412	11.2	13.6	18.3	24.8	32.7	39.9	43.0	432	10.2	12.0	15.3	20.4	28.1	35.1	39.6
70~	331	8.5	11.5	15.7	22.1	30.9	38.5	41.5	303	9.6	11.2	14.8	20.2	27.7	34.4	39.2
75~	203	12.1	13.9	18.0	24.1	33.2	39.2	43.9	152	10.4	11.6	15.5	22.4	28.8	34.6	37.8
80~	110	9.3	11.8	16.8	22.4	31.7	41.3	43.7	117	9.7	12.1	15.5	20.9	29.2	36.8	39.3

农村居民（≥6岁）血清25-羟基维生素D水平第5、10、25、50、75、90和95百分位数分布分别为9.5ng/ml、11.4ng/ml、15.5ng/ml、21.6ng/ml、28.4ng/ml、35.3ng/ml、39.7ng/ml。见表6-10。

表6-10 中国农村居民（≥6岁）年龄别血清25-羟基维生素D水平百分比分布/（ng·ml⁻¹）

年龄/岁	n	P_5	P_{10}	P_{25}	P_{50}	P_{75}	P_{90}	P_{95}
合计	15 345	9.5	11.4	15.5	21.6	28.4	35.3	39.7
6～	481	9.8	11.0	15.7	21.8	27.4	33.4	36.3
7～	534	8.9	11.2	15.2	21.4	28.6	34.0	38.3
8～	539	9.5	11.4	15.6	21.6	27.3	33.9	39.5
9～	560	8.8	10.4	14.9	20.0	26.1	31.4	35.7
10～	533	9.0	11.0	14.3	20.3	25.7	31.5	37.4
11～	561	9.2	10.8	14.0	19.5	25.5	32.5	36.3
12～	616	8.2	9.9	12.6	17.7	24.0	30.6	35.0
13～	658	8.7	10.3	13.5	18.6	23.7	28.7	33.4
14～	659	9.0	10.6	13.9	18.7	24.7	31.5	36.0
15～	634	7.7	10.0	12.8	17.7	23.3	29.5	33.1
16～	547	9.1	10.7	13.6	18.6	24.2	29.8	33.9
17～	449	9.5	10.7	13.4	18.3	24.4	30.2	34.4
18～	72	8.6	10.9	15.4	20.1	26.0	31.6	37.0
19～	45	7.4	8.9	15.8	20.4	25.9	33.0	38.0
20～	397	9.8	12.2	16.3	22.7	29.0	35.8	39.8
25～	445	10.7	13.1	18.5	23.3	29.8	37.2	40.3
30～	470	10.0	12.3	17.2	24.4	31.5	38.8	42.5
35～	618	11.2	12.9	18.1	24.5	31.0	37.2	42.9
40～	911	9.9	12.6	17.2	23.2	30.6	37.1	41.7
45～	1 064	11.0	12.7	17.4	23.4	30.3	36.7	40.1
50～	829	11.2	13.3	17.8	24.2	31.0	38.0	41.5
55～	968	10.1	12.4	17.4	23.9	31.1	38.5	42.2
60～	1 082	10.0	11.9	16.6	23.4	30.6	37.5	41.2
65～	704	10.6	12.3	17.1	23.8	31.0	37.9	41.3
70～	503	10.4	12.0	17.3	22.6	30.0	36.5	40.0
75～	316	9.1	11.9	16.7	22.7	30.4	38.3	41.1
80～	150	11.4	12.0	16.0	24.2	30.9	35.1	39.6

农村男性居民（≥6岁）血清25-羟基维生素D水平第5、10、25、50、75、90和95百分位数分布分别为9.8ng/ml、11.9ng/ml、16.2ng/ml、22.4ng/ml、29.7ng/ml、36.6ng/ml、40.9ng/ml。农村女性居民（≥6岁）血清25-羟基维生素D水平第5、10、25、50、75、90和95百分位数分布分别为9.1ng/ml、11.2ng/ml、15.0ng/ml、20.7ng/ml、27.2ng/ml、33.8ng/ml、37.8ng/ml。见表6-11。

表6-11　中国不同性别农村居民(≥6岁)血清25-羟基维生素D水平百分比分布/(ng·ml⁻¹)

年龄/岁	男性								女性							
	n	P_5	P_{10}	P_{25}	P_{50}	P_{75}	P_{90}	P_{95}	n	P_5	P_{10}	P_{25}	P_{50}	P_{75}	P_{90}	P_{95}
合计	7542	9.8	11.9	16.2	22.4	29.7	36.6	40.9	7803	9.1	11.2	15.0	20.7	27.2	33.8	37.8
6~	232	9.6	10.8	15.8	22.2	27.8	34.3	36.9	249	9.9	11.4	15.6	21.4	27.2	33.1	36.3
7~	281	8.9	11.0	15.2	21.3	28.1	34.1	37.9	253	9.3	11.6	15.3	21.5	28.6	34.0	39.1
8~	260	10.4	12.6	16.0	22.1	28.3	34.3	40.2	279	8.5	10.5	15.5	21.1	26.0	33.9	39.4
9~	281	9.6	10.6	14.9	20.7	26.6	31.8	35.0	279	8.3	10.3	14.9	19.2	25.1	31.2	36.4
10~	267	10.4	11.3	14.6	21.1	27.1	33.2	37.4	266	8.0	10.6	14.1	19.4	24.2	30.2	36.4
11~	288	9.3	10.9	14.1	20.0	26.2	32.5	36.9	273	8.8	10.7	13.4	18.8	24.9	32.9	35.9
12~	297	8.2	9.6	12.7	18.6	24.4	30.3	33.3	319	8.2	10.1	12.4	17.3	23.5	32.0	37.1
13~	333	8.9	10.6	14.0	19.1	24.7	29.5	33.4	325	8.5	10.1	13.1	17.7	22.5	27.0	33.0
14~	338	8.9	10.8	14.4	20.3	25.7	32.5	36.0	321	9.3	10.4	13.5	17.8	23.5	29.4	35.8
15~	326	7.7	10.0	13.4	18.9	24.4	30.9	34.9	308	7.8	9.7	12.3	16.8	22.0	27.1	30.7
16~	277	8.8	10.7	14.5	18.9	25.1	28.9	33.5	270	9.1	10.5	13.1	18.1	23.6	30.5	34.5
17~	219	9.6	10.9	14.1	19.7	25.0	30.2	36.3	230	9.0	10.4	13.1	16.8	23.5	29.8	33.6
18~	44	11.3	12.7	15.9	21.5	26.2	32.3	41.3	28	8.1	8.7	12.8	18.4	24.1	31.6	33.9
19~	22	8.3	8.9	17.0	20.1	23.8	30.6	38.0	23	7.4	11.3	14.9	22.7	26.6	33.0	34.4
20~	185	9.8	11.7	16.1	23.2	30.4	37.0	40.1	212	10.2	12.6	16.4	22.3	28.2	33.8	38.3
25~	197	10.9	15.0	19.8	24.8	30.9	39.5	42.1	248	10.6	12.6	16.9	22.5	28.1	33.6	38.2
30~	228	10.8	12.7	16.9	25.3	33.7	40.9	44.1	242	9.7	11.3	17.4	23.5	29.3	35.5	41.2
35~	309	11.7	12.9	18.6	24.9	31.4	39.3	44.0	309	10.1	12.7	17.5	24.2	30.3	36.3	41.2
40~	447	11.6	13.5	18.0	24.7	32.6	39.5	43.7	464	9.1	11.5	16.6	22.2	28.5	35.8	39.3
45~	476	11.4	13.7	18.7	24.9	32.6	38.3	41.4	588	10.6	12.3	16.4	22.3	29.0	35.3	39.1
50~	419	12.2	13.6	18.0	24.8	31.9	40.0	44.2	410	10.3	13.1	17.7	23.6	30.4	35.9	39.5
55~	474	11.3	13.7	18.7	25.7	33.9	40.4	43.2	494	9.6	11.7	16.7	22.8	28.7	35.4	39.0
60~	525	10.6	12.3	17.8	25.1	32.6	39.5	42.4	557	9.5	11.5	16.0	22.3	28.6	35.6	38.3
65~	338	11.7	13.2	18.7	25.1	33.1	39.9	43.1	366	9.6	11.7	15.9	23.2	29.6	35.1	39.6
70~	253	11.3	13.8	18.4	25.4	32.0	38.8	43.0	250	9.5	11.2	16.1	21.6	27.9	34.2	36.9
75~	156	10.5	13.3	17.9	24.5	33.0	39.9	43.3	160	8.6	10.7	15.7	21.9	28.5	34.9	38.9
80~	70	12.1	13.7	18.9	25.9	32.1	38.4	40.8	80	9.2	11.5	14.6	21.6	28.6	32.9	36.2

（四）4 类地区居民（≥6 岁）血清 25- 羟基维生素 D 水平

4 类地区居民（≥6 岁）的血清 25- 羟基维生素 D 水平分别为大城市 21.1ng/ml、中小城市 22.4ng/ml、普通农村 22.6ng/ml、贫困农村 22.6ng/ml。大城市居民血清 25- 羟基维生素 D 相对较低。同时 4 类地区青少年居民的血清 25- 羟基维生素 D 也相对较低。见表 6-12。

中国居民营养与健康状况监测项目在 2013 年专门对 3～5 岁儿童进行了调查，采用液相质谱法共检测了 1 489 人，平均血清 25- 羟基维生素 D 水平大城市 3～5 岁儿童 18.6ng/ml、中小城市儿童 19.6ng/ml、普通农村儿童 21.5ng/ml、贫困农村儿童 19.3ng/ml。

表 6-12　中国 4 类地区居民（≥6 岁）血清 25- 羟基维生素 D 水平

年龄 / 岁	大城市		中小城市		普通农村		贫困农村	
	$\overline{X}$	SD	$\overline{X}$	SD	$\overline{X}$	SD	$\overline{X}$	SD
合计	21.1	8.7	22.4	9.2	22.6	9.5	22.6	8.9
6～	22.6	8.8	24.5	9.3	22.1	8.7	22.0	7.9
7～	22.8	9.0	22.9	8.7	21.8	9.4	23.7	9.1
8～	21.8	9.0	22.8	8.5	22.0	8.9	22.5	8.9
9～	20.8	7.7	22.0	8.1	20.9	8.7	21.0	9.2
10～	20.4	7.9	21.3	8.4	20.8	8.7	21.1	7.7
11～	19.8	8.1	20.8	7.7	20.7	9.0	20.7	8.2
12～	19.0	8.0	20.5	8.1	19.2	8.9	19.3	8.4
13～	18.5	8.6	20.7	8.6	18.9	7.8	19.5	6.9
14～	17.9	8.0	19.8	8.3	19.1	7.9	21.2	9.1
15～	18.5	8.3	19.4	7.6	18.2	8.0	19.3	7.9
16～	18.1	7.7	19.5	7.9	19.4	8.1	19.7	7.1
17～	17.9	7.5	19.4	7.4	19.0	7.9	20.0	8.0
18～	18.2	7.4	18.8	7.0	19.8	7.9	23.3	8.9
19～	18.7	5.8	23.6	9.4	18.5	7.4	23.7	9.2
20～	21.0	8.6	20.8	8.2	23.3	9.0	23.4	9.0
25～	20.8	8.2	22.8	9.6	23.5	8.9	25.3	8.6
30～	21.2	8.0	22.1	8.6	24.4	10.1	25.6	9.7
35～	21.5	8.2	22.4	9.4	25.1	9.9	24.9	9.1
40～	21.2	8.5	22.4	9.5	24.7	9.9	23.8	9.5
45～	21.2	8.7	23.7	9.5	24.2	9.1	24.2	8.9
50～	23.1	8.8	24.1	9.3	25.4	9.6	24.0	9.3
55～	22.8	8.7	24.4	9.4	25.0	10.1	24.4	9.2
60～	22.8	9.1	24.2	10.0	24.6	9.9	23.4	9.2
65～	22.8	8.9	24.8	10.4	24.7	10.0	24.3	9.4
70～	22.5	9.6	23.2	10.0	24.2	9.4	23.6	9.0
75～	23.0	8.0	25.5	10.7	24.5	9.8	22.9	9.0
80～	22.8	9.7	24.2	10.1	24.9	9.5	22.3	8.4

4类地区男性居民（≥6岁）的血清25-羟基维生素D水平分别为大城市21.5ng/ml、中小城市23.4ng/ml、普通农村23.5ng/ml、贫困农村23.6ng/ml。见表6-13。

表6-13　中国4类地区男性居民（≥6岁）血清25-羟基维生素D水平/（ng·ml⁻¹）

年龄/岁	大城市		中小城市		普通农村		贫困农村	
	$\overline{X}$	SD	$\overline{X}$	SD	$\overline{X}$	SD	$\overline{X}$	SD
合计	21.5	8.8	23.4	9.5	23.5	9.8	23.6	9.3
6～	23.3	9.1	25.1	10.0	22.3	9.0	22.9	8.7
7～	23.5	8.9	23.3	8.8	21.5	9.4	23.6	8.5
8～	22.7	9.8	23.4	8.8	22.5	8.9	23.6	9.0
9～	20.9	8.2	23.3	8.4	20.8	8.2	22.2	10.2
10～	20.9	8.0	21.9	8.2	21.9	8.9	21.8	8.1
11～	20.0	7.5	22.3	8.0	21.0	8.8	21.4	8.9
12～	19.1	7.7	21.7	8.9	19.4	8.9	19.6	7.8
13～	19.6	9.3	20.8	8.8	20.0	8.2	19.4	6.4
14～	18.7	8.3	20.4	8.9	19.4	7.8	22.6	10.0
15～	19.1	8.6	19.7	8.0	19.0	8.7	20.5	8.3
16～	18.2	7.6	20.5	8.2	19.8	8.2	19.9	6.8
17～	18.0	7.3	19.3	6.9	19.1	7.1	21.6	8.6
18～	20.9	6.6	20.2	7.4	20.5	8.1	24.6	9.0
19～	17.0	6.3	26.3	9.9	15.8	6.9	25.1	8.1
20～	21.2	9.2	20.5	8.4	24.0	9.6	23.7	9.4
25～	20.9	8.4	23.5	9.7	25.0	8.9	27.2	9.5
30～	21.0	7.6	23.6	8.9	25.3	10.4	26.6	10.4
35～	22.2	8.5	23.2	10.2	25.7	10.2	25.2	9.4
40～	20.8	8.7	23.0	10.0	26.2	10.4	25.1	10.1
45～	22.4	8.8	24.8	9.5	25.4	9.2	25.9	9.0
50～	23.4	9.0	25.8	9.1	26.4	10.2	24.6	9.4
55～	23.0	8.7	25.7	10.0	26.4	10.8	26.9	9.2
60～	23.5	9.3	26.2	10.4	25.8	10.3	25.4	10.0
65～	23.0	8.9	27.4	10.2	26.7	10.2	25.1	9.5
70～	23.1	9.7	24.5	10.9	26.3	9.7	24.9	9.4
75～	23.9	8.0	27.0	11.2	26.4	10.1	24.0	8.9
80～	23.0	10.0	25.9	10.8	27.7	9.1	23.8	8.5

　　4类地区女性居民（≥6岁）的血清25-羟基维生素D水平分别为大城市20.7ng/ml、中小城市21.3ng/ml、普通农村21.8ng/ml、贫困农村21.6ng/ml。见表6-14。

表 6-14　中国 4 类地区女性居民(≥6 岁)血清 25- 羟基维生素 D 水平 /(ng•ml⁻¹)

年龄 / 岁	大城市		中小城市		普通农村		贫困农村	
	$\overline{X}$	SD	$\overline{X}$	SD	$\overline{X}$	SD	$\overline{X}$	SD
合计	20.7	8.5	21.3	8.6	21.8	9.1	21.6	8.4
6~	21.8	8.5	23.9	8.6	22.0	8.5	21.3	7.0
7~	22.1	9.0	22.4	8.7	22.2	9.4	23.8	9.8
8~	20.9	8.1	22.1	8.1	21.5	8.9	21.6	8.8
9~	20.7	7.1	20.8	7.6	21.0	9.2	19.8	8.0
10~	19.7	7.6	20.7	8.4	19.7	8.4	20.4	7.3
11~	19.6	8.7	19.4	7.2	20.3	9.3	20.1	7.5
12~	18.9	8.4	19.2	7.1	19.1	8.9	19.1	8.9
13~	17.4	7.8	20.6	8.2	17.7	7.2	19.6	7.4
14~	17.1	7.7	19.1	7.8	18.7	7.9	19.6	7.7
15~	18.0	8.1	19.0	7.2	17.3	7.1	18.0	7.1
16~	17.9	7.8	18.4	7.3	18.9	7.9	19.5	7.4
17~	17.8	7.7	19.5	7.9	18.9	8.6	18.5	7.1
18~	15.9	7.5	17.5	6.5	18.9	7.8	20.5	8.8
19~	20.3	5.2	21.0	8.6	20.7	7.4	21.9	10.5
20~	20.8	8.2	21.0	8.1	22.7	8.3	23.1	8.7
25~	20.6	8.0	22.3	9.5	22.4	8.8	24.0	7.7
30~	21.3	8.4	20.7	8.2	23.6	9.7	24.5	8.7
35~	21.0	8.0	21.6	8.4	24.5	9.6	24.5	8.9
40~	21.8	8.4	21.8	8.9	23.3	9.2	22.5	8.7
45~	20.3	8.4	22.7	9.4	23.2	9.0	22.8	8.6
50~	22.8	8.7	22.5	9.4	24.5	8.8	23.2	8.7
55~	22.7	8.7	23.0	8.9	23.6	9.3	22.0	8.6
60~	22.1	8.8	22.5	9.3	23.5	9.4	21.4	7.8
65~	22.3	8.8	22.3	9.9	22.8	9.4	23.6	9.2
70~	21.9	9.5	21.7	8.9	22.0	8.5	22.2	8.4
75~	22.0	7.9	23.1	9.5	22.7	9.2	21.7	9.0
80~	22.7	9.4	22.3	9.1	23.0	9.3	20.4	8.1

（五）血清 25- 羟基维生素 D 百分位数分布

1. 大城市居民（≥6 岁）血清 25- 羟基维生素 D 百分位数分布　大城市居民血清 25- 羟基维生素 D 第 5、10、25、50、75、90 和 95 百分位数分布分别为 9.1ng/ml、11.0ng/ml、14.7ng/ml、19.8ng/ml、26.3ng/ml、33.4ng/ml、37.7ng/ml。见表 6-15。其中男性分别为 9.2ng/ml、11.1ng/ml、

14.9ng/ml、20.3ng/ml、27.0ng/ml、34.0ng/ml、38.2ng/ml，女性分别为 9.0ng/ml、10.9ng/ml、14.5ng/ml、19.4ng/ml、25.6ng/ml、32.4ng/ml、36.9ng/ml。见表 6-16。

表 6-15　中国大城市居民（≥6 岁）血清 25- 羟基维生素 D 水平百分位数分布

年龄 / 岁	大城市	P_5	P_{10}	P_{25}	P_{50}	P_{75}	P_{90}	P_{95}
合计	7 347	9.1	11.0	14.7	19.8	26.3	33.4	37.7
6～	240	11.2	12.8	16.3	21.3	27.1	35.0	39.6
7～	279	11.0	12.7	16.3	21.2	27.7	36.1	40.3
8～	258	10.4	12.1	15.0	19.8	27.4	35.0	39.1
9～	250	9.4	12.2	15.0	19.9	25.7	31.0	34.5
10～	266	10.0	11.4	15.2	19.5	24.2	30.2	35.4
11～	253	9.1	10.7	14.4	18.3	23.5	30.6	35.3
12～	264	8.7	10.2	13.5	17.5	22.8	30.9	36.6
13～	294	6.9	8.4	12.1	17.0	23.2	30.2	35.9
14～	269	7.5	9.2	12.3	16.8	21.5	27.6	34.6
15～	277	8.0	9.3	12.6	16.8	22.7	28.7	36.8
16～	272	7.7	8.8	12.4	16.9	23.1	28.3	32.9
17～	243	8.0	9.5	12.2	17.1	22.5	28.0	30.7
18～	22	9.2	10.4	13.2	17.6	19.9	24.1	36.2
19～	12	9.3	11.3	14.9	18.2	22.7	26.2	28.3
20～	145	9.0	10.3	14.0	20.3	26.4	33.7	35.8
25～	249	9.8	11.1	14.5	19.4	26.0	33.0	36.4
30～	247	9.8	11.7	15.3	20.5	25.3	31.7	36.5
35～	296	10.4	12.2	14.9	20.7	26.6	33.7	36.2
40～	372	9.0	10.9	14.7	20.4	26.5	33.2	36.1
45～	430	9.5	10.9	14.6	19.7	27.1	33.0	37.2
50～	456	9.9	12.6	16.8	22.3	28.5	35.0	38.9
55～	523	10.5	12.2	15.9	22.6	28.7	34.9	38.0
60～	506	9.9	12.0	16.2	21.6	28.5	35.4	39.3
65～	347	10.1	12.4	16.1	21.0	28.4	35.6	39.4
70～	293	9.3	11.2	15.3	21.1	29.0	36.3	39.6
75～	166	10.9	12.8	16.5	22.5	28.9	34.4	37.1
80～	118	9.3	11.5	15.9	20.4	29.5	37.8	41.5

表6-16 中国大城市不同性别居民(≥6岁)血清25-羟基维生素D水平百分数分布/(ng·ml⁻¹)

年龄/岁	男性								女性							
	n	P_5	P_{10}	P_{25}	P_{50}	P_{75}	P_{90}	P_{95}	n	P_5	P_{10}	P_{25}	P_{50}	P_{75}	P_{90}	P_{95}
合计	3 605	9.2	11.1	14.9	20.3	27.0	34.0	38.2	3 742	9.0	10.9	14.5	19.4	25.6	32.4	36.9
6~	121	11.7	12.4	16.7	21.5	28.9	36.1	40.0	119	9.7	13.0	16.1	20.4	25.9	32.0	37.2
7~	133	11.8	12.8	18.1	22.1	28.4	36.7	39.5	146	10.6	11.9	16.1	20.2	25.8	35.7	41.3
8~	132	10.7	12.3	14.9	20.1	28.2	37.4	41.0	126	9.6	11.9	15.0	19.6	26.5	31.4	33.4
9~	125	8.9	10.7	14.8	19.8	25.7	31.7	35.2	125	10.7	12.5	15.1	19.9	25.2	30.4	33.9
10~	140	11.0	12.7	15.5	19.1	26.2	31.5	35.6	126	8.3	10.3	14.6	19.7	23.8	29.8	34.5
11~	128	8.6	12.3	15.0	19.4	23.5	30.9	33.3	125	9.1	10.5	13.7	17.7	23.1	30.4	39.9
12~	136	8.4	10.2	14.3	17.8	23.1	30.1	37.2	128	8.7	10.2	13.2	17.0	22.6	31.2	36.6
13~	148	6.8	8.8	12.6	18.4	25.8	32.8	38.2	146	7.2	8.2	12.1	16.0	21.6	28.2	31.2
14~	138	7.9	9.9	12.4	17.7	22.6	29.0	35.2	131	7.3	8.4	12.2	16.0	20.2	25.1	34.6
15~	136	7.7	9.5	12.5	17.4	24.5	31.2	35.1	141	8.6	9.3	12.7	16.6	21.5	27.8	36.8
16~	134	8.1	8.8	12.4	17.4	23.0	28.3	31.8	138	7.3	9.0	12.5	16.2	23.3	29.0	33.4
17~	124	8.0	9.6	12.4	17.1	22.7	28.6	30.8	119	7.6	9.5	12.0	17.1	21.6	26.5	29.3
18~	10	15.0	15.4	17.3	18.5	22.8	30.9	37.7	12	7.3	9.2	11.5	14.2	19.1	19.9	36.2
19~	6	9.3	9.3	13.4	16.9	17.5	28.3	28.3	6	11.3	11.3	18.9	20.3	24.7	26.2	26.2
20~	67	9.7	10.1	13.6	20.8	26.5	34.0	36.5	78	8.2	11.3	14.9	19.3	26.4	32.5	35.8
25~	113	9.8	11.0	14.3	18.9	26.0	33.5	36.9	136	9.6	11.4	14.6	19.7	26.1	31.6	35.9
30~	120	11.3	12.3	15.1	20.7	25.2	31.8	36.1	127	9.3	10.6	15.5	20.4	26.2	31.3	37.7
35~	138	10.4	12.0	15.5	21.5	27.0	35.5	38.3	158	10.9	12.2	14.8	20.2	26.4	31.9	34.4
40~	188	9.1	10.5	13.9	19.8	26.5	33.4	35.2	184	8.7	12.0	15.5	21.4	26.4	33.2	36.9
45~	194	10.3	11.8	15.6	21.0	28.9	33.9	38.2	236	9.1	10.4	14.3	18.9	25.1	31.2	35.2
50~	220	10.4	12.7	16.8	22.2	29.4	37.1	39.9	236	9.5	12.6	16.8	22.3	27.7	33.8	38.8
55~	250	10.0	11.1	16.2	22.4	29.5	35.1	38.1	273	10.8	12.5	15.7	22.6	27.6	34.8	37.6
60~	243	9.9	11.9	16.9	22.8	30.1	36.5	39.5	263	10.7	12.4	15.9	20.1	27.5	34.5	39.1
65~	162	8.9	13.1	16.7	21.9	28.3	35.6	39.4	185	10.3	12.4	16.1	20.5	28.4	35.1	39.0
70~	156	8.3	11.0	15.8	21.7	29.3	37.8	39.5	137	9.9	11.2	14.7	20.2	27.9	35.7	40.5
75~	88	12.5	13.9	17.9	23.0	29.9	34.5	38.3	78	10.1	11.6	15.6	22.0	27.9	33.9	36.3
80~	55	9.3	11.5	15.9	20.2	27.6	37.8	43.4	63	9.7	13.2	15.4	20.9	30.3	37.0	39.3

2. 中小城市居民（≥6 岁）血清 25- 羟基维生素 D 百分位数分布　中小城市居民血清 25- 羟基维生素 D 第 5、10、25、50、75、90 和 95 百分位数分布分别为 10.2ng/ml、11.9ng/ml、15.3ng/ml、21.0ng/ml、28.0ng/ml、35.2ng/ml、39.5ng/ml。见表 6-17。其中男性分别为 10.5ng/ml、12.3ng/ml、15.9ng/ml、22.2ng/ml、29.6ng/ml、37.0ng/ml、41.0ng/ml，女性分别为 9.9ng/ml、11.6ng/ml、14.7ng/ml、20.0ng/ml、26.4ng/ml、33.2ng/ml、37.4ng/ml。见表 6-18。

表 6-17　中国中小城市居民（≥6 岁）血清 25- 羟基维生素 D 水平百分位数分布

年龄/岁	n	P_5	P_{10}	P_{25}	P_{50}	P_{75}	P_{90}	P_{95}
合计	9 675	10.2	11.9	15.3	21.0	28.0	35.2	39.5
6～	328	11.2	13.5	17.2	23.6	30.1	37.2	40.2
7～	358	10.7	12.7	16.3	21.4	28.3	35.1	39.5
8～	378	10.8	12.6	15.9	21.5	29.0	34.1	38.8
9～	392	10.6	12.3	15.6	21.4	26.8	33.4	36.2
10～	394	10.3	11.7	15.1	19.8	26.2	33.5	37.5
11～	415	10.0	11.4	15.0	20.4	25.5	31.7	35.1
12～	405	10.3	11.4	14.3	18.9	25.4	32.5	36.1
13～	380	9.9	11.5	14.2	19.1	24.9	32.8	37.6
14～	373	9.3	10.5	13.3	17.8	24.8	33.0	35.8
15～	361	9.5	10.9	13.7	18.1	23.0	29.0	34.1
16～	342	9.6	10.6	13.7	18.1	23.5	30.4	33.8
17～	371	10.2	11.8	14.2	18.0	22.9	29.5	32.6
18～	44	8.5	8.9	14.1	18.9	23.1	28.7	30.3
19～	16	10.4	11.3	17.6	21.9	31.1	39.5	40.2
20～	213	10.3	11.4	14.1	19.5	25.8	31.9	35.8
25～	222	10.5	12.0	16.1	20.6	28.7	35.6	39.1
30～	281	10.1	12.4	15.7	20.7	28.1	33.5	38.9
35～	383	10.9	12.0	15.5	20.7	27.8	34.5	39.9
40～	548	10.3	11.7	15.0	21.4	27.8	36.1	39.7
45～	638	10.6	12.2	16.3	22.4	30.1	36.4	40.9
50～	464	10.9	12.7	16.3	23.4	30.7	37.8	40.3
55～	598	11.2	12.7	17.1	23.2	30.4	37.9	41.0
60～	635	10.3	12.3	16.4	23.2	30.4	37.3	43.0
65～	497	10.9	12.8	16.5	23.8	31.4	39.7	43.3
70～	341	8.9	11.3	15.5	21.4	29.4	37.6	41.8
75～	189	11.1	12.2	16.7	24.5	33.3	39.8	44.4
80～	109	10.1	12.1	15.9	22.7	30.1	38.6	43.0

表6-18　中国中小城市居民（≥6岁）不同性别血清25-羟基维生素D水平百分位数分布

年龄/岁	男性								女性							
	n	P_5	P_{10}	P_{25}	P_{50}	P_{75}	P_{90}	P_{95}	n	P_5	P_{10}	P_{25}	P_{50}	P_{75}	P_{90}	P_{95}
合计	4796	10.5	12.3	15.9	22.2	29.6	37.0	41.0	4879	9.9	11.6	14.7	20.0	26.4	33.2	37.4
6~	168	11.3	14.0	17.0	24.5	30.7	38.5	43.9	160	11.2	13.1	18.3	22.8	29.3	35.4	38.1
7~	188	10.6	13.4	17.1	21.6	30.0	35.5	39.5	170	10.9	12.1	15.5	21.3	27.6	33.9	38.5
8~	191	11.0	13.0	16.0	21.7	30.0	35.2	39.7	187	10.4	12.5	15.3	21.4	27.6	31.7	36.4
9~	194	11.6	13.0	16.1	22.7	29.2	34.6	37.1	198	9.5	11.3	15.4	20.2	25.6	31.1	34.6
10~	199	10.6	12.5	15.5	21.5	26.7	33.8	37.5	195	10.0	11.4	14.3	18.8	25.6	33.0	37.6
11~	208	10.1	11.8	16.4	22.2	26.8	32.8	37.6	207	9.9	11.0	13.8	17.7	24.3	29.9	33.1
12~	207	10.3	11.3	14.8	20.4	28.1	35.1	37.2	198	10.2	11.5	13.7	18.3	23.2	30.0	33.3
13~	197	9.0	11.4	14.1	19.0	26.9	33.6	38.0	183	10.6	12.1	14.3	19.1	24.0	32.8	35.5
14~	182	9.5	10.5	13.0	18.0	25.7	35.0	36.3	191	8.7	10.5	13.4	17.5	23.6	29.8	33.9
15~	184	9.4	10.4	13.6	18.1	24.5	30.7	34.1	177	9.5	11.1	13.7	18.2	22.2	26.9	34.7
16~	172	10.1	11.7	14.6	18.6	24.8	31.4	39.8	170	9.2	10.2	13.1	17.3	22.1	29.2	31.5
17~	183	10.4	12.1	14.5	17.7	22.5	28.9	32.2	188	10.1	11.7	13.9	18.2	23.1	29.9	33.2
18~	22	11.8	12.1	15.1	19.1	26.1	30.3	33.7	22	8.2	8.5	10.6	18.0	22.8	24.6	26.8
19~	8	10.4	10.4	19.7	26.2	34.3	39.5	39.5	8	11.3	11.3	15.9	20.2	22.2	40.2	40.2
20~	90	9.5	11.6	14.0	19.7	25.4	31.6	36.5	123	10.4	11.3	14.5	19.5	26.7	32.4	35.6
25~	104	11.6	13.2	16.2	21.4	30.1	36.2	38.9	118	10.1	11.2	15.4	19.9	28.1	35.6	39.5
30~	129	11.8	13.4	16.2	23.0	28.7	35.1	42.2	152	8.9	10.5	14.8	19.6	26.6	32.3	34.0
35~	191	10.9	11.7	15.9	21.0	28.9	36.6	42.2	192	10.1	12.2	15.3	20.5	26.5	33.0	37.9
40~	275	10.3	11.7	15.0	21.5	28.6	37.7	41.0	273	9.9	11.7	15.1	20.8	26.6	34.9	38.5
45~	299	11.1	13.6	16.9	23.4	31.2	37.9	43.1	339	9.5	11.8	15.1	21.7	28.7	34.5	38.8
50~	226	12.2	14.3	18.8	24.8	32.4	38.2	41.1	238	9.6	11.6	15.1	20.9	28.8	37.2	39.7
55~	298	11.3	12.8	17.7	24.8	32.8	39.7	43.1	300	10.9	12.6	16.3	21.9	28.5	35.4	39.9
60~	286	11.8	13.8	18.0	25.3	32.9	41.0	45.9	349	9.5	11.6	15.2	21.3	28.6	35.2	38.2
65~	250	12.2	14.1	19.9	27.0	34.6	41.7	44.8	247	10.2	11.9	14.6	20.2	27.9	35.1	40.0
70~	175	8.9	11.8	15.7	22.4	32.8	39.9	43.6	166	8.9	11.2	14.8	20.7	27.5	33.3	37.3
75~	115	10.5	13.8	18.2	25.6	35.2	43.0	45.0	74	11.1	11.6	14.8	22.9	28.9	36.3	39.4
80~	55	9.0	12.2	18.1	24.9	35.7	42.0	43.8	54	10.3	12.1	15.6	20.9	27.3	36.3	38.6

3．普通农村居民（≥6 岁）血清 25- 羟基维生素 D 百分位数分布　普通农村居民血清 25- 羟基维生素 D 第 5、10、25、50、75、90 和 95 百分位数分布分别为 8.8ng/ml、11.1ng/ml、15.4ng/ml、21.7ng/ml、28.7ng/ml、35.5ng/ml、40.0ng/ml。见表 6-19。其中男性分别为 9.1ng/ml、11.5ng/ml、16.1ng/ml、22.6ng/ml、29.8ng/ml、36.8ng/ml、41.5ng/ml，女性分别为 8.5ng/ml、10.7ng/ml、14.8ng/ml、20.8ng/ml、27.8ng/ml、34.2ng/ml、38.2ng/ml。见表 6-20。

表 6-19　中国普通农村居民（≥6 岁）血清 25- 羟基维生素 D 水平百分位数分布

年龄 / 岁	n	P_5	P_{10}	P_{25}	P_{50}	P_{75}	P_{90}	P_{95}
合计	9 307	8.8	11.1	15.4	21.7	28.7	35.5	40.0
6~	302	9.1	10.8	15.3	21.6	28.1	34.0	37.3
7~	328	8.7	10.4	14.4	20.6	28.2	34.0	38.4
8~	330	9.1	11.2	15.4	21.4	27.1	33.9	38.3
9~	353	8.3	10.3	14.7	20.1	26.6	32.1	35.3
10~	336	8.0	10.8	13.9	20.0	26.1	31.9	37.4
11~	354	7.8	10.0	13.2	19.7	25.9	33.0	38.3
12~	355	8.2	9.6	12.3	17.7	24.4	30.6	33.1
13~	366	7.8	9.4	12.8	18.2	23.9	29.7	33.8
14~	359	7.6	9.5	13.2	17.9	24.6	29.5	32.8
15~	327	7.0	8.2	12.3	17.2	23.2	29.5	33.1
16~	329	8.2	10.1	13.1	18.1	23.9	29.9	34.7
17~	276	9.0	10.4	13.2	17.5	23.9	29.1	33.6
18~	47	8.1	8.7	14.9	19.8	24.8	28.9	31.6
19~	23	7.4	8.3	11.5	18.7	23.8	27.2	28.6
20~	198	9.0	12.2	16.4	22.8	28.7	34.6	41.2
25~	266	10.1	12.6	18.1	22.4	29.3	35.6	40.0
30~	284	8.8	11.3	16.6	24.2	30.5	38.7	42.4
35~	372	10.4	12.5	17.7	25.0	31.1	36.8	43.0
40~	579	9.6	12.4	18.0	23.4	31.0	37.8	42.4
45~	653	9.9	12.5	17.7	23.4	30.2	36.6	40.6
50~	533	11.0	13.5	18.7	24.8	31.5	38.9	42.2
55~	630	9.6	12.4	17.7	24.1	31.1	38.9	42.8
60~	708	9.8	11.7	16.9	24.2	31.4	37.9	42.0
65~	405	10.3	11.8	17.0	24.0	31.4	38.6	42.0
70~	289	9.0	11.3	17.6	23.8	30.5	36.5	40.0
75~	210	8.8	11.9	16.9	24.1	31.7	39.2	41.6
80~	95	11.4	12.2	16.9	25.3	31.4	38.0	40.8

表6-20　中国普通农村居民(≥6岁)不同性别血清25-羟基维生素D水平百分位数分布

年龄/岁	男性								女性							
	样品数	P_5	P_{10}	P_{25}	P_{50}	P_{75}	P_{90}	P_{95}	样品数	P_5	P_{10}	P_{25}	P_{50}	P_{75}	P_{90}	P_{95}
合计	4 567	9.1	11.5	16.1	22.6	29.8	36.8	41.5	4 740	8.5	10.7	14.8	20.8	27.8	34.2	38.2
6~	149	9.6	10.8	15.2	22.7	27.2	34.0	40.3	153	8.7	11.2	15.4	20.6	28.1	34.0	36.9
7~	171	8.2	9.8	14.5	20.0	27.3	33.3	38.5	157	8.7	11.2	14.4	21.1	29.0	34.0	36.8
8~	162	10.5	12.5	15.5	21.8	27.9	33.3	36.8	168	8.2	10.4	15.2	20.8	26.0	34.2	39.4
9~	179	9.1	10.7	14.9	20.1	26.5	31.8	33.8	174	8.2	9.0	13.8	20.1	27.1	33.2	38.4
10~	167	9.0	11.3	14.2	20.6	27.6	33.7	37.4	169	7.6	9.1	13.6	19.1	23.8	30.2	37.1
11~	186	7.9	10.0	14.4	20.0	26.9	32.2	36.5	168	7.8	9.8	12.5	19.1	25.6	33.9	38.4
12~	179	8.2	8.9	12.1	18.5	24.9	30.6	33.0	176	7.9	10.0	12.7	17.2	23.9	31.0	35.0
13~	183	8.1	9.4	13.4	19.8	25.6	30.9	34.1	183	7.5	9.2	12.3	17.1	22.0	26.5	32.6
14~	181	8.3	9.4	13.6	19.1	25.1	29.5	32.7	178	7.5	9.5	13.1	17.1	24.0	29.4	32.8
15~	165	6.8	7.9	12.5	18.7	24.4	30.4	34.9	162	7.7	8.3	12.2	16.3	21.8	27.0	30.1
16~	162	7.9	10.1	14.0	18.7	24.1	28.9	34.6	167	8.5	10.3	12.8	17.5	23.5	30.3	34.7
17~	134	9.2	11.0	13.4	18.8	24.4	27.8	32.5	142	8.7	10.4	12.7	16.8	22.8	29.5	34.2
18~	27	8.6	11.6	15.2	20.1	24.8	28.9	30.3	20	8.0	8.4	12.4	18.4	24.1	29.9	32.7
19~	10	7.1	7.7	8.9	16.7	19.0	25.5	27.2	13	7.4	11.5	15.8	22.7	26.4	28.6	33.0
20~	95	9.0	11.7	16.9	23.2	29.9	35.8	44.2	103	10.8	13.5	16.2	22.4	27.6	33.4	38.3
25~	121	10.6	15.0	19.5	24.1	29.6	36.2	40.7	145	9.3	11.2	15.6	21.5	27.7	35.2	38.4
30~	135	8.8	12.1	16.5	25.0	31.7	40.4	43.8	149	8.3	10.1	17.0	23.1	29.3	36.1	40.2
35~	190	11.5	12.6	18.5	25.0	31.6	39.9	44.1	182	9.1	12.3	17.3	25.1	30.9	35.6	40.0
40~	283	11.3	13.5	18.6	24.7	33.6	40.2	43.7	296	8.2	11.2	17.0	22.6	28.8	36.4	39.7
45~	290	11.3	13.7	18.7	24.5	32.6	37.8	41.5	363	9.7	12.2	16.6	22.5	29.0	35.6	39.2
50~	262	11.7	14.2	19.5	25.3	33.2	40.7	46.0	271	11.0	13.2	18.1	24.2	31.1	36.1	40.2
55~	307	10.5	12.6	18.2	25.0	33.7	41.2	43.6	323	8.9	11.9	17.3	23.5	29.2	37.0	39.3
60~	339	10.7	12.1	18.4	24.8	32.6	39.7	43.7	369	9.1	11.3	16.1	23.1	29.7	36.5	39.8
65~	202	11.9	13.4	19.0	25.7	34.0	41.2	43.1	203	8.8	11.0	15.1	22.6	29.7	35.1	39.6
70~	148	9.4	12.5	19.2	26.6	33.0	38.6	42.0	141	9.0	10.5	16.1	21.4	27.9	35.1	36.3
75~	101	11.4	13.3	19.8	25.4	33.9	40.4	43.4	109	7.8	10.1	16.5	22.3	29.4	33.1	39.3
80~	39	12.1	14.6	20.4	28.0	34.4	39.6	45.5	56	9.0	11.5	14.8	22.7	29.1	34.2	40.7

4. 贫困农村居民（≥6 岁）血清 25- 羟基维生素 D 百分位数分布　贫困农村居民血清 25- 羟基维生素 D 第 5、10、25、50、75、90 和 95 百分位数分布分别为 10.4ng/ml、11.9ng/ml、15.7ng/ml、21.5ng/ml、27.9ng/ml、34.9ng/ml、39.3ng/ml。见表 6-21。其中男性分别为 10.7ng/ml、12.4ng/ml、16.4ng/ml、22.2ng/ml、29.5ng/ml、36.4ng/ml、40.2ng/ml，女性分别为 10.2ng/ml、11.6ng/ml、15.2ng/ml、20.6ng/ml、26.3ng/ml、32.9ng/ml、37.1ng/ml。见表 6-22。

表 6-21　中国贫困农村居民（≥6 岁）血清 25- 羟基维生素 D 水平百分位数分布

年龄 / 岁	n	P_5	P_{10}	P_{25}	P_{50}	P_{75}	P_{90}	P_{95}
合计	6 038	10.4	11.9	15.7	21.5	27.9	34.9	39.3
6～	179	10.3	11.5	16.1	21.8	27.0	32.7	34.9
7～	206	11.0	12.7	17.1	23.2	29.6	34.3	37.8
8～	209	9.7	11.5	16.1	22.0	27.4	34.8	40.6
9～	207	9.8	11.0	15.0	19.6	25.4	30.8	36.2
10～	197	10.5	11.4	15.4	20.6	25.4	31.2	36.6
11～	207	10.2	12.0	14.0	18.9	24.9	32.3	36.0
12～	261	9.0	10.2	12.8	17.9	23.5	32.0	35.7
13～	292	10.0	10.8	14.3	18.8	23.6	27.6	31.0
14～	300	10.5	11.5	14.5	19.9	25.2	33.7	38.8
15～	307	9.7	11.2	13.3	18.4	23.3	29.8	33.1
16～	218	9.9	11.1	14.2	19.3	24.5	29.6	33.0
17～	173	10.1	10.9	14.1	18.7	24.5	31.0	37.0
18～	25	11.3	11.6	16.5	23.1	26.7	37.0	41.3
19～	22	11.3	14.9	17.6	22.3	30.6	38.0	39.2
20～	199	10.2	12.2	16.2	22.4	29.4	36.3	39.8
25～	179	12.5	14.7	18.9	24.7	30.9	38.7	41.7
30～	186	11.3	13.6	18.5	25.0	32.5	39.4	42.9
35～	246	11.5	13.0	18.5	23.7	30.6	37.4	42.2
40～	332	10.8	12.9	16.7	22.7	29.6	35.8	40.6
45～	411	11.6	12.8	17.3	23.6	30.8	36.7	39.4
50～	296	11.4	13.1	16.7	23.3	29.2	36.6	39.6
55～	338	10.8	12.6	17.4	23.7	31.1	37.9	40.8
60～	374	10.1	12.0	16.3	22.4	29.8	36.5	40.8
65～	299	11.3	12.8	17.2	23.7	30.7	37.0	40.0
70～	214	11.2	12.4	17.1	22.1	28.9	36.6	40.0
75～	106	9.5	11.7	16.7	21.3	28.5	35.3	39.7
80～	55	11.5	12.0	14.6	21.0	28.8	33.7	36.2

表6-22　中国贫困农村居民(≥6岁)不同性别血清25-羟基维生素D水平百分位数分布

年龄/岁	男性								女性							
	n	P_5	P_{10}	P_{25}	P_{50}	P_{75}	P_{90}	P_{95}	n	P_5	P_{10}	P_{25}	P_{50}	P_{75}	P_{90}	P_{95}
合计	2 975	10.7	12.4	16.4	22.2	29.5	36.4	40.2	3 063	10.2	11.6	15.2	20.6	26.3	32.9	37.1
6~	83	10.4	11.3	16.2	21.8	28.8	34.3	35.0	96	10.2	11.8	16.0	21.8	25.6	30.1	33.1
7~	110	10.7	12.6	16.3	23.8	30.2	34.4	36.4	96	11.2	12.8	17.6	22.5	28.6	34.1	40.1
8~	98	10.4	13.0	17.5	22.9	28.6	38.3	40.6	111	9.4	11.3	15.8	21.2	26.0	31.4	38.2
9~	102	9.7	10.0	14.9	21.5	27.3	32.0	37.4	105	10.3	11.7	15.3	18.4	23.1	27.6	30.6
10~	100	10.6	11.4	15.6	21.4	26.8	32.5	37.4	97	10.4	11.4	15.0	20.1	24.4	30.2	36.4
11~	102	10.7	11.6	14.0	20.0	25.7	34.2	36.9	105	10.2	12.1	14.4	18.2	24.2	30.8	34.3
12~	118	8.4	10.3	13.3	19.1	24.0	30.2	35.4	143	9.0	10.2	12.3	17.3	23.0	32.8	38.7
13~	150	9.8	10.8	14.8	18.9	23.6	27.8	30.1	142	10.0	10.7	14.0	18.8	23.7	27.0	34.7
14~	157	10.8	12.2	15.4	21.4	27.8	35.4	40.3	143	10.3	11.2	14.1	18.2	23.4	30.4	37.5
15~	161	10.3	11.6	15.1	19.1	24.0	31.2	34.8	146	9.5	10.4	12.3	17.0	22.3	27.1	31.0
16~	115	10.1	11.3	14.7	19.0	25.4	28.0	31.0	103	9.2	11.1	13.6	19.7	24.0	31.7	34.3
17~	85	10.1	10.9	15.4	20.5	26.4	36.6	39.3	88	10.2	10.8	13.2	16.8	23.6	30.0	32.0
18~	17	11.3	12.7	18.8	25.9	26.7	41.3	41.5	8	10.3	10.3	13.8	19.8	24.9	37.0	37.0
19~	12	17.0	17.6	20.1	22.3	28.3	38.0	43.1	10	7.1	9.2	14.9	20.5	31.9	36.8	39.2
20~	90	10.7	12.0	15.7	23.3	30.7	37.0	39.8	109	10.2	12.3	16.6	22.1	29.0	35.5	37.9
25~	76	12.8	15.5	20.2	25.5	35.0	40.3	43.1	103	12.5	14.6	18.2	24.1	29.0	32.7	37.5
30~	93	11.6	13.7	18.5	26.3	34.4	41.1	44.6	93	10.9	13.6	18.5	24.4	28.8	35.3	41.8
35~	119	12.0	12.9	18.7	24.5	31.4	38.7	44.0	127	11.3	13.3	18.4	23.6	29.7	37.4	42.0
40~	164	12.2	13.7	17.3	24.6	31.2	37.3	42.5	168	9.7	11.8	16.1	21.9	28.4	35.5	37.7
45~	186	11.9	13.5	18.6	26.1	32.9	38.6	41.2	225	11.3	12.4	16.3	22.0	28.8	35.1	37.8
50~	157	12.3	13.4	16.7	23.8	31.0	38.1	40.8	139	9.5	12.6	16.8	22.5	28.0	36.2	39.5
55~	167	12.6	14.8	19.4	26.4	33.9	39.9	42.2	171	10.4	11.2	15.9	20.8	27.8	32.6	37.9
60~	186	10.0	12.4	17.4	25.3	32.3	39.4	42.0	188	10.4	11.9	15.5	20.8	25.6	30.6	35.8
65~	136	11.4	13.2	18.1	24.1	31.6	38.1	42.3	163	11.3	12.8	16.5	23.5	28.9	34.6	38.9
70~	105	12.4	14.6	17.8	22.5	30.7	39.5	43.8	109	10.6	11.6	16.1	21.8	27.3	36.2	36.9
75~	55	9.8	14.5	17.3	21.6	30.3	36.1	40.6	51	9.0	10.8	14.6	20.6	26.6	33.9	36.3
80~	31	12.0	12.6	16.1	24.0	29.6	35.7	37.9	24	9.4	11.5	13.4	19.3	27.5	31.8	32.2

（六）不同经济水平居民平均维生素 D 水平

1. 城市男性居民（≥6岁）不同经济水平居民平均维生素 D 水平　城市不同经济水平男性居民平均维生素 D 水平见表 6-23。家庭人均年收入＜5 000 元的为 24.4ng/ml，5 000～9 999 元的为 23.5ng/ml，10 000～14 999 元的为 22.5ng/ml，15 000～19 999 元的为 22.4ng/ml，20 000～24 999 元的为 22.1ng/ml，25 000～29 999 元的为 21.9ng/ml，30 000～34 999 元的为 21.7ng/ml，35 000～39 999 元的为 21.8ng/ml，≥40 000 元的为 22.9ng/ml，见表 6-23。

2. 中国城市女性居民（≥6岁）不同经济水平居民平均维生素 D 水平　中国城市不同经济水平女性居民平均维生素 D 水平见表 6-24。家庭人均年收入＜5 000 元的为 21.9ng/ml，5 000～9 999 元的为 21.2ng/ml，10 000～14 999 元的为 20.8ng/ml，15 000～19 999 元的为 20.9ng/ml，20 000～24 999 元的为 21.4ng/ml，25 000～29 999 元的为 21.3ng/ml，30 000～34 999 元的为 21.5ng/ml，35 000～39 999 元的为 22.6ng/ml，≥40 000 元的为 21.7ng/ml。

3. 中国农村男性居民不同经济水平居民（≥6岁）平均维生素 D 水平　中国农村不同经济水平男性居民平均维生素 D 水平见表 6-25。家庭人均年收入＜5 000 元的为 24.2ng/ml，5 000～9 999 元的为 23.7ng/ml，10 000～14 999 元的为 23.1ng/ml，15 000～19 999 元的为 23.2ng/ml，20 000～24 999 元的为 22.3ng/ml，25 000～29 999 元的为 22.3ng/ml，30 000～34 999 元的为 22.9ng/ml，35 000～39 999 元的为 24.0ng/ml，≥40 000 元的为 22.2ng/ml。

4. 中国农村女性居民不同经济水平居民（≥6岁）平均维生素 D 水平　中国农村不同经济水平女性居民平均维生素 D 水平见表 6-26。家庭人均年收入＜5 000 元的为 22.2ng/ml，5 000～9 999 元的为 21.8ng/ml，10 000～14 999 元的为 21.3ng/ml，15 000～19 999 元的为 21.5ng/ml，20 000～24 999 元的为 21.9ng/ml，25 000～29 999 元的为 21.5ng/ml，30 000～34 999 元的为 21.2ng/ml，35 000～39 999 元的为 21.9ng/ml，≥40 000 元的为 22.0ng/ml 见表 6-26。

表6-23 中国不同经济水平城市男性不同经济水平居民(≥6岁)维生素D水平/(ng·ml⁻¹)

年龄/岁	<5000元 $\bar{X}$	SD	5000~9999元 $\bar{X}$	SD	10000~14999元 $\bar{X}$	SD	15000~19999元 $\bar{X}$	SD	20000~24999元 $\bar{X}$	SD	25000~29999元 $\bar{X}$	SD	30000~34999元 $\bar{X}$	SD	35000~39999元 $\bar{X}$	SD	≥40000元 $\bar{X}$	SD
合计	24.4	10.2	23.5	9.5	22.5	9.5	22.4	8.7	22.1	8.8	21.9	8.4	21.7	9.1	21.8	8.7	22.9	8.8
6~	24.4	10.8	23.0	8.6	24.7	9.7	24.9	9.8	23.8	7.4	22.4	6.9	28.6	12.7	24.3	12.2	25.5	10.4
7~	21.9	7.6	24.4	9.8	25.1	8.1	21.9	8.7	25.9	9.8	21.7	8.7	26.7	10.2	20.6	8.4	25.2	9.0
8~	23.9	9.0	22.4	9.0	27.1	9.6	23.0	9.2	22.0	9.0	20.7	7.3	20.7	9.0	21.8	2.4	23.8	9.3
9~	23.3	8.3	22.1	7.9	25.1	9.4	20.3	6.2	19.9	7.2	19.9	7.9	23.5	5.4	29.5	10.1	23.6	12.2
10~	22.0	8.6	21.6	9.2	22.6	8.8	21.6	7.4	19.7	7.6	18.1	6.9	20.5	8.3	29.9	10.7	24.4	7.3
11~	23.1	8.2	22.4	7.5	19.8	8.8	22.2	7.2	20.3	5.5	23.8	7.5	20.7	6.6	17.6	9.7	26.6	8.8
12~	22.4	9.4	20.3	9.3	19.4	8.3	20.6	6.9	16.7	7.0	21.9	9.0	18.7	6.9	20.5	7.5	22.3	8.1
13~	22.4	9.4	20.2	9.4	19.5	8.6	16.6	8.7	20.9	10.3	20.8	5.3	21.9	9.5	23.8	12.0	20.5	6.4
14~	17.9	7.8	20.7	8.4	20.0	10.0	18.4	8.5	18.8	5.7	17.8	5.5	20.0	6.9	26.3	7.6	20.9	8.1
15~	19.9	10.0	21.4	9.4	16.5	6.2	20.4	7.4	19.7	7.0	18.0	8.1	18.0	7.2	21.3	8.3	19.2	7.5
16~	19.2	7.4	20.0	9.1	18.4	5.8	20.6	8.0	19.5	8.2	23.8	10.6	16.0	6.3	16.6	6.3	21.7	11.8
17~	20.6	7.5	17.5	6.9	17.2	5.9	21.4	8.1	17.6	6.8	17.5	1.3	19.3	4.9	17.4	7.3	18.6	7.6
18~	22.8	1.9	19.2	6.3	34.1	0.5	15.6	3.0	22.8	6.9	15.9	0.0	11.8	0.0	19.0	0.0	24.7	11.7
19~	26.1	10.2	18.8	13.4	23.5	8.6	16.5	0.0	13.8	4.8	35.8	0.0	0.0	0.0	/	/	/	/
20~	20.6	8.0	23.5	9.1	20.2	9.8	22.1	9.5	19.4	6.6	16.7	6.1	20.5	7.3	21.9	8.6	25.1	6.6
25~	26.8	11.8	21.5	7.0	21.8	9.4	22.1	7.0	22.9	9.9	20.5	10.5	19.4	9.3	20.0	7.6	20.2	8.2
30~	23.0	7.9	24.4	9.5	22.9	9.9	22.8	8.9	22.1	7.6	24.4	7.1	21.0	6.9	22.9	7.0	19.1	5.6
35~	26.9	12.1	22.6	8.0	21.1	8.8	21.7	9.8	21.3	9.4	21.5	7.4	21.6	8.9	23.3	9.1	23.7	9.9
40~	23.9	11.8	23.5	10.5	20.0	9.2	22.6	9.2	21.9	7.3	17.5	8.3	22.0	10.7	21.9	7.1	20.7	7.4
45~	27.2	9.9	25.1	9.1	23.6	9.4	23.4	8.3	24.5	10.4	20.0	8.2	22.7	10.7	18.4	7.3	24.0	8.5
50~	26.3	9.3	25.7	9.3	23.5	9.3	24.1	8.5	24.5	8.9	21.7	7.1	24.4	12.3	22.1	9.6	27.4	9.0
55~	28.4	11.0	26.2	9.9	23.8	9.1	22.0	8.5	22.8	8.2	27.5	9.1	20.3	6.1	24.6	9.0	22.5	8.4
60~	27.4	10.4	26.6	11.0	24.9	9.8	24.7	8.8	24.0	9.6	21.5	8.3	23.8	6.9	20.8	9.5	24.5	10.8
65~	28.1	10.4	29.6	10.2	25.3	10.7	23.8	8.3	23.2	9.8	24.7	7.9	23.7	9.2	24.7	8.9	22.8	8.7
70~	25.6	12.0	25.4	9.2	22.9	9.4	23.5	11.5	22.9	9.8	22.2	8.9	21.7	14.6	26.9	10.7	22.8	6.1
75~	26.8	11.2	25.9	7.4	26.4	10.8	27.0	9.5	21.8	8.9	36.0	7.9	25.6	13.7	24.3	12.4	22.4	9.2
80~	23.0	10.1	23.5	11.4	27.1	12.2	25.2	7.3	20.4	8.1	26.5	11.7	22.1	15.4	22.2	7.7	24.7	12.4

表6-24 中国不同经济水平城市女性居民(≥6岁)维生素D水平/(ng·ml⁻¹)

年龄/岁	<5000元		5000~9999元		10000~14999元		15000~19999元		20000~24999元		25000~29999元		30000~34999元		35000~39999元		≥40000元	
	$\bar{X}$	SD	$\bar{X}$	SD	$\bar{X}$	SD	$\bar{X}$	SD	$\bar{X}$	SD	$\bar{X}$	SD	$\bar{X}$	SD	$\bar{X}$	SD	$\bar{X}$	SD
合计	21.9	9.0	21.2	8.6	20.8	8.8	20.9	8.8	21.4	8.7	21.3	8.6	21.5	8.7	22.6	8.6	21.7	8.3
6~	24.1	8.5	23.9	9.3	22.2	8.1	22.7	8.1	24.2	10.4	21.6	7.2	26.0	14.0	22.1	7.5	28.3	8.2
7~	22.3	8.6	21.2	9.0	20.3	7.5	21.6	7.8	26.4	10.1	23.9	10.2	24.2	6.8	24.7	9.8	23.0	8.8
8~	23.3	9.0	19.0	6.9	21.2	8.8	21.8	7.7	22.9	8.3	20.2	8.3	19.8	7.6	24.0	10.0	21.7	7.7
9~	20.9	6.8	21.4	6.0	18.0	6.0	19.9	7.3	24.0	8.8	20.0	6.6	21.0	8.6	24.9	6.8	23.1	7.5
10~	21.5	8.2	22.1	8.6	19.6	7.2	20.5	7.9	22.9	7.9	15.6	8.2	17.9	7.0	23.2	11.0	21.9	10.3
11~	19.3	7.0	21.6	8.4	19.6	7.0	18.7	7.4	16.6	7.7	21.6	7.1	17.7	6.1	18.0	7.3	19.4	7.0
12~	16.6	7.0	17.6	7.0	20.1	8.5	18.4	8.6	19.8	5.9	21.1	8.6	23.0	10.6	19.8	8.9	20.5	5.7
13~	18.6	9.3	18.0	6.9	18.2	7.6	19.7	9.8	18.7	8.9	18.7	7.5	22.3	8.3	20.7	6.6	19.2	8.2
14~	15.4	8.2	16.3	5.7	20.3	8.2	19.0	9.3	19.2	7.9	19.9	7.3	15.9	7.1	21.6	9.6	16.7	5.4
15~	20.1	8.6	19.7	7.9	18.8	8.2	19.7	6.8	18.1	8.2	17.0	5.7	19.6	9.0	15.7	6.2	14.2	4.0
16~	18.4	7.1	20.6	9.9	18.5	7.0	19.1	8.4	17.5	7.8	/	/	17.4	8.8	18.2	7.5	19.3	8.0
17~	20.7	10.2	19.6	9.4	18.2	6.9	20.3	9.8	19.0	5.3	21.3	8.6	21.1	7.0	21.3	9.5	18.7	5.5
18~	16.8	5.8	17.5	2.7	14.1	7.3	19.6	6.8	11.8	4.6	/	/	0.0	0.0	27.7	12.0	21.4	0.0
19~	19.3	6.2	20.4	1.5	16.6	7.5	19.8	0.0	20.7	0.0	/	/	24.7	0.0	/	/	40.2	0.0
20~	21.4	7.8	22.2	8.4	21.4	7.7	20.0	9.3	22.3	7.5	18.0	8.0	21.8	13.2	20.4	6.6	20.5	7.6
25~	22.4	10.9	22.2	9.2	21.5	7.9	20.3	8.8	20.9	8.1	22.3	10.2	17.0	8.3	23.2	6.8	21.1	9.6
30~	19.7	8.5	22.4	9.0	19.9	8.0	21.1	8.5	22.1	8.8	22.7	8.5	20.1	8.0	23.4	8.3	21.5	6.9
35~	20.5	7.0	21.3	7.7	21.4	8.3	22.3	10.4	21.6	7.5	19.5	6.6	26.5	8.1	19.5	9.2	21.3	9.8
40~	23.3	8.3	21.5	8.5	21.3	8.8	21.3	8.4	22.0	8.2	20.6	11.9	24.4	8.8	25.0	8.8	22.7	9.6
45~	23.9	8.3	21.9	8.4	20.4	9.0	20.8	9.4	20.9	10.4	25.3	8.5	17.4	7.8	31.6	10.0	20.6	7.8
50~	23.6	9.7	21.9	9.1	22.3	9.7	23.3	9.0	22.7	9.1	20.1	6.4	24.2	6.5	21.3	8.2	25.3	7.4
55~	22.9	8.8	22.0	7.8	22.4	8.6	21.2	10.3	23.0	8.2	27.2	9.5	24.6	8.1	21.8	6.5	25.6	9.3
60~	24.5	10.0	22.9	9.6	21.0	9.2	22.0	9.1	20.6	8.2	22.9	8.1	23.0	7.3	21.3	8.9	21.2	7.8
65~	23.0	10.0	22.6	10.1	23.4	10.1	21.1	8.4	22.4	9.2	19.5	8.6	19.8	7.7	25.6	8.3	21.4	5.6
70~	22.9	8.4	20.6	9.5	21.1	9.9	21.5	7.9	19.1	8.7	22.6	7.3	25.4	12.4	23.8	10.3	23.6	9.5
75~	23.8	9.2	21.6	9.0	24.6	8.9	17.8	6.3	23.7	8.9	25.9	12.7	23.6	1.2	26.7	8.3	19.0	6.8
80~	23.1	10.3	21.0	8.0	23.6	9.2	21.0	10.1	25.4	10.0	18.7	6.6	27.9	12.7	0.0	0.0	20.5	6.5

表6-25　中国不同经济水平农村男性居民（≥6岁）血清维生素D水平/(ng·ml⁻¹)

年龄/岁	<5000元		5000~9999元		10000~14999元		15000~19999元		20000~24999元		25000~29999元		30000~34999元		35000~39999元		≥40000元	
	$\overline{X}$	SD	$\overline{X}$	SD	$\overline{X}$	SD	$\overline{X}$	SD	$\overline{X}$	SD	$\overline{X}$	SD	$\overline{X}$	SD	$\overline{X}$	SD	$\overline{X}$	SD
合计	24.2	9.8	23.7	9.9	23.1	9.3	23.2	9.6	22.8	9.7	22.3	9.4	22.9	8.5	24.0	9.7	22.2	8.6
6~	23.3	9.3	21.7	8.2	22.1	10.0	22.2	11.8	25.3	7.9	23.0	10.0	24.3	4.4	20.3	8.2	20.7	0.0
7~	21.5	8.9	22.3	9.2	22.6	9.3	23.4	10.1	23.7	13.2	23.4	8.5	18.9	0.3	25.7	8.2	20.5	0.0
8~	23.1	10.3	22.6	8.7	22.1	6.5	21.6	7.9	20.8	6.7	17.0	0.7	13.4	1.4	13.7	0.0	20.5	9.9
9~	21.6	8.4	20.4	9.9	20.7	9.9	20.3	8.2	22.2	7.0	17.4	0.0	17.2	7.8	35.3	0.0	25.6	5.8
10~	21.8	8.6	21.3	9.3	22.0	9.0	21.9	9.1	27.6	10.5	/	/	19.4	10.7	25.0	0.0	16.6	4.9
11~	19.7	9.0	20.1	9.5	21.9	7.9	22.7	9.5	20.7	11.0	10.8	3.5	12.4	0.0	23.3	9.8	28.3	3.2
12~	19.1	8.2	19.3	8.1	18.9	7.2	18.1	7.1	22.8	10.1	18.6	4.4	15.5	5.5	26.4	15.4	20.1	7.1
13~	18.7	7.5	20.2	8.0	18.9	6.0	20.9	6.5	22.1	8.5	23.3	9.2	22.8	12.6	16.2	6.6	18.9	13.2
14~	20.8	10.8	21.0	8.6	21.5	9.2	21.9	11.6	15.4	6.0	19.3	9.1	26.2	8.9	21.6	0.0	15.2	3.5
15~	23.0	9.2	21.1	8.4	18.8	7.7	16.3	9.5	15.1	7.7	13.0	5.6	20.9	4.6	16.1	1.2	13.9	9.6
16~	20.3	7.5	17.7	7.6	20.1	6.8	19.2	8.8	19.8	6.6	19.8	6.2	19.5	5.8	20.9	10.9	16.0	3.9
17~	20.6	7.4	19.4	7.5	18.9	8.9	21.9	8.0	17.8	11.8	26.4	8.8	17.6	2.0	0.0	0.0	18.8	6.9
18~	22.7	7.3	22.8	8.9	23.6	11.9	12.8	0.0	19.8	0.0	0.0	0.0	20.1	0.0	23.1	0.0	0.0	0.0
19~	21.8	9.0	19.8	11.5	15.1	5.2	23.4	3.5	0.0	0.0	0.0	0.0	0.0	0.0	0.0	0.0	0.0	0.0
20~	24.2	9.4	24.1	8.8	24.8	11.3	17.6	6.2	21.2	12.1	26.5	4.5	24.9	13.5	0.0	0.0	14.6	3.4
25~	27.2	10.0	27.2	9.1	23.2	8.0	20.6	9.2	27.8	10.1	26.0	8.1	0.0	0.0	0.0	0.0	29.9	12.5
30~	25.3	9.4	27.2	10.6	25.4	11.7	23.4	9.8	21.5	8.3	16.4	4.5	42.1	1.7	44.8	5.1	24.8	0.2
35~	25.7	10.0	24.9	10.0	23.9	8.8	27.8	10.6	24.8	10.8	26.2	9.9	27.9	4.2	20.9	0.0	32.7	10.8
40~	26.6	11.0	26.2	11.3	24.7	9.3	25.0	7.6	23.2	9.9	23.5	9.5	31.2	1.5	28.0	7.0	24.5	8.5
45~	25.9	9.1	25.9	9.3	25.6	9.6	24.6	8.0	21.1	8.9	26.0	5.9	18.0	6.5	29.4	3.4	24.5	7.0
50~	25.8	10.2	26.8	10.1	23.2	8.9	26.5	11.5	29.1	9.4	21.3	8.1	26.1	7.9	15.9	12.4	27.3	4.8
55~	27.1	9.8	26.1	11.5	25.5	9.9	28.7	9.1	25.2	10.2	27.7	12.3	33.2	7.1	26.3	0.0	25.9	10.1
60~	26.0	10.3	26.8	9.6	25.8	9.5	22.2	10.4	19.9	8.6	17.4	7.6	10.4	2.9	14.7	0.0	26.2	11.3
65~	26.9	10.2	25.3	10.2	26.0	10.1	25.8	8.4	26.2	8.3	23.1	15.0	21.5	6.0	0.0	0.0	15.1	6.3
70~	25.6	9.2	25.9	10.7	25.4	8.8	23.1	8.8	29.7	15.3	21.1	15.3	30.5	0.0	33.7	0.0	17.5	4.1
75~	25.7	9.9	24.9	9.1	25.7	9.5	27.5	10.8	18.9	9.1	17.4	13.5	29.7	13.7	0.0	0.0	0.0	0.0
80~	24.7	8.3	25.5	9.6	25.5	9.5	35.0	5.7	46.3	0.0	26.8	0.0	29.5	6.5	0.0	0.0	0.0	0.0

表6-26　中国不同经济水平农村女性居民(≥6岁)维生素D水平/(ng·ml⁻¹)

年龄/岁	<5000元		5000~9999元		10000~14999元		15000~19999元		20000~24999元		25000~29999元		30000~34999元		35000~39999元		≥40000元	
	$\overline{X}$	SD	$\overline{X}$	SD	$\overline{X}$	SD	$\overline{X}$	SD	$\overline{X}$	SD	$\overline{X}$	SD	$\overline{X}$	SD	$\overline{X}$	SD	$\overline{X}$	SD
合计	22.2	9.0	21.8	8.8	21.3	9.0	21.5	8.7	21.9	8.5	21.5	9.0	21.2	8.8	21.9	7.8	22.0	9.3
6~	21.3	7.1	22.1	7.8	20.8	8.5	18.6	9.1	19.3	7.6	24.7	9.6	16.8	1.5	26.8	9.3	21.4	9.1
7~	22.3	8.9	21.5	8.6	20.9	10.2	24.1	9.4	26.5	12.9	26.9	10.2	20.7	1.2	29.0	0.0	23.5	8.6
8~	19.9	8.4	22.1	9.0	22.0	9.8	21.3	10.2	20.7	6.6	22.5	14.3	27.8	9.4	24.3	4.9	16.7	6.8
9~	20.6	9.7	19.1	7.5	20.6	10.2	22.6	8.7	18.6	7.0	16.8	12.0	20.3	13.7	/	/	25.7	9.9
10~	20.9	8.9	19.9	7.2	19.7	10.3	18.8	8.3	20.8	8.7	20.3	10.7	18.8	10.5	16.4	4.1	20.3	8.2
11~	20.3	8.3	19.7	9.0	19.6	8.5	21.5	10.0	23.4	9.6	21.2	5.3	34.1	20.5	20.1	6.5	20.7	8.8
12~	19.6	8.7	18.3	9.4	17.4	7.2	21.7	9.6	20.0	10.1	18.0	7.9	13.7	3.6	15.7	9.1	31.3	15.1
13~	19.2	7.7	19.8	6.9	17.3	6.2	17.2	7.1	17.4	9.4	16.7	6.9	19.8	7.8	18.1	6.4	17.3	6.3
14~	20.5	8.7	19.0	6.9	17.6	8.0	20.0	7.1	20.2	8.4	17.5	8.2	17.5	11.5	21.1	0.0	17.8	8.3
15~	16.9	6.7	17.4	7.3	18.2	7.7	17.3	7.3	21.0	7.9	16.5	9.7	18.4	5.2	11.7	4.4	20.3	6.7
16~	20.3	7.6	17.9	6.9	19.5	8.4	20.6	8.9	18.2	8.4	11.0	0.8	18.1	11.6	21.6	5.3	13.9	5.7
17~	18.5	8.9	19.1	8.9	18.6	8.5	18.0	11.3	16.7	3.0	23.5	6.9	15.6	2.4	11.5	0.0	18.3	0.0
18~	16.8	7.7	20.0	6.6	22.6	10.1	19.1	12.4	15.6	0.0	/	/	/	/	20.9	0.0	8.1	0.0
19~	21.0	8.7	24.1	10.5	17.4	5.3	30.4	5.7	26.6	0.0	/	/	7.4	0.0	/	/	0.0	0.0
20~	22.5	8.6	23.5	9.0	22.7	8.1	20.8	9.1	23.9	8.5	28.4	10.1	18.1	4.0	/	/	28.2	6.4
25~	23.8	9.4	21.5	6.9	23.1	8.0	22.1	8.6	23.7	9.5	23.5	6.3	22.7	6.2	44.5	0.0	24.5	10.8
30~	25.7	9.4	23.2	9.6	22.1	10.2	24.0	8.4	22.7	5.8	23.5	6.3	22.7	6.2	32.1	0.0	0.0	0.0
35~	25.1	9.6	24.6	9.4	25.2	9.7	19.4	8.8	24.8	6.4	21.0	5.5	15.5	0.0	26.3	0.0	21.0	9.1
40~	22.9	9.0	24.2	10.0	22.3	8.0	21.3	8.8	21.8	9.6	20.2	8.9	24.5	10.5	29.6	8.8	21.3	7.9
45~	23.9	9.9	23.3	8.8	21.2	8.1	23.7	6.9	22.9	6.8	25.5	9.3	25.8	11.7	19.7	4.8	19.5	7.6
50~	24.1	8.2	23.5	8.9	25.2	9.2	22.4	9.0	25.9	9.3	23.6	10.9	25.1	4.8	25.2	13.3	27.5	11.4
55~	24.1	9.3	22.5	8.6	23.2	9.3	22.0	8.4	21.4	8.9	21.7	12.9	24.5	12.2	22.4	6.1	27.5	19.3
60~	22.0	8.6	23.0	9.5	22.6	9.2	24.3	7.7	25.3	8.5	26.8	4.5	28.8	3.7	28.4	1.8	21.2	5.6
65~	23.3	9.3	25.2	9.6	20.1	8.6	19.3	7.0	22.1	10.4	20.0	6.8	17.0	4.0	17.0	6.0	25.7	5.0
70~	22.0	8.2	22.4	8.2	21.1	10.5	24.2	9.2	24.0	9.2	18.7	5.9	17.3	0.0	24.5	0.0	33.1	0.0
75~	22.1	9.8	22.1	8.7	26.5	8.2	21.1	9.8	19.1	5.7	8.9	0.1	/	/	/	/	0.0	0.0
80~	21.9	8.9	20.6	7.5	22.5	7.4	26.0	12.9	23.2	13.2	/	/	/	/	/	/	0.0	0.0

二、维生素D研究现状

维生素D是人类必需的一种脂溶性维生素。人类关于维生素D的认识最早可追溯到佝偻病研究和治疗的过程中。1509年,人类就开始了与佝偻病病魔的战争,有记载显示当时一名Hans Burgkmair的医生治愈了一名具有佝偻病特征的婴儿,但当时人们并没有确定佝偻病的病因也没有为这种疾病命名。1645年,Daniel Whisteler首次描述了佝偻病的重要特征并对这种疾病进行了命名。1920年,Edward Mellanby爵士确定了佝偻病是由于膳食中缺失某一种微量成分而引起的,并证实了鳕鱼肝油中含有这种抗佝偻病因子。直到1930年,Gottingen大学的Windaus教授首次确定了这种抗佝偻病因子——维生素D的化学结构。至此,关于维生素D的研究蓬勃发展起来。

关于维生素D的传统研究主要专注于钙磷代谢和骨骼健康方面。当机体处于维生素D缺乏时,食物中的钙只有10%~15%能够被吸收、磷只有60%能够被吸收。1,25-(OH)$_2$-D和维生素D受体的交互作用能够促使肠吸收钙的能力增加30%~40%,磷增加约80%。儿童维生素D缺乏可增加造成佝偻病、软骨病等疾病的风险。老年人维生素D缺乏会引起骨质疏松,增加跌倒骨折风险,严重影响着老年人的生活质量。

近年来的研究发现,维生素D营养状况不仅与骨骼健康有关,还与细胞代谢、免疫系统等多种人体功能有关。儿童维生素D缺乏可能增加呼吸系统疾病、哮喘、肥胖相关疾病的发病风险,成年人、老年人维生素D缺乏可以增加糖尿病、癌症、心血管疾病、多发性硬化等疾病的发病风险并降低其治愈效果。维生素D参与了人类生殖过程,跟卵泡发育、激素合成、多囊卵巢综合征(polycystic ovary syndrome,PCOS)、子宫内膜异位症、子宫肌瘤等生理过程和疾病的发生有关。孕妇缺乏维生素D容易增加妊娠糖尿病、先兆子痫、细菌性阴道炎、早产和新生儿低体重的发病风险。

(一)维生素D的化学性质

维生素D是一系列能够呈现胆钙化甾醇生物活性的类甾醇衍生物的总称,至少有5种形式。其家族中最重要的成员为维生素D$_2$和维生素D$_3$。维生素D$_3$的正式命名为9,10-断链(5E,7E)-5,7,10(19)-胆甾三烯-3-醇[9,10-seco(5E,7E)-5,7,10(19)-cholestatriene-3-ol]。维生素D$_2$的正式命名为9,10-断链(5E,7E)-5,7,10(19),22-麦角甾四烯-3-醇[9,10-seco(5E,7E)-5,7,10(19),22-ergostatertraene-3-ol]。维生素D$_2$和维生素D$_3$的化学结构见图6-1。

(二)维生素D的吸收及代谢情况

人体获得维生素D的途径主要有两条:①皮肤中的7-脱氢胆甾醇在中波紫外线(UVB)照射下转化为维生素D$_3$;②通过膳食或营养补充剂获得维生素D。膳食中的维生素D主要来源于动物性食物,如海鱼、动物肝脏、蛋黄、瘦肉以及一些添加维生素D的奶制品等。植物性食物仅能够提供极其微量的维生素D$_2$,维生素D$_2$在人体的吸收率和生物活性远不及动物性食物中提供的维生素D$_3$。人体内80%~90%的维生素D,是由皮肤吸收转化,其余10%~20%经饮食摄取。在290~315nm中波紫外光(UVB)波长照射下,人体皮肤可以利

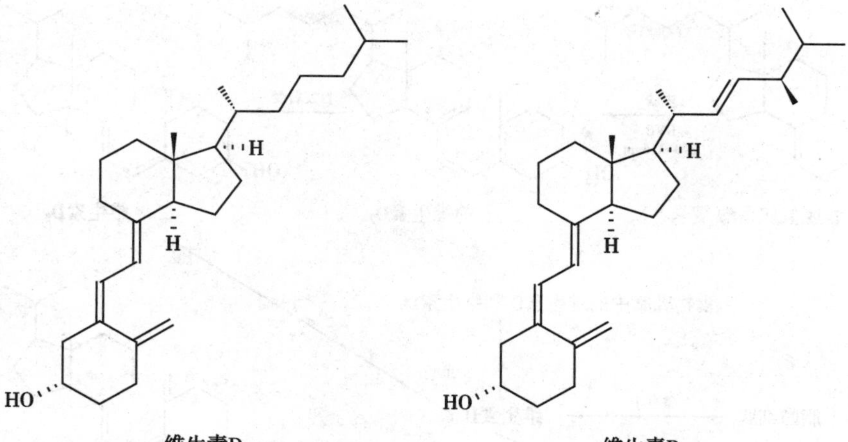

维生素D₃　　　　　　　　　　　维生素D₂

图 6-1　维生素 D 的化学结构

用维生素 D 前体合成维生素 D。通过阳光照射自身合成的维生素 D 是其主要来源，也是最容易被忽视的维生素 D 来源。应该大力提倡非剧烈日光的规则暴露，在春、夏、秋三季中合适的日光暴露可以产生足够的维生素 D_3，并储存在体内脂肪组织中。一日之中，上午 10 点到下午 3 点之间，紫外线强度较高，每周两次暴露双上肢和双下肢于日光下 5～30 分钟，通常可以获得足够维生素 D。但日光照射皮肤合成维生素 D 的量受多种因素影响，如暴露时间、暴露时间长短和面积、季节、纬度、年龄、性别、皮肤颜色等。

　　维生素 D 由小肠吸收。人体皮肤中合成的维生素 D_3 以及膳食中吸收的维生素 D 在维生素 D 结合蛋白（vitamin D binding protein，VDBP）的帮助下，进入肝脏，经肝细胞线粒体中的 25- 羟化酶系统催化，转化为骨化二醇（25- 羟胆骨化醇），再进入肾脏，经近侧小管上皮细胞线粒体中的 $25\text{-}OH\text{-}D_3$ 羟化酶催化，转化为骨化三醇（$1,25(OH)_2D_3$，1，25 二羟胆骨化醇）。骨化三醇作用于靶细胞的维生素 D 受体，与肠黏膜细胞浆内的特殊受体结合后，进至细胞核内，作用于 RNA，刺激转运蛋白的生成，并形成钙结合蛋白，促进钙离子进入细胞与钠离子交换，从而促使增加钙的吸收。过量的 1，25- 二羟基维生素 D 可以在 24 羟化酶的作用下去除活性并由胆汁排出。维生素 D 在体内的代谢过程具体见图 6-2。

（三）人体维生素 D 营养状态的评价指标

　　血液中维生素 D 的主要形式有 25- 羟基维生素 D[25（OH）D]、1，25- 二羟基维生素 D [1，25（OH）₂D]和 24，25- 二羟基维生素 D[24，25（OH）₂D]3 种。其中，25- 羟基维生素 D [25（OH）D]和 1，25- 二羟基维生素 D[1，25（OH）₂D]曾经被科学界研究考虑作为评价维生素 D 营养状态的指标。1，25- 二羟基维生素 D[1，25（OH）₂D]是维生素 D 在体内的活性形式，具有多种生理功能，其半衰期为 4～15 小时，在循环中浓度为 pmol/L 级单位，而且稳定性差，定量检测相对困难。25- 羟基维生素 D[25（OH）D]为血液中维生素 D 的主要循环形式，在循环中浓度为 nmol/L 级单位，约占血液中维生素 D 总量的 95% 以上，在血液中的半衰期相对较长，约为 15 天，是至今为止被科学界公认的评价人体维生素 D 营养状况最可靠的生物指标。

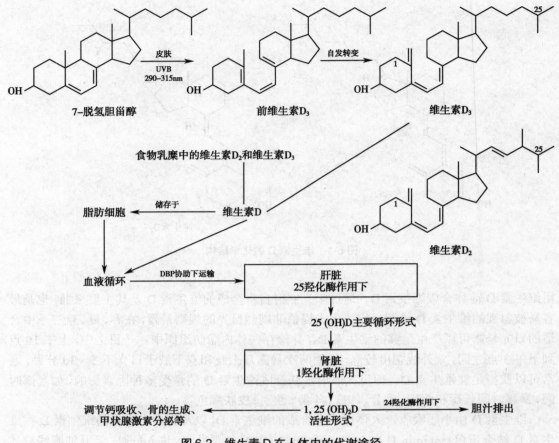

图 6-2 维生素 D 在人体内的代谢途径

（四）判定人体维生素 D 营养状态的标准

目前,判断人体维生素 D 营养状态的标准在国际上存在争议,主要有以下两种观点。

2010 年,美国国家科学院医学研究所(Institute of Medicine,IOM)发布了判断全人群维生素 D 营养状况的临界值:血清 25- 羟基维生素 D 浓度 <12ng/ml(30nmol/L),认为是维生素 D 缺乏,婴儿和儿童易患佝偻病,成年人易患软骨病;血清 25- 羟基维生素 D 浓度在 12～20ng/ml(30～50nmol/L)之间,认为维生素 D 不足,此时能满足正常的生理活动,但长期如此不适宜骨骼健康;血清 25- 羟基维生素 D 浓度≥20ng/ml(50nmol/L)认为属于正常健康水平;血清 25- 羟基维生素 D 浓度 >50ng/ml(125nmol/L)(特别是 >60ng/ml,150nmol/L)时,有证据表明存在潜在中毒风险。

2011 年,美国内分泌协会(Endocrine Society)发布了判断人体维生素 D 营养状况的临界值:血清 25- 羟基维生素 D 浓度 <20ng/ml(50nmol/L),认为是维生素 D 缺乏;血清 25- 羟基维生素 D 浓度在 21～29ng/ml(52.5～72.5nmol/L)之间,认为维生素 D 不足;血清 25- 羟基维生素 D 浓度 >30ng/ml(75nmol/L),认为是维生素 D 正常状态。

以上两种观点在判断维生素 D 缺乏和不足时的观点存在差异,美国国家科学院医学研究所提出的判定界值相对宽松。而美国内分泌协会更多地考虑了骨骼健康,提出的判定界值更加严格，认为血清25-羟基维生素D浓度<30ng/ml（75nmol/L）即是维生素D不足的状态。但这两种观点均认为血清25-羟基维生素D浓度<20ng/ml（50nmol/L）是一个重要的分水岭，预示着维生素D营养状态的缺乏或者不足。

2013年，美国国家骨质疏松协会（National Osteoporosis Society, NOS）也发布了关于临床维生素D缺乏的指导原则，该原则认同了美国国家科学院医学研究所提出来的标准，即维生素D缺乏是指血清25-羟基维生素D浓度<12ng/ml（30nmol/L）；维生素D不足指血清25-羟基维生素D浓度在12～20ng/ml（30～50nmol/L）之间；血清25-羟基维生素D浓度大于20ng/ml（50nmol/L）被认为是对于全人群来说均表示维生素D营养状态正常。

我国对全人群维生素D营养状况尚无统一的判断标准。中国老年学学会骨质疏松委员会在2014年制定了《维生素D与成年人骨骼健康应用指南》。该指南基本采用的是美国医学研究院的标准，同时这个标准也和英国骨质疏松学会和澳大利亚骨矿学会等一致。该指南声明适用于成年人骨骼疾病，或有骨病风险患者的维生素D缺乏症管理，但不针对儿童期、妊娠期、以及患有严重或终末期慢性肾脏病（4～5期）的人群。但国内的文章也还有很多研究者采用美国内分泌协会的标准进行维生素D缺乏的判断。中华医学会儿科学分会儿童保健学组，全国佝偻病防治科研协作组认为：儿童适宜血清25-羟基维生素D浓度为>20ng/ml（50nmol/L），15～20ng/ml（37.5～50nmol/L为维生素D不足；≤15ng/ml（37.5nmol/L）为维生素D缺乏；≤5ng/ml（12.5nmol/L）为维生素D严重缺乏。

（五）测定血清25-羟基维生素D的主要方法

测定血清25（OH）D浓度的方法包括竞争性蛋白结合法、放射免疫法、化学发光免疫法、电化学发光免疫法、酶联免疫法、荧光免疫法、高效液相色谱法、液质联用法等多种方法。这些方法可以归为免疫学方法和色谱学方法两大类。这几种方法各有优劣，以下一一介绍。

1. 25（OH）D的免疫学测定方法

（1）竞争性蛋白结合法　竞争性蛋白结合法（competitive protein binding assay, CPBA）检测血液中25（OH）D浓度的方法发明于1971年。基本原理为3H-25（OH）D_3与样品中25（OH）D竞争性结合维生素D结合蛋白（Vitamin D binding protein, DBP），液体闪烁分光光度计检测终反应3H信号强度，回算样品中25（OH）D浓度。

2010年，德国Immundiagnostik公司推出了一款测定25（OH）D的CPBA商业化试剂盒。与传统方法相比，该试剂盒极大地缩减了反应时间并且可以检测尿液和组织液样品。而且它在传统方法的基础上，提高了DBP的纯度，加入活性炭以更好的实现终反应的固液分离，上清液中加入荧光物质扩大了终反应的信号，通过这些手段提高了反应的特异性和灵敏度。

2013年，SU等评价了Diazyme公司出品的一款新型CPBA试剂盒。该试剂盒使用β-乳糖酶供体标记的25（OH）D与样品中的25（OH）D竞争性结合DBP后，加入乳糖酶受体与供体结合形成具有活性的全酶，加入反应底物产生颜色反应，通过底物的颜色回算样品中25（OH）D的浓度。该方法与传统方法相比，不需要洗涤、分离、沉淀等步骤，而且未使用放射性核素减少了放射性污染，简化了操作。此CPBA法与LC-MS法有较好的相关性，但略高估了25（OH）D_3的浓度，低估了25（OH）D_2的浓度。故对于含有25（OH）D_2浓度较高的血清样本,此CPBA法的测定结果相对较低。

(2)放射免疫法　1985年,Hollis等首次将放射免疫法(radioimmunity assay,RIA)应用到25(OH)D浓度的定量测定中,使用^{3}H-25(OH)D$_3$为示踪物。1993年,Hollis等出了改进方法,采用^{125}I-25(OH)D$_3$替代了^{3}H-25(OH)D$_3$。由于示踪物的改变,该方法不再需要样品预处理纯化过程,操作简单,解决了HPLC法和CPBA法操作复杂不适于临床检测应用的问题,并逐渐发展为测定25(OH)D浓度最经典的方法。

目前,应用较广泛的测定25(OH)D浓度的商品化试剂盒有DiaSorin公司的25-Hydroxy-vitamin D ^{125}I RIA和IDS公司的25-Hydroxy Vitamin D RIA。这两个试剂盒均采用^{125}I-25(OH)D$_3$为示踪物与样品中25(OH)D竞争性地结合抗25(OH)D山羊抗体,均选用两步抗原抗体反应以实现固液分离,并用Gamma计数器检测沉淀中^{125}I的放射量以回算样品中25(OH)D的浓度。不同的是,在二抗的选择方面,DiaSorin公司选用的是驴抗山羊抗体,而IDS公司选择的是Sac-细胞(一种抗山羊IgG的纤维素细胞)。25(OH)D$_2$的交叉反应性DiaSorin为100%,而IDS为75%。灵敏度方面,IDS公司的试剂盒要比DiaSorin的检测范围更宽,检出限也略低。DiaSorin公司25-Hydroxyvitamin D ^{125}I RIA与HPLC、LC-MS/MS法相关性强(Spearman's 0.94;$P<0.0001$,被美国食品药品监督管理局(U.S. Food and Drug Administration,FDA)批准作为25(OH)D浓度临床检查使用,并被用于批准25(OH)D临床检查试剂盒时比较的模板。

(3)酶联免疫法　酶联免疫法(enzyme-linked immunosorbent assay,ELISA)测定25(OH)D浓度的试剂盒现应用最为广泛的是英国IDS公司研发的25-Hydroxy Vitamin D EIA。该试剂盒本质上使用生物素标记的25(OH)D与样品中25(OH)D竞争性结合抗25(OH)D羊多克隆抗体,用标记了辣根氧化酶的生物素结合蛋白特异性地识别生物素,通过辣根氧化酶的显示反应,酶标仪识别不同的颜色强度来回算样品中25(OH)D浓度。有报道显示在高浓度血清样品测试时,IDS EIA试剂盒的测试结果比DiaSorin RIA的测试结果偏高,尤其是使用自动测试系统时,使用IDS EIA检测血清浓度大于100ng/ml时,应使用其他的检测手段进行验证。IDS EIA与LC-MS/MS法相关性为($r=0.906$,$P=0.000$),早期致力于CPBA试剂盒开发的Immunodiagnostik公司也开发了测定25(OH)D浓度的ELISA试剂盒,并于2012年和2013年不断开发出替代产品,其检测的基本原理和步骤与IDS公司生产的试剂盒相似。2012年开发的产品与前期产品相比,抗体对25(OH)D$_2$的交叉反应性有较大幅度的提高,从原来只有23%提高到67.8%。在此基础上,2013年的产品改进了孵育的温度、反应试剂等条件,使得第一步抗原抗体反应的孵育时间从至少18小时缩减到75分钟。虽然,Immunodiagnostik公司做出了诸多努力,但与IDS公司的产品相比,检测范围较窄、灵敏度较低、对25(OH)D$_2$的交叉反应性也较低。

(4)化学发光免疫法　DiaSorin公司生产了利用化学发光免疫法(chemiluminescence immunoassay,CLIA)定量测定血液样品中25(OH)D浓度的试剂盒——LIAISON® 25(OH) Vitamin DTOTAL Assay。此试剂盒使用连接有异鲁米诺衍生物的25(OH)D与样品中25(OH)D竞争性结合包被了25(OH)D特异性抗体的磁珠,反应终止后加入激发剂,使用光电倍增管检测产生的化学荧光信号。该试剂盒中的抗体与本公司生产的RIA试剂盒中的抗体为同一种抗体,对25(OH)D$_2$和25(OH)D$_3$有相同的反应活性。使用该试剂盒平均每小时能够分析约90个样品,测定的结果与DiaSorin RIA检测结果的相关系数为0.94,与

LC-MS 法检测结果的相关系数为 0.95，被美国食品药品监督管理局批准作为 25(OH)D 浓度临床检查使用。

2013 年，Immunodiagnostic 公司开发了 25(OH)-Vitamin D Xpress CLIA Kit 用于血清或血浆中 25(OH)D 浓度测定，其中的抗原抗体反应过程与该公司生产的 ELISA 试剂盒中的基本相同，使用了化学发光原理检测终止反应信号，大大减少了样品的用量，仅需 10μl。

（5）电化学发光免疫法 2008 年，Roche 公司开发了一款电化学发光免疫法（electrochemiluminescence immunoassay，ECLIA）测定血液中 25(OH)D 浓度的试剂盒——Elecsys 25-OH-D₃ vitamin assay。并于 2011 年，Roche 公司研发了改进产品 Vitamin D total assay（25-Hydroxyvitamin D）。此试剂盒使用生物素标记的 25(OH)D 与样品中 25(OH)D 竞争性结合钌标记的维生素 D 结合蛋白后，用包被了链霉亲和素的磁珠将生物素标记的 25(OH)D—钌标记的维生素 D 结合蛋白复合体固定，光电倍增管检测钌的电发光信号强度回算样品中 25(OH)D 浓度。文献报道该方法测定的结果与 LC-MS 法检测结果的相关系数为 0.934。

（6）荧光免疫法 荧光免疫法（fluorescence immunoassay，FIA）测定血液中 25(OH)D 浓度的报道并不多见。但 2013 年，Tosoh Bioscience 公司开发了一款利用荧光免疫法测定血液中 25(OH)D 浓度的试剂盒——ST AIA-PACK 25-OH Vitamin D。该试剂盒使用酶标记的 25(OH)D 与样品中的 25(OH)D 竞争性地结合固定在磁珠上的抗 25(OH)D 特异性单克隆抗体，洗掉未结合底物，加入 4-MUP 与酶反应产生荧光，放在 ST AIA-PACK 25-OH Vitamin D 测试杯中检测结果。该试剂盒与 DiaSorin 公司的 RIA 试剂盒测定结果具有较好的相关性（$r=0.944$），而且反应的灵敏度和特异性均较好，被美国食品药品监督管理局批准作为 25(OH)D 浓度临床检验使用。该试剂盒的孵育反应时间仅需要 10 分钟，但该试剂盒刚刚上市不久，其应用的效果和检测结果的准确性有待进一步研究。

（7）25(OH)D 免疫学测定方法的优缺点 虽然人体血液中超过 95% 的 25(OH)D 为 25(OH)D₃，但仍存在少量 25(OH)D₂，而且人工补充 25(OH)D₂ 的病人体内可能测定出高浓度的 25(OH)D₂。故测定人体血液 25(OH)D 浓度时需要检测方法对 25(OH)D₃ 和 25(OH)D₂ 的交叉反应性均为 100%。反应的特异性受到结合载体选择的影响较大，现在只有 DiaSorin 公司生产的 RIA 和 CLIA 试剂盒以及 Tosoh Bioscience 公司生产的 FIA 试剂盒能够实现对 25(OH)D₃ 和 25(OH)D₂ 的交叉反应性均为 100%。其他公司生产的试剂盒由于抗体选择的问题，对 25(OH)D₂ 的交叉反应性均未达到 100%。这可能造成对那些补充 25(OH)D₂ 病人的血液样本 25(OH)D 浓度的低估，从而使他们面临 25(OH)D₂ 摄入过量的风险。

反应的灵敏度受到检测器的选择影响较大。在选用相同结合载体的情况下，放射免疫法的灵敏度最高，其次是竞争性蛋白结合法，酶联免疫法、化学发光免疫法、电化学发光免疫法和荧光免疫法的灵敏度均较低，但差异不大。酶联免疫法、化学发光免疫法、电化学发光免疫法和荧光发光免疫法检测需要的样品量较小，而放射免疫法和竞争性蛋白结合法需要的样本量较大。竞争性蛋白结合法和放射免疫法虽然具有灵敏度较高，但均需要使用放射性核素标记物，试剂的半衰期短、需要 Gamma 计数仪等专业设备、试验废弃物处理困难等缺点影响了其应用。临床实际应用时，许多用户更加偏爱无放射污染的酶联免疫法、化学发光免疫法、电化学发光免疫法和荧光免疫法。由于化学发光免疫法、电化学发光免疫法和荧光免疫法所需的检测仪器价格昂贵且通用性差，而酶联免疫法需要的酶标仪多数临床医院均有配备，故该方法近年来在临床上应用广泛。对测定 25(OH)D 浓度的常见免疫学方法进行了比较，见表 6-27。

2. 25(OH)D 的色谱学测定方法

(1) 25(OH)D 色谱学测定方法的基本原理　1977 年，Eisman 等首次将高效液相色谱法 (high performance liquid chromatography, HPLC) 应用到 25(OH)D 浓度测定中，使用了正相色谱法原理，内标为 ^3H-25(OH)D_3，固定相为交联葡聚糖，流动相为乙醇 - 氯仿，紫外检测器检测人血浆中 25(OH)D_2 和 25(OH)D_3 的浓度。近年来，随着技术的发展，研究者不断将反向色谱技术应用到 25(OH)D 的测定中。检测器的选择也逐渐丰富，从最早的紫外检测器，扩展到光电二极管阵列检测器和库伦电极阵列检测器。色谱柱选择方面也增加 C18 柱和 C30 柱的应用。内标的选择从最开始的 ^3H-25(OH)D_3 扩展到非放射性 25(OH)D 结构类似物内标。

液相色谱 - 质谱联用法 (LC-MS/MS) 是色谱法中最为常用的 25OHD 检测方法，样品经处理后采用液相色谱分离，检测器为串联质谱仪，在多反应监测扫描模式下，实现分子离子和碎片离子两次质量选择，可同时检测 25(OH)D_2 和 25(OH)D_3，具有非常高的检测特异性，被认为是"金标准"的检测技术。液相色谱 - 质谱联用法更加契合现代临床实验室的工作流程，可完全满足临床检测方法准确性、特异性、检测通量的要求。25(OH)D 的 LC-MS/MS 检测方法都是由不同实验室开发的，不同的实验室采用不同的仪器、标准品、贮备液配制、样品处理方法等，影响了室间可比性。近年来，随着 UPLC 以及高分辨质谱仪 (high-resolution mass spectrometry, HRMS) 的发展，也出现了多种液相与质谱仪联用 (如 LC-MS/MS、UPLC-MS、UPLC-HRMS) 同时测定 1α25(OH)$_2D_2$、1α25(OH)$_2D_3$、25(OH)D_3、3-epi-25(OH)D_3、25(OH)D_2、3-epi-25(OH)D_2、维生素 D_3 和维生素 D_2 等维生素 D 代谢产物的方法。

(2) 25(OH)D 色谱学测定方法的优缺点　采用色谱学的分离分析方法，可同时检测 25(OH)D_2 和 25(OH)D_3，具有良好的精密度，与免疫法相比，色谱法的相对不确定度小，分析成本更低。HPLC 的不足之处是分析时间长、检测通量小、灵敏度低、所需样品量大，不适合临床应用，已经完全被 LC-MS/MS 所替代。LC-MS/MS 最突出的优点就是能够准确地分辨出 25(OH)D_2 和 25(OH)D，实现同时测定 1, 25(OH)$_2$D、24, 25(OH)$_2$D 等多种维生素 D 代谢产物。LC-MS 法由于灵敏度、特异性、准确性都高，常被认为是测定 25(OH)D 浓度的金标准。但是样品需要量比免疫法多，前处理复杂耗时长，仪器操作较复杂，对操作人员的要求较高，自动化不高，需要自己开发方法，同时也需要注意内源性干扰物 3-epi-25(OH)D_3 对测定结果的影响（尤其是儿童中的干扰），另外在一定程度上限制了 LC-MS/MS 在临床常规 25OHD 检测应用。

相对而言，LC-MS/MS 的试剂用量少，可开展多个项目，实现多成分同时检测，与其他检测技术相比，LC-MS/MS 长期运行成本较低。因此建立标准测试程序，参加室间质量评价计划，开发 LC-MS/MS 试剂盒，将有助于简化 25OHD 检测流程，改进 25OHD 测定结果的室间可比性。

(3) 25(OH)D 的质量控制　2012 年，美国国家标准技术研究所 (The National Institute of Standards and Technology, NIST) 研制出一款维生素 D 的标准物质 SRM 972 Vitamin D，SRM 972 中用 LC-MS 法标定了 25(OH)D_2、25(OH)D_3 和 3-epi-25(OH)D_3 的浓度。

表6-27　测定25(OH)D浓度常见免疫学方法检测性能比较表

检测方法	试剂盒名称	检测器	样品类型	样品用量/μl	反应时间/分钟	检测范围/(nmol·L⁻¹)	检出限/(nmol·L⁻¹)	批内精密度(CV)%	批间精密度(CV)%	与25(OH)D₂的交叉反应性%
RIA	DiaSorin 25-Hydroxyvitamin D ¹²⁵I RIA Kit	Gamma 计数器	血清或血浆	50	110	12～250	3.75	8.6～12.5	8.2～11.0	100
RIA	IDS 25-Hydroxy Vitamin D RIA	Gamma 计数器	血清或血浆	50	150	4～400	3	5.3～6.1	7.3～8.2	75
ELISA	IDS 25-Hydroxy Vitamin D EIA	酶标仪	血清或血浆	25	180	6～360	5	5.3～6.7	4.6～8.7	75
ELISA	Immunodiagnostic 25-(OH)- Vitamin D Xpress ELISA Kit	酶标仪	血清或血浆	30	155	16～250	7.2	3.8～8.8	6.5～11.4	67.8
CPBA	Immunodiagnostic 25-(OH) Vitamin D CPBA	Beta 计数器	血清、血浆、尿液或组织提取液	50	80	8～312	2.5	7.2～12.5	11～17	<60
FIA	Tosoh Bioscience ST AIA-PACK 25-OH Vitamin D	TOSOH AIA 分析系统	血清或血浆		10	10～300	6.5	1.2～7.3	2.0～7.4	101.1
CLIA	DiaSorin LAISON® 25 OH Vitamin D TOTAL	DiaSorin LIAISON 自动分析仪	血清或血浆	25	20	10～375	10	血清:2.9～5.5 血浆:3.2～8.1	6.9～12.9	104
CLIA	Immunodiagnostic 25-(OH)- Vitamin D Xpress CLIA Kit	荧光酶标仪	血清或血浆	10	140	16～250	7.2	3.8～8.8	5.4～11.4	67.8
ECLIA	Roche Vitamin D total assay (25-Hydroxyvitamin D)	Roche 自动化免疫分析仪 Elecsys 或 Cobas	血清或血浆	15	27	7.5～175	7.5	1.7～7.5	2.2～13.6	81

目前英国维生素 D 代谢物室间质评计划（DEQAS）、美国病理学家协会（CAP）的能力测试等措施有助于改进方法间、实验室间测定结果的可比性，2009 年 DEQAS 有 35 个国家 670 家实验室参加，到 2017 年有 56 个国家 1 000 多家实验室参加。目前国内尚无相应的 25 (OH)D 的室间质评计划。

（六）维生素 D 的推荐摄入量和膳食来源

中国营养学会于 2013 年制订了适用于我国人群的维生素 D 膳食参考摄入量，见表 6-28。

表 6-28　中国居民膳食维生素 A 参考摄入量 /(μg·d^{-1})

人群	EAR	RNI	UL
0 岁～	—	10（AI）	20
0.5 岁～	—	10（AI）	20
1 岁～	8	10	20
4 岁～	8	10	30
7 岁～	8	10	45
11 岁～	8	10	50
14 岁～	8	10	50
18 岁～	8	10	50
50 岁～	8	10	50
65 岁～	8	15	50
80 岁～	8	15	50
孕妇	+0	+0	50
乳母	+0	+0	50

中国食物成分表（2009 版）尚无完整的维生素 D 数据资料，但企业生产的很多预包装食品已经标注了维生素 D 的含量，如市售强化奶维生素 D 含量为 1.3～2μg/100g，还可以参考其他国家的食物成分表，如美国食物成分表中列出三文鱼维生素 D 的含量约 10μg/100g。

（七）我国居民的维生素 D 营养状况

2010—2012 年中国居民营养与健康状况监测首次将人群维生素 D 营养状况纳入监测体系，弥补了公共卫生领域的空白。中国人群我国居民平均血清 25- 羟基维生素 D 水平为 22.20ng/ml，其中城市居民为 21.84ng/ml，农村居民为 22.61ng/ml。男性 25- 羟基维生素 D 水平为 23.05ng/ml，其中城市为 22.62ng/ml，农村为 23.54ng/ml；女性 25- 羟基维生素 D 水平为 21.38ng/ml，其中城市为 21.07ng/ml，农村为 21.71ng/ml。张艳玲等对 1 792 名 40～80 岁山东地区城乡中老年人群维生素 D 研究表明，其中城市、农村中老年人群血清 25（OH）D 水平分别为（16.78±5.42）ng/ml、（22.29±7.38）ng/ml（采用英国 IDS 酶联免疫试剂盒），本研究的结果与上述研究基本一致。2009 年的一项覆盖北京市和上海市两个大城市 50～70 岁人群（男性 1 443 名，女性 1 819 名）的横断面研究显示，血清 25- 羟基维生素 D 平均水平为 16.2ng/ml（采用和本研究一致的 Diasorin 试剂盒）。同时可以参考其他国家的情况，美国国民营养监测（NHANES）2003—2006 年数据显示美国全国人口（1 岁以上人口）为 25- 羟基维生素 D 水平为 22.23ng/ml。韩国国民营养监测（KNHANES）2008 年数据显示其全国（10 岁以上人口）男性为 25- 羟基维生素 D 水平（21.2±7.5）ng/ml，女性为（18.2±7.1）ng/ml。以上的数据显示我国与世界其他国家的维生素 D 缺乏情况相似，维生素 D 缺乏或不足已为一个全球健康问题，不同种族和地区的人群均呈现维生素 D 不足或缺乏的高发状态。

　　补充维生素 D 的最佳途径是晒太阳，研究表明人体内超过 80% 的维生素 D 来自阳光中紫外线的照射。鼓励人们晒太阳和进行户外活动，在条件允许时，尽可能多暴露出皮肤，如小腿和手臂。澳大利亚癌症委员会建议在夏天，秋天和冬天分别暴露出脸，手和手臂 9～10 分钟，15～20 分钟，30 分钟就应获得足够的维生素 D。同时多吃富含维生素 D 的食物，如含脂肪较多的海鱼、畜禽类及奶制品。

参 考 文 献

1. Cone TE，Jr. A rachitic infant painted by Burgkmair 136 years before Dr. Whistler described rickets. Clinical pediatrics，1980，19，194.

2. Wolf G. The discovery of vitamin D：the contribution of Adolf Windaus. The Journal of nutrition，2004，134，1299-1302.

3. Mellanby E . Nutrition Classics. The Lancet 1：407-12，1919. An experimental investigation of rickets. Edward Mellanby. Nutrition reviews，1976，34，338-340.

4. Holick MF. Vitamin D deficiency. The New England journal of medicine，2007，357，266-281.

5. Shin YH，Shin HJ，Lee YJ. Vitamin D status and childhood health. Korean journal of pediatrics，2013，56，417-423.

6. Vanderschueren D，Pye SR，O'Neill TW et al. Active vitamin D（1，25-dihydroxyvitamin D）and bone health in middle-aged and elderly men：the European Male Aging Study（EMAS）. The Journal of clinical endocrinology and metabolism，2013，98，995-1005.

7. 邓开琴，卢宏柱. 维生素 D 缺乏与儿童疾病研究进展. 医学综述，2015，21（23）：4302-4304.

8. Holick MF，Vitamin D：importance in the prevention of cancers，type 1 diabetes，heart disease，and osteoporosis. Am J Clin Nutr，2004，79，362-371.

9. Roskies M，Dolev Y，Caglar D et al. Vitamin D deficiency as a potentially modifiable risk factor for thyroid cancer. Journal of otolaryngology - head & neck surgery = Le Journal d'oto-rhino-laryngologie et de chirurgie cervico-faciale，2012，41，160-163.

10. Irani M，Merhi Z. Role of vitamin D in ovarian physiology and its implication in reproduction：a systematic review. Fertil Steril，2014，102（2）：460-468.

11. Aghajafari F，Nagulesapillai T，Ronksley PE et al. Association between maternal serum 25-hydroxyvitamin D level and pregnancy and neonatal outcomes：systematic review and meta-analysis of observational studies. 2014，BMJ 346，f1169.

12. Henry HL，Norman AW. Vitamin D：metabolism and biological actions. Annu Rev Nutr，1984，4，493-520.

13. Holick MF. Vitamin D：a d-lightful solution for health. J Investig Med，2011，59，872-880.

14. Webb AR，Engelsen O. Calculated ultraviolet exposure levels for a healthy vitamin D status. Photochemistry and photobiology，2006，82，1697-1703.

15. Norman AW, Henry H. The role of the kidney and vitamin D metabolism in health and disease. Clin Orthop Relat Res, 1974, 258-287.

16. Chertow BS, Baker GR, Henry HL et al. Effects of vitamin D metabolites on bovine parathyroid hormone release in vitro. Am J Physiol, 1980, 238, E384-388.

17. Zerwekh JE. Blood biomarkers of vitamin D status. Am J Clin Nutr, 2008, 87, 1087S-1091S.

18. Mahlow J, Bunch D R, Wang S. Quantification of 1, 25-Dihydroxyvitamin D_2 and D_3 in Serum Using Liquid Chromatography-Tandem Mass Spectrometry. Methods in Molecular Biology, 2016, 1378: 291-300.

19. Heaney RP. Serum 25-hydroxyvitamin D is a reliable indicator of vitamin D status. Am J Clin Nutr, 2011, 94, 619-620; author reply, 620.

20. Institute of Medicine. Dietary Reference Intakes for Calcium and Vitamin D. Washington DC: National Academy of Sciences, 2011.

21. Holick MF, Binkley NC, Bischoff-Ferrari HA et al. Evaluation, treatment, and prevention of vitamin D deficiency: an Endocrine Society clinical practice guideline. The Journal of clinical endocrinology and metabolism, 2011, 96, 1911-1930.

22. Aspray TJ, Bowring C, Fraser W et al. National osteoporosis society vitamin D guideline summary. Age Ageing, 2014, 43, 592-595.

23. 廖祥鹏，张增利，张红红，等. 维生素D与成年人骨骼健康应用指南（2014年标准版）. 中国骨质疏松杂志，2014（6）：718-722.

24. 《中华儿科杂志》编辑委员会. 维生素D缺乏性佝偻病防治建议. 中华儿科杂志，2008，46（3）：22-22.

25. Haddad JG, Chyu KJ. Competitive protein-binding radioassay for 25-hydroxycholecalciferol. The Journal of clinical endocrinology and metabolism, 1971, 33, 992-995.

26. Belsey R, Deluca HF, Potts JT, Jr. Competitive binding assay for vitamin D and 25-OH vitamin D. The Journal of clinical endocrinology and metabolism, 1971, 33, 554-557.

27. Su Z, Slay BR, Carr R et al. The recognition of 25-hydroxyvitamin D_2 and D_3 by a new binding protein based 25-hydroxyvitamin D assay. Clinica chimica acta; international journal of clinical chemistry, 2013, 417, 62-66.

28. Hollis BW, Napoli JL. Improved radioimmunoassay for vitamin D and its use in assessing vitamin D status. Clinical chemistry, 1985, 31, 1815-1819.

29. Hollis BW, Kamerud JQ, Selvaag SR et al. Determination of vitamin D status by radioimmunoassay with an ^{125}I-labeled tracer. Clinical chemistry, 1993, 39, 529-533.

30. Cavalier E, Wallace AM, Knox S et al. Serum vitamin D measurement may not reflect what you give to your patients. Journal of bone and mineral research: the official journal of the American Society for Bone and Mineral Research, 2008, 23, 1864-1865.

31. Cavalier E, Huberty V, Cormier C et al. Overestimation of the 25(OH)D serum concentration with the automated IDS EIA kit. Journal of bone and mineral research: the official journal of the American Society for Bone and Mineral Research, 2011, 26, 434-436.

32. Melhem S J, Aiedeh K M A, Hadidi K A. The Determination of 25-hydroxyvitamin D_3 and 25-hydroxyvitamin D_2 in Human Serum by Liquid Chromatography Tandem Mass Spectrometry with Comparison to IDS Enzyme Immunoassay. Jordan Journal of Pharmaceutical Sciences, 2013, 6(2): 203-222.

33. Frenzel E, Friedberg M, Olien P et al. Development of the Liaison® 25-OH vitamin D assay with improved sensitivity and precision. Journal of bone and mineral research : the official journal of the American Society for Bone and Mineral Research, 2006 21, S450.

34. Chen Y, Kinney L, Božović A, et al. Performance Evaluation of Siemens ADVIA Centaur and Roche MODULAR Analytics E170 Total 25-OH Vitamin D Assays. Clinical Biochemistry, 2012, 45(16-17): 1485.

35. Jones G. Pharmacokinetics of vitamin D toxicity. Am J Clin Nutr, 2008, 88, 582S-586S.

36. Eisman JA, Shepard RM, DeLuca HF. Determination of 25-hydroxyvitamin D2 and 25-hydroxyvitamin D3 in human plasma using high-pressure liquid chromatography. Analytical biochemistry, 1977, 80, 298-305.

37. Mata-Granados JM, Quesada Gomez JM, Luque de Castro MD. Fully automatic method for the determination of fat soluble vitamins and vitamin D metabolites in serum. Clinica chimica acta: international journal of clinical chemistry, 2009, 403, 126-130.

38. Alvarez JC, De Mazancourt P. Rapid and sensitive high-performance liquid chromatographic method for simultaneous determination of retinol, alpha-tocopherol, 25-hydroxyvitamin D3 and 25-hydroxyvitamin D2 in human plasma with photodiode-array ultraviolet detection. Journal of chromatography B, Biomedical sciences and applications, 2001, 755, 129-135.

39. Nurmi T, Tuomainen TP, Virtanen J et al. High-performance liquid chromatography and coulometric electrode array detector in serum 25-hydroxyvitamin D_3 and 25-hydroxyvitamin D_2 analyses. Analytical biochemistry, 2013, 435, 1-9.

40. Hymøller L, Jensen SK. Vitamin D analysis in plasma by high performance liquid chromatography(HPLC) with C(30)reversed phase column and UV detection-easy and acetonitrile-free. Journal of chromatography A, 2011, 1218, 1835-1841.

41. Wallace A M, Gibson S, Hunty A D L, et al. Measurement of 25-hydroxyvitamin D in the clinical laboratory: current procedures, performance characteristics and limitations. Steroids, 2010, 75(7): 477-88.

42. 李水军, 王思合, 周建烈, 等. 维生素 D 代谢及 25-羟基维生素 D 测定方法研究进展. 国际检验医学杂志, 2012, 33(24): 3028-3030.

43. Shah I, Petroczi A, Naughton DP. Method for simultaneous analysis of eight analogues of vitamin D using liquid chromatography tandem mass spectrometry. Chemistry Central journal, 2012, 6, 112.

44. Baecher S, Leinenbach A, Wright JA et al. Simultaneous quantification of four vitamin D metabolites in human serum using high performance liquid chromatography tandem mass spectrometry for vitamin D profiling. Clinical biochemistry, 2012, 45, 1491-1496.

45. Bruce SJ, Rochat B, Beguin A et al. Analysis and quantification of vitamin D metabolites in serum by ultra-performance liquid chromatography coupled to tandem mass spectrometry and high-resolution mass spectrometry-a method comparison and validation. Rapid communications in mass spectrometry: RCM, 2013, 27, 200-206.

46. Phinney KW, Bedner M, Tai SS et al. Development and certification of a standard reference material for vitamin D metabolites in human serum. Analytical chemistry, 2012, 84, 956-962.

47. 中国营养学会. 中国居民膳食营养素参考摄入量(2016 版). 北京: 人民卫生出版社, 2016.

48. 杨月欣, 王光亚, 潘兴昌. 中国食物成分表. 北京大学医学出版社, 2009.

49. 张艳玲, 马书赫, 张栩, 等. 山东地区中老年人群维生素 D 缺乏情况及其与高血压的关系. 山东医药,

2014，54(14)：37-40.

50. Lu L，Yu Z J，Pan A，et al. Plasma 25-hydroxyvitamin D concentration and metabolic syndrome among middle-aged and elderly Chinese individuals. Diabetes Care，2010，33(1)：1278-1283

51. Anne C L，Clifford L. J，David A. L，et al. Vitamin D Status：United States，2001-2006 NCHS Data Brief No. 59，March 2011 https://www.cdc.gov/nchs/data/databriefs/db59.htm

52. Choi H S，Oh H J，Choi H，et al. Vitamin D insufficiency in Korea-a greater threat to younger generation：the Korea National Health and Nutrition Examination Survey(KNHANES)2008. J Clin Endocr metab，2010，96(3)：643-651.

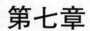

第七章
大城市和贫困农村地区居民铁营养状况

铁作为人体的必需微量元素具有重要的生理功能。铁是合成血红蛋白（Hb）和肌红蛋白的原料并参与氧和二氧化碳的运输；是细胞色素酶、过氧化氢酶、过氧化物酶等的重要成分参与组织呼吸，促进生物氧化还原反应；维持免疫系统的正常功能，维持中枢神经系统的正常功能。铁缺乏（ID）会对婴幼儿和青少年的认知产生负面影响，且如不及时纠正这种影响不可逆转，也会导致成年人疲劳和降低劳动能力。

血清铁蛋白（SF）、转铁蛋白受体（sTfR）是评价人体铁营养状况的常用指标，为了排除炎症、感染等对 SF 的影响，同时监测高敏 C 反应蛋白（hsCRP）。大城市居民共测定 3 181 份样品，大城市贫血居民共测定 2 069 份样品。贫困农村居民共测定 4 186 份样品，贫困农村贫血居民共测定 2 599 份样品。样品数量为去除乳糜、溶血、检测时设备报警及 hsCRP 大于 5 的居民后纳入数据分析的数量。

一、检测及判断方法

SF：免疫比浊法。

sTfR：免疫比浊法。

超敏 C 反应蛋白：免疫比浊法。

去除 hsCRP＞5mg/L 的样品后，以 WHO 推荐 SF＜15ng/ml 及中国卫生行业标准 WS/T 465-2015 推荐 SF＜25ng/ml 判定低 SF 率，以 sTfR＞4.4mg/L 判定高 sTfR 率，以铁储量（BI）＜0mg/kg 判定低 BI 率。

二、抽样方法

样本量估算采用计量资料样本大小估计公式，即 $n=t^2_\alpha S^2/d^2$。其中，$t=1.96$，假设标准差 $S=60$ng/ml，允许误差为 $d=5$ng/ml。$n=(1.96\times60/5)^2=554$ 人，按男女性别和 4 个年龄段（6～17 岁、18～44 岁、45～59 岁、60 岁及以上）分成 8 层，8 层合计为 $=8\times554=4\,432$ 人。从所有采血居民中分年龄段和性别按随机抽样方法抽取。

贫血居民的抽样方法：按照 WHO 判定标准，通过分析所有采血居民血红蛋白值，筛选出贫血居民并全部抽取。

三、6 岁及以上人群主要结果

（一）样本情况

大城市居民共测定 3 181 人，其中男性 1 483 人，占 46.6%；女性 1 698 人，占 53.4%。6～11 岁儿童 472 人，其中男性 234 人，女性 238 人；12～17 岁青少年 450 人，其中男性 219 人，女性 231 人；18～44 岁青年共 740 人，其中男性 331 人，女性 409 人；45～59 岁中年人共 727 人，其中男性 343 人，女性 384 人；60 岁及以上老年人共 719 人，其中男性 356 人，女性 363 人；孕妇 73 人。

贫困农村居民共测定 4 186 人，其中男性 1 983 人，占 47.4%；女性 2 203 人，占 52.6%。6～11 岁儿童 543 人，其中男性 273 人，女性 270 人；12～17 岁青少年 602 人，其中男性 322 人，女性 280 人；18～44 岁青年共 961 人，其中男性 462 人，女性 499 人；45～59 岁中年人共 964 人，其中男性 459 人，女性 505 人；60 岁及以上老年人共 989 人，其中男性 467 人，女性 522 人；其中孕妇 127 人。

大城市贫血居民共测定 2 069 人，其中男性 611 人，占 29.5%；女性 1 458 人，占 70.5%。6～11 岁儿童 97 人，其中男性 54 人，女性 43 人；12～17 岁青少年 144 人，其中男性 43 人，女性 101 人；18～44 岁青年共 579 人，其中男性 91 人，女性 488 人；45～59 岁中年人共 569 人，其中男性 165 人，女性 404 人；60 岁及以上老年人共 594 人，其中男性 258 人，女性 336 人；其中孕妇 86 人。

贫困农村贫血居民共测定 2 599 人，其中男性 1 024 人，占 39.4%；女性 1 575 人，占 60.6%。6～11 岁儿童 139 人，其中男性 80 人，女性 59 人；12～17 岁青少年 282 人，其中男性 160 人，女性 122 人；18～44 岁青年共 828 人，其中男性 234 人，女性 594 人；45～59 岁中年人共 658 人，其中男性 249 人，女性 409 人；60 岁及以上老年人共 609 人，其中男性 301 人，女性 308 人；其中孕妇 83 人。

（二）SF

1. SF 水平　大城市居民 SF 平均浓度为 103.2ng/ml，其中男性为 146.5ng/ml，女性为 76.0ng/ml。男性 6～11 岁年龄组 SF 平均浓度最低，为 66.1ng/ml；女性孕妇组 SF 平均浓度最低，为 36.1ng/ml，其次为 18～44 岁女性。贫困农村居民 SF 平均浓度为 98.7ng/ml，其中男性为 140.0ng/ml，女性为 72.1ng/ml。男性 6～11 岁年龄组 SF 平均浓度最低，为 64.6ng/ml；女性孕妇组 SF 平均浓度最低，为 24.4ng/ml，其次为 18～44 岁年龄组女性，见表 7-1。

大城市贫血居民 SF 平均水平为 58.6ng/ml，其中贫血男性为 107.0ng/ml，贫血女性为 45.6ng/ml。贫血男性 6～11 岁年龄组 SF 浓度最低，为 52.5ng/ml；贫血女性 18～44 岁年龄组 SF 浓度最低，为 23.7ng/ml，其次为孕妇组。贫困农村贫血居民 SF 平均水平为 58.5ng/ml，其中贫血男性为 109.2ng/ml，贫血女性为 38.9ng/ml。贫血男性 12～17 岁年龄组平均 SF 浓度最低，为 59.8ng/ml；贫血女性孕妇组平均 SF 浓度最低，为 16.6ng/ml，其次为 18～44 岁年龄组。贫困农村地区贫血女性 SF 水平低于大城市贫血女性，见表 7-2。

表 7-1　大城市和贫困农村居民 SF 水平 /(ng•ml⁻¹)

	大城市		贫困农村	
	$\bar{x}$	95%CI	$\bar{x}$	95%CI
合计	103.2	99.8～106.7	98.7	95.6～101.8
男	146.5	140.3～152.9	140.0	134.6～145.6
女	76.0	72.6～79.6	72.1	69.0～75.3
6～11 岁				
小计	68.3	65.2～71.5	65.4	62.1～68.8
男	66.1	61.8～70.7	64.6	60.2～69.3
女	70.5	66.1～75.1	66.1	61.3～71.3
12～17 岁				
小计	63.0	58.8～67.6	61.6	58.0～65.5
男	80.3	74.3～86.7	71.0	66.1～76.2
女	50.1	45.1～55.7	52.4	47.6～57.8
18～44 岁				
小计	92.8	85.5～100.8	95.0	87.9～102.6
男	207.2	191.2～224.5	206.3	191.5～222.3
女	48.5	44.1～53.4	46.3	42.1～50.9
45～59 岁				
小计	140.6	131.3～150.7	128.6	120.5～137.2
男	209.3	192.8～227.2	190.4	175.9～206.2
女	98.6	89.7～108.4	90.0	82.2～98.6
60 岁及以上				
小计	167.0	158.1～176.5	158.3	150.8～166.1
男	183.7	169.9～198.6	177.0	165.3～189.5
女	152.2	140.8～164.4	143.2	133.9～153.1
孕妇				
小计	36.1	28.0～46.6	24.4	20.3～29.2

$\bar{x}$ 为几何均值

表 7-2　大城市和贫困农村贫血居民 SF 水平 /(ng•ml⁻¹)

	大城市		贫困农村	
	$\bar{x}$	95%CI	$\bar{x}$	95%CI
合计	58.6	55.2～62.2	58.5	55.4～61.7
男	107.0	97.7～117.2	109.2	102.1～116.7
女	45.6	42.4～48.9	38.9	36.2～41.9
6～11 岁				
小计	56.5	49.8～64.1	70.5	63.7～78.1
男	52.5	43.5～63.4	69.6	61.0～79.4
女	61.9	52.5～72.9	71.9	60.9～84.8

续表

	大城市		贫困农村	
	$\bar{x}$	95%CI	$\bar{x}$	95%CI
12~17岁				
小计	32.6	26.0~41.1	47.3	42.1~53.1
男	60.0	45.2~79.6	59.8	52.5~68.1
女	25.2	18.8~33.8	34.7	28.6~42.2
18~44岁				
小计	29.1	26.0~32.6	37.1	33.3~41.2
男	87.4	66.3~115.3	119.4	101.9~140.0
女	23.7	21.2~26.6	23.4	20.8~262
45~59岁				
小计	74.3	66.6~82.9	65.5	58.4~73.4
男	145.1	124.8~168.6	139.5	121.7~160.1
女	56.5	49.5~64.5	41.3	35.7~47.9
60岁及以上				
小计	121.6	111.8~132.3	120.6	110.9~131.1
男	120.9	104.5~139.8	129.1	114.7~145.2
女	122.2	110.6~134.9	112.8	100.2~127.0
孕妇				
小计	24.3	18.8~31.4	16.6	13.1~21.0

$\bar{x}$为几何均值

2. SF百分位分布 大城市居民 SF 水平第 5、10、25、50、75、90、95 百分位数分布：20.4ng/ml、32.7ng/ml、58.9ng/ml、106.1ng/ml、204.4ng/ml、337.5ng/ml、451.0ng/ml；其中男性分别为 35.6、50.0ng/ml、79.8ng/ml、152.5ng/ml、266.0ng/ml、424.5ng/ml、539.9ng/ml，女性分别为 14.5ng/ml、23.4ng/ml、44.7ng/ml、81.3ng/ml、141.8ng/ml、234.6ng/ml、318.2ng/ml，见表 7-3。

贫困农村居民 SF 水平第 5、10、25、50、75、90、95 百分位数分布：15.5ng/ml、26.8ng/ml、54.0ng/ml、106.5ng/ml、205.4ng/ml、338.2ng/ml、431.8ng/ml；其中男性分别为 31.0ng/ml、43.5ng/ml、77.7ng/ml、151.4ng/ml、271.5ng/ml、405.7ng/ml、523.5ng/ml，女性分别为 9.9ng/ml、18.0ng/ml、40.7ng/ml、79.2ng/ml、151.7ng/ml、247.9ng/ml、317.5ng/ml，见表 7-4。

大城市贫血居民 SF 水平第 5、10、25、50、75、90、95 百分位数分布：6.8ng/ml、10.2ng/ml、20.6ng/ml、74.8ng/ml、159.0ng/ml、272.7ng/ml、366.4ng/ml；其中男性分别为 12.7ng/ml、21.4ng/ml、62.3ng/ml、126.5ng/ml、226.0ng/ml、369.8ng/ml、502.0ng/ml，女性分别为 5.8ng/ml、8.3ng/ml、15.6ng/ml、58.6ng/ml、127.1ng/ml、234.2ng/ml、295.2ng/ml，见表 7-5。

贫困农村贫血居民 SF 水平第 5、10、25、50、75、90、95 百分位数分布：5.1ng/ml、7.9ng/ml、23.3ng/ml、75.9ng/ml、165.4ng/ml、292.9ng/ml、379.7ng/ml；其中男性分别为 14.2ng/ml、25.0ng/ml、59.2ng/ml、127.7ng/ml、228.3ng/ml、368.2ng/ml、523.5ng/ml，女性分别为 3.7ng/ml、6.0ng/ml、12.1ng/ml、49.5ng/ml、122.5ng/ml、215.4ng/ml、305.4ng/ml，见表 7-6。

表7-3　大城市居民 SF 水平百分位数分布 /(ng·ml⁻¹)

年龄/岁	n	P_5	P_{10}	P_{25}	P_{50}	P_{75}	P_{90}	P_{95}
合计	3 181	20.4	32.7	58.9	106.1	204.4	337.5	451.0
6～11	472	29.2	35.9	51.5	68.0	95.4	125.9	145.7
12～17	450	18.3	25.8	43.2	69.9	100.6	135.6	168.5
18～44	740	12.8	23.0	45.5	97.8	217.5	363.2	488.7
45～59	727	23.2	39.6	83.4	163.3	262.3	406.5	524.5
≥60	719	46.3	66.0	108.7	177.8	274.8	398.9	515.2
孕妇	73	9.8	12.7	19.8	40.1	70.4	124.3	164.8
男性								
小计	1 483	35.6	50.0	79.8	152.5	266.0	424.5	539.9
6～11	234	27.1	32.8	47.9	67.0	94.4	125.2	145.2
12～17	219	32.4	38.0	59.1	80.8	114.7	156.1	209.6
18～44	331	55.9	87.9	140.3	223.8	330.5	511.6	612.0
45～59	343	53.0	77.7	139.8	222.5	352.5	504.5	628.4
≥60	356	50.6	69.1	125.3	189.8	307.4	462.6	547.6
女性								
小计	1 698	14.5	23.4	44.7	81.3	141.8	234.6	318.2
6～11	238	32.8	38.2	55.4	69.0	96.8	126.4	149.6
12～17	231	14.4	19.0	36.0	57.5	84.5	118.5	138.8
18～44	409	9.4	14.8	31.8	55.4	87.8	139.2	190.3
45～59	384	14.4	27.5	60.8	114.2	187.9	283.6	365.1
≥60	363	44.4	62.7	99.9	162.1	255.6	346.8	468.8
孕妇	73	9.8	12.7	19.8	40.1	70.4	124.3	164.8

表7-4　贫困农村居民 SF 水平百分位数分布 /(ng·ml⁻¹)

年龄/岁	n	P_5	P_{10}	P_{25}	P_{50}	P_{75}	P_{90}	P_{95}
合计	4 186	15.5	26.8	54.0	106.5	205.4	338.2	431.8
6～11	543	23.5	29.8	44.5	67.8	100.9	134.7	166.5
12～17	602	15.9	23.9	40.6	65.6	99.6	149.4	185.5
18～44	961	10.7	19.1	44.2	109.3	245.8	398.5	504.2
45～59	964	19.9	38.4	76.0	151.6	256.0	384.8	504.4
≥60	989	41.5	63.4	104.0	169.6	265.6	374.6	469.8
孕妇	127	5.3	7.0	10.9	20.0	52.4	101.5	207.7
男性								
小计	1 983	31.0	43.5	77.7	151.4	271.5	405.7	523.5
6～11	273	24.2	30.0	43.2	65.0	102.7	132.0	150.3
12～17	322	23.9	30.3	48.1	76.3	111.0	157.4	187.4
18～44	462	53.3	73.7	139.2	231.5	353.9	503.6	602.9
45～59	459	44.7	66.2	127.1	207.6	341.1	487.1	582.8
≥60	467	42.1	71.4	118.8	186.5	291.3	399.3	522.4

续表

年龄/岁	n	P_5	P_{10}	P_{25}	P_{50}	P_{75}	P_{90}	P_{95}
女性								
小计	2 203	9.9	18.0	40.7	79.2	151.7	247.9	317.5
6～11	270	21.7	29.3	44.8	68.8	100.4	135.1	174.2
12～17	280	12.2	19.0	34.2	56.4	89.8	137.3	179.7
18～44	499	7.4	11.5	25.4	51.0	94.1	163.8	220.1
45～59	505	12.0	22.8	54.1	105.3	181.8	276.5	324.1
≥60	522	40.6	59.0	93.1	156.1	241.4	347.1	412.4
孕妇	127	5.3	7.0	10.9	20.0	52.4	101.5	207.7

表 7-5　大城市贫血居民 SF 水平百分位数分布 /(ng•ml⁻¹)

年龄/岁	n	P_5	P_{10}	P_{25}	P_{50}	P_{75}	P_{90}	P_{95}
合计	2 069	6.8	10.2	20.6	74.8	159.0	272.7	366.4
6～11	97	15.3	25.6	38.6	59.2	85.6	113.5	152.3
12～17	144	5.0	7.3	17.5	48.4	78.8	121.6	153.2
18～44	579	4.1	6.8	12.3	29.1	78.2	156.9	225.0
45～59	569	7.0	10.6	32.1	99.2	198.4	294.3	394.8
≥60	594	14.6	26.6	77.3	141.0	238.2	370.6	509.2
孕妇	86	5.4	7.4	12.2	18.9	55.5	118.0	184.0
男性								
小计	611	12.7	21.4	62.3	126.5	226.0	369.8	502.0
6～11	54	15.2	21.8	35.5	53.9	83.2	130.1	174.2
12～17	43	10.0	19.5	42.0	71.7	99.6	165.8	204.6
18～44	91	9.0	12.8	52.6	123.2	195.2	293.0	462.8
45～59	165	14.9	39.9	93.6	172.7	267.8	397.9	480.1
≥60	258	12.8	20.8	72.4	144.3	259.4	467.9	562.1
女性								
小计	1 458	5.8	8.3	15.6	58.6	127.1	234.2	295.2
6～11	43	29.2	32.9	46.2	62.8	89.4	111.9	131.2
12～17	101	2.6	6.1	12.8	36.0	66.8	99.1	126.8
18～44	488	3.9	6.7	11.5	22.0	60.4	99.4	152.1
45～59	404	6.5	8.8	17.0	79.8	158.0	246.8	299.5
≥60	336	18.1	39.5	81.2	139.4	235.8	327.2	417.8
孕妇	86	5.4	7.4	12.2	18.9	55.5	118.0	184.0

表 7-6　贫困农村贫血居民 SF 水平百分位数分布 /(ng·ml⁻¹)

年龄 / 岁	n	P_5	P_{10}	P_{25}	P_{50}	P_{75}	P_{90}	P_{95}
合计	2 599	5.1	7.9	23.3	75.9	165.4	292.9	379.7
6～11	139	29.3	36.2	49.8	69.1	109.0	138.0	181.0
12～17	282	6.6	12.8	28.5	53.4	95.2	151.0	187.9
18～44	828	3.2	5.5	10.1	42.0	128.0	261.2	339.0
45～59	658	5.1	7.7	21.6	95.5	185.3	313.8	443.9
≥60	609	13.2	24.4	76.4	143.1	249.0	367.6	492.9
孕妇	83	3.9	6.6	9.5	14.5	32.1	60.7	112.5
男性								
小计	1 024	14.2	25.0	59.2	127.7	228.3	368.2	509.0
6～11	80	24.7	36.2	48.7	66.4	108.5	127.6	192.2
12～17	160	14.6	21.6	37.6	61.6	109.8	158.1	192.5
18～44	234	9.3	20.2	70.5	161.2	267.8	373.2	565.8
45～59	249	14.0	39.7	90.4	162.9	269.0	469.4	584.4
≥60	301	15.5	23.7	84.4	150.4	272.6	399.0	515.4
女性								
小计	1 575	3.7	6.0	12.1	49.5	122.5	215.4	305.4
6～11	59	31.0	35.8	56.3	72.0	110.9	150.6	181.0
12～17	122	4.1	6.6	20.6	39.2	73.3	131.7	170.3
18～44	594	2.7	4.5	8.0	26.0	65.4	150.4	214.9
45～59	409	3.5	5.7	11.1	64.8	136.6	208.6	298.6
≥60	308	12.0	25.4	71.0	134.2	229.2	349.5	452.1
孕妇	83	3.9	6.6	9.5	14.5	32.1	60.7	112.5

3. 大城市和贫困农村居民及贫血居民低 SF 率　6.6% 的大城市居民 SF 浓度 <25ng/ml，其中男性为 2.0%，女性为 10.7%；6～11 岁儿童为 2.3%，12～17 岁青少年为 9.1%，18～44 岁青年居民为 10.9%，45～59 岁中年居民为 5.2%，60 岁及以上老年人为 2.1%，孕妇为 34.2%，见表 7-7。

3.3% 的大城市居民 SF 浓度 <15ng/ml，其中男性为 0.9%，女性为 5.3%；6～11 岁儿童为 0.6%，12～17 岁青少年为 3.6%，18～44 岁青年居民为 6.1%，45～59 岁中年居民为 3.2%，60 岁及以上老年人为 1.5%，孕妇为 39.4%，见表 7-7。

9.2% 的贫困农村居民 SF 浓度 <25ng/ml，其中男性为 2.9%，女性为 14.8%；6～11 岁儿童为 6.1%，12～17 岁青少年为 10.3%，18～44 岁青年居民为 13.9%，45～59 岁中年居民为 6.4%，60 岁及以上老年人为 2.4%，孕妇为 54.3%，见表 7-7。

4.8% 的贫困农村居民 SF 浓度 <15ng/ml，其中男性为 1.3%，女性为 7.9%；6～11 岁儿童为 1.5%，12～17 岁青少年为 4.3%，18～44 岁青年居民为 7.2%，45～59 岁中年居民为 3.5%，60 岁及以上老年人为 1.3%，孕妇为 39.4%，见表 7-7。

表 7-7　大城市和贫困农村居民低 SF 率 /%

		大城市		贫困农村	
		<25ng/ml	<15ng/ml	<25ng/ml	<15ng/ml
合计		6.6	3.3	9.2	4.8
	男	2.0	0.9	2.9	1.3
	女	10.7	5.3	14.8	7.9
6～11 岁					
小计		2.3	0.6	6.1	1.5
	男	3.4	0.4	5.5	1.1
	女	1.3	0.8	6.7	1.9
12～17 岁					
小计		9.1	3.6	10.3	4.3
	男	1.8	1.8	5.3	1.9
	女	16.0	5.2	16.1	7.1
18～44 岁					
小计		10.9	6.1	13.9	7.2
	男	1.8	1.2	2.4	1.5
	女	18.3	10.0	24.6	12.4
45～59 岁					
小计		5.2	3.2	6.4	3.5
	男	1.5	0.9	1.5	1.1
	女	8.6	5.2	10.9	5.7
60 岁及以上					
小计		2.1	0.7	2.4	1.3
	男	2.0	0.6	1.7	1.1
	女	2.2	0.8	3.1	1.5
孕妇					
小计		34.2	16.4	54.3	39.4

　　27.5% 的大城市贫血居民 SF 浓度 <25ng/ml，其中贫血男性为 12.3%，贫血女性为 33.9%；6～11 岁儿童为 9.3%，12～17 岁青少年为 31.9%，18～44 岁贫血青年为 47.0%，45～59 岁贫血中年居民为 23.6%，60 岁及以上贫血老年人为 9.4%，贫血孕妇为 60.5%，见表 7-8。

　　18.5% 的大城市贫血居民 SF 浓度 <15ng/ml，其中贫血男性为 6.2%，贫血女性为 23.6%；6～11 岁儿童为 3.1%，12～17 岁青少年为 20.8%，18～44 岁贫血青年为 32.6%，45～59 岁贫血中年居民为 17.2%，60 岁及以上贫血老年人为 4.9%，贫血孕妇为 38.4%，见表 7-8。

　　25.7% 的贫困农村贫血居民 SF 浓度 <25ng/ml，其中贫血男性为 10.0%，贫血女性为 35.9%。6～11 岁儿童为 4.3%，12～17 岁青少年为 19.9%，18～44 岁贫血青年为 38.8%，45～59 岁贫血中年居民为 25.5%，60 岁及以上贫血老年人为 10.0%，贫血孕妇为 67.5%，见表 7-8。

　　19.8% 的贫困农村贫血居民 SF 浓度 <15ng/ml，其中贫血男性为 5.6%，贫血女性为 29.0%；6～11 岁儿童为 2.2%，12～17 岁青少年为 12.1%，18～44 岁贫血青年为 32.0%，45～59 岁中年贫血居民为 20.5%，60 岁及以上贫血老年人为 5.6%，贫血孕妇为 51.8%，见表 7-8。

表 7-8　大城市和贫困农村贫血居民低 SF 率 /%

	大城市		贫困农村	
	<25ng/ml	<15ng/ml	<25ng/ml	<15ng/ml
合计	27.5	18.5	25.7	19.8
男	12.3	6.2	10.0	5.6
女	33.9	23.6	35.9	29.0
6~11 岁				
小计	9.3	3.1	4.3	2.2
男	14.8	3.7	5.0	1.3
女	2.3	2.3	3.4	3.4
12~17 岁				
小计	31.9	20.8	19.9	12.1
男	11.6	4.7	12.5	6.3
女	40.6	27.7	29.5	19.7
18~44 岁				
小计	47.0	32.6	38.8	32.0
男	16.5	11.0	12.4	8.1
女	52.7	36.7	49.2	41.4
45~59 岁				
小计	23.6	17.2	25.5	20.5
男	7.9	4.8	7.2	5.2
女	30.0	22.3	36.7	29.8
60 岁及以上				
小计	9.4	4.9	10.0	5.6
男	13.2	6.2	10.3	4.7
女	6.5	3.9	9.7	6.5
孕妇				
小计	60.5	38.4	67.5	51.8

（三）sTfR

1. sTfR 水平　大城市居民 sTfR 平均浓度为 3.00mg/L，其中男性为 2.93mg/L，女性为 3.06mg/L。贫困农村居民 sTfR 平均浓度为 3.33mg/L，其中男性为 3.19mg/L，女性为 3.46mg/L，见表 7-9。

大城市贫血居民 sTfR 平均浓度为 3.67mg/L，其中男性为 3.26mg/L，女性为 3.85mg/L。贫困农村贫血居民 sTfR 平均浓度为 4.05mg/L，其中男性为 3.48mg/L，女性为 4.47mg/L，见表 7-10。

2. sTfR 百分位分布　大城市居民 sTfR 水平第 5、10、25、50、75、90、95 百分位数分布：1.97mg/L、2.15mg/L、2.50mg/L、2.96mg/L、3.49mg/L、4.18mg/L、4.81mg/L；其中男性分别为 1.93mg/L、2.09mg/L、2.44mg/L、2.90mg/L、3.48mg/L、4.06mg/L、4.59mg/L，女性分别为 2.00mg/L、2.19mg/L、2.55mg/L、3.00mg/L、3.49mg/L、4.28mg/L、5.06mg/L，见表 7-11。

　　贫困农村居民 sTfR 水平第 5、10、25、50、75、90、95 百分位数分布：2.08mg/L、2.30mg/L、2.70mg/L、3.23mg/L、3.92mg/L、4.89mg/L、5.84mg/L；其中男性分别为 2.02mg/L、2.22mg/L、2.62mg/L、3.12mg/L、3.79mg/L、4.56mg/L、5.40mg/L，女性分别为 2.17mg/L、2.38mg/L、2.79mg/L、3.32mg/L、4.08mg/L、5.07mg/L、6.13mg/L，见表 7-12。

　　大城市贫血居民 sTfR 水平第 5、10、25、50、75、90、95 百分位数分布：1.94mg/L、2.14mg/L、2.59mg/L、3.25mg/L、4.62mg/L、7.67mg/L、10.30mg/L；其中男性分别为 1.89mg/L、2.09mg/L、2.52mg/L、3.02mg/L、3.76mg/L、5.61mg/L、8.20mg/L，女性分别为 1.97mg/L、2.17mg/L、2.63mg/L、3.39mg/L、5.15mg/L、8.26mg/L、11.41mg/L，见表 7-13。

　　贫困农村贫血居民 sTfR 水平第 5、10、25、50、75、90、95 百分位数分布：2.13mg/L、2.33mg/L、2.84mg/L、3.57mg/L、5.14mg/L、8.90mg/L、12.59mg/L；其中男性分别为 1.99mg/L、2.25mg/L、2.65mg/L、3.24mg/L、4.17mg/L、6.00mg/L、8.20mg/L，女性分别为 2.20mg/L、2.46mg/L、2.97mg/L、3.85mg/L、6.00mg/L、10.63mg/L、14.49mg/L，见表 7-14。

表 7-9　大城市和贫困农村居民 sTfR 水平 /(mg·L^{-1})

		大城市		贫困农村	
		$\bar{x}$	95%CI	$\bar{x}$	95%CI
合计		3.00	2.97~3.03	3.33	3.29~3.36
	男	2.93	2.88~2.97	3.19	3.14~3.23
	女	3.06	3.02~3.11	3.46	3.41~3.52
6~11 岁					
小计		3.34	3.28~3.41	3.62	3.55~3.70
	男	3.38	3.29~3.48	3.69	3.59~3.79
	女	3.30	3.21~3.39	3.56	3.46~3.66
12~17 岁					
小计		3.19	3.12~3.27	3.63	3.54~3.72
	男	3.26	3.16~3.38	3.67	3.55~3.80
	女	3.12	3.02~3.24	3.58	3.45~3.72
18~44 岁					
小计		2.89	2.83~2.96	3.24	3.16~3.32
	男	2.70	2.62~2.78	2.94	2.86~3.02
	女	3.06	2.96~3.17	3.55	3.42~3.67
45~59 岁					
小计		2.88	2.82~2.94	3.19	3.12~3.26
	男	2.74	2.66~2.82	2.96	2.88~3.05
	女	3.01	2.92~3.11	3.41	3.30~3.53
60 岁及以上					
小计		2.93	2.87~2.99	3.21	3.15~3.28
	男	2.86	2.78~2.94	3.09	3.00~3.18
	女	3.00	2.92~3.09	3.33	3.24~3.43
孕妇					
小计		2.74	2.51~3.00	3.43	3.19~3.70

表 7-10 大城市和贫困农村贫血居民 sTfR 水平 /(mg·L^{-1})

	大城市		贫困农村	
	$\bar{x}$	95%CI	$\bar{x}$	95%CI
合计	3.67	3.59~3.75	4.05	3.97~4.14
男	3.26	3.15~3.39	3.48	3.39~3.57
女	3.85	3.75~3.96	4.47	4.34~4.60
6~11 岁				
小计	3.25	3.03~3.48	3.93	3.72~4.15
男	3.40	3.10~3.72	4.02	3.72~4.35
女	3.08	2.75~3.44	3.81	3.53~4.11
12~17 岁				
小计	4.02	3.71~4.36	4.08	3.87~4.29
男	3.69	3.30~4.14	4.03	3.81~4.27
女	4.17	3.75~4.64	4.14	3.77~4.54
18~44 岁				
小计	4.07	3.88~4.26	4.42	4.24~4.61
男	3.41	3.04~3.82	3.37	3.18~3.57
女	4.20	4.00~4.42	4.92	4.68~5.18
45~59 岁				
小计	3.72	3.56~3.88	4.09	3.92~4.28
男	3.04	2.85~3.25	3.22	3.05~3.39
女	4.03	3.82~4.26	4.74	4.47~5.04
60 岁及以上				
小计	3.26	3.15~3.38	3.51	3.39~3.64
男	3.27	3.08~3.47	3.39	3.24~3.56
女	3.26	3.13~3.41	3.63	3.44~3.83
孕妇				
小计	3.69	3.26~4.18	4.52	3.96~5.16

表 7-11 大城市居民 sTfR 水平百分位数分布 /(mg·L^{-1})

年龄/岁	n	P_5	P_{10}	P_{25}	P_{50}	P_{75}	P_{90}	P_{95}
合计	3 181	1.97	2.15	2.50	2.96	3.49	4.18	4.81
6~11	472	2.44	2.62	2.95	3.30	3.73	4.34	4.81
12~17	450	2.21	2.37	2.66	3.14	3.67	4.41	4.96
18~44	740	1.91	2.05	2.39	2.80	3.32	4.05	5.06
45~59	727	1.91	2.05	2.38	2.81	3.33	4.15	4.71
≥60	719	1.96	2.13	2.47	2.88	3.43	4.04	4.64
孕妇	73	1.54	1.71	2.05	2.72	3.54	4.62	5.40
男性								
小计	1 483	1.93	2.09	2.44	2.90	3.48	4.06	4.59

续表

年龄/岁	n	P_5	P_{10}	P_{25}	P_{50}	P_{75}	P_{90}	P_{95}
6～11	234	2.36	2.62	2.97	3.42	3.83	4.43	4.84
12～17	219	2.30	2.40	2.73	3.22	3.75	4.33	4.77
18～44	331	1.84	1.99	2.30	2.61	3.10	3.59	4.21
45～59	343	1.87	1.97	2.30	2.73	3.25	3.95	4.34
≥60	356	1.92	2.05	2.40	2.77	3.36	4.02	4.64
女性								
小计	1 698	2.00	2.19	2.55	3.00	3.49	4.28	5.06
6～11	238	2.47	2.62	2.93	3.22	3.60	4.23	4.80
12～17	231	2.16	2.31	2.60	3.04	3.50	4.51	5.16
18～44	409	1.97	2.13	2.51	2.94	3.45	4.36	6.76
45～59	384	1.98	2.14	2.46	2.88	3.48	4.34	5.21
≥60	363	2.02	2.21	2.52	2.95	3.46	4.13	4.64
孕妇	73	1.54	1.71	2.05	2.72	3.54	4.62	5.40

表 7-12　贫困农村居民 sTfR 水平百分位数分布 /(mg·L⁻¹)

年龄/岁	n	P_5	P_{10}	P_{25}	P_{50}	P_{75}	P_{90}	P_{95}
合计	4 186	2.08	2.30	2.70	3.23	3.92	4.89	5.84
6～11	543	2.53	2.78	3.09	3.54	4.17	5.00	5.56
12～17	602	2.42	2.64	3.03	3.50	4.19	5.18	6.28
18～44	961	2.01	2.21	2.57	3.08	3.83	4.96	6.21
45～59	964	2.00	2.20	2.54	3.08	3.73	4.77	5.84
≥60	989	2.08	2.27	2.62	3.08	3.80	4.59	5.33
孕妇	127	1.92	2.07	2.61	3.50	4.39	5.90	6.50
男性								
小计	1 983	2.02	2.22	2.62	3.12	3.79	4.56	5.40
6～11	273	2.62	2.87	3.16	3.57	4.17	5.10	5.66
12～17	322	2.51	2.72	3.10	3.60	4.23	5.19	6.49
18～44	462	1.92	2.10	2.42	2.86	3.41	4.06	4.83
45～59	459	1.89	2.09	2.40	2.88	3.49	4.45	5.12
≥60	467	1.99	2.19	2.56	2.97	3.64	4.36	5.29
女性								
小计	2 203	2.17	2.38	2.79	3.32	4.08	5.07	6.13
6～11	270	2.50	2.73	3.05	3.52	4.18	4.91	5.50
12～17	280	2.39	2.56	2.90	3.43	4.14	5.18	6.25
18～44	499	2.10	2.33	2.79	3.34	4.23	5.60	7.87
45～59	505	2.17	2.35	2.70	3.22	3.91	5.32	6.68
≥60	522	2.14	2.34	2.72	3.21	3.90	4.69	5.39
孕妇	127	1.92	2.07	2.61	3.50	4.39	5.90	6.50

表 7-13 大城市贫血居民 sTfR 水平百分位数分布 /(mg·L⁻¹)

年龄 / 岁	n	P_5	P_{10}	P_{25}	P_{50}	P_{75}	P_{90}	P_{95}
合计	2 069	1.94	2.14	2.59	3.25	4.62	7.67	10.30
6～11	97	1.74	2.05	2.82	3.22	3.86	4.75	6.20
12～17	144	2.10	2.40	3.01	3.58	4.48	8.08	12.32
18～44	579	1.96	2.15	2.59	3.49	5.80	9.54	12.84
45～59	569	1.92	2.13	2.56	3.21	4.81	8.10	12.02
≥60	594	1.95	2.12	2.52	3.00	3.77	5.86	7.78
孕妇	86	1.73	1.78	2.42	3.38	5.52	9.07	9.83
男性								
小计	611	1.89	2.09	2.52	3.02	3.76	5.61	8.20
6～11	54	2.02	2.54	2.85	3.31	4.04	4.80	6.28
12～17	43	2.27	2.47	3.09	3.39	4.17	5.86	7.98
18～44	91	1.82	2.05	2.49	2.95	4.01	6.71	14.22
45～59	165	1.88	2.00	2.32	2.84	3.66	4.53	6.08
≥60	258	1.87	2.08	2.49	2.95	3.68	6.34	8.62
女性								
小计	1 458	1.97	2.17	2.63	3.39	5.15	8.26	11.41
6～11	43	1.39	1.81	2.65	3.13	3.72	4.76	6.23
12～17	101	2.04	2.36	2.88	3.64	5.30	10.26	12.40
18～44	488	1.99	2.17	2.63	3.77	6.12	9.65	12.95
45～59	404	2.00	2.24	2.71	3.40	5.90	8.74	12.90
≥60	336	2.06	2.16	2.52	3.06	3.84	5.59	7.05
孕妇	86	1.73	1.78	2.42	3.38	5.52	9.07	9.83

表 7-14 贫困农村贫血居民 sTfR 水平百分位数分布 /(mg·L⁻¹)

年龄 / 岁	n	P_5	P_{10}	P_{25}	P_{50}	P_{75}	P_{90}	P_{95}
合计	2 599	2.13	2.33	2.84	3.57	5.14	8.90	12.59
6～11	139	2.50	2.67	3.13	3.76	4.57	6.55	7.09
12～17	282	2.36	2.66	3.12	3.76	4.86	6.78	9.47
18～44	828	2.15	2.36	2.84	3.76	6.08	11.15	14.90
45～59	658	2.08	2.30	2.73	3.41	5.67	9.76	13.79
≥60	609	1.96	2.23	2.70	3.29	4.18	5.93	8.22
孕妇	83	1.76	2.21	3.14	4.06	5.83	10.73	13.73
男性								
小计	1 024	1.99	2.25	2.65	3.24	4.17	6.00	8.20
6～11	80	2.52	2.62	3.20	3.80	4.62	6.94	7.88
12～17	160	2.41	2.72	3.22	3.72	4.66	7.04	9.11
18～44	234	1.98	2.16	2.55	3.00	3.95	6.00	8.89
45～59	249	1.94	2.12	2.44	3.03	3.56	5.75	8.23
≥60	301	1.88	2.14	2.60	3.25	4.12	5.77	7.96

续表

年龄/岁	n	P_5	P_{10}	P_{25}	P_{50}	P_{75}	P_{90}	P_{95}
女性								
小计	1 575	2.20	2.46	2.97	3.85	6.00	10.63	14.49
6～11	59	2.45	2.73	3.13	3.68	4.46	5.91	6.86
12～17	122	2.21	2.64	3.01	3.82	5.13	6.78	14.13
18～44	594	2.26	2.47	3.12	4.14	7.60	12.36	16.72
45～59	409	2.24	2.50	2.96	4.00	7.27	11.73	14.89
≥60	308	2.10	2.27	2.79	3.31	4.39	5.96	10.03
孕妇	83	1.76	2.21	3.14	4.06	5.83	10.73	13.73

3. 高 sTfR 发生率（>4.4mg/L）

6.0% 的大城市居民 sTfR>4.4mg/L，其中男性为 2.8%，女性为 8.7%。6～11 岁儿童为 5.5%，12～17 岁青少年为 6.9%，18～44 岁青年居民为 6.2%，45～59 岁中年居民为 5.5%，60 岁及以上老年人为 5.1%，孕妇为 13.7%，见表 7-15。

13.1% 的农村居民 sTfR>4.4mg/L，其中男性为 7.2%，女性为 18.4%。6～11 岁儿童为 15.8%，12～17 岁青少年为 3.5%，18～44 岁青年居民为 13.8%，45～59 岁中年居民为 11.2%，60 岁及以上老年人为 10.3%，孕妇为 24.4%，见表 7-15。

26.2% 的大城市贫血居民 sTfR>4.4mg/L，其中男性为 11.9%，女性为 32.2%。6～11 岁儿童为 10.3%，12～17 岁青少年为 27.1%，18～44 岁青年居民为 37.5%，45～59 岁中年居民为 28.5%，60 岁及以上老年人为 14.6%，孕妇为 31.4%，见表 7-16。

30.0% 的农村贫血居民 sTfR>4.4mg/L，其中男性为 14.6%，女性为 39.9%。6～11 岁儿童为 22.3%，12～17 岁青少年为 25.9%，18～44 岁青年居民为 36.8%，45～59 岁中年居民为 32.8%，60 岁及以上老年人为 19.5%，孕妇为 42.2%，见表 7-16。

表 7-15 大城市和贫困农村居民高 sTfR 率 /%（>4.4mg/L）

		大城市	贫困农村
合计		6.0	13.1
	男	2.8	7.2
	女	8.7	18.4
6～11 岁			
小计		5.5	15.8
	男	3.8	12.1
	女	7.1	19.6
12～17 岁			
小计		6.9	3.5
	男	3.2	2.2
	女	10.4	5.0
18～44 岁			
小计		6.2	13.8
	男	1.8	4.3
	女	9.8	22.6

续表

	大城市	贫困农村
45～59 岁		
小计	5.5	11.2
男	1.7	5.4
女	8.9	16.4
60 岁及以上		
小计	5.1	10.3
男	3.9	6.4
女	6.3	13.8
孕妇		
小计	13.7	24.4

表 7-16 大城市和贫困农村贫血居民高 sTfR 率 /%(＞4.4mg/L)

	大城市	贫困农村
合计	26.2	30.0
男	11.9	14.6
女	32.2	39.9
6～11 岁		
小计	10.3	22.3
男	9.3	20.0
女	11.6	25.4
12～17 岁		
小计	27.1	25.9
男	14.0	18.1
女	32.7	36.1
18～44 岁		
小计	37.5	36.8
男	16.5	13.7
女	41.4	46.0
45～59 岁		
小计	28.5	32.8
男	7.9	12.4
女	36.9	45.2
60 岁及以上		
小计	14.6	19.5
男	13.2	14.0
女	15.8	25.0
孕妇		
小计	31.4	42.2

（四）BI

1. BI 水平

大城市居民 BI 平均浓度为 9.52mg/kg，其中男性为 10.87mg/kg，女性为 8.35mg/kg。贫困农村居民 BI 平均浓度为 9.02mg/kg，其中男性为 10.42mg/kg，女性为 7.75mg/kg，见表 7-17。

大城市贫血居民 BI 平均浓度为 6.80mg/kg，其中男性为 9.36mg/kg，女性为 5.72mg/kg。贫困农村贫血居民 BI 平均浓度为 6.45mg/kg，其中男性为 9.22mg/kg，女性为 4.65mg/kg，见表 7-18。

表 7-17　大城市和贫困农村居民 BI 水平 /(mg·kg⁻¹)

	大城市		贫困农村	
	$\bar{x}$	SD	$\bar{x}$	SD
合计	9.52	3.93	9.02	4.29
男	10.87	3.40	10.42	3.70
女	8.35	3.98	7.75	4.40
6~11 岁				
小计	7.68	2.05	7.25	2.34
男	7.52	2.05	7.15	2.30
女	7.84	2.04	7.35	2.37
12~17 岁				
小计	7.54	3.09	7.03	3.24
男	8.34	2.51	7.50	2.82
女	6.79	3.39	6.50	3.59
18~44 岁				
小计	9.26	4.68	8.97	5.09
男	12.39	2.90	12.10	3.23
女	6.73	4.31	6.07	4.78
45~59 岁				
小计	10.77	3.82	10.11	4.32
男	12.37	3.07	11.77	3.50
女	9.35	3.86	8.60	4.45
60 岁及以上				
小计	11.34	3.00	10.83	3.28
男	11.76	2.90	11.37	3.10
女	10.92	3.05	10.35	3.38
孕妇				
小计	6.03	4.85	3.86	4.41

表 7-18　大城市和贫困农村贫血居民 BI 水平 /(mg·kg⁻¹)

		大城市		贫困农村	
		$\bar{x}$	95%*CI*	$\bar{x}$	95%*CI*
合计		6.80	6.12	6.45	6.42
	男	9.36	5.05	9.22	4.78
	女	5.72	6.22	4.65	6.71
6~11 岁					
小计		7.08	2.63	7.24	2.37
	男	6.68	2.87	7.12	2.21
	女	7.60	2.22	7.42	2.58
12~17 岁					
小计		4.38	6.09	5.67	4.45
	男	6.87	4.10	6.56	3.70
	女	3.33	6.50	4.51	5.05
18~44 岁					
小计		3.93	6.36	4.51	7.20
	男	8.48	6.08	9.65	5.39
	女	3.08	6.05	2.48	6.81
45~59 岁					
小计		7.60	6.05	6.82	6.86
	男	10.69	4.21	10.37	4.79
	女	6.34	6.24	4.66	7.03
60 岁及以上					
小计		9.82	4.60	9.55	4.68
	男	9.80	5.26	9.91	4.60
	女	9.84	4.04	9.19	4.74
孕妇					
小计		3.60	5.44	1.54	5.47

2. BI 百分位数分布

大城市居民 BI 水平第 5、10、25、50、75、90、95 百分位数分布：2.92mg/kg、5.01mg/kg、7.36mg/kg、9.69mg/kg、12.24mg/kg、14.11mg/kg、15.27mg/kg；其中男性分别为 5.10mg/kg、6.60mg/kg、8.50mg/kg、11.14mg/kg、13.34mg/kg、15.03mg/kg、15.92mg/kg，女性分别为 1.13mg/kg、3.77mg/kg、6.46mg/kg、8.70mg/kg、10.85mg/kg、12.80mg/kg、13.80mg/kg，见表 7-19。

贫困农村居民 BI 水平第 5、10、25、50、75、90、95 百分位数分布：1.34mg/kg、3.93mg/kg、6.76mg/kg、9.38mg/kg、11.98mg/kg、13.96mg/kg、14.92mg/kg；其中男性分别为 4.35mg/kg、5.75mg/kg、8.14mg/kg、10.79mg/kg、13.16mg/kg、14.74mg/kg、15.67mg/kg，女性分别为 −0.50mg/kg、2.20mg/kg、5.63mg/kg、8.31mg/kg、10.69mg/kg、12.56mg/kg、13.63mg/kg，见表 7-20。

大城市贫血居民 BI 水平第 5、10、25、50、75、90、95 百分位数分布：−4.31mg/kg、−2.02mg/kg、3.04mg/kg、8.42mg/kg、11.24mg/kg、13.23mg/kg、14.33mg/kg；其中男性分别为 −0.83mg/kg、2.64mg/kg、7.58mg/kg、10.27mg/kg、12.49mg/kg、14.42mg/kg、15.62mg/kg，女性分别为 −4.81mg/kg、−2.94mg/kg、1.03mg/kg、7.44mg/kg、10.35mg/kg、12.56mg/kg、13.54mg/kg，见表 7-21。

表 7-19　大城市居民 BI 水平百分位数分布 /(mg·kg^{-1})

年龄/岁	n	P_5	P_{10}	P_{25}	P_{50}	P_{75}	P_{90}	P_{95}
合计	3 181	2.92	5.01	7.36	9.69	12.24	14.11	15.27
6～11	472	4.05	5.03	6.51	7.76	9.04	10.18	10.92
12～17	450	1.91	4.06	6.02	7.88	9.52	10.69	11.57
18～44	740	0.46	3.78	6.74	9.69	12.78	14.42	15.62
45～59	727	3.44	6.08	8.91	11.32	13.28	15.01	15.80
≥60	719	6.32	7.77	9.73	11.67	13.22	14.72	15.74
孕妇	73	−0.25	0.99	3.16	6.74	9.44	11.00	11.96
男性								
小计	1 483	5.10	6.60	8.50	11.14	13.34	15.03	15.92
6～11	234	3.97	4.76	6.12	7.57	8.94	10.02	10.96
12～17	219	4.76	5.51	7.06	8.43	9.96	11.17	11.98
18～44	331	7.28	9.00	10.99	12.83	14.10	15.73	16.40
45～59	343	7.34	8.48	10.87	12.66	14.52	15.70	16.59
≥60	356	6.72	8.25	10.29	11.96	13.61	15.24	15.88
女性								
小计	1 698	1.13	3.77	6.46	8.70	10.85	12.80	13.80
6～11	238	4.30	5.60	6.72	8.03	9.11	10.25	10.78
12～17	231	1.02	2.51	5.44	7.21	9.06	10.44	11.09
18～44	409	−1.71	1.33	5.10	7.51	9.40	10.99	12.03
45～59	384	1.66	4.84	7.71	9.94	11.87	13.33	14.42
≥60	363	5.91	7.43	9.30	11.07	12.85	14.19	15.56
孕妇	73	−0.25	0.99	3.16	6.74	9.44	11.00	11.96

表 7-20　贫困农村居民 BI 水平百分位数分布 /(mg·kg^{-1})

年龄/岁	n	P_5	P_{10}	P_{25}	P_{50}	P_{75}	P_{90}	P_{95}
合计	4 186	1.34	3.93	6.76	9.38	11.98	13.96	14.92
6～11	543	3.36	4.14	5.77	7.53	8.81	9.89	10.77
12～17	602	1.14	3.24	5.50	7.24	9.06	10.69	11.64
18～44	961	−0.43	2.55	6.16	9.74	12.69	14.62	15.44
45～59	964	2.48	5.25	8.30	10.78	12.88	14.48	15.51
≥60	989	5.58	7.31	9.26	11.11	12.91	14.37	15.19
孕妇	127	−2.59	−2.09	0.07	3.87	7.50	10.42	11.85

年龄/岁	n	P_5	P_{10}	P_{25}	P_{50}	P_{75}	P_{90}	P_{95}
男性								
小计	1 983	4.35	5.75	8.14	10.79	13.16	14.74	15.67
6～11	273	3.30	4.24	5.71	7.35	8.74	9.74	10.33
12～17	322	2.64	4.15	5.95	7.71	9.36	10.81	11.70
18～44	462	6.77	8.37	10.76	12.44	14.13	15.44	16.29
45～59	459	6.00	7.72	10.01	12.16	14.05	15.50	16.36
≥60	467	5.92	8.17	9.88	11.74	13.37	14.71	15.53
女性								
小计	2 203	−0.50	2.20	5.63	8.31	10.69	12.56	13.63
6～11	270	3.39	3.98	5.88	7.61	8.93	10.08	11.00
12～17	280	−0.28	2.08	4.95	6.93	8.69	10.50	11.65
18～44	499	−3.07	−0.03	4.00	6.80	9.21	11.20	12.61
45～59	505	−0.61	3.34	7.15	9.44	11.32	12.94	13.68
≥60	522	5.23	6.98	8.82	10.64	12.44	13.99	14.75
孕妇	127	−2.59	−2.09	0.07	3.87	7.50	10.42	11.85

表7-21 大城市贫血居民BI水平百分位数分布/(mg·kg⁻¹)

年龄/岁	n	P_5	P_{10}	P_{25}	P_{50}	P_{75}	P_{90}	P_{95}
合计	2 069	−4.31	−2.02	3.04	8.42	11.24	13.23	14.33
6～11	97	2.36	4.11	6.06	7.37	8.88	9.82	10.53
12～17	144	−7.98	−3.82	1.93	6.04	8.46	10.02	11.00
18～44	579	−6.20	−4.05	−0.58	4.68	8.93	11.43	12.56
45～59	569	−4.23	−2.28	5.09	9.39	11.94	13.61	14.39
≥60	594	−0.58	3.96	8.42	10.64	12.59	14.43	15.50
孕妇	86	−3.44	−2.25	−0.14	3.11	8.34	10.96	11.82
男性								
小计	611	−0.83	2.64	7.58	10.27	12.49	14.42	15.62
6～11	54	0.40	2.68	5.20	7.28	8.46	9.61	10.78
12～17	43	−3.97	2.63	5.51	7.69	9.20	10.70	11.81
18～44	91	−4.56	0.19	6.34	10.29	12.22	13.32	14.25
45～59	165	0.39	6.31	9.65	11.47	13.31	14.58	15.69
≥60	258	−0.76	1.38	8.36	10.77	13.30	15.21	16.18
女性								
小计	1 458	−4.81	−2.94	1.03	7.44	10.35	12.56	13.54
6～11	43	5.30	5.66	6.34	7.49	9.09	9.92	10.42
12～17	101	−9.40	−4.24	−0.24	5.45	7.68	9.88	10.97
18～44	488	−6.36	−4.23	−0.99	3.54	7.92	10.10	11.34
45～59	404	−4.73	−3.06	1.03	8.36	11.08	12.94	13.69
≥60	336	0.13	5.88	8.49	10.53	12.42	13.72	14.66
孕妇	86	−3.44	−2.25	−0.14	3.11	8.34	10.96	11.82

贫困农村贫血居民 BI 水平第 5、10、25、50、75、90、95 百分位数分布：−6.03mg/kg、−3.47mg/kg、3.12mg/kg、8.09mg/kg、11.10mg/kg、13.22mg/kg、14.30mg/kg；其中男性分别为−0.38mg/kg、3.12mg/kg、6.91mg/kg、10.12mg/kg、12.41mg/kg、14.25mg/kg、15.48mg/kg，女性分别为 −7.42mg/kg、−5.16mg/kg、−0.40mg/kg、6.49mg/kg、9.72mg/kg、11.92mg/kg、13.09mg/kg，见表 7-22。

表 7-22　贫困农村贫血居民 BI 水平百分位数分布 /(mg·kg^{-1})

年龄/岁	n	P_5	P_{10}	P_{25}	P_{50}	P_{75}	P_{90}	P_{95}
合计	2 599	−6.03	−3.47	3.12	8.09	11.10	13.22	14.30
6～11	139	3.81	4.47	5.74	7.27	8.87	9.97	10.64
12～17	282	−3.83	−0.53	4.10	6.24	8.76	10.22	11.30
18～44	828	−8.02	−5.74	−1.22	6.04	10.24	12.89	14.05
45～59	658	−6.25	−3.80	2.72	9.11	11.47	13.66	14.76
≥60	609	−1.30	3.13	8.17	10.37	12.46	14.21	15.24
孕妇	83	−7.67	−4.16	−0.90	1.18	5.14	8.01	10.91
男性								
小计	1 024	−0.38	3.12	6.91	10.12	12.41	14.25	15.48
6～11	80	3.81	3.99	5.62	7.20	8.96	9.94	10.23
12～17	160	−0.68	1.49	4.98	6.78	9.29	10.51	11.51
18～44	234	−3.44	2.55	7.90	11.22	13.05	14.48	15.44
45～59	249	−0.11	5.13	8.66	11.17	13.33	15.13	15.92
≥60	301	−0.05	2.59	8.37	10.73	12.94	14.44	15.81
女性								
小计	1 575	−7.42	−5.16	−0.40	6.49	9.72	11.92	13.09
6～11	59	3.66	5.03	6.00	7.48	8.87	10.62	11.17
12～17	122	−6.25	−3.67	1.86	5.47	8.11	9.64	10.74
18～44	594	−8.45	−6.60	−2.96	3.76	7.83	10.67	12.09
45～59	409	−7.42	−5.77	−1.18	7.39	10.21	11.88	12.62
≥60	308	−1.88	3.98	7.84	10.06	12.16	13.74	14.70
孕妇	83	−7.67	−4.16	−0.90	1.18	5.14	8.01	10.91

3. 低 BI 率（<0mg/kg）

1.9% 的大城市居民 BI < 0mg/kg，其中男性为 0.5%，女性为 3.2%。6～11 岁儿童为0.4%，12～17 岁青少年为 2.0%，18～44 岁青年居民为 4.2%，45～59 岁中年居民为 1.8%，60岁及以上老年人为 0.6%，孕妇为 4.1%，见表 7-23。

3.8% 的贫困农村居民 BI < 0mg/kg，其中男性为 1.2%，女性为 6.0%。6～11 岁儿童为0.7%，12～17 岁青少年为 3.5%，18～44 岁青年居民为 5.8%，45～59 岁中年居民为 3.4%，60岁及以上老年人为 1.3%，孕妇为 23.6%，见表 7-23。

16.5% 的大城市贫血居民 BI < 0mg/kg，其中男性为 5.9%，女性为 21.0%。6～11 岁儿童为 2.1%，12～17 岁青少年为 20.1%，18～44 岁青年居民为 27.6%，45～59 岁中年居民为16.9%，60 岁及以上老年人为 5.4%，孕妇为 26.7%，见表 7-24。

18.2% 的贫困农村贫血居民 BI<0mg/kg，其中男性为 5.6%，女性为 26.3%。6～11 岁儿童为 0.7%，12～17 岁青少年为 11.7%，18～44 岁青年居民为 28.4%，45～59 岁中年居民为 20.5%，60 岁及以上老年人为 6.1%，孕妇为 37.3%，见表 7-24。

表 7-23 大城市和贫困农村居民低 BI 率 /%（<0mg/kg）

	大城市	贫困农村
合计	1.9	3.8
男	0.5	1.2
女	3.2	6.0
6～11 岁		
小计	0.4	0.7
男	0	0.7
女	0.8	0.7
12～17 岁		
小计	2.0	3.5
男	1.4	2.2
女	2.6	5.0
18～44 岁		
小计	4.2	5.8
男	0.6	1.3
女	7.1	10.0
45～59 岁		
小计	1.8	3.4
男	0.3	0.9
女	3.1	5.7
60 岁及以上		
小计	0.6	1.3
男	0.3	1.1
女	0.8	1.5
孕妇		
小计	4.1	23.6

表 7-24 大城市和贫困农村贫血居民低 BI 率 /%（<0mg/kg）

	大城市	贫困农村
合计	16.5	18.2
男	5.9	5.6
女	21.0	26.3
6～11 岁		
小计	2.1	0.7
男	1.9	0
女	2.3	1.7

		大城市	贫困农村
12～17岁			
小计		20.1	11.7
	男	4.7	6.3
	女	26.7	18.9
18～44岁			
小计		27.6	28.4
	男	9.9	7.3
	女	30.9	36.7
45～59岁			
小计		16.9	20.5
	男	4.2	5.6
	女	22.0	29.6
60岁及以上			
小计		5.4	6.1
	男	6.6	5.3
	女	4.5	6.8
孕妇			
小计		26.7	37.3

四、3～5岁儿童主要结果

3～5岁儿童共测定样本1 443份，其中城市722份，大城市348份，中小城市374份；农村721份，普通农村492份，贫困农村229份。

被调查儿童的SF平均水平为40.6μg/L，其中城市儿童SF水平为40.5μg/L，农村为40.6μg/L。sTfR平均水平为3.9mg/L，其中城市儿童sTfR水平为3.9mg/L，农村为4.0mg/L。具体结果见表7-25。

以SF<15μg/L计，儿童缺铁性贫血率总计为1.1%，其中城市为0.6%，农村为1.7%；非缺铁性贫血率为4.6%，其中城市为3.7%，农村为5.6%；铁缺乏不贫血率为6.9%，其中城市为5.0%，农村为8.9%；铁正常不贫血率为87.3%，其中城市为90.7%，农村为83.9%。具体结果见表7-26。

以SF<25μg/L计，儿童缺铁性贫血率总计为1.5%，其中城市为1.1%，农村为1.8%；非缺铁性贫血率为4.3%，其中城市为3.2%，农村为5.4%；铁缺乏不贫血率为19.8%，其中城市为15.9%，农村为23.6%；铁正常不贫血率为74.5%，其中城市为79.8%，农村为69.2%。具体结果见表7-27。

无论以SF<15μg/L或25μg/L为标准判定的儿童的铁缺乏情况，农村铁缺乏率均高于城市。

表 7-25 中国 3~5 岁儿童的可溶性转铁蛋白受体和铁蛋白水平

	合计		城市小计		农村小计		大城市		中小城市		普通农村		贫困农村	
	$\bar{x}$	Exp(SE)	$\bar{x}$	Exp(SE)	$\bar{x}$	Exp(SE)	$\bar{x}$	Exp(SE)	$\bar{x}$	Exp(SE)	$\bar{x}$	Exp(SE)	$\bar{x}$	Exp(SE)
sTfR	3.9	1	3.9	1	4.0	1	3.9	1	3.9	1	4.0	1	4.2	1
SF	40.6	1	40.5	1	40.6	1	39.6	1	41.4	1	38.5	1	45.8	1

表 7-26 2012 年中国 3~5 岁儿童缺铁性贫血率(WHO 标准 SF <15μg/L)

分类	合计		城市小计		农村小计		大城市		中小城市		普通农村		贫困农村	
	%	95%CI	%	95%CI	%	95%CI	%	95%CI	%	95%CI	%	95%CI	%	95%CI
缺铁性贫血	1.1	0~1.1	0.6	0~1.1	1.7	0.7~2.6	0.9	0~1.8	0.3	0~0.8	1.8	0.7~3	1.3	0~2.8
非缺铁性贫血	4.6	3.6~5.7	3.7	2.4~5.1	5.6	3.9~7.2	3.5	1.5~5.4	4	2~6	5.3	3.3~7.3	6.1	3~9.2
铁缺乏不贫血	6.9	5.6~8.2	5	3.4~6.6	8.9	6.8~11	6.3	3.8~8.9	3.7	1.8~5.7	8.5	6.1~11	9.6	5.8~13.4
铁正常不贫血	87.3	85.6~89	90.7	88.6~92.8	83.9	81.2~86.6	89.4	86.1~92.6	92	89.2~94.7	84.4	81.1~87.6	83	78.1~87.8

表 7-27 中国 3~5 岁儿童缺铁性贫血率(中国标准 SF <25μg/L)

分类	合计		城市小计		农村小计		大城市		中小城市		普通农村		贫困农村	
	%	95%CI	%	95%CI	%	95%CI	%	95%CI	%	95%CI	%	95%CI	%	95%CI
缺铁性贫血	1.5	0.8~2.1	1.1	0.3~1.9	1.8	0.8~2.8	1.4	0.2~2.7	0.8	0~1.7	2	0.8~3.3	1.3	0~2.8
非缺铁性贫血	4.3	3.3~5.3	3.2	1.9~4.5	5.4	3.8~7.1	2.9	1.1~4.6	3.5	1.6~5.3	5.1	3.1~7	6.1	3~9.2
铁缺乏不贫血	19.8	17.7~21.8	15.9	13.3~18.6	23.6	20.5~26.7	15.8	12~19.6	16	12.3~19.8	24	20.2~27.8	22.7	17.3~28.1
铁正常不贫血	74.5	72.3~76.8	79.8	76.9~82.7	69.2	65.8~72.6	79.9	75.7~84.1	79.7	75.6~83.8	68.9	64.8~73.0	69.9	63.9~75.8

五、与国内外资料比较

美国 2003—2006 年营养监测结果显示 16～49 岁女性的 ID 发生率为 9%～11%，IDA 发生率为 2%～5%。低收入孕妇的 IDA 发生率在孕期早、中、晚分别为 2%、8% 和 27%。英国 11～18 岁青少年女性的 ID 发生率为 21%，16～64 岁女性的 ID 发生率为 18%。加拿大 2009—2011 年营养调查结果显示只有 3% 的贫血率，12～19 岁女性的 ID 发生率为 13%，20～49 岁女性的 ID 发生率为 9%。越南调查结果显示育龄妇女的贫血率为 12%，ID 发生率为 14%，IDA 发生率为 5.4%；婴幼儿及学龄前儿童的贫血率为 10%，ID 发生率为 13%，IDA 发生率为 3%。约旦 2002 年和 2010 年两次营养调查结果显示育龄妇女 ID 发生率分别为 38.7% 到 35.1%，未发生显著变化，IDA 发生率分别为 20.0% 到 19.1%；学龄前儿童 ID 发生率从 26.2% 降到 13.7%，IDA 发生率从 10.1% 降到 4.8%。2005 年哥伦比亚营养监测结果报道 38% 学龄儿童贫血，以 SF＜12ng/ml 判断 ID 发生率仅有 3.6%。

六、主要发现和建议

大城市和贫困农村居民铁营养状况调查结果均显示：男性铁营养状况明显优于女性，孕妇低 SF 率、高 sTfR 率、低 BI 率最高，其次为 18～44 岁的青年妇女，他们均为铁缺乏高发人群。

大城市和贫困农村贫血居民铁营养状况调查结果均显示：女性低 SF 率、高 sTfR 率、低 BI 率高于男性，孕妇和 18～44 岁的青年妇女低 SF 率、高 sTfR 率、低 BI 高发，大城市贫血女性铁营养状况优于贫困农村。

3～5 岁儿童铁营养状况城市优于农村。

结果提示孕妇和 18～44 岁的育龄妇女及 3～5 岁儿童为铁缺乏防治的重点人群。

参 考 文 献

1. World Health Organization. Assessing the iron status of populations: report of a joint World Health Organization/Centers for Disease Control and Prevention technical consultation on the assessment of iron status at the population level, 2nd ed. Geneva: World Health Organization, 2007.

2. WHO. UNICEF. Iron deficiency anaemia: assessment, prevention and control, a guide for programme managers. Geneva, World Health Organization, 2001.

3. National Center for Health Statistics. National Health and Nutrition Examination Survey 2005-2006. Documentation, codebook, and frequencies. Laboratory component. Ferritin. 2008/4[cited 2014/2]; Available from: http://www.cdc.gov /nchs/nhanes/nhanes 2005-2006/FERTIN_D.htm.

4. National Center for Health Statistics. National Health and Nutrition Examination Survey 2005-2006. Documentation, codebook, and frequencies. Laboratory component. Transferrin receptor. 2008/4[cited 2014/2]; http://www.cdc.gov/nchs/nhanes/nhanes2005-2006/TFR_D.htm.

5. Sisman AR, Kume T, Tas G, Akan P, Tuncel P. Comparison and evaluation of two C-reactive protein assays based on particle-enhanced immunoturbidimetry. J Clin Lab Anal, 2007, 21 (2): 71-76.

6. Cook JD, Flowers CH, Skikne BS. The quantitative assessment of body iron. Blood, 2003, 101 (9): 3359-3364.

7. Cooper M, Greene-Finestone L, Lowell H, Levesque J, Robinson S. Iron sufficiency of Canadians. Health Rep, 2012, 23 (4): 41-48.

8. Scholl TO. Iron status during pregnancy: setting the stage for mother and infant. Am J Clin Nutr, 2005, 81 (5): 1218S-22S.

9. Heath AL, Fairweather-Tait SJ. Clinical implications of changes in the modern diet: iron intake, absorption and status. Best Pract Res Clin Haematol, 2002, 15 (2): 225-241.

10. Cooper M, Greene-Finestone L, Lowell H, Levesque J, Robinson S. Iron sufficiency of Canadians. Health Rep, 2012, 23 (4): 41-48.

11. Laillou A, Pham TV, Tran NT, Le HT, Wieringa F, Rohner F, et al. Micronutrient deficits are still public health issues among women and young children in Vietnam. PLoS One, 2012, 7 (4): e34906.

12. Serdula MK, Nichols EK, Aburto NJ, Masa'd H, Obaid B, Wirth J, et al. Micronutrient status in Jordan: 2002 and 2010. Eur J Clin Nutr, 2014, 68 (10): 1124-1128.

13. Cogswell ME, Looker AC, Pfeiffer CM, Cook JD, Lacher DA, Beard JL, et al. Assessment of iron deficiency in US preschool children and nonpregnant females of childbearing age: National Health and Nutrition Examination Survey 2003-2006. Am J Clin Nutr, 2009, 89 (5): 1334-1342.

14. Serdula MK, Nichols EK, Aburto NJ, Masa'd H, Obaid B, Wirth J, et al. Micronutrient status in Jordan: 2002 and 2010. Eur J Clin Nutr, 2014, 68 (10): 1124-1128.

15. Ferrari M, Mistura L, Patterson E, Sjostrom M, Diaz LE, Stehle P, et al. Evaluation of iron status in European adolescents through biochemical iron indicators: the HELENA Study. Eur J Clin Nutr, 2011, 65 (3): 340-349.

附录 1
各省及各监测点工作队名单

北 京 市

北京市

马彦、赵耀、黄磊、沙怡梅、金庆中、李红、喻颖杰、滕仁明、马晓晨、李春雨、马蕊、王超、信信、郭丹丹、余晓辉

西城区

周红玲、杨青俊、简友平、徐俊、高平、关红焱、王冰、宋超、曹玮、杨宏、吴金霞、魏泽明、李丽

崇文区

卢建霞、常志荣、宋美芳、苑建伟、陈艳华、李楠、孙志锋、段旭、续文阁、孙鑫、宋光辉、田飞、刘宏杰、顾金龙、张力伟、张昊添、沈中波、高玉林、高鹏、王英娣

怀柔区

张武力、孙继东、路海英、赵明星、刘建荣、赵艳华、常姗姗、张伟涛、赵娟、张海龙、坑斌、孟晓娟、李宏刚、王红卫、孙建飞、柳丹、陈玲霞、杨丽梅、李福军、郭雪

延庆区

王晓云、陈静、姜德元、王凤兰、汪会文、张琨、王绍华、张镇权、万帝、赵铁云、刘鑫、刘凡、赵璐、刘艳妍、李美丽、林强、李行行、张立峰、付代生、李淑君

东城区北部

潘京海、邹艳杰、黄露、付秀影、顾凯辰、闫银锁、崔禾、王琳、魏祥、赵丹宁、吴伟、许晓玲、王峥、李玉梅、李珊珊、王婷、刘芳

东城区南部

王联君、刘晶磊、常志荣、孙志锋、孙中华、杨晓霞、王东瑞、高鹏、阙然、李艳宇、王璞、徐斌斌、段旭、孙鑫、续文阁、宋光辉、满洋、沈中波、高玉林

天 津 市

天津市

韩金艳、张磊、江国虹、常改、李静、刘昊、潘怡、王文娟、徐忠良

河西区

吴宗毅、王宝奎、丁祝平、张之健、郑鸿庆、温来欣、王淼、韩玉莹、李爱民、王玉、高菲、张黎波、曹明丽、王旭、张璐、袁丽宏、李旺、王偲

北辰区

刘文利、张景江、李玉梅、徐国和、冯润洲、顾文奎、虞宝颖、李娟、戴晓荣、朱金雷、霍

兰英、张志英、吴玉丽、薛春杰、王淑惠、赵娣伟、杨光、孙增勇、董建霞、王敏、赵长龙、孙洪峡、张婕、赵凤仙

静海县

强淑红、刘绍英、李勇、陈忠花、王娅、张婵、赵光义、刘东、刘蕾、王金栋、姜雪晴、冯娟、杨敬金、翟庆生、董伟、刘寒、郝杰、刘金星、胡艳恒、胡子强、于英红、马娟娟、陈静、马俊红、骆春梅、张婵、杨丽、刘光燕、郑惠文、翟丹、胡琴

河 北 省

河北省

李建国、朱小波、宋立江、刘长青、田美娜、石永亮、陈磊、何玉伏、吕佳、叶坤

唐山市迁安市

马宝贵、李成林、刘海峰、许志海、韩秀新、张建中、王小辉、王秀娟、张刚、王娜、周翠侠、刘长英、厉艳欣、刘芳、王翠玲、肖淑玉

唐山市开平区

邓伟、高静、林海霞、刘建新、刘建业、杨鸽、肖福胜、孙长志、刘蕾、郑杰、韩蕊、董国会、孙晶、王秀华、何洁、陈赛丹、王建伟、吴丽媛、董珍珍

石家庄市新华区

赵川、周吉坤、吴立强、陈凤格、赵伟、李波、徐保红、高伟利、贾志刚、白萍、范尉尉、杨军、翟士勇、陈雨、倪志红、楚秋霞、王月敏、杜亚青、马月兰、李秀娟

邯郸市邯山区

杨永清、董伯森、张卫平、王树森、王立生、李梦轩、郝敏、李秀霞、朱永芳、张雪玲、高鹏、孙红梅、邢洁、郭智斌、杜新荣、褚松玲、王海涛、李媛媛、石坤、叶志萍

石家庄市井陉县

赵川、周吉坤、李彦春、李占军、陈凤格、赵伟、徐保红、高伟利、刘会林、郝吉琳、冯冬颖、李贺、左彦生、白萍、张静、高玲、梁晓娟、高丽芳、赵艳宾、李秀娟

秦皇岛市昌黎县

杨希存、刘波、龙和平、李东运、张玉民、马艳玲、霍长有、刘兰吉、李莉、时晨、张伏静、贾玉海、张晓东、张德云、马辉、徐春梅、李建辉、刘洋、宋仲越、赵东

邯郸市涉县

杨永清、董伯森、张卫平、王树森、王立生、李梦轩、郝敏、刘永为、陈长华、李秀忠、江军平、史二丽、谢和平、宋小会、于立新、张跃秋、杨然、刘保英、孟卫丽、马海芳

衡水市武强县

林彦全、王玉春、吴蕊丽、夏晴、白平章、高江华、谷旭阳、段景涛、康世明、李颖、张书玲、刘飞、宋魁武、郑珊珊、张宁、栗念东、耿建芬、闻雅婷、王凤霞、贾翠翠、马新静、孙帅、郝娜、魏国亮、王敏伦、刘佳帅、孙贺、张会

山 西 省

山西省

柴志凯、任泽萍、李成莲、李学敏、边林秀、李淑琴

太原市迎泽区

赵艳红、郭淑赟、蔡娜、李潭香、田志忠、董静、李红梅、续伟明

晋中市榆次区

成广明、倪金喜、李燕青、连永光、郑永萍、曹晓玲、郭秀峰、胡云

临汾市大宁县

雷瑞芳、温清秀、房淑娟、马云平、李晓芳、刘婕、李艳婕、尚教平

忻州市河曲县

杜永田、吕维林、张继业、赵艳梅、张高峰、苗艳青、薛艳华、张馨天

忻州市河曲县

杜永田、吕维林、岳增池、张继叶、张高峰、宋国荣、张伟平、苗艳青、薛艳花、赵艳梅、韩艳萍、武贞平、张淑琴、王丽芳、翟改莲、王舒晴

长治市襄垣县

郭彦中、解茂庭、何敏、张李玲、连先平、李强、高红、连建军

阳泉市平定县

王芝纯、白海林、贾源瑶、张向涛、武金平、韩有志、吴艳红、康平、白丽、白建丽、李璐、吕之珺、侯晓雁、潘雅菊、杨艳

内蒙古自治区

内蒙古自治区

王文瑞、王海玲、宋壮志、崔春霞、蒲云霞

呼和浩特市

王红霞

包头市

贾恩厚、戴纪强、张素艳

赤峰市

崔旭初、靳桂才

通辽市

何玉龙

巴彦淖尔市

王洪亮、韩爱英

呼和浩特市新城区

丛中笑

包头市石拐区

雒引

赤峰市敖汉旗

曹国峰

通辽市库伦旗

范广飞

巴彦淖尔市五原县

杨佐鹏

通辽开鲁县

王国华

辽　宁　省

辽宁省

赵卓、李绥晶、栾德春、李欣、刘钟梅、刘向军、金旭伟、王瑞珊、任时、石铁跃、孙静、崔玉丰、李卓芳、于欣、王凯琳、宋蕴奇、高邦乔、程艳菲、丛源、麻懿馨、范文今、邹淼

沈阳市

董丽君、杨楠、陈慧中、刘博、苏孟、刘雪梅、张迅、常春祥、候哲、张虹、连英姿、张玉黔、张强、杨海佳、李延军、刘东义、许志广、郭永义

大连市

赵连、张建群、孟军、袁玉、王凡、李瑞、宋晓昀、郑晓南、张磊、徐小冬、徐峰、杨丽君、陈颖、王晓静、姜振华、白欣、李倩、杜玉洁、许莹

阜新市

文永红、包昕、黄立冬、蒋春梅、马玉霞、路大川、罗周正、徐艳、李木子、杜波、张涛、韩立新、张宏生、林伟亮、郭铁志、王敏

丹东凤城市

隋立军、朱文利、魏杰、白杨、曲晟鸣、王帅、洪江、徐丽娟、刘靖瑰、康宵萌、管先聪、李杰、赫英飞、张晓美、蔡克锋、付大成、刘丽华、崔丹、刘力田、佟成训

沈阳市沈河区

王铁元、张革、于路阳、韩磊晶、马萍、何婧、李梅梅、牟玉、谷领、孙宇

大连市中山区

曲海、谌启鹏、吕德贤、赵京漪、初高峰、孙旭、刘学东、于世才、吕忠楠、汪洋、朱杰、姜大栋、郭琪

大连市沙河口区

曹苏、王浩、迟志远、张晓航、夏京、崔为军、吕嫔、孙海、关黎明、张雪、许晓琪、王慧楠、黄鹤、马丽丽、王卓文、徐桂花、张烨、刘成程、滕勇胜、赵秀秀、刘晓梅、高雪、张波、于丽辉、陈丽

阜新市太平区

孟宇、张建瑞、卢伟、马玉宏、项微、穆艳涛、丁春露、马桂玲、康红梅、胡颖、王玥、郭玉兰、周万丽

抚顺市抚顺县

张英莉、王伟、郭大为、高晓秋、刘景坤、孙继发、纪伟、陈淼、金明德、徐光、王林、孙志强、吴娜、秦昊、孙晓颖、张燚、于淼、徐哲、祝喆、关涛、孙志刚、张辉、叶永青、王海、王瑞伟、吴跃环、罗广田

丹东市宽甸满族自治县

杨成武、张忠敏、胡志钢、姜福娜、王成都、刘雯雯、王玉明、武黎明、姜文明、谢通、张凤媛、徐志刚、贾宽、肖万玲、孙吉毓、赫英智、姜忠胜、吴贵安、吴丽娜、李爽、刘丽华、王晓霞

吉　林　省

吉林省

方赤光、刘建伟、白光大、张丽薇、付尧、翁熹君、郭金芝、张晶莹、吴晓刚、寇泊洋

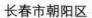

长春市朝阳区

吴静、李为群、许勇、邰晓维、姜学敏、陈辉、李英、李向丽、金英淑、孙兰华、安楠、马维峰、孙晓波、王伟、李民、付昕光、杨静、刘志成、陈洪、李国明、马翠萍、马强

吉林市龙潭区

王旭东、周世忠、李心焱、于玲、李晶、张国富、张成海、吴云、郑敏、李立杰、郝桂玲、闫春玲、高学军、董晓雪、孙丹、刘丹、李昕、焦玉国、姜巍、殷智红、张莹、刁红时

辽源市东丰县

于浦青、王庆仁、丛玉玲、刘亚芬、张莹、王曦、郑祥庚、宋飞、郭颖、孙继红、于祥宇、陈洪浩、王宝库、赵晶、相恒红、姜丽、聂颖坤、耿冬梅、钟艳丽、尹志君、李敏、潘春林、张继娟、郑丽萍、刘小斌、郑微、武烨、于德发

黑龙江省

黑龙江省

姜戈、秦爱萍、许丽丽、李美娇、靳林、庞志刚、刘丽艳、刘淑梅

宁安市

马艳萍、曹玉梅、杨秀丽、李晶、彭晶、刘欣、樊海、王效彬、陈红娜、吴红霞、李秀成、郑喜红、廉明浩、贾青鑫、刘香、夏季峰、张淑华、徐虎善、朱静彬、朱嘉宁

哈尔滨市道外区

赵丽红、李红叶、陈爽、张萍、李岐东、汤大开、李淑环、臧伯夫、蒋玉宏、聂秀敏、杨守力、管永斌、刁映红、张波、陈俊儒、李秀彬

哈尔滨市南岗区

杨丽秋、何慧、于波、任娇娇、马滨胜、范玉松、何晓东、刘晓巍、单晓丽、王威娜、宁琳琳、范玉松

哈尔滨市延寿县

王岩峰、鲍金亮、刘岩松、姜立冬、杜凤娇、韩波、吕淼、张志冬、孙伟、杨磊、叶冬军、杨亦然、孙国伟、张佳文

黑河市孙吴县

裴秀荣、张伟、张司宇、刘同鑫、王国栋、毕帅、郭晓岩、李富强、唐明宇、郑龙军、齐欣、李婷婷、赵莉、王玉英、万晓慧、白华、丛桂敏、代梦楠、吕姗、仲崇民、赵青锋、潘丽

齐齐哈尔市依安县

娄铁峰、李英杰、李利涛、翟立辉、孙永忠、温殿勇、杨敬东、陈月梅、聂永新、石金刚、宿福生、王军、陈居英、赵红、宿阳、李晶鑫、仇荣英、马凤勤

上　海　市

上海市

郭常义、邹淑蓉、宋峻、施爱珍、朱珍妮、黄翠花、汪正园、臧嘉捷、姜培珍、宓铭

黄浦区

周建军、王烨菁、马立芳、何霭娜、单成迪、周伟明、曹云、王黎红、邵丹丹、姜计二、陈慧娟、姚伟庆、杨辰玲、钟月秋、戚宏磊、董琳娟、张汝芸、王静、钟莹、王芸

长宁区

孙晨光、张泽申、许浩、吴金贵、黄峥、唐传喜、刘小祥、金蓓、吴国莉、徐慧萍、卢国良、

陆敏、沈斌杰、施理达、史徽君、王鑫、沈佳颖

虹口区

龚向真、姚文、亓德云、付泽建、林可、沈静、许韦华、唐漪灵、宦群、张斌、余秋丽、魏伟健、陈琰、朱嘉琳、金弘毅、徐婷婷、朱敏、刘宝珍、茅美萍、祝杰

青浦区

吴健勇、高红梅、马英、朱忆闻、杨洋、李燕、付红、蔡静莲、陈云、李丹华、张彩娟、沈茜妍、费琼、张亚军、蔡红妹、俞春明、姚卫英、马春来、吴建刚、徐军

崇明县

钟萍、龚飞、黄菊慧、王雪蕾、陈锦岳、陈丽、沈乃钧、朱小称、王锦香、朱菁、成纲、钱志华、顾玉美、陈泉、陈辰、顾胜萍、张卫星

江 苏 省

江苏省

周明浩、周永林、戴月、甄世祺、张静娴、朱谦让

南京市

谢国祥、郭宝福、金迪、祝白春

海门市

陆洪斌、陆鸿雁、卫笑冬、丁爽

泰州市

胡金妹、黄久红

淮安市

过晓阳

南京市秦淮区

朱亦超、冯佩蓉

南京市浦口区

林其洲、郑爱林

南京市溧水区

吴涛、章红顺

泰州市高港区

王金宏

淮安市洪泽区

于浩、刘海强、成艳

浙 江 省

浙江省

丁钢强、章荣华、黄李春、孟佳、周标、黄恩善、方跃强

杭州市江干区

蒋雪凤、高海明、方叶珍、胡春容、钟小伶

杭州市下城区

周晓红、席胜军、王峥、商晓春、陈国伶、李旭东、方来凤

宁波市江东区

张立军、戎江瑞、蒋长征、胡丽明、杨双喜

金华市金东区

郑寿贵、黄礼兰、王翠蓉、王会存、严瑶琳

桐乡市桐乡县

钱一建、许皓、施坤祥、王春梅、方惠千、姚炜、徐迪波

丽水市松阳县

赵永伟、叶金龙、黄丽燕、洪秉晖、王春红、兰陈花

湖州市安吉县

刘波、郑芝灵、梁志强、徐明

安 徽 省

安徽省

金少华、王淑芬、徐粒子、朱剑华、鲍军辉、孟灿、陈志飞

巢湖市

王义江、肖东民、叶正文、宋玉华、魏道文、杨志刚、金姗姗、吕少华、苏光明、王迎春、魏瑞芳、周敏、张志宽、董翠翠、王红、马晓林、汤华、张玲、倪琴琴、俞华

合肥市瑶海区

王俊、许阳、胡俊、朱晴晴、刘川玲、任平、方其花、汪婷、季宏霞、马慧、黄洋、刘芳宇、黄敏

安庆市迎江区

王学明、陈述平、李贤相、王敏、金育红、陈剑、冯皓、查玮、王祥瑞、刘斌、高伟林、武辛勤、张红梅、丁绮荣、方青、黄德威

安庆市大观区

程立、陈静、张志平、王林

安庆市怀宁县

朱厚定、何家权、何红霞、汪利兵、刘观友、张亚毅、汪小岊、汪媛、王慧、查琰、杨兰兰、李珏、江宜兰、刘芳、凌麟、瑶海琴、李道具、吕凤英、王大春

亳州市利辛县

李传涛、武卫东、赵磊、卢洁萍、马雨露、孙保勤、刘琳(女)、闫伟、刘琳(男)、李影、赵梦媛、胡东平、乔晓燕、张颖、李杰、王海青、康伟伟、侯萍银、张硕、苏欣

阜阳市蒙城县

彭鸥、王勇、李银梅、薛柯华、王彬彬、李艳丽、慕孟侠、龙芳红、谭博、王伟、许辉、乔峰、李伟、陈勇、葛琛琛、桂朋、赵玲、李凡、李凤、李杰龙

福 建 省

福建省

郑奎城、赖善榕、陈丽萍、苏玲、薛春洪、何达、吴慧丹、阳丽君、张振华、林在生

福清市

林茂祥、黄圣兴、陈祖凰、郑德斯、罗镇波、何道逢、施育珍、赖晓燕、张敦明、钟红华、王财福、刘开武、林少华、黄于玲、林星、薛兵、林东、邓国权、何立强、何忠清

厦门市思明区

牛建军、荣飚、梁英、白宏、洪华荣、王娟、陈剑锋、黄小金、王宝珍、叶秀恋、施红、曾妍、李恩、林炜、骆和东、黄建炜、李莉、徐雪荣、沈惠燕、黄世杰

福州市仓山区

张晓阳、郑高、徐幽琼、刘小华、王晓旭、何颖荣、谢廼鸿、张秋、邱凤金、汪攀、陈国兴、杨红、陈善林、王代榕、潘素敏、林天坦、陈鑫星、陈勤、陈玲芳、林瑾琼

福州市闽清县

邓邦昌、吴仙忠、刘雅芬、张银川、温联煌、陈诗江、郑燕慈、刘珠华、黄夏钗、黄潘、余玲莺、张剑萍、李志敏、郑祥萍、张凤娇、张莹

漳州市南靖县

黄春兰、简必安、黄小凤、彭汉真、肖振海、吴征峰、肖艺红、吴思全、黄滨、游锦加、林宝财、吴小玲、韩毅锋、成方昇、王惠燕、郭月荫、庄云婧、张新荣、王素卿、吴国梁

江　西　省

江西省

付俊杰、何加芬、秦俊、王永华、徐岷、刘晓玲、宋迎春、宋孝光

樟树市

皮林敏、邹小平、敖水华、邹珍珍、黄庆、羊晓辉、钟琪

南昌市东湖区

颜兴伟、樊吉义、胡堂秀、徐幼莉

抚州市广昌县

温木贵、崔万庆、唐晓龙、王志珍

上饶市万年县

冯敏、王址炎、蔡丹娜、胡军、张甫生、李小青、蔡燕、盛根英、李小霞、程水娥、应萍、李美华、董思伟、吴少莲、李鸿春、陈国安

宜春市宜丰县

李斌、王建平、周苏、熊斌洪、欧阳文秀、余良

赣州市龙南县

曾政国、钟灵、曾景、廖峻峰、赖永赣、彭旻微、傅秋生、钟雄文

山　东　省

山东省

周景洋、赵金山、张俊黎、闫静弋、唐慧、吴光健、肖培瑞、于连龙、张天亮、李蔚

潍坊市昌邑市

刘子洪、李出奎、毛兴林、韩大伟、明大勇、张京章、元修泰、孙洪波、姜在东、孙晓峰

烟台市蓬莱市

宁福江、牛田华、张利泉、张强、纪经海、秦宏展、马恒杰、张文华、曲艳、赵冲、葛安民、李波、李振、刘姗姗、吴涛、董鹏、马进海、陈红、张静、张国英、李莹、李金环、巩丽华

济南市历下区

马守温、范莉、张广莉、郑燕、刘萍、邵传静、周敏、王甲芳、陈曦、王立明、李春蕾、陈兢波、张俊涛、焦桂华

青岛市市北区

惠建文、辛乐忠、薛守勇、杨敏、邹健红、张海静、朱志刚、刘侠、王春辉、王康、曹玮琳、孟泉禄、王铁一、宋永宁、宁昌鹏、刘志翔、王霞、田海珍、于文霞、张绍华

莱芜市莱城区

高永生、王金刚、吴莉、孙国锋、狄芳、朱翠莲、许玉荣、亓哲、毕顺霞、王宁、韩东、亓霞、董爱凤、亓金凤、邱伟、卢清春、宋涛、吕慎军

济宁市泗水县

王孟祯、孔祥坤、李锋、姚守金、吴运良、刘蕾、徐艳、张元晴、张建国、颜艳、张玉凤、赵凤德、杨洪俊、刘科、董燕、董文军、李东升、王爱敏、朱宁兵、纪炜、冯甲星、冯广丽、张伟

泰安市宁阳县

张尚房、张军、薛兴忠、刘婷婷、于庆国、曹晶、杜秋霞、张汉新、张振、张兆喜、薛跃、赵婷婷、刘静静、崔金朋、崔克阶、王刚、张伟、许笑振、黄士泉、朱星光

滨州市利津县

薄其贵、赵观伟、张沐霞、延进霞、尚英霞、李志彬、张春华、田育秋、许丽丽、陈雪璐、张岩江、李安华、张连庆、李月美、李俊珊、李金波、张彬、张秀英、王霞、刘芳芳

河 南 省

河南省

张丁、张书芳、付鹏钰、叶冰、周昇昇、詹瑄、钞凤、李杉、苏永恒、张二鹏

洛阳市

杨晓华、李克伟、张玉兰、宋现、郭燕、杨宗义、赵卫

郑州市

郭亚玲、韶声波、郑天柱、董志伟、窦红星、张静清、贺凯新、徐向东、王志涛、沈艳丽、程春荣、董珂

郑州市金水区

王慧敏、陈瑞琴、刘纪军、张威娜、杨军燕、杨彦宾、丁照宇、宋岩、白玮志、付俊生、张洁、冯璐、王豪佳、田玉翡、郑丽红、卢静、王晓峰、王培培、李瑞燕、杨岚

洛阳市吉利区

崔振亚、张兴波、郭建立、张春华、席兵、高静

洛阳市西工区

周梦甲、曹元平、姚孝勋、潘建丽、曲红、沈斌、张建民、张军

濮阳市台前县

李志刚、王瑞卿、麻顺广、孙冬焕、刘广学、李梦河、陆全银、姚如春、陈祥金、侯永昌、仇爱英、刘瑞英、张爱华、姚琪、徐婧、侯宪清、侯平、王洪伦、吕寻斌、邱素萍

商丘市虞城县

张婷、刘运学、王渊祥、宋爱君、贺霞、王咏梅、李灏阳、王庆丽、祁冬梅、霍苑苑、王迎春、席珂、崔艳秋、杨臻、张贝贝、崔奇、史秋峰、张占营、谢梦琪、张野

周口市商水县

徐宝华、师全中、赵磊、李志红、杨雪琴、邵海峰、王丽敏、王艳、朱弘伟、王兵、周俊丽、张发亮、许丽雅、刘培

南阳市唐河县

邢运生、何昌宇、张付豪、郭庆敏、顾玉娟、龚改玲、王付雅、白雁、刘金富、赵璐、和颖、王燕、方圆、李飒、刘琼、刘宇勇、房培培、刘佳音、张潜毅、仝梅岭

开封市开封县

耿振新、马师、杨家峰、杨红波、张文玉、耿红彬、张玉祥、耿圆圆、崔彩丽、范梦晓、张林静、孟红艳、张丽、郭永慧、田高杰、郭盈志、邢美丽、李雪、李冰、董玉军

平顶山市宝丰县

李月红、郭建慧、何晓辉、郝宝平、郭永亮、张慧娟、吴一凡、程向勋、陈东耀、余新民、王恩宽、赵俊鹏、王淑娜、宋耀丽、郭强、李志红、邢海娜、魏大旭、宋亚涛

湖 北 省

湖北省

史廷明、龚晨睿、刘爽、程茅伟、刘晓燕、李骏、张弛、易国勤、周学文

鄂州市

杨爱莲、陈敬义、熊伟、秦艺、严松、王守槐、朱雷、陈思、余双、丁建林、刘汉贵、李莎、曹秀珍、赵敏、李君、罗敏、王浩、严绍文、夏超、柏良梅、詹刚、吴礼俊、李隽

武汉市江汉区

孙福生、周方、陈莉、陈再超、卢俊、黄凌云、胡革玲、杨琳、王珊珊、刘凯、涂钟玲、刘汉平、吕东坡、黄金华

襄阳市襄州区

李家洪、杨艳玲、祝贵才、孟红岩、骆敏、陈向云、邓少勇、郭凤梅、晏高峰、李凤琴、马新萍、邵英、窦凤丽、陈诗阳、范丽梅、王建春、石磊、彭珍、罗秀梅、武俊敏、杭连菊、张德让、张海波、卓永弟

武汉市黄陂区

韩墨、夏子波、吴艺军、董爱珍、王兵、宋程华、梅耀玲、甘晋、陈应乾、梁燕平、白长根、杜美芳、董晓琴、姜春才、陈自松、谢静、甘久思、喻腊梅、梅敏、谌智明、胡新明、王勇华、彭林、刘俊松、彭国和、魏沨

十堰市房县

张宗跃、邓发基、赵大义、易新欣、宋贝贝、李洪乔、马跃、刘运秀、朱晓红、徐开琴、杨培凤、李远娥、代菊华、杨鹏、王多为、李广平、刘青青、李奎、吴成群、郭盛成、朱华、田荣、徐耀国、朱经伟、刘清国

宜昌市远安县

谢广明、王刚、刘泽春、王晓华、付祖明、汪杰、姜鄂、余安胜、温燕华、车孝静、徐晓东、向惠莉、黄诗珉、李平、张晓红、沈正红、陈刚、朱雪莉、李燕超、王静、刘德清、李昌军、崔庆虎、徐同武、周善财、刘刚、张庭福、边厚军、罗元宗

孝感市云梦县

蔡明忠、卢旻、张少泉、周浩、帅春仙、潘芳、熊心、陈谦、鄂云、万桂华、杜杰、左晶、李胜东、陈格山、褚友祥、张明玉、王青霞、邹新平、李传凯、周游、周敏、邓倩、张冬武、熊青群、丁红波、黎媚、丁红玲

湖 南 省

湖南省

黄跃龙、刘加吾、付中喜、陈碧云、李光春、金东辉、刘慧琳、殷黎

长沙市天心区

陈法明、张锡兴、龙建勋、朱彩明、陈艳、付志勇、张华成、谢知、李洋、朱应东、马翅、颜慧敏、肖萌、马元、朱智华、左郑、罗国清、谈柯宏、邓园园、彭媛

长沙市芙蓉区

张运秋、胡辉伍、陈海燕、杨俊峰、王国利、杨福泉、刘娟惠、黄丰华、吴萍、成练、周玲玲、邓敏、何艳红、李茜、郭静、肖叶、刘红秀、廖杰夫

常德市武陵区

涂林立、康兴中、于奎、郑红辉、戴珺、袁壁君、徐虹、李先知、戴晓婉、杨芬、楚国科、龚小惠、王立亚、李慧、李园

岳阳市君山区

李文斌、廖银辉、张赛男、黄洞菲、汪杨、程芳、张宏、彭霞、李红霞、毛洋、钟小燕、李丹、李桁、李拓、许国筹、肖平、周圆圆

湘西土家族苗族自治州保靖县

王建波、胡炎、姚钧、龙艳兵、刘清香、向迎波、吴永凰、金晓丽、胡金铭、彭瑛、彭勇生、彭秀琼、向珊、腾建

株洲市攸县

罗锋、符三乃、欧阳四新、周胜勇、王优桃、邓永成、易巧明、刘欢、李邹武、刘小英、向小春、刘谭莹、刘璇、晏远程、文菲、孙月臣、喻钢建

怀化市靖州苗族侗族自治县

陈几生、蒋秀豪、杨通万、黄民隆、李任华、储昌宇、胡昌才、唐昭柏、周鲜珍、粟凤秀、吴祥莲、王先虹、邱元元、黄慧珍、赵宏、陈晓军、毛志华、王小燕、田召、梁芝

芷江侗族自治县

彭刚德、刘雅、蒋平、李宗文、尹秀菊、吴仁英、刘蓓、雷满花、唐力、张道明、邓长光、李琳、田丽玲、邓艳芳、肖金梅、吴琦卓、刘馨萍、李漠贤

广 东 省

广东省

闻剑、李世聪、林协勤、谭剑斌、龙朝阳、张永慧

广东省公共卫生研究院

陈子慧、纪桂元、蒋琦、马文军

广州市

何洁仪、余超、张维蔚、张旭、徐建敏、张晶、夏丹、陶霞、曹毅敏、邓志爱、梁雪莹、麦惠霞、刘俊华

珠海市

谭爱军、陈琦、张秋平、孙亚军、陈丹丹、黄多女、张志雄、朱妹芳、吴秀娟、吴水宾、吴兆伦、刘丹、黄进福、黄岳嶙、黄石锋、林俊润、丁虹、肖惠芹、刘苹、杨洁云

佛山市

钟国强、肖兵、廖乐华、高峰、顾春晖、何耀能、何秀榕、雷雨绯、边翔、陈典鹏、叶碧懿、周文浩、周志伟

肇庆市

李建艺、何汉松、蔡健生、郭赐觇、李仲兰、叶坚、陈华、刘昶、何小芬、孙勇、梁敏妮、罗彦亨、廖雅芬、苏乐斌、黎健萍、谭锦权、陈志健、黄智勤、梁志勇、周日辉

南雄市

陈日新、姚为东、刘丽英、谢康林、王金龙、叶光军、邱美英、雷莲、张艳艳、温聪、朱海辉、李雪梅、谭北京、钟辉萍、凌秀芳、王军喜、孔德桂、蔡珊、吴树兰、汪忠豪

深圳市慢性病防治中心

刘小立、杨应周、徐健、卓志鹏、宋金萍、袁雪丽、池洪珊、王俊、尚庆刚、周继昌、谭洪兴、朱李佳、冯里茹、付寒、管有志、林世平、何嘉茵、傅钰、陈钢

深圳市罗湖区慢性病防治院

王瑞、谢奎、卢水兰、王斯妍、郭春江、谢震华、崔平、符科林、戴国才、周慧敏、于淮滨、童鼎

广州市天河区

张宏、李标、陆文捷、黄志玲、王莉娜、李素允、刘丽娟

佛山市禅城区

王玉梅、邵昭明、梁飞琼、易华俊

惠州市博罗县

杨科明、高群威、朱雪文、谢素芳、张月容、陈丽琼、张继东、张旭初、邱贵平、徐红妹、苏雪珍、曾考考、苏玉梅、张巧华、钟伟锋、曾福英、蔡军、游良珍、周碧兰、彭意婷

阳江市阳西县

卢灿、胡业敬、程小芳、陈茂举、谢爱仪、姚关妹、刘振品、梁秀容、苏练、柯李兼、陈娴、冯贵嫦、谢国祥、叶桂思、陈奇帅、陈丽艳、陈结红、陈缓意、姚传冰、李文思

广西壮族自治区

广西壮族自治区

唐振柱、刘展华、蒋玉艳、方志峰、陈玉柱、陆武韬、陈兴乐、周为文、李忠友、李晓鹏

南宁市

林新勤、葛利辉、刘海燕、梁惠宁、施向东、陆丽珍、王孔前、龙兮、赵丽娜、刘凤翔、梁雪坚

北海市

吴德仁、沈智勇、黄坚、谢平、白海涛、陈玲、许翠玲、宋雪琴、茹立、彭莹、苏娟、卢峰、邓积昌、李彩英、叶永梅、钱小燕、韦洁、郭波、胡小婷、韩沪影

桂林市

潘定权、石朝晖、秦友燕、李玲、何柳莹、张明杰、周清喜、黄茜、秦金勇、刘志冰、蒋立立、宾小燕、杨丽、方芳、邓莹莹、周云、韩丹丹、蒋铁翼

靖西市

王福春、黄德胜、谢继杰、韦彬、林鑫、冯学铭、吴俊斌、许朝仁、刘继红、农波、黄振兴、梁宏章

348

百色市凌云县

蔡立铭、冉光义、陆守龙、陆世格、覃凌峰、罗宗业、罗东、李天泽、刘一萱、王正毅、李文胜、李大明、黄诗琪、张凤玲、岑炳业、杨秀卿、班庆丰、王泽斌、张婷、陈庆祥

南宁市宾阳县

罗宗宾、陈源珍、莫奔强、邓赞民、陈珍、黄海燕、刘水金、黄英哲、覃善玲、吴树勤、李秋兰、戚强、蒙炜、马富诗、陈威、吴国荣、韦洁、韦宇、何作凡、葛兰香

桂林市兴安县

盘兴和、宋卫、王非非、李海燕、石灵华、谭良梅、杨德保、杨丽君、彭峥勇、蒋松言、秦琼、刘艳波、邹玉萍、王家峰、张丽娟、郑桂芳、宋运华、秦素娟、罗金凤、王雄文

北海市合浦县

苏福康、吴寿荣、王引琼、李秀兰、易丽德、吴润梅、杨述明、梁红、张晋浦、陈小芬、严冰、石艳梅、刘立球、罗静、陈志斌、苏广和、廖英、陈成富、刘必庆

海 南 省

海南省

江苏娟、杨斌、邢坤、吴青珊、张韵虹、邝欣欣、刘姚若、冯礼明、林峰

海口市

魏金梅、林春燕、吴云英、符卫东、秦宁宁、陈垂华、邝辉、吴芳芳、叶海媚、寇彦巧、陈红、袁坚、朱明、关清、魏仕玉、梅玉炜、林丽君、李健、何婷、王庭、李烨、符宁、容敏婷、陈小欣、何春萍、符学师、张亚伟、张志明、林海英、叶桦、黄海

海口市秀英区

欧昌明、吴清扬、王海涛、谢小凌、吴运杰、王吉晓、周昌雅、周笑冰、罗娟、邝华玲、吴秋娟、王丹、冯兴、张友标、阳香英、申娟妮、李燕、刘玉莲、林先全

海口市琼山区

蔡笃书、陈文英、王秋强、曹军、吴坚、王中元、肖思铭、张琮斌、周天敏、邓影、许丽薇、曾繁德、黄小舒、陆乙钧、吴剑雄、向治宇、史春霞、肖海菊、杨丽桦、王敦雄、吴文姬、符晓妹、曾梅、符尊忠、黄世明

海口市琼山区道客社区服务站

陈叶、陈亚香、徐应利、张雪、林丽丽、陈奕琴

海口市琼山区大园社区服务站

陈文儒、李文玲、王和芳、陈英桂、冯晶晶、云春燕、李春霞

海口市琼山区云龙卫生院

符晓、周瑞婷、王裕山、曾春妹、林云青

重 庆 市

重庆市

罗书全、熊鹰、杨小伶、向新志、陈京蓉、李志锋、许静茹、王正虹、陈静、张洁

江津区

林晓光、刘思扬、张凯、张英、王利、廖楷、冷崇莉、胡贵萍、王渔、庄雯雯

南岸区

康渝、田渝、伏峙浩、王鹏、罗青梅、缪银玲、王效梅、魏泽静、郝翔、丁长蓉

綦江区

金明贵、陈明亮、谢宜羚、李晓旭、罗春亮、矣肖镭、张良、张集琴、覃家燕、李凤彬

奉节县

廖和平、宋西明、周安政、张克燕、黄萍、陈玮、单勇、陈步珍、杨毅、刘兴学、简斌

四 川 省

四川省

兰真、毛素玲、刘祖阳、颜玲、许毅、刘蒙蒙、张誉、马梦婷、陈文、彭科怀

成都市

梁娴、李明川、李晓辉、毛丹梅、何志凡、曹晋原、王瑶、冯敏、周蓓欣、马辉勇、赖诗韵、徐萍、周自强、朱昆蓉、杨梅、杨晓松、文君、陈超、刘晓辉、周铮

乐山市

邱学朴、王勇胜、王远、王佳、罗应勤、张翼、余曦、谢忠涛、王加莉、韩革、汪冰、赵彬茜、韩祝、李铭、黄妍、谢莉亚、陈霞、李钰、章厚安、牟怀德

华蓥市

李胜春、赵吉春、邹世福、龙世新、滕彩俊、吉雄、李凤霞、邓玉华

雅安市名山区

李江、黄定华、张学斌、庞亚琴、柏同飞、卢华贵、练永国、罗惠、胡启源、陈健、赵耀、冯济尧、高树芬、江莉、高光芬、李继江、周端和、李峰、郑智静、葛晋川

自贡市贡井区

李青志、毕凤安、张菊英、周宗慧、何萍、黄喻梅、王雪莲、代东惠、李林春、汪永进、曹艳、张卫、谭玉仙、林江、叶娟、刘强、商静

广元市旺苍县

周跃金、肖汉平、米家君、齐大勇、张旭虎、赵斌、刘景、黄强、伏良、李静、赵海英、辜菊花

阿坝藏族羌族自治州黑水县

罗尔基、唐晓均、兰卡、唐志、杨佳军、安瑛、何仕有、姜琼玲、占塔木、压木见、茸基、徐琼辉、科玛芝、王异平、何仕有、常英华、泽若满、谢先泽、刘玉娥、匡丽

南充市南部县

邓元辉、刘东、孙建华、梁东、姚先林、李小波、李群英、杨金蓓、杨亚韬、张艳、柴东、朱薇、王小阳、何莉、李小霞、李敏、熊燕、敬丽萍、李邱芳、兰蓓

贵 州 省

贵州省

何平、汪思顺、赵松华、刘怡娅、陈桂华、李忻、姚鸣、兰子尧

凯里市

黄贵湘、杜中瑜、程妙、孔凡琴、吴琴、乐慧星、吴胜元、谭臻、孙燕萍、王真理

贵阳市云岩区

段齐恺、温建、张江萍、王艳、张威、吴雅冬、刘力允、晏家玲、刘小平、李鹏华、周义仁

贵阳市白云区

袁华、刘一丹、周艳霞、刘俊、王继艳、王刚、崔建华、高立新、秦大智、王顺丽

毕节市黔西县

米涛、刘智明、张玉明、刘忠平、朱德春、李静、杨晓笛、徐静、柳春江、陈恒林

铜仁市德江县

邓应高、田剑波、陈锐、姚燕、陈勇、张玲莉、肖忠敏、全权、吕洪光

黔东南苗族侗族自治州三穗县

吴昭峰、李秀良、张金云、蒋德伟、杨祖炎、周扬四、石敏、李洪富、万昌、陈荣彬、刘相东

云 南 省

云南省

陆林、赵世文、杨军、万蓉、刘志涛、万青青、张强、李娟娟、阮元、刘辉、赵江、彭敏、胡太芬、王晓雯、余思洋、刘敏、秦光和、徐晓静

个旧市

普毅、孙立、雷金、李保山、张跃辉、廖玲、蒋平洲、吴兴平、李永康、杨建彪、余伟、杨漱、梁雪飞、黄欢、唐春、李纪鑫、许维克

昆明市盘龙区

何丽明、邓明倩、王睿翊、马琳玲、李红梅、石云会、杨纪涛、姚金呈、施艳萍、唐秀娟、李佳、何晓洁、杜开顺、王红

昆明市盘龙区妇幼保健中心

李春阳、喻勋芸、贺江云、谢红群、陈莉、何丽涓

红河哈尼族彝族自治州泸西县

王汝生、孙锐莲、李华昌、朱彦波、魏琳、赵永芝、梁诚、李向勤、毕华、赵云珍、杨艳、李永明、闻琼芝、高岳忠、王建红、高立鹏、陈哲、尚聪林、王家宽、吴卫平、赵云焕

普洱市孟连县

刘华、杨绍红、李纯辉、李建敏、叶罕胆、张其良、罗燕、王永、彭玉产、岩真、李然、叶佤、叶英、冯志刚、张昆、岩依相、陶顺强、叶涛、李扎迫

丽江市宁蒗县

张绪宏、陆雁宁、张龙林、曾忠林、李金友、朱桂兰、林万美、成敏、邰先茂、毛永忠、杨玉惠、彭美芬、杨国才、王爱英、张守菊、祝阿各

昭通市水富县

唐艳霞、杨文秀、梁朝琳、杨宜秀、李华夏、肖明国、董梅、王芳、杨丛芳、陈昌琴、周焕英、罗春芳、李绍江、杨金聪、田琪、李玉龙、李杨、赵君、罗晓燕

文山壮族苗族自治州广南县

庞明江、蒙礼正、李燕琼、王竹、刘加梅、何志安、唐乘舜、黄云娟、陈有杰、岑炳兆、安世慧、罗伟、李明杰、朱华光、颜传菊

西藏自治区

西藏自治区

白国霞、嘎玛仓决、丹措、郭文敏、次旺晋美、李素娟、聂立夏、苟晓琴、次珍、罗布卓玛

拉萨市

唐辉、次仁多吉、平措旺堆

林芝市

杨晓东、李晓菊、海波、龙廷松、曹燕娥、张宪英

拉萨市城关区

次仁旺拉、阿旺晋美、巴桑、拉珍、白吉、德吉

林芝市朗县

索朗央金、何玉萍、邓少平、次仁拉姆、田君、德庆、唐雪梅

陕 西 省

陕西省

张同军、常锋、王林江、徐增康、孟昭伟、刘建书、赵静珺、陈萍

华阴市

孙军、王晓莹、黄晓鸽、王梓如、钱鑫、庞骅、王朝启、负桂萍、党晓峰、孙桦、王莹、穆莎、颜彪、张荣、郭红英、杨润、汪玉红

西安市新城区

平洁、袁颖、熊建芳、郑学义、杨阳、韩宗辉、赵蕊、董晨阳、赵林、王泉龙、郭建华、董建莉、吕晓蕾、李丛芳

安康市紫阳县

雷安、龚世友、李桦、伍荣兵、钟卫斌、许金华、秦振明、王玲、刘长松、李圆圆、刘国清、李万海、郑学民、徐德强苏仁玉、徐春、柯丽、方祥、高长友、程同林

延安市安塞县

牛贵侠、刘海利、候树来、闫忠学、李延琦、李天社、杜凯、王振刚、张婷、郭延峰、周卫峰、刘桂荣、纪宏、雷鑫、艾甜甜、李和娜、高美丽、王小梅、拓娜娜、李玉光

咸阳市乾县

侯利孝、王都行、陈琛、李亚峰、黄军党、王正团、张小兵、王鹏军、谢宇、邹军超、李学毅、陈欣、赵快利、马彦涛、徐琳、周颖、康亚庆、韩心怡、王华、赵双战

宝鸡市眉县

王宏、杨彩玲、刘剑飞、马建奇、谭文、安宁、贾利萍、兰志超、康芳侠、廉小妮、杜水泉、王兰、张芳、朱文丽、赵芸、李翠玲、张亚丽、刘建利、孙玉玉、赵兴翰

安康市汉阴县

黄兴平、郭保宏、吴涛、刘厚明、黄露、何云、陈世巧、彭博、肖斌、刘红霞、陈小志、张汉利、李经富、吴丹、徐倩、刘彬休、郭凯、陈善美、朱林、张浩

甘 肃 省

甘肃省

何健、杨海霞、陈瑞、赵文莉、杨建英、王文龙、蔡美、张清华、康芬艳、韩莹

兰州市

张英、余加琳、贾清、焦艳

兰州市安宁区

李勇、袁帆、李恺祺、岳桂琴、闫莉、鲁继英、赵鑫、尤桂凤、何秀芬、令玲、黄鲜、苏霞、刘玉琴

兰州市城关区

齐跃军、杨海峰、张英、来进韬、刘洁瑞、陈春、漆晓平、陈海燕、宋国贤、张彩虹、张雅瑾、陈福睿、高若华、李杰、鲁明骅、刘燕婷、刘欣辉、李文连、冯杰、魏孔龙、王玉琴、郭莉莉、张敏、杨玉冰、张亚楠

天水市麦积区

文具科、张辉、毛恩科、王佩、何平、张煜、胡明科、郭升卯、刘社太、何鹏先、张天生、赵小良、刘飞鹏、王建福、李忠孝、何军、雷玉龙、董澜、周凤兰、郭永兵、张亚奇、薄向红、田颖、程名晖、吕仲杰、刘星、马佩珠、程东刚、王小平、杨洁

临夏州康乐县

段永刚、张海涛、周亚鹏、刘建科、姬红、马志荣、段燕琴、赵龙、马仲义、张华、张莉、董莉、刘芸香、杨瑞芳、张亚琴、马有礼、张春英、李晓华、庄淑娟、线紫薇、杨灵君、罗正英、雍玉霞、牛文祥、马秀英、吴芳英、马春燕、吴霞

定西市通渭县

姚占国、姜铁军、崔海燕、张铎、姜亚红、白月娟、王立明、刘君、李小光、张亚敏、巩治军、段永德、李维艳、贾颖祯

陇南市成县

任晓明、马国强、任艳红、刘文娟、邱波、任军锐、陈谢会、钟莉、冯二丽、唐琳会、李海林、陈轶枫、李茸茸、权兴平、胡亚娟、李艳芳、李国斌、潘滢、张明、冯力秒、安对强、杨菲、费芳芳、石林平、吴晓芳、李宁宁

青 海 省

青海省

周敏茹、李溥仁、张晟、马福昌、星吉、车吉、沙琼玥、周素霞、郭淑玲

西宁市

何淑珍、陈抒、李生春、王亚丽、朱海鲁、王金东、李云章、马海滨、赵振川、祁世荣、李志红、郭占清、李虓、孙莉妹、张志芳、张敏、任亚利、崔鹏、耿海杰、黄元、祁志祥、吴黎明、陶宜新

西宁市城西区

石泉霖、冯海建、王玉萍、祁兆斌、张丁鑫乐、祁松奎、陈永志、马震霖、苏燕、祁超、胡海清

海南藏族自治州贵德县

周珉、祁贵海、马晓玲、桑德卓玛、王菊、贺永庆、仲晓春、文化源、杨晓云、王建忠、司太平、陈广海

黄南藏族自治州尖扎县

马克勤、冶海成、辛文清、王清祥、贾翠玲、陈晓莲、王霞、夏吾吉、万玛才让、李生芳

宁夏回族自治区

宁夏回族自治区

赵建华、杨艺、张银娥、舒学军、袁秀娟、曹守勤、马芳、关健、田园、王晓莉

青铜峡市

刘锦平、姚占伏、李晓军、赵仲刚、马丽、李广琴、贾丽萍、王宏玲、史红娟、余兴勤、沙

萍、朱桂清、刘萍娥、夏艳荣、姜晓丽、张成霞、马巧玲、周进才、朱芳、师莉娟

中卫市

雍东播、宁怀军、李生荣、韩雅雯、冯学红、王晓燕、樊彩霞、张月芬、李悦丰、刘萍、杨新凤、王菲、宋自忠、王占明、雍晓燕、张娣娟、龙文杰、房桂兰、王忠恩、闫泽山、康彦伟、杨磊、郭文平、宋瑜、孟海波

中卫市海原县

杨应彪、李进刚、田兴梅、董尚斌、谢文明、金玉发、何兴明、冯国英、谢文明、冯敏、刘鹏、张武、王志平、张毅、刘平、贾学农、金学芬、马海山、郜俊、马宏武、何海东、薛向阳、梁怀宇、田桂、田梅花、杨洁

新疆维吾尔自治区

新疆维吾尔自治区

马龙、马明辉、地力夏提、亚合甫、符俐萍、倪明建、葩丽泽、王辉、米娜娃、安瓦尔、张俊、阿斯亚、阿西木、祝宇铭

乌鲁木齐市

巴特尔、成翎、吴亚英、刘健、杨浩峰、阿巴百克力、陈超、张凯伦、黄河、刘泓、马玲、伊力努尔、孙磊、罗新、李翔、茹建国、王红、阿不都、王新迪、陈文亮、张为胜、赛力汗、高枫、沙日吐亚、杨阳、李国庆、杨艳梅、李卫东、官蕾、张妍、杨毅、王东菊、陈爽、韩志国、曹琦、李红、木尼热、桑小平、宋霞、王琴、沈晓丽、刘丽、孙磊

克拉玛依市

拜迪努尔

克州

阿不都热依木江

克孜勒苏柯尔克孜自治州阿克陶县

印安红、阿不拉艾买提、库热西、巴克、艾山江托合提、陈西荣、李剑锋、阿扎提古丽、汗克孜、李俊、依克拉木、吐热不古、艾尔肯、艾拉克孜、茹先姑力、买买提江、阿依木莎、哈尼克孜、阿力木江、热依木古力、买买提图尔荪、阿提姑力、阿不都热依木江、阿斯木古丽、玛依拉、阿提古丽、古丽努尔、米热姑力、阿提古丽、乔力番古力、艾力江、阿依努尔赛买提、阿丽米热、古拉依木、再努尔、阿帕尔、姑海尔妮萨

附录2
2010—2013年中国居民营养与健康状况相关监测样本点与样本分布情况

省/自治区/直辖市	大城市	中小城市	贫困县	非贫困县
北京	西城区 崇文区	怀柔区		延庆县
天津	河西区	北辰区		静海县
河北	石家庄市新华区	邯郸市邯山区 唐山市迁安市	衡水市武强县 邯郸市涉县	石家庄市井陉县 秦皇岛市昌黎县
山西	太原市迎泽区	晋中市榆次区	临汾市大宁县 忻州市河曲县	长治市襄垣县
内蒙古	呼和浩特市新城区	包头市石拐区	通辽市库伦旗 赤峰市敖汉旗	古巴彦淖尔市五原县
辽宁	沈阳市沈河区 大连市中山区	阜新市太平区		抚顺市抚顺县 丹东市宽甸满族自治县
吉林	长春市朝阳区	吉林市龙潭区		辽源市东丰县
黑龙江	哈尔滨市道外区	牡丹江市宁安市	哈尔滨市延寿县	黑河市孙吴县
上海	长宁区 虹口区	青浦区		崇明县
江苏	南京市秦淮区	泰州市高港区 南京市浦口区 南通市海门市		南京市溧水县 淮安市洪泽县
浙江	杭州市江干区 宁波市江东区	金华市金东区 嘉兴市桐乡市		湖州市安吉县 丽水市松阳县
安徽	合肥市瑶海区	安庆市迎江区	亳州市利辛县	安庆市怀宁县 亳州市蒙城县
福建	福州市仓山区 厦门市思明区 福州市福清市		福州市闽清县 漳州市南靖县	
江西	南昌市东湖区	宜春市樟树市	抚州市广昌县	九江市武宁县 宜春市宜丰县
山东	济南市历下区 青岛市北区	潍坊市昌邑市 莱芜市莱城区	东营市利津县 济宁市泗水县 泰安市宁阳县	

续表

省/自治区/直辖市	大城市	中小城市	贫困县	非贫困县
河南	郑州市金水区	洛阳市吉利区 洛阳市西工区	濮阳市台前县 商丘市虞城县	平顶山市宝丰县 开封市开封县 周口市商水县
湖北	武汉市江汉区	鄂州市华容区 武汉市黄陂区	十堰市房县	宜昌市远安县 孝感市云梦县
湖南	长沙市天心区	岳阳市君山区 常德市武陵区	湘西土家族苗族自治州保靖县	怀化市靖州苗族侗族自治县 株洲市攸县
广东	广州市天河区 深圳市罗湖区	珠海市金湾区 肇庆市端州区 佛山市禅城区		阳江市阳西县 惠州市博罗县
广西	南宁市兴宁区	北海市海城区	百色市凌云县	桂林市兴安县 南宁市宾阳县
海南		海口市秀英区	琼中黎苗族自治县	定安县
重庆	南岸区	江津区	奉节县	綦江县
四川	成都市金牛区	广安市华蓥市 乐山市市中区	阿坝藏族羌族自治州黑水县 广元市旺苍县	雅安市名山县 内江市隆昌县
贵州	贵阳市云岩区	贵阳市白云区	黔东南苗族侗族自治州三穗县	毕节地区黔西县
云南	昆明市盘龙区	红河哈尼族彝族自治州个旧市	普洱市孟连傣族拉祜族佤族自治县 丽江市宁蒗彝族自治县 红河哈尼族彝族自治州泸西县	昭通市水富县
西藏		拉萨市城关区		林芝地区朗县
陕西	西安市新城区	渭南市华阴市	延安市安塞县 安康市紫阳县	咸阳市乾县
甘肃	兰州市安宁区	天水市麦积区	临夏回族自治州康乐县 定西市通渭县	陇南市徽县
青海		西宁市城西区	黄南藏族自治州尖扎县	海南藏族自治州贵德县
宁夏		吴忠市青铜峡市	中卫市海原县	
新疆	乌鲁木齐市沙依巴克区		克孜勒苏柯尔克孜自治州阿克陶县	